当代儒师培养书系·儿童教育和发展系列

主编 舒志定

MENTAL HEALTH OF CHILDREN

儿童精神卫生

王丽娜 / 主 编

贾守梅 陈海勤 / 副主编

编者（以姓氏笔画为序）

王正君　哈尔滨医科大学大庆校区

王丽娜　湖州师范学院护理学院

王 杰　湖州师范学院护理学院

孙玉静　哈尔滨医科大学大庆校区

宇 虹　哈尔滨医科大学大庆校区

苏 红　哈尔滨医科大学大庆校区

陈海勤　湖州市第三人民医院

周媛媛　江苏护理职业学院

段 莉　承德医学院护理学院

贾守梅　复旦大学护理学院

黄维肖　湖州师范学院护理学院

ZHEJIANG UNIVERSITY PRESS

浙江大学出版社

图书在版编目(CIP)数据

儿童精神卫生 / 王丽娜主编. -- 杭州 : 浙江大学
出版社，2020.6
ISBN 978-7-308-20297-8

Ⅰ．①儿… Ⅱ．①王… Ⅲ．①儿童－精神卫生 Ⅳ．
①R749.94

中国版本图书馆 CIP 数据核字(2020)第 104163 号

儿童精神卫生

王丽娜　主编

策划编辑	朱　玲
责任编辑	王　波
责任校对	吴昌雷
封面设计	春天书装
出版发行	浙江大学出版社
	(杭州市天目山路 148 号　邮政编码 310007)
	(网址:http://www.zjupress.com)
排　版	杭州林智广告有限公司
印　刷	广东虎彩云印刷有限公司绍兴分公司
开　本	787mm×1092mm　1/16
印　张	24.5
字　数	627 千
版 印 次	2020 年 6 月第 1 版　2020 年 6 月第 1 次印刷
书　号	ISBN 978-7-308-20297-8
定　价	69.00 元

当代儒师培养书系
总　序

　　把中华优秀传统文化融入教师教育全过程，培育有鲜明中国烙印的优秀教师，这是当前中国教师教育需要重视和解决的课题。湖州师范学院教师教育学院对此进行了探索与实践，以君子文化为引领，挖掘江南文化资源，提出培养当代儒师的教师教育目标，实践"育教师之四有素养、效圣贤之教育人生、展儒师之时代风范"的教师教育理念，体现教师培养中对传统文化的尊重，昭示教师教育中对文化立场的坚守。

　　能否坚持教师培养的中国立场，这应是评价教师教育工作是否合理的重要依据，我们把它称作教师教育的"文化依据"（文化合理性）。事实上，中国师范教育在发轫之际就强调教师教育的文化立场，确认传承传统文化是决定师范教育正当性的基本依据。

　　19世纪末20世纪初，清政府决定兴办师范教育，一项重要工作是选派学生留学日本和派遣教育考察团考察日本师范教育。1902年，清政府讨论学务政策，张之洞就对张百熙说："师范生宜赴东学习。师范生者不惟能晓普通学，必能晓为师范之法，训课方有进益。非派人赴日本考究观看学习不可。"[①]以1903年为例，该年4月至10月间，游日学生中的毕业生共有175人，其中读师范者71人，占40.6%。[②]但关键问题是要明确清政府决定向日本师范教育学习的目的是什么。无论是选派学生到日本学习师范教育，还是派遣教育考察团访日，目标都是为清政府拟定教育方针、教育宗旨。事实也是如此，派到日本的教育考察团就向清政府建议要推行"忠君、尊孔、尚公、尚武、尚实"的教育宗旨。这10个字的教育宗旨，有着鲜明的中国文化特征。尤其是把"忠君"与"尊孔"立于重要位置，这不仅要求把"修身伦理"作为教育工作的首要事务，而且要求教育坚守中国立场，使传统中国道统、政统、学统在现代学校教育中得以传承与延续。

　　当然，这一时期坚持师范教育的中国立场，目的是发挥教育的政治功能，为清政府巩固统治地位服务。只是，这些"学西方、开风气"的"现代性"工作的开展，并没有改变国家进一步衰落的现实。因此，清政府的"新学政策"，引起了一批有识之士的反思、否定与批判，他们把"新学"问题归结为重视科技知识教育、轻视社会义理教育。早在1896年梁启超在《学校总论》中就批评同文馆、水师学堂、武备学堂、自强学堂等新式教育的问题是"言艺之事多，言政与教之事少"，为此，他提出"改科举之制""办师范学堂""区分专门之业"三点建议，尤其是强调开办师范学堂的意义，否则"教习非人也"。[③]梁启超的观点得到军机大臣、总理衙门的认同与采纳，1898年颁布的《筹议京师大学堂章程》就明确要求各省所设学堂不能缺少义理之教。"夫中学体也，西学用也，两者相需，缺一不可，体用不备，安能成才。且既不讲义理，绝无根底，则浮慕西学，必无心得，只增习气。前者各学堂之不能成就人才，其弊

---

①② 转引自田正平：《传统教育的现代转型》，浙江科学技术出版社，2013，第376页。
③ 梁启超：《饮冰室合集·文集之一》，中华书局，1989，第19-20页。

皆由于此。"①很明显，这里要求学校处理好中学与西学、义理之学与技艺之学之间的关系，如果只重视其中一个方面，就难以实现使人成才的教育目标。

其实，要求学校处理好中学与西学、义理之学与技艺之学之间的关系，实质是对学校性质与教育功能的一种新认识，它突出学校传承社会文明的使命，把维护公共利益、实现公共价值确立为学校的价值取向。这里简要举两位教育家的观点以说明之。曾任中华民国教育部第一社会教育工作团团长的董渭川认为，国民学校是"文化中心"，"在大多数民众是文盲的社会里，文化水准既如此其低，而文化事业又如此贫乏，如果不赶紧在全国每一城乡都建立起大大小小的文化中心来，我们理想中的新国家到哪里去培植基础？"而这样的文化中心不可能凭空产生，"其数量最多、比较最普遍且最具教育功能者，舍国民学校当然找不出第二种设施。这便是非以国民学校为文化中心不可的理由"。②类似的认识，也是陶行知推行乡村教育思想与实践的出发点。他希望乡村教育对个人和乡村产生深刻的变革，使村民自食其力和村政工作自有、自治、自享，实现乡村学校是"中国改造乡村生活之唯一可能的中心"的目标。③

可见，坚守学校的文化立场，是中国教师教育的一项传统。要推进当前教师教育改革，依然需要坚持和传承这一教育传统。就如习近平总书记所说："办好中国的世界一流大学，必须有中国特色。……世界上不会有第二个哈佛、牛津、斯坦福、麻省理工、剑桥，但会有第一个北大、清华、浙大、复旦、南大等中国著名学府。我们要认真吸收世界上先进的办学治学经验，更要遵循教育规律，扎根中国大地办大学。"④扎根中国大地办大学，才能在人才培养中融入中国传统文化资源，培育具有家国情怀的优秀人才。

基于这样的考虑，我们提出把师范生培养成当代儒师，这符合中国国情与社会历史文化的发展要求。因为在中国百姓看来，"鸿儒""儒师"是对有文化、有德行的知识分子的尊称。当然，我们提出把师范生培养成当代"儒师"，不是要求师范生做一名类似孔乙己那样的"学究"（当然孔乙己可否称得上"儒师"也是一个问题，我们在此只是做一个不怎么恰当的比喻），而是着力挖掘历代鸿儒大师的优秀品质，将其作为师范生的学习资源与成长动力。

的确，传统中国社会"鸿儒""儒师"身上蕴含的可贵品质，依然闪耀着光芒，对当前教师品质的塑造具有指导价值。正如董渭川对民国初年广大乡村区域学校不能替代私塾原因的分析，其认为私塾的"教师"不仅要教育进私塾学习的儿童，更应成为"社会的"教师，教师地位特别高，"在大家心目中是一个应该极端崇敬的了不起的人物。家中遇有解决不了的问题，凡需要以学问、以文字、以道德人望解决的问题，一概请教于老师，于是乎这位老师真正成了全家的老师"⑤。这就是说，"教师"的作用不只是影响受教育的学生，更是影响一县一城的风气。所以，我们对师范生提出学习儒师的要求，目标就是要求师范生成长为师德高尚、人格健全、学养深厚的优秀教师，由此也明确了培育儒师的教育要求。

一是塑造师范生的师德和师品。要把师范生培养成合格教师，面向师范生开展师德教育、学科知识教育、教育教学技能教育、实习实践教育等教育活动。这其中，提高师范生的师德修养是第一要务。正如陶行知所说，教育的真谛是千教万教教人求真、千学万学学做真人，因此他要求自己是"捧着一颗心来、不带半根草去"。

---

① 朱有献：《中国近代学制史料》，第一辑（上册），华东师范大学出版社，1983，第602页。
② 董渭川：《董渭川教育文存》，人民教育出版社，2007，第127页。
③ 顾明远、边守正：《陶行知选集》（第一卷），教育科学出版社，2011，第230页。
④ 习近平：《青年要自觉践行社会主义核心价值观》，《中国青年报》2014年5月5日01版。
⑤ 董渭川：《董渭川教育文存》，人民教育出版社2007年版，第132页。

　　当然，对师范生开展师德教育，关键是使师范生能够自觉地把高尚的师德目标内化成自己的思想意识和观念，内化成个体的素养，变成自身的自觉行为。一旦教师把师德要求在日常生活的为人处世中体现出来，就反映了教师的品质与品位，这就是我们要倡导的师范生的人品要求。追求高尚的人格，涵养优秀的人品，是优秀教育人才的共同特征。不论是古代的圣哲孔子、朱熹、王阳明等一代鸿儒，还是后来的陶行知、晏阳初、陈鹤琴等现当代教育名人，在他们一生的教育实践中，始终保持崇高的人生信仰，恪守职责，爱生爱教，展示为师者的人格力量，是师范生学习与效仿的榜样。倡导师范生向着儒师目标努力，旨在要求师范生学习历代教育前辈的教育精神，培育其从事教育事业的职业志向，提升其贡献教育事业的职业境界。

　　二是实现师范生的中国文化认同。历代教育圣贤，高度认同中国文化，坚守中国立场。在学校教育处于全球化、文化多元化的背景下，更要强调师范生的中国文化认同。强调这一点，不是反对吸收多元文化资源，而是强调教师要自觉成为中华优秀传统文化的传播者，这就要求把中华优秀传统文化融入教师培养过程中。这种融入，一方面是从中华优秀传统文化宝库中寻找教育资源，用中华优秀传统文化资源教育师范生，使师范生接触和了解中华优秀传统文化，领会中国社会倡导与坚守的核心价值观，增强文化自信；另一方面是使师范生掌握中国传统文化、社会发展历史的知识，具备和学生沟通、交流的意识和能力。

　　三是塑造师范生的实践情怀。从孔子到活跃在当代基础教育界的优秀教师，他们成为优秀教师的最基本特点，便是一生没有离开过三尺讲台、没有离开过学生，换言之，他们是在"教育实践"中获得成长的。这既是优秀教师成长规律的体现，又是优秀教师关怀实践、关怀学生的教育情怀的体现。而且优秀教师的这种教育情怀，出发点不是"精致利己"，而是和教育报国、家国情怀密切联系在一起。特别是国家处于兴亡关键时期，一批批有识之士，虽手无寸铁，但是他们投身教育，或捐资办学，或开门授徒，以思想、观念、知识引领社会进步和国家强盛。比如浙江朴学大师孙诒让，作为清末参加科举考试的一介书生，看到中日甲午战争中清政府的无能，怀着"自强之原，莫先于兴学"的信念，回家乡捐资办学，首先办了瑞安算学馆，希望用现代科学拯救中国。

　　四是塑造师范生的教育性向。教育性向是师范生是否喜教、乐教、善教的个人特性的具体体现，是成为一名合格教师的最基本要求。教育工作是一项专业工作，这对教师的专业素养提出了严格要求。教师需要的专业素养，可以概括为很多条，说到底最基本的一条是教师能够和学生进行互动交流。因为教师的课堂教学工作，实质上就是和学生互动的实践过程。这既要求培养教师研究学生、认识学生、理解学生的能力，又要求培养教师对学生保持宽容的态度和人道的立场，成为纯净的、高尚的人，成为精神生活丰富的人，能够照亮学生心灵，促进学生的健康发展。

　　依据这四方面的要求，我们主张面向师范生开展培养儒师的教育实践，不是为了培养儒家意义上的"儒"师，而是要求师范生学习儒师的优秀品质，学习儒师的做人之德、育人之道、教人之方、成人之学，造就崇德、宽容、儒雅、端正、理智、进取的现代优秀教师。

　　做人之德。对德的认识、肯定与追求，在中国历代教育家身上体现得淋漓尽致。舍生取义，追求立德、立功、立言三不朽，这是传统知识分子的基本信念和人生价值取向。对当前教师来说，最值得学习的德之要素，是以仁义之心待人，以仁义之爱弘扬生命之价值。所以，要求师范生学习儒师、成为儒师，既要求师范生具有高尚的政治觉悟、思想修养、道德立场，又要求师范生具有宽厚的人道情怀，爱生如子，公道正派，实事求是，扬善惩恶。正如艾思奇为人，"天性淳厚，从来不见他刻薄过人，也从来不见他用坏心眼考虑过人，他总是拿好心对人，以厚道待人"[1]。

育人之道。历代教育贤哲都认为教育是一种"人文之道""教化之道",也就是强调教育要重视塑造人的德行、品格,提升人的自我修养。孔子就告诫学生学习是"为己之学",意思是强调学习与个体自我完善的关系,并且强调个体的完善,不仅是要培育德行,而且是要丰富和完善人的精神世界。所以,孔子相信礼、乐、射、御、书、数等六艺课程是必要的,因为不论是乐,还是射、御,其目标不是让学生成为唱歌的人、射击的人、驾车的人,而是要从中领悟人的生存秘密,这就是追求人的和谐,包括人与周围世界的和谐、人自身的身心和谐,成为"自觉的人"。这个观点类似于康德所言教育的目的是使人成为人。但是,康德认为理性是教育基础,教育目标是培育人的实践理性。尼采说得更加清楚,认为优秀教师是一位兼具艺术家、哲学家、救世圣贤等身份的文化建树者。[2]

教人之方。优秀教师不仅学有所长、学有所专,而且教人有方。这是说,教师既懂得教育教学的科学,又懂得教育教学的艺术,做到教育的科学性和艺术性的统一。中国古代圣贤推崇悟与体验,正如孔子所说,"三人行,必有我师焉",成为"我师"的前提,是"行"("三人行"),也就是说,只有在人与人的相互交往中,才能有值得学习的资源。可见,这里强调人的"学",依赖于参与、感悟与体验。这样的观点在后儒那里,变成格物致良知的功夫,以此达成转识成智的教育目标。不论怎样理解与阐释先贤圣哲的观点,都必须肯定这些思想家的教人之方的人文立场是清晰的,这对破解当下科技理性主导教育的思路是有启示的,也能为互联网时代教师存在的意义找到理由。

成人之学。学习是促进人成长的基本因素。互联网为学习者提供了寻找、发现、传播信息的技术手段,但是,要指导学生成为一名成功的学习者,教师更需要保持强劲的学习动力,提升持续学习的能力。而学习价值观是影响和支配教师持续学习、努力学习的深层次因素。对此,联合国教科文组织在研究报告《反思教育:向"全球共同利益"的理念转变?》中明确指出教师对待"学习"应坚持的价值取向:教师需要接受培训,学会促进学习、理解多样性,做到包容,培养与他人共存的能力及保护和改善环境的能力;教师必须营造尊重他人和安全的课堂环境,鼓励自尊和自主,并且运用多种多样的教学和辅导策略;教师必须与家长和社区进行有效的沟通;教师应与其他教师开展团队合作,维护学校的整体利益;教师应了解自己的学生及其家庭,并能够根据学生的具体情况施教;教师应能够选择适当的教学内容,并有效地利用这些内容来培养学生的能力;教师应运用技术和其他材料,以此作为促进学习的工具。联合国教科文组织的报告强调教师要促进学习,加强与家长和社区、团队的沟通及合作。其实,称得上是儒师的中国学者,都十分重视学习以及学习的意义。《礼记·学记》中说"玉不琢,不成器;人不学,不知道";孔子也说自己是"十有五而志于学",要求"学以载道";孟子更说得明白,"得天下英才而教育之"是值得快乐的事。可见,对古代贤者来说,"学习"不仅仅是为掌握一些知识,获得某种职业,而是为了"寻道""传道""解惑",为了明确人生方向。所以,倡导师范生学习儒师、成为儒师,目的是使师范生认真思考优秀学者关于学习与人生关系的态度和立场,唤醒心中的学习动机。

基于上述思考,我们把做人之德、育人之道、教人之方、成人之学确定为儒师教育的重点领域,为师范生成为合格乃至优秀教师标明方向。为此,我们积极推动将中华优秀传统文化融

① 董标:《杜国庠:左翼文化运动的一位导师——以艾思奇为中心的考察》,载刘正伟《规训与书写:开放的教育史学》,浙江大学出版社,2013,第209页。
② 李克寰:《尼采的教育哲学——论作为艺术的教育》,桂冠图书股份有限公司,2011,第50页。

入教师教育的实践，取得了阶段性成果。一是开展"君子之风"教育和文明修身活动，提出了"育教师之四有素养、效圣贤之教育人生、展儒师之时代风范"的教师教育理念，为师范文化注入新的内涵。二是立足湖州文脉精华，挖掘区域文化资源，推进校本课程开发，例如"君子礼仪和大学生形象塑造""跟孔子学做教师"等课程已建成校、院两级核心课程，成为将中华优秀传统文化融入教师教育的有效载体。三是把社区教育作为将中华优秀传统文化融入教师教育的重要渠道，建立"青柚空间""三点半学堂"等师范生服务社区平台，这些平台成为师范生传播中华优秀传统文化和收获丰富、多样的社区教育资源的重要渠道。四是重视推动有助于将中华优秀传统文化融入教师教育的社团建设工作，例如建立胡瑗教育思想研究社团，聘任教育史专业教师担任社团指导教师，使师范生在参加专业的社团活动中获得成长。这些工作的深入开展，对向师范生开展中华优秀传统文化教育产生了积极作用，成为师范生认识国情、认识历史、认识社会的重要举措。而此次组织出版的"当代儒师培养书系"，正是学院教师对优秀教师培养实践理论探索的汇集，也是浙江省卓越教师培养协同创新中心浙北分中心、浙江省重点建设教师培养基地、浙江省高校"十三五"优势专业（小学教育）、湖州市重点学科（教育学）、湖州市人文社科研究基地（农村教育）、湖州师范学院重点学科（教育学）的研究成果。我们相信，该书系的出版，将有助于促进学院全面深化教师教育改革，进一步提升教师教育质量。我们更相信，将中华优秀传统文化融入教师培养全过程，构建先进的、富有中国烙印的教师教育文化，是历史和时代赋予教师教育机构的艰巨任务和光荣使命，值得教师教育机构持续探索、创新有为。

舒志定

2018 年 1 月 30 日于湖州师范学院

前　言

近年来，人们越来越追求儿童青少年的全面发展，在儿童青少年变得越来越"优秀"的同时，该类群体的心理压力日益加重，精神障碍发病率逐渐升高。中国青少年研究中心和共青团中央国际联络部发布的《中国青年发展报告》显示，中国17岁以下儿童青少年中，约3000万人受到各种情绪障碍和行为问题的困扰。儿童心理障碍正成为儿童致病、致残、致死的主要原因之一。儿童青少年正处于生长发育的过程，即使有精神残疾，其大脑功能的发展仍存在巨大潜力，特殊教育和专业化训练对精神残疾儿童预后的影响至关重要。可见，儿童精神卫生服务（治疗与康复）及保健工作任重而道远。

我国儿童青少年精神卫生专业起步较晚，基础薄弱。改革开放以后，我国重视将医学模式逐步转向生物-心理-社会医学模式，对儿童精神医学的发展发挥了巨大的推动作用。一些大中城市逐步开展了儿童精神卫生的专科门诊。但目前的服务机构及专科医护人员的数量及职业素质与我国儿童精神卫生的需求相差甚远。

本书较全面地叙述了儿童精神卫生的概念、儿童精神卫生保健服务对象的特征以及儿童精神疾病的种类和诊疗方法。具体内容包括：儿童精神卫生概述、儿童心理发展规律、精神发育迟滞、孤独症谱系障碍、语言障碍与运动障碍、抽动障碍、学习障碍、注意缺陷多动障碍、品行障碍、焦虑障碍、儿童精神分裂症、儿童心境障碍、儿童器质性精神障碍、适应障碍与创伤后应激障碍、进食障碍、排泄障碍、睡眠障碍以及儿童其他精神医学相关问题。本书科学性和实用性强，且知识面广、概念新。本书可供医学生、社区和临床医护人员以及一般读者阅读参考。

儿童精神健康关系到国家民族的未来，期盼儿童精神卫生保健工作能得到全社会的参与，这也是出版本书的目的和意愿。本书的出版将为儿童精神卫生工作者提供较为系统的儿科精神医学知识以及切实可行的临床应用指导，有利于儿童精神卫生知识的普及，这将促进儿童的身心健康，推动我国儿科精神医学的不断进步。

王丽娜

2019年11月

目 录

第一章　儿童精神卫生概述

儿童精神卫生着重研究发生于儿童期的心理发育障碍、行为障碍、情绪障碍等精神障碍的病因、发病机制、临床表现、治疗和预防，以促进儿童心理健康和社会功能健全。据世界卫生组织（World Health Organization，WHO）统计，全球约 70% 以上的人群没有达到每 10 万人口配备一名精神科医师的水平。儿童作为弱势群体，需要更多的关爱。在发达国家 3~15 岁儿童中发生持久且影响社会适应的心理问题比例大约是 5%~15%。WHO 提出要制定相关政策以促进儿童的精神健康，保证儿童能够得到正确的、质高价廉的服务。中国正处于史无前例的社会变革和社会转型期，贫富差距的扩大、竞争的加剧、新旧观念的冲突、工作节奏的加快、生活方式的改变、生活压力的增大均对儿童的心理健康产生不同程度的影响。因此，为儿童营造和谐的成长环境，对于儿童精神卫生工作者任重而道远。

第一节　儿童精神卫生的概念

精神卫生学是一门新兴的综合边缘学科，体现了多学科对于公众精神健康发展的关注。它主要包括健康心理学、临床心理学、精神医学、社会心理学等分支学科。多学科协作，探求消除危害精神健康的各种个人的或社会文化的因素，帮助个体改善情绪和提高社会适应能力。过去，民众普遍重视身体健康，而对维护自身的精神健康尚缺乏应有的认识。随着人民生活的日益丰富及文化素质的提高，对精神卫生重要性的认识日渐明确。

一、精神卫生

精神卫生（Mental Health），又称心理卫生，它是一门研究和促进精神健康、预防精神方面各种异常和疾病的科学。广义的精神卫生是指使民众不断提高精神健康水平，提高学习工作效率，更好地生活和适应社会，在社会环境中培养健全的人格，以克服不良刺激并能正确处理人际关系等的一种良好的身心状态。狭义的精神卫生是指防治各种心理问题和精神障碍，减少患病率、促进康复。由于文化和经济的原因，世界各国的精神卫生工作均局限于狭义的范围。一个智力健全、心理社会适应性良好的个体，有可能使自己较快地发展成为一个优秀的人；而如果一个人情绪易变，与他人难以相处，即使智力再好，也难以做出成就，这一观念对儿童教育至关重要。因此，做好儿童精神卫生工作，不仅可以及早识别和预防心理障碍，而且更重要的是，有利于发展儿童良好的个性。

二、儿童精神健康

心理学家经过长期研究认为，儿童期是培养健康心理的黄金时代，各种习惯和行为模式都在此期开始形成，如果有一个好的开始，将来可使儿童的品德智力得到健康的发展；如果在此期忽略了儿童的心理健康，成人后将很难形成健全的人格和健康的心理功能，甚至无法逆转。

精神健康是一个完整的概念，不能仅仅理解为智力发育正常。精神健康的核心内容是情绪稳定，人际关系和社会适应性良好。精神健康与一定的社会文化背景密切相关。许多精神现象在一种文化中可以被认为是合理的，而在另一种文化中则可能被认为是心理异常的表现。因此，判断精神活动正常与否需要统一标准进行衡量。此标准对于恰当地看待儿童精神发育过程及寻求有效的心理健康方法具有不可忽视的意义。

参考既往研究结果及实践经验，儿童精神健康可以通过以下 10 个标准进行评估。

（一）智力正常

智力正常是个人正常生活、学习、工作所必须具备的能力。智力是以思维为核心的各种认识能力和操作能力的总和，也是衡量个体心理健康的重要标志之一。正常的智力是学习文化知识的最基本的心理条件，智力发展水平要符合实际年龄的智力水平。在一个正常的范围之内，个体的智力发展水平虽然存在差异，但通常都具备学习各种基本生存和生活知识的能力。当然，智力正常只是精神健康的必要前提之一。智力正常的个体并非精神健康，精神健康还受其他因素的影响，但并非一个人智力低下，就很难有健康的精神状态。

（二）情绪稳定且协调

情绪稳定乐观是精神健康的主要标志。儿童青少年经常保持轻松、愉快、稳定、协调的情绪，良好的心理状态，可使整个身心处于积极向上的状态，从而提高心理功能，有助于发挥自身的内在学习潜能，提高学习成绩。如果经常出现紧张、焦虑、抑郁、恐惧等不良情绪，则会影响其潜能的发挥，势必影响学习效果。情绪稳定的个体表现出：① 情绪反应适当，能经受各种环境刺激及经常保持乐观，不郁郁寡欢、灰心绝望、情绪多变和易激惹。② 反应方式适当，喜怒哀乐均由衷而发，合理宣泄而不随意压抑情绪。

（三）较好的社会适应性

对环境的适应能力标志着精神健康水平，一个精神健康的儿童能够较快地适应环境的变化，包括学习环境、生活环境、自然环境及人际环境等。即使突然发生意外变化或身处恶劣环境，也能较快地顺应环境并保持心理平衡。有些独生子女由于早期社会化的娇生惯养，导致生活自理能力低下，不能有效地处理与现实环境的关系，往往导致适应性障碍。

（四）和谐的人际关系

个体作为一个社会性的实体不断地与群体进行交往，努力寻求彼此适应和相容。精神健康的儿童能够与同龄人建立平等、互助、和睦相处的伙伴关系。如果早期社会交往被剥夺，家庭不和睦、接受较多消极影响，易形成孤僻、敌意、敏感、过度警觉、自我为中心、妒忌、自私等不合群的不良个性，而导致人际关系失调。当个体感到人际适应有困难时，便有必要对自身精神健康状况加以重视。

（五）行为协调，反应适度

个体对体内、外刺激的反应适度也是精神健康的一个重要标志。精神反应速度及强度存在个体差异，或反应迟缓或反应敏捷，但这种差异在一定的范围内是正常的。对刺激表现过度冷漠或敏感，均是不健康的精神反应。健康儿童的心理活动和行为模式和谐统一，对外部刺激反应适度，表现既不异常敏感也不过度迟钝，并具有一定应对能力。

（六）心理年龄符合实际年龄

精神健康的儿童具有与其实际年龄相符合的心理、行为特征，并形成与年龄阶段相适应的心理及行为模式。如果心理、行为严重偏离相应的年龄段特征，可能存在心理发育问题，表现为心理发育严重滞后或超前，则是精神不健康的表现。

（七）心理自控能力

心理自控能力强的儿童，其注意力集中水平高，记忆和意识活动有效水平也高。而自控能力较差者，其注意力难集中，缺乏专注性，往往导致学习困难。

（八）健全的个性特征

个性或人格是个人独有的心理特征及特有的行为模式，具有相对的倾向性和稳定性，是在先天素质的基础上和后天环境的长期影响下形成的，是一切心理特征的总和。自幼培养儿童青少年客观而积极的自我意识，能适度控制自己的情绪与行为，使其行为符合社会道德规范。形成良好、健全的个性是个体适应环境的重要保证。

（九）自信心

自信心是对自我的客观评价，实质上是一种自我认知和思维的分析综合能力。如果自我评价过高、自命不凡，会因盲目自信导致意外失败而沮丧，产生失落感或抑郁情绪；若自我评价过低，会产生自卑感，因缺乏勇气不能充分发挥自身潜能并失去机遇而一事无成。恰当的自信是精神健康的重要标志之一，也是获得成功的重要保障。

（十）心理耐受力

突发的强烈精神刺激或长期精神刺激的抵抗能力，以及对压力、失败、挫折的心理承受能力即为心理耐受力。因为儿童正处于心理发育和个性形成时期，其可塑性强，应及早培养其不怕苦、不怕累、耐受失败挫折的坚强意志力，不断提高心理承受能力，有利于精神健康。

三、儿童精神卫生的内容和任务

精神卫生作为一项保健活动，它不仅使儿童的精神变得更加健康，而且还帮助儿童及其监护人树立一种健康意识，即在关心自身身体健康、预防各种疾病的同时，还应关心自身的精神健康，学会发现、处理和预防各种精神障碍。

儿童精神卫生的内容和任务涉及范围广泛，具体包括以下方面。

（一）促进身心健康

儿童精神卫生工作是在追求儿童躯体健康的同时，实现其精神健康或心理健康，使两者协调统一、相互促进。

（二）培养健全的人格

儿童精神卫生工作旨在使儿童能协调地、恰当地适应所处环境的变化，保持情绪平稳、处事沉着，讲道理、有理想等。

（三）优生

遗传因素和后天环境是相辅相成的，同时决定着个体心理健康水平。许多研究表明，先天性的素质在人格形成中发挥重要的作用。因此，优生是减少遗传性精神障碍患儿的先导性工作。

（四）精神障碍的防治

环境因素造成的精神障碍基本都与不健康的心理有关，如人格障碍、心身疾病等；某些精神障碍由精神因素诱发，如精神分裂症、情感障碍。因此，必须增强儿童心理素质，提高对不良刺激的适应能力，预防精神障碍的发生，从而进行儿童精神障碍的防治。

（五）提高学习成绩

对于儿童而言，精神卫生工作的目标就是发展智力、体能及社会适应性。早期发现和处理儿童的精神卫生问题尤为重要。

（六）对儿童的教育和保健

目前社会上存在两种倾向：一是家长教育子女的方式存在问题，特别是对独生子女，往往放任惯养，使其随心所欲；二是只重视对儿童身体的保健，忽略了对心理行为的保健，从而导致一些儿童成人后虽然有健壮的体格，却常伴随不健全的人格。

总之，儿童精神卫生的目标是动员家庭、学校和医疗部门等全社会的力量，广泛开展儿童精神障碍和心理行为异常的三级预防工作，使儿童的心身得到健康的发展，最终提高儿童适应社会的能力。

第二节　儿童精神障碍及其分类体系

"儿童"，联合国《儿童权利公约》及中国《未成年人保护法》规定是 0~18 岁；我国人民卫生出版社出版的高等医药院校教材《儿科学》也将儿童年龄分为 7 个时期，即胚胎期、新生儿期、婴儿期、幼儿期、学龄前期、学龄期及青春期。因此，儿童精神障碍指发生于 18 岁及以前的各种心理发育障碍、行为障碍及情绪障碍。

儿童精神障碍的分类标准因诊断系统不同而有所差异。同一诊断系统又因出版的版次不同而有所修订。目前常用的两个最有国际影响的分类系统是世界卫生组织出版的《国际疾病分类》（International Classification of Disease，ICD）和美国精神病学会出版的《精神障碍诊断与统计手册》（Diagnostic and Statistical Manual of Mental Disorders，DSM）。

一、国际疾病分类体系

1992 年出版的《国际疾病分类》（第 10 次修订本）（International Classification of Disease，ICD-10）将精神障碍归纳为 10 大类，儿童精神障碍占了其中 3 类，即第 8 类精神发育迟滞、第 9 类心理发育障碍、第 10 类儿童与少年期发病的行为与情绪障碍。每一类再按照病种、病型进行编码，见表 1-1。

表 1-1　ICD-10 儿童精神障碍的分类

F70-F79	**精神发育迟滞**	**F83**	混合性特定发育障碍
F70	轻度精神发育迟滞	**F84**	广泛性发育障碍
F71	中度精神发育迟滞	F84.0	儿童孤独症
F72	重度精神发育迟滞	F84.1	不典型孤独症
F73	极重度精神发育迟滞	F84.2	Rett 综合征
F78	其他精神发育迟滞	F84.3	其他童年瓦解性障碍
F79	未特定的精神发育迟滞	F84.4	多动障碍伴发精神发育迟滞与刻板动作
F80-F89	**心理发育障碍**	F84.5	Asperger 综合征
F80	特定性言语和语言发育障碍	F84.8	其他广泛性发育障碍
F80.0	特定性言语构音障碍	F84.9	广泛性发育障碍，未特定
F80.1	表达性语言障碍	F88	其他心理发育障碍
F80.2	感受性语言障碍	F89	心理发育障碍，未特定
F80.3	伴发癫痫的获得性失语	**F90-F98**	**通常起病于童年和少年期的行为与情绪障碍**
F80.8	其他言语和语言发育障碍	F90	多动性障碍
F80.9	言语和语言发育障碍，未特定	F90.0	多动与注意缺陷
F81	特定性学校技能发育障碍	F90.1	多动性品行障碍
F81.0	特定性阅读障碍	F90.8	其他多动性障碍
F81.1	特定性拼写障碍	F90.9	多动性障碍，未特定
F81.2	特定性计算技能障碍	F91	品行障碍
F81.3	混合性学校技能障碍	F91.0	局限于家庭的品行障碍
F81.8	其他学校技能发育障碍	F91.1	未社会化的品行障碍
F81.9	学校技能发育障碍，未特定	F91.2	社会化的品行障碍
F82	特定性运动功能发育障碍	F91.3	对立违抗性障碍

续表

F91.8　其他品行障碍	F94.9　童年社会功能障碍，未特定
F91.9　品行障碍，未特定	F95　抽动障碍
F92　品行与情绪混合性障碍	F95.0　一过性抽动障碍
F92.0　抑郁性品行障碍	F95.1　慢性运动或发声抽动障碍
F92.8　品行与情绪的其他混合性障碍	F95.2　发声与多种运动联合抽动障碍
F92.9　品行与情绪混合性障碍，未特定	F95.8　其他抽动障碍
F93　特发于童年的情绪障碍	F95.9　抽动障碍，未特定
F93.0　童年分离焦虑障碍	F98　通常起病于童年和少年期的其他行为与情绪障碍
F93.1　童年恐怖性焦虑障碍	F98.0　非器质性遗尿症
F93.2　童年社交性焦虑障碍	F98.1　非器质性遗粪症
F93.3　同胞竞争障碍	F98.2　婴幼儿和童年喂养障碍
F93.8　其他童年情绪障碍	F98.3　婴幼儿和童年异食癖
F93.9　童年情绪障碍，未特定	F98.4　刻板性运动障碍
F94　特发于童年和少年期的社会功能障碍	F98.5　口吃
F94.0　选择性缄默症	F98.6　言语急促杂乱
F94.1　童年反应性依恋障碍	F98.8　通常起病于童年和少年期的其他特定性行为与情绪障碍
F94.2　童年脱抑制性依恋障碍	F98.9　通常起病于童年和少年期的其他行为与情绪障碍，未特定
F94.8　童年其他社会功能障碍	

来源：WHO. ICD-10 精神与行为障碍分类[M]. 范晓东，译. 北京：人民卫生出版社，1993.

二、美国精神障碍诊断和统计手册分类体系

美国精神病学会出版的第 5 版《精神障碍诊断与统计手册》（Diagnostic and Statistical Manual of Mental Disorders，DSM-Ⅴ）将精神障碍分为 22 类，考虑到儿童和成人精神障碍的连续性，DSM-Ⅴ取消了通常在婴儿、儿童、青少年期首次诊断的障碍这个类别，将多数疾病的诊断放在成人精神障碍中，见表 1-2。

表 1-2　DSM-Ⅴ与儿童青少年有关障碍的目录

精神发育迟滞	抑郁障碍
智力障碍	破坏性情绪失控障碍
智力障碍（智力发展障碍）	
全面发育延迟	**焦虑障碍**
未特定的智力障碍	分离性焦虑障碍

续表

精神发育迟滞	抑郁障碍
交流障碍	选择性缄默症
语言障碍	
语音障碍	**创伤和应激相关障碍**
儿童期发作的言语流畅性障碍（口吃）	反应性依恋障碍
社交（语用）交流障碍	脱抑制性社交参与障碍
未特定的交流障碍	
孤独谱系障碍	**喂养和进食障碍**
孤独谱系障碍	异食癖
注意缺陷/多动障碍	反刍障碍
注意缺陷/多动障碍	回避/限制食物摄入障碍
其他特定的注意缺陷/多动障碍	
未特定的注意缺陷/多动障碍	**排泄障碍**
特定学习障碍	遗尿症
特定学习障碍	遗粪症
运动障碍	其他特定的排泄障碍
发育性协调障碍	未特定的排泄障碍
刻板运动障碍	
抽动障碍	**睡眠–觉醒障碍**
Tourette 综合征	异态睡眠
持续性（慢性）运动或发声抽动障碍	睡行症
短暂性抽动障碍	睡惊症
其他特定的抽动障碍	梦魇障碍
未特定的抽动障碍	
其他神经发育障碍	**破坏、冲动控制和品行障碍**
其他特定的神经发育障碍	对立违抗性障碍
未特定的神经发育障碍	间歇性爆发性障碍
	品行障碍

来源：美国精神医学会．精神障碍诊断与统计手册[M]．5 版．张道龙，等译．北京：北京大学出版社，2015．

三、中国精神障碍分类体系

第 3 版《中国精神障碍分类与诊断标准》（Classification and Diagnostic Criteria of Mental Disorders in China-Third-Edition，CCMD-3）将精神障碍分为九大类，其中涉及儿童精神障碍的有两个类别：① 精神发育迟滞与童年和少年期心理发育障碍；② 童年和少年期的多动障碍、品行障碍和情绪障碍，见表 1-3。

表 1-3　CCMD-3 与儿童青少年有关障碍的目录

70-79 心理精神发育迟滞	74 混合性特定发育障碍
70 精神发育迟滞	
70.0 轻度精神发育迟滞	**75 广泛性发育障碍**
70.1 中度精神发育迟滞	75.0 儿童孤独症
70.2 重度精神发育迟滞	75.1 不典型孤独症
70.3 极重度精神发育迟滞	75.2 Rett 综合征
70.8 其他类型精神发育迟滞	75.3 童年瓦解性精神障碍（Heller 综合征）
70.9 未特定的精神发育迟滞	75.5 Asperger 综合征
	75.8 其他类型广泛性发育障碍
71 特定性言语和语言发育障碍	75.9 未特定的广泛性发育障碍
71.0 特定性言语构音障碍	
71.1 表达性语言障碍	**78 其他心理发育障碍**
71.2 感受性语言障碍	
71.3 伴发癫痫的获得性失语	**79 未特定性心理发育障碍**
71.8 其他言语和语言发育障碍	
71.9 未特定的言语和语言发育障碍	**80-89 通常起病于童年和少年期的行为与情绪障碍**
	80 注意缺陷与多动障碍
72 特定性学习技能发育障碍	80.0 多动与注意缺陷障碍
72.0 特定性阅读障碍	80.1 多动性品行障碍
72.1 特定性拼写障碍	80.8 其他类型多动性障碍
73.2 特定性计算技能障碍	80.9 未特定的多动性障碍
72.3 混合性学校技能障碍	
72.8 其他类型学习技能发育障碍	**81 品行障碍**
72.9 未特定的学校技能发育障碍	81.0 品行障碍
	81.3 对立违抗性障碍
73 特定性运动功能发育障碍	81.8 其他类型品行障碍
	81.9 未特定的品行障碍

82	**品行与情绪混合性障碍**	**85**	**抽动障碍**
		85.0	短暂性抽动障碍
83	**特发于童年的情绪障碍**	85.1	慢性运动或发声抽动障碍
83.0	儿童离别性焦虑障碍	85.2	发声与多种运动联合抽动障碍（Tourette综合征）
83.1	儿童恐怖性焦虑障碍	85.8	其他类型抽动障碍
83.2	儿童社交性焦虑障碍	85.9	未特定的抽动障碍
83.8	其他类型童年情绪障碍		
83.80	儿童广泛性焦虑障碍	**88**	**通常起病于童年和少年期的其他行为与情绪障碍**
83.9	未特定的童年情绪障碍	88.0	非器质性遗尿症
		88.1	非器质性遗粪症
84	**儿童社会功能障碍**	88.2	婴幼儿和童年喂食障碍
84.0	选择性缄默症	88.3	婴幼儿和童年异食癖
84.1	童年反应性依恋障碍	88.4	刻板性运动障碍
84.8	其他类型儿童社会功能障碍	88.5	口吃（结巴）
84.9	未特定的儿童社会功能障碍	88.8	其他类型儿童精神障碍
		88.9	未特定的儿童精神障碍

来源：中华医学会精神科学会，南京脑科医院等 . 中国精神障碍分类与诊断标准[S]. 3 版 . 南京：东南大学出版社，1995.

第三节　儿童精神障碍的病史评估与检查

儿童精神障碍的诊断主要依据可靠的病史及检查。丰富的临床经验是诊断正确的重要条件，而正确掌握病史收集的方法并客观地评估所收集的资料，是从事儿童精神卫生临床及科研工作的基础。

一、病史评估

（一）收集病史的基本方法

正确的病史收集对诊断与治疗十分重要。正确掌握与家长交谈的技巧，可以提高所收集病史的准确性与可靠性。收集儿童病史有以下几种基本方法。

1. 建立良好的医患关系

在询问病史时，医师从语言到态度上应给家长及患儿一种温暖关切的感觉，如使用温和的语调、关爱的态度、赞许的微笑和同情的表情等。

2. 倾听

在与家长交谈中，倾听对方表达意见的方式和对问题的看法，再逐步深入到需要了解的核心问题，使家长更容易理解并接受医师的询问。

3. 告知知情人尽可能客观详细地描述患儿表现

在收集发育史、疾病既往史等资料时，注意让知情者尽可能描述患儿真实的情况，避免主观因素的影响。

4. 多方面收集资料，去伪存真

一般情况下，父母提供的病史就足以说明患儿的情况，但有时候由于父亲（或母亲）有心理障碍，或夫妻感情不和等原因，了解病史就应从另一方或双方进行，必要时还应从（外）祖父（母）、老师、邻居、小伙伴等处补充病史。采用开放或半开放问卷收集病史也很有效，这种方法了解问题全面，较少遗漏，可用于科研或临床，缺点是不能区别问题的主次，且目前国内尚无一种标准化的应用于儿童的格式化的资料收集问卷。

（二）收集病史的注意事项

1. 发展的观点

儿童是不断发育的个体，不论病史收集还是面对面的检查，均必须持发展的观点，评估其行为与情绪必须考虑年龄因素。因此，必须熟悉不同年龄阶段儿童的心理发育水平，才能正确评估儿童的行为、情绪等表现是否正常。

2. 横向比较：与正常儿童相比

应将患儿与正常儿童相比，以便更好地评价其精神障碍的严重性。如正常婴幼儿6个月可在支撑物的帮助下坐立、1岁左右可单独站立、约13个月可以独自走，可视为运动发育的里程碑。患儿比相应年龄的正常儿童落后越远，提示问题越严重。同时，要与患儿所处环境联系起来考虑。脱离发展的观点，则无法评价儿童精神活动是否存在偏离。

3. 注意不同报告者的差异

儿童的病史常常由父母或老师等提供，除大龄儿童可以自己补充一些病史外，年幼者常无法自己陈述。而所得的病史资料对同一患儿也可能存在明显的差异性，原因有以下几方面：

（1）信息来源不同。例如对焦虑、抑郁的患儿，其父母、老师所看到的外在表现与患儿的自身体验存在很大差异。

（2）儿童在不同环境中的表现不同。有的儿童仅仅在家中表现出攻击、破坏行为，而在学校却是一名遵守纪律的好学生。

（3）不同病史提供者的个人观点有差异。对同一儿童的同一行为，不同信息提供者对正常和异常的理解不尽相同。

因此，要通过多种渠道收集信息，注意不同情境下的行为表现，关注儿童的发育年龄，必要时配合心理测验或其他实验室检查，全面综合考虑，才能得到正确客观的病史资料。

知识链接

儿童病历之现病史访谈提纲

1.起病形式：起病急、亚急或缓慢。

2.主要症状的开始、发展及现状：正确了解主要症状是如何发生、发展的，其现状如何，首发症状是什么，主动了解患方未报告的、对诊断有重要意义的"阴性"症状，以免遗漏。

3.起病日期及病程：了解起病时间、病程持续或间断、病情是逐渐缓解或加重。

4.可能的病因或诱因：了解发病可能的病因或诱因，病前有无不愉快精神因素，有无躯体疾病因素等。

5.过去求医情况：过去是否求医或诊断治疗情况。是否使用过精神药物及其名称与剂量、疗效等。

来源：郭兰婷.儿童少年精神疾病［M］.北京：人民卫生出版社，2009.

二、精神检查

精神检查（psychiatric examination）主要通过医师同患儿接触和谈话，密切观察并如实反映，以及临床的实践经验来实现。与病史采集相同，它是提供诊断依据的重要步骤之一。它是一项技术性较强的工作，精神检查成功与否对于确定诊断非常重要，医师应耐心、亲切、同情地对待患者，与之建立合作的关系，从而得到临床上的第一手资料。很多研究报告显示，在与儿童个别交谈中可以发现比父母反映的更多的情绪问题。一般大于7岁的儿童可以清楚地叙述自己认为的"不幸遭遇"。

（一）精神检查的方法

精神检查分为直接检查和间接检查。

1.直接检查

（1）直接交谈。采用与患儿面对面谈话交流的方法，这是最主要的检查方法。交谈的内容和提问策略应根据受试者的类型和想获取的信息种类而形成（见表1-4）。

① 自由交谈式。访谈者与被访谈者自由谈话，无固定程序。

② 半定式访谈。检查者事先列出要探讨的问题，就儿童功能的不同方面进行提问，包括儿童的活动和兴趣、学校和社会功能以及家庭关系等。在访谈中仍保持开放的方式，围绕密切相关的问题提问，鼓励被检查者表达自己关于特定话题的看法、观点和感受。

③ 定式访谈。有一系列标准化的问题和探测问题，聚焦于诊断的具体问题。

（2）直接观察。在与患儿直接交谈的同时，留意患儿的语言、认知水平、情绪、社会行为及运动异常等表现。

2. 间接检查

（1）检查者在与患儿互动活动中观察。如游戏、体育活动、手工劳动、陪同散步等时，或在日常生活不同的场合、不同的时间，侧面观察患儿的表情、行为动作、对周围事物的兴趣、注意力及言语表达能力、与别人交往的情况等，观察是否存在精神活动异常的表现。

（2）在患儿不知情的自然状态下观察。有意识地安排一定的环境或在安有单向玻璃镜的行为观察室内，在自然活动情况下进行观察或录像，而后加以分析研究。

（3）其他

① 通过患儿的书写作品、绘画、手工作品等资料间接了解病情。

② 各种精神科量表与心理测验。可以广义地将测验过程的观察与结果作为间接检查的一部分。

表 1-4　儿童青少年各发展阶段的访谈策略

时期	可使用的策略	不能使用的方式
幼儿期（3~5 岁）	和儿童坐在一样的高度； 问题短、简洁； 对具体、熟悉的环境使用开放性问题； 使用玩具、道具和手工制品； 使用儿童的词语和短语； 使用人名而不是代词； 使用物品来鼓励儿童多讲话； 允许儿童有充足的时间反馈	不要试图控制整个访谈； 避免复杂的短语或句子； 避免只能用"是"或"否"来回答问题； 不要一个问题紧接着一个问题地提问
学龄期（6~11 岁）	花时间建立良好的关系； 注意倾听； 重述感觉； 谈话以儿童为中心； 使用开放性的问题； 有时可提供多种供选择的答案； 谈论熟悉的环境和活动； 使用背景线索（如一些图片或言语）； 儿童未理解或给予反馈时，改述或简化问题； 直接要求转向新话题或任务	避免评论性的言论； 避免太多的现实问题； 避免太多的直接问题； 避免持续的眼神接触； 避免抽象问题； 避免使用明显的"对"或"错"的问题； 避免带修辞色彩的问题； 避免有动机的"为什么"问题
青春期（12~18 岁）	要意识到保密原则的局限性； 表现尊重； 倾听少年的观点和感受； 对情绪的不稳定有所准备； 为问题解决提供其他的选择； 追踪任何和自杀危机有关的迹象	避免使用心理学词语； 避免只根据成人的标准进行评判

来源： Stephanie H M. 儿童青少年临床访谈技术——从评估到干预[M]. 徐洁，译. 北京：中国轻工业出版社，2008.

（二）精神检查的注意事项

1. 检查环境

在比较安静的环境中进行，家属与亲友不宜在场。环境应通风良好，温度适宜。

2. 检查时间

每次检查时间不宜过长，尤其是年龄较小的患儿。

3. 做好记录

应随时做好记录，以确保内容的真实和完整。

4. 注意与患儿交谈时的态度

医师同情、亲切、真诚的态度等，可使儿童感到安定、可信。

5. 必要时可采用一些特殊的技巧

游戏常常是与儿童沟通的良好手段。在与年幼儿童游戏时，可观察并与之交流游戏，从而了解其认知活动、情感和意志行为等有无异常。

6. 交谈方式要灵活

采用观察与交谈方法相结合的原则，儿童在不同的社会情景中，比如在诊室这一新环境中，其行为表现可能与平常有所不同，其父母在场或单独与儿童交谈时，情况也不完全一样。因此，要根据患者的年龄、性别、个性、病情和检查时的心理状态，采取灵活的谈话方式以取得最好的效果，比如：

（1）年龄较大的儿童。面对面交谈可以得到十分重要的资料。儿童有某些反社会的、与性相关的心理或行为，当还未造成严重的违纪违法行为时，父母或老师常不了解这方面的情况。还有的儿童由于害怕父母的干涉，常刻意不让父母知道。只有当医师有意识地与之倾心交谈时才有可能暴露出来。此时，需要边交谈边观察。

（2）年龄较小的儿童。年龄较小的儿童访谈较为困难。由于受到言语和认知功能的限制，处于学龄前期儿童只能关注物体或情境的一个方面，很难区分外表和真实之间的区别。玩具和卡通有助于促进这类儿童的访谈。最好是提问更具体的问题，比如发生了什么，自己的感受怎么样。但要意识到，年龄较小的儿童用言语描述内心感受比较困难，所以观察法对于年幼孩子更适用。

（3）不合作的患儿。对于不合作的患儿主要采用观察法。充分观察患儿在诊室内及候诊时的表现，观察不合作患儿的表情、动作行为、自发言语及意识状态等。有些儿童经初步诊断后，可给予相应的心理和（或）药物治疗，等病情好转后，再追踪进行直接检查。

第四节　儿童精神卫生保健

儿童精神卫生保健是在一定政策和策略指导下，通过保健体系向儿童提供的多层次的、多领域的、综合性的精神卫生服务，是维护儿童精神健康、防治儿童精神障碍的重要途径和方法。建立相应的政策、策略、系统和方法，对于儿童精神卫生保健工作的成功开展至关重要。目前，在不同国家和地区，儿童精神卫生保健发展水平参差不齐。发达国家具有相对完善的儿童精神卫生保健服务；而在发展中国家，包括我国，儿童精神健康保健还处于起步阶段。因此，借鉴发达国家儿童精神卫生保健体系，发展具有我国特色的儿童精神卫生保健事业迫在眉睫。

一、发达国家儿童精神卫生保健的模式

发达国家儿童精神卫生保健有多种模式。从地理区域角度讲，儿童精神卫生保健可以是社区范围的，也可以是区域或全国范围的；从开展形式上来说，可以是某一种长期的服务形式，也可以以项目形式开展；从涉及领域来说，儿童精神卫生保健可以以家庭为中心，也可以在学校、医院等多个领域开展；从服务形式角度讲，从最少限制的服务（如家庭、学校及社区为基础的服务），到门诊服务及日间治疗服务，到最多限制的服务（如住院服务），还包括危机小组干预、专家家庭咨询、精神药物咨询以及其他多种服务形式等；从服务内涵角度讲，包括儿童发育的评估和检测、高危人群的监测和早期干预、情绪行为问题的预防、精神障碍的早期识别和干预、儿童精神障碍的系统治疗和康复等；从工作人员角度讲，儿童精神卫生保健需要多学科专业人员的积极参与，包括儿童精神科医生、发育行为儿科及儿童保健科医生、心理治疗师、社会工作者和学校心理卫生工作者等，同时需要政府、医院、学校、社区等多个部门从政策、体系、技术等方面予以保障和支持。

因此，儿童精神卫生保健是一个涉及多部门、多系统、多环境、多专业人员、多种服务形式，集监测、预防、早期识别、早期干预、系统诊治和康复等多个环节为一体，维护儿童精神健康的多种需要的系统工程。

（一）儿童精神卫生保健体系的指导原则

儿童少年心理卫生服务应该是一系列广泛的综合性服务。对于每一个儿童和家庭，服务应个体化，应提供最少限制的适当的环境场所，应在系统和服务实施水平上进行协调，家庭和儿童应作为合作伙伴充分参与，强调早期识别和干预。美国国家儿童精神卫生技术支持中心出版的《卫生改革与精神障碍和物质滥用障碍：儿童青少年及其家庭的保健系统》中提出精神卫生保健体系的指导原则如下。

1. 支持系统化原则

保证一个广泛的、灵活的、有效的、有循证依据支持的、基于社区的服务和支持体系具有实用性和有效性。这些服务和支持基于儿童及其家庭的多种需要（躯体、情感、社交、教育需要），并包括传统和非传统的服务及非正式的自然支持。

2. 服务个体化原则

提供与每一个儿童及其家庭的个体潜能和需要相一致的个体化服务。个体化服务计划产生于与儿童、家庭形成的真正的合作伙伴关系中。

3. 最少限制与规范化原则

在最少限制和最规范的环境中给予儿童及其家庭符合临床需要的服务和支持。

4. 全员参与原则

确保家庭、其他照料者、儿童青少年在服务计划制订和实施中是充分的合作者，并且是其所在区、州、国家等层面的儿童青少年保健政策和程序的充分参与者。

5. 确保跨系统的合作

确保教育、医疗、社区等多个系统的合作。

6. 基础保健原则

提供保健的管理，以保证多种服务能够以协调和有益于健康的方式实施。同时，儿童及其家庭能够根据其不断变化的需要得到相应的服务。

7. 精神卫生服务支持原则

提供与发育水平相适宜的精神卫生服务和支持，促进年幼儿童及其家庭在家庭和社区环境中获得最理想的社会情感结局。

8. 转介原则

提供与发育水平相适应的服务和支持，促进青少年向成人发展，并向所需要的成人服务进行转介。

9. 精神卫生保健原则

整合精神卫生促进、预防、早期识别和干预，包括疾病早期阶段的识别问题，针对所有儿童的精神卫生促进和预防活动，以促进长期预后。

10. 持续监控原则

整合持续的追踪、监控和管理保健体系的目标完成情况、对核心价值观念的遵守情况以及在系统、实践、儿童和家庭水平的质量、效果和结局。

11. 保护儿童权利的原则

保护儿童和家庭的权利，促进有效的倡导和努力。

12. 多样化服务的原则

应不分种族、宗教、国家、性别、性取向、躯体情况、社会经济地位、地域、语言、移民状态和其他特点为儿童及其家庭提供服务和支持，但提供的服务和支持应考虑到儿童及其家庭在上述方面的差异，提供符合其特点的服务和支持。

（二）儿童精神卫生保健体系的框架

发达国家已经形成了系统的儿童精神卫生服务模式。以美国为例，1963 年，美国国会通过了《社区精神卫生中心法案》，规定在国家立法和投资保证下，建立全国社区精神卫生网络；1978 年又把社区精神卫生肯定为一种基本的、主要的精神卫生服务形式，包括门诊、急诊、咨询、社区教育、训练及预防等内容，由精神科医生、心理学家、教育学家和社会工作者组成庞大的队伍协同工作。欧洲则比较注重在国家计划基础上开展整体性、系统性的儿童精神卫生服务。例如，英国形成了从下到上的四级干预网：一级网络以社区为主，由社区医生、社区护士、教师、学校心理工作者、社会工作者负责，针对儿童、父母或照顾者、教师开展咨询和辅导工作；二级网络为基层精神卫生服务，由精神病医生、心理治疗家、精神科护士、社会工作者针对儿童开展基本的治疗；三级网络为特殊的社会学干预队伍，包括对智力障碍、物质滥用和其他困难儿童的干预和服务；四级网络为高层次的干预，包括住院服务和对复杂问题的法律服务等。

WHO 推荐了一个心理卫生服务的最佳服务金字塔（见图 1-1），在该金字塔中，最基本的保健是自我保健；其次是非正式的社区精神卫生保健（正式的健康福利系统之外的服务，如教师、警察提供的服务及非政府组织提供的服务）；之后是通过初级卫生保健系统提供的精神卫生服务；更高一级为社区精神卫生服务和综合医院的精神科服务；塔尖是少数精神障碍患者需要的更昂贵的服务，如长期住院服务和专家服务。

为建立此服务框架和模式，WHO 建议：① 限制精神病院数目；② 建立社区精神卫生服

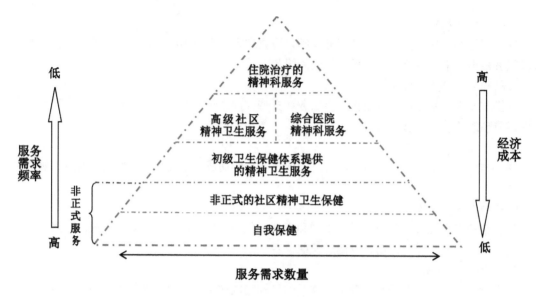

图 1-1　精神卫生服务的最佳服务金字塔

来源：WHO. WHO service organization pyramid for an optimal mix of services for mental health. In：Integrating mental health into primary care：a global perspective ［R］. Geneva：WTO, 2008：16.

务；③ 在综合医院建立精神卫生服务；④ 将精神卫生服务整合到初级卫生保健之中；⑤ 建立非正式的社区精神卫生服务；⑥ 促进自我保健。WHO 也通过精神卫生全球行动项目（Mental Health Global Action Program，MHGAP）提出多种策略建议，促进精神卫生服务的实施。

　　与 WHO 的最佳服务金字塔一致，儿童精神卫生保健体系也包含多个层面、多个方向的服务和支持。例如以家庭为中心或聚焦于家庭的保健、社区精神卫生保健，学校精神卫生保健、综合医院的精神科服务、精神病院的精神卫生服务等，并包含多种具体服务模式（见表 1-5），但在不同国家和地区，儿童精神卫生保健体系的具体框架和服务模式有所不同。而且在部分保健体系中，会涉及更加广泛的领域。

表 1-5　儿童精神卫生保健体系的服务模式

非寄宿服务	寄宿服务	其他服务
预防	治疗看护	个案管理
评估	治疗小组服务	短期暂时替代照顾服务
早期干预	治疗露营服务	以学校为基础的心理卫生服务
门诊治疗	独立生活服务	行为指导服务
以家庭为基础的服务	寄宿治疗	精神卫生咨询
日间治疗	危机干预寄宿服务	
危机干预服务	住院服务	

来源：苏林雁 . 儿童精神医学[M]. 长沙：湖南科学技术出版社，2014.

　　在儿童精神卫生保健体系的各个层面和方向中，所有组成部分都存在关联，任何一个组成部分的有效性都会影响到其他组成部分的可获得性和有效性。因此，在投资建设儿童精神卫生保健体系和服务模式时，应关注整个系统，而不仅仅注意到其中的一种或两种服务模式。同时，在各种服务模式之间，适当的平衡也很重要。

此外，在儿童精神卫生保健体系中，保证服务的连续性以满足儿童精神卫生服务的多重需求也很重要。如对于有明确抑郁症病史存在自杀风险的患儿，可能需要住院治疗、特殊的家庭照料支持和最终的院外治疗。保证这些服务的连续性，会促进患儿康复和减少病情复发。同时，在一个系统中不同类别的服务体系之间，可能存在矛盾（如不愿共享病例、资金竞争、缺乏系统的角度），因此，系统内部协调也应需要一些更为便捷的转介形式，从而满足儿童少年及其家庭多重的、不断变化的服务需求。

建立完善的儿童精神卫生保健体系是一个面临多层次、多领域且复杂而极具挑战性的过程，WHO 建议各国要在国家或地方政策、投资机制及其他构成或过程方面予以调整，以支持儿童精神卫生保健系统的建立，并根据当地的系统水平进行计划、实施、管理和评价保健系统，为儿童及其家庭提供一系列满足其多个领域需求的有效的、服务性的治疗和支持。此外，公众教育、减少歧视、政策发展、提供合适的场所和途径、建立新的服务设施、协调传统保健和现代形式的干预以及建立持续的服务机制等这些基础步骤的建设也将同等重要。

（三）儿童精神卫生保健服务模式

1. 以家庭为中心的保健

以家庭为中心的保健（Family-Centered Care）的核心内容是：① 将患者和家庭放在每一个保健决策的中心；② 所提供的保健是在其家庭和社区的环境中，并聚焦于患者而不是疾病；③ 使患者和其家庭在决定保健时成为积极的参与者；④ 在健康专业人员和患者及其家庭之间建立信任的、真正的合作关系。以家庭为中心的保健，可增强儿童和家庭管理技能和家庭功能，增加生存状态的稳定性，提高成本效益，增加家庭满意度，促进儿童及其家庭成员身心健康。

2. 精神卫生服务融入初级卫生保健中

精神卫生服务融入初级健康保健之中是对儿童进行全面精神卫生保健的基础，在这个水平的基本服务包括早期识别精神障碍、评估和转介患儿、处理病情稳定的精神障碍患儿等。

3. 学校心理卫生服务

学校是识别儿童是否存在精神卫生问题风险，并为学生提供精神卫生服务和支持的关键场所，也是提供其他精神卫生服务和支持链接的桥梁。在学校，应对学生定期进行筛查，以识别存在精神障碍风险的学生；同时，应该培训教师和学校其他工作人员识别有精神卫生服务需要的学生的早期征象并做出相应反应。学校应创造促进精神健康和适应能力的良好环境。

目前，学校精神卫生服务已成为儿童精神卫生服务的重要组成部分。大量以学校为基础的精神卫生项目和服务已经以多种方式实施和开展，具体包括：心理健康教育，精神健康促进、评估、问题预防、早期干预和治疗，形成学校、家庭、社区的合作关系等。服务对象包括普通教育和特殊教育系统中的所有学生，由学校心理治疗师、咨询师、社会工作者及其他工作人员（具有儿童心理知识的教师和学校护士等）完成。同时，学校精神卫生服务让学生、家长通过可接受的、易获得的、值得信任的方式去获得帮助，从而减少和消除了患儿的病耻感，学校也被作为家庭支持中心的场所，为父母和其他家庭成员提供综合性的支持服务。

4. 社区精神卫生服务

社区精神卫生服务是精神卫生服务中非常重要的组成部分，包括多种以社区为基础的服务模式，如个案管理、日间治疗、咨询服务、康复服务、工娱治疗、自助小组、小组之家、家庭支持、医院延伸项目、危机干预、法律服务、住宿性质的督导服务及其他支持服务等，学校精神卫生服务与社区的合作可以让学生尽早得到诊断和治疗。

5. 环绕式服务

环绕式服务是一种提供高度个体化社区服务和支持的方法。这种方法包含了儿童及其家庭所需的所有治疗服务和支持，并环绕在位于自然环境中的儿童及其家庭周围，涉及所有学科的临床医师、专职人员助手、家庭、其他与满足儿童及其家庭各种需要相关的工作人员。该方法以儿童及其家庭为中心，以社区为基础，与文化相一致，灵活而协调地促进了针对儿童和其家庭全面的、综合的、个体化计划的发展，是近年来在保健系统中日益受到关注的模式之一。

6. 特殊人群的保健服务

无论在发达国家还是发展中国家，对于特定人群（艾滋病孤儿、身体残疾者、慢性疾病者、受虐待儿童等）的精神卫生保健均是一个特殊的挑战。这些特殊人群有更高的风险罹患精神障碍。因此，关注特殊人群，并为其提供所需要的精神卫生保健服务对减少其精神障碍发生、促进其功能保持具有重要作用。

知识链接

环绕式服务实施的注意事项

环绕式服务在提供高度个体化的服务和支持时，应注意以下几点：

1. 基于社区服务，与文化相一致。

2. 服务和支持必须是高度个体化的，满足儿童及其家庭各个生活领域的需求，并注意平衡健康福利系统体系内和体系外的社区服务及家庭支持。

3. 家庭、儿童、社区服务工作者等应共同制订、实施、评价高度个体化的计划，家庭应该是积极、充分的参与者。

4. 计划制订和实施过程中，各部门应协调与合作。环绕于家庭的服务团队需有灵活的方法和充足灵活的经费。

5. 应从儿童、项目、系统的角度评价效果和结局。

来源：苏林雁. 儿童精神医学 [M]. 长沙：湖南科学技术出版社，2014.

二、我国儿童精神卫生保健的现状

2011 年，国务院发布了《中国儿童发展纲要（2011—2020 年）》，从健康、教育、福利及社会环境等方面详定了未来十年促进中国儿童发展、保障儿童合法权益的目标和策略措施，包括：提高儿童身心健康素养水平；帮助儿童养成健康行为和生活方式；预防和制止儿童吸烟、酗酒和吸毒；构建儿童精神健康公共服务网络；儿童医院、精神专科医院和有条件的妇幼保健机构设置儿童心理科（门诊），配备专科医生；学校设心理咨询室，配备专职精神健康教育教师；开展精神卫生专业人员培训。在法律保护方面，要求完善具有严重不良行为儿童的矫治制度；建立家庭、学校、社会共同参与的运作机制，对有不良行为的儿童实施早期介入、有效干预和行为矫治；加强对具有严重不良行为儿童的教育和管理；探索特殊学校教育和行为矫治的有效途径和方法，保障特殊学校学生在升学、就业等方面的同等权利等。以上措施或制度均是我国开展儿童精神卫生保健的政策和指导方针。发展我国儿童精神卫生保健体系是一个涉及各级政府部门、医学、教育、心理学、社会福利、司法等社会各界的跨学科、跨领域的大课题。

三、儿童精神卫生保健所面临的困难

尽管人们公认精神卫生保健对于维护精神健康具有非常重要的意义，但是由于多种困难和阻碍的存在，精神卫生服务需求和服务获得性之间的差距仍然甚大，在儿童群体中尤其如此。因此，了解并消除这些困难和阻碍，对促进儿童精神卫生保健的发展具有重要意义。

（一）儿童精神障碍流行病学数据的匮乏

儿童精神障碍的流行病学数据是儿童精神卫生保健体系中制定相关政策和进行机构、设施及人员等配置的基础和依据。儿童精神障碍流行病学数据的缺乏及各个国家（或地区）在儿童精神障碍流行病学调查方法的不一致，阻碍了基于实际需要的全球或某个国家（或地区）的儿童精神卫生服务能力的发展。与此同时，有效数据的缺乏也造成保健体系在发展过程中出现资源浪费的现象。

（二）心理卫生政策和立法的不足

精神卫生政策是实现和协调精神卫生保健服务的关键。因此，精神卫生政策和立法的不足是影响精神卫生保健的最重要环节。心理卫生政策和立法的不足，必定会影响儿童的心理卫生保健和服务。

（三）歧视和病耻感

尽管精神医学已有很大发展，精神障碍的治疗也有很大进步，但是精神障碍儿童及其照料者依然被公众歧视。与此同时，患儿及其照顾者也常常产生比较强烈的病耻感。对精神障碍患儿及其照料者的歧视会影响儿童精神卫生保健体系的建设和服务的实施，精神障碍患儿及其照料者因疾病而产生的病耻感会影响其主动求医行为、对治疗的依从性及对儿童精神卫生保健体系的利用度。

（四）健康教育的不足

对于儿童心理障碍，公众常常缺乏常识，初级保健人员也常常不知如何去识别和治疗。因此，健康教育不足必然影响到儿童精神卫生保健体系的建设和利用。

（五）有限的精神卫生保健专业人员

精神卫生保健专业人员的缺乏在中低等收入国家非常显著，这将严重影响儿童精神卫生保健体系的建设和保健服务水平。

（六）资源的匮乏

经济资源、人力资源和精神卫生服务设施的匮乏是导致儿童精神卫生保健不足的重要原因，而且是一个全球性的问题。发达国家的经济下滑，发展中国家的资源竞争及资源优先给予躯体疾病患者等都会不同程度地影响儿童精神卫生保健的发展。发达国家儿童精神科项目注册的减少，社区机构中相关服务工作的减少，发展中国家接受过充分培训的工作人员的普遍缺乏，儿童精神卫生治疗基础设施的普遍缺乏，必定难以落实和实现儿童精神卫生保健服务。

（七）保险的不足

在很多国家，儿童精神障碍的治疗尚未列入健康保险体系中，昂贵的治疗费用影响了儿童精神卫生保健的获得。当前，世界各国正在积极采取多种措施努力消除这些困难和阻碍，以促进儿童精神卫生保健的发展。相信随着社会的不断进步和发展，儿童精神卫生保健事业必将日新月异，从而促进儿童健康成长。

（王丽娜）

第二章　儿童心理发展规律

现代心理学观点认为，儿童时期良好的心理发展，是人终生心理健康的基石。儿童的心理发展是从不定型向定型的逐渐成熟过程，在此过程中，儿童心理可塑性达到最大，并受到遗传和环境内外因素的共同影响。儿童在不同年龄段会表现出不同的心理特征，而这些心理特征所表现出的具体规律同样是儿童心理学所关注的问题。

第一节　脑的发育与发育异常

一、脑的发育

（一）端脑的发育

胚胎在第 4 周之后，前脑泡壁向两侧突出形成两个脑泡，然后发展成为两侧的大脑半球。第 6 周时，大脑半球的底壁细胞增生迅速，使室壁增厚，形成基底神经核。左右半球的前部腹侧各向前凸出形成盲管，然后发展成为嗅脑。

嗅脑前部形成嗅球和嗅束，后部形成前穿质、嗅三角和嗅区。连接两侧大脑半球的连合纤维在终板上部越过中线，发育为胼胝体。与此同时，大脑半球前部的皮质很快发展成为额叶，上部发展成为顶叶，后部向后下发展成为枕叶及颞叶。第 5 个月的人胚胎大脑半球表面仍然光滑，此后由于皮质面积的迅速增加，大脑表面逐渐皱褶成凹陷的脑沟和凸出的脑回，第 7 个月时半球表面方出现主要沟、回。此时，发达的大脑半球已将间脑、中脑、脑桥、小脑及延髓掩盖。覆盖豆状核外面的新皮质扩展较缓，其上、下、后三面紧邻的皮质则扩展较快，而使此部形成一深窝，即将来的外侧裂，窝底皮质形成脑岛，以后脑岛逐渐被其周围的皮质遮盖，遮盖脑岛的皮质称岛盖。

当端脑向两侧膨出形成大脑半球时，其嘴侧端的正中部被挤成一窄条，此部很少增厚，形成第三脑室的前壁，称终板。突入半球内的空腔即为左右大脑侧室，并借室间孔与间脑的第三脑室相通。当大脑半球向各方向扩展形成各叶时，侧脑室亦随脑的各叶而伸展，伸入额叶的部分形成侧脑室的前角，伸入枕叶及叶内腔的则成为侧脑室后角及下角，位于顶叶的则成为侧脑室的中央部。

大脑半球主要由翼板和顶板演变而来。端脑泡的组织发生在早期与神经管的其他部位一样，但当胚胎发育至 7~10 周时，在套层与边缘层之间出现新的一层，此层由有丝分裂后的细胞集结而成，称皮质板，是新皮质的原基。随后皮质板进一步发育，至胚胎第 7 个月时与边缘层一起形成新皮质的 6 层结构。皮质各层细胞的发育遵循由内向外的规律：最早迁移并成熟的神经元构成深层（第 V、第 VI 层），后来迁移成熟的细胞穿过已形成的层次再形成较浅的层次，第 II 层形成最晚。

（二）间脑的发育

间脑的发育与端脑一样均来自顶板和翼板，并无基板成分参与。从发生上看，纹状体原基和第 III 脑室壁极为接近，后者是发展成为间脑的主要基础。由于纹状体原基细胞有丝分裂很旺盛，有些细胞即迁移至间脑背部，参与缰的形成，但形成丘脑的主要基础仍然是第 III 脑室壁的细胞。在间脑部分，侧壁的界沟并不明显，至胚胎第 6 周末，侧壁上已出现两条浅沟，从上而下分别为上丘脑沟和下丘脑沟，这两条沟将间脑分为上丘脑、丘脑和下丘脑 3 部分。上方的上丘脑由翼板背侧部和脑室的顶板共同发育而成，背侧正中部顶板则演化成松果体。而中间的丘脑则完全由翼板演化而成，套层细胞分化为各丘脑核和内、外侧膝状体，两侧壁靠近使间脑管腔变窄成为第三脑室。下方下丘脑则由脑室侧壁的腹侧部形成，向腹侧突出演化为漏斗、垂体柄和垂体后叶。丘脑与下丘脑之间的部分细胞演化为底丘脑的核团。

（三）中脑的发育

从脑的发育过程来看，中脑部分是变化最小的。中脑内的界沟比较清楚，脑壁发育较厚，基板和翼板仍保持腹背方向。翼板部分主要形成顶盖，由于分裂后的成神经细胞迁移到背方，从而形成具有分层结构的上丘和下丘。翼板中的另一部分分裂细胞迁移到中脑的腹侧形成红核。中脑的基板部分分化形成第三和第四对脑神经核团，基板的成神经细胞也分化成为被盖部分的网状结构。中脑室腔受两侧基板和翼板发育的突入挤压，变成管状而称中脑水管，将第三脑室与第四脑室连接起来。随着大脑皮质的发育，发自大脑皮质的下行纤维穿经中脑腹侧而形成隆起的大脑脚。

（四）小脑和脑桥的发育

小脑和脑桥系由菱脑的后脑部分发育而成，后脑的腹侧部形成脑桥，背侧演化成小脑。小脑是由后脑两侧翼板的背侧部分对称性增厚发育而成，其套层的部分细胞迁移到边缘层表面形成小脑皮质，其余的成神经细胞形成小脑中的核群，边缘层发育成小脑白质。胚胎第 7 周末，神经管在后脑处发生向腹侧方下凸的脑桥曲，此时顶板与翼板的连接处逐渐增厚，形成菱唇。在后脑的头端，菱唇逐渐向中线发展并相互合拢，而成为横向排列的小脑板。小脑板的两侧较厚，中间一狭窄部分较薄，前者发育成为小半球，后者发育成蚓部。至胚胎 16 周，表面光滑的小脑板上出现横向的裂隙即后外侧裂，将小脑本体和绒球分开。两侧的绒球由中间的小脑小结连接，构成了绒球小结叶，这是种系发生过程中小脑最古老的部分。然后，在小脑本体上出现横向裂隙即原裂和次裂，将小脑分为前叶、后叶。稍迟，在前叶后叶上又出现裂隙，再将小脑分为许多叶。

后脑原始中轴部分成为脑桥的被盖部，即末脑向上的延续部。被盖部的基板形成运动性核团，由外向内有上泌涎核、三叉神经运动核和面神经核、展神经核。被盖部的翼板形成感觉性核团，从外向内分别为三叉神经感觉核和前庭神经核、蜗神经核、孤束核。此外，翼板还向腹侧发展形成分散的脑桥核。由于网状结构的出现以及小脑的大量传出、传入纤维，以及穿行在菱脑窝底部的上行、下行神经纤维的存在，使得脑桥基板腹侧部特别增厚，形成脑桥的基底部。

（五）延髓的发育

延髓由胚胎的后脑泡，即菱脑的末脑部分发育而成，头侧与脑桥相连接，尾侧和延髓连续，为第四脑室后半部的底部。延髓下部与脊髓形态结构相似，上部由于中央管扩大且向背侧移位形成第四脑室，基板和翼板向两侧开，致使两者呈内、外侧关系，基板形成位于界海内侧的运动性核团，翼板形成位于界沟外侧的感觉性核团，而内脏性核团则紧邻界沟两侧。从外向内分别为前庭神经核、蜗神经核、三叉神经脊束核、孤束核、迷走神经背核、下泌涎核、疑核、舌下神经核。第四脑室的顶板与间充质细胞及毛细血管一起组成了脉络丛突入在脑室上方。来自发育中大脑皮质的锥体束等下行纤维则位于延腹侧部的边缘层内。

二、脑发育异常

发育异常是指由各种因素导致的先天畸形，包括出生时各种解剖结构畸形、功能缺陷及代谢、遗传、行为的发育异常。导致发育畸形的因素大致可分为遗传因素和环境因素两大类。前者包括单基因遗传性疾病、多基因遗传性疾病及染色体病；后者包括药物、环境化学物质、微生物感染、电离辐射、母体疾病、营养因素等。脑发育异常绝大部分由于神经管发育缺陷引起，主要有无脑畸形、脑积水、脑过小畸形、胼胝体发育不全、精神发育迟滞等。近年研究发现：参与调控细胞骨架蛋白、细胞周期与神经发生、细胞死亡、叶酸和半胱氨酸代谢、细胞表面与细胞外基质相互作用等细胞功能活动的基因如 Pax3、MTHFR、Nos3、FREM2、Cecr2、Hes 基因的改变与神经管发育缺陷的形成密切相关。

（一）无脑畸形

无脑畸形（Anencephalus）是一种常见的畸形。这种畸形可见大脑半球或全部前脑不存在，颅盖缺如，常伴有脊柱裂。研究表明：无脑畸形是由神经管嘴侧端背侧部未能愈合成前脑所致。此种畸形胎儿不能生存。

（二）脑膜膨出

脑膜膨出（Cranial meningocele）是指颅骨缺损致脑膜突出于体表，常见于枕骨磷部缺损。当颅骨缺损区较大时可致部分脑组织或脑室下部神经缺损突出，称脑膨出（Encephalocele）。

（三）脑积水

脑积水（Hydrocephalus）是指脑脊液在颅内过多地积存，常由脑脊液产生过多、循环受阻和回收不足所致。出生时大多数的脑积水是由中脑水管的阻滞所致。

（四）脑过小畸形

脑过小畸形（Microcephaly）又称小头畸形。颅小，但面部正常，由于脑发育不全，有严重精神发育迟滞。

（五）胼胝体发育不全

胼胝体发育不全（Agenesis of Corpus Callosum）是指胼胝体部分或全部缺如。大多有癫痫发作和精神发育迟滞。

知识链接

脑过小畸形

脑过小畸形（小头畸形）是神经系统畸形中发病率较低、较少引起关注的病种，在智力低下儿中较常见，其主要临床特征是头围减小伴随一定程度非进行性智力退化。小头畸形的病因包括环境因素、遗传因素和病毒感染因素等。全世界各地报道的发病率差异较大，其中巴基斯坦北部及亚洲一些盛行近亲结婚的地方发病率最高，北欧国家发病率较低，国内发病率约 0.43/万。2015 年由伊蚊叮咬而传播的黄热病毒属塞卡病毒在巴西等国引发疫情，且有蔓延全球之势，导致疫区新生儿小头畸形病例报告量增加，并成为近年医学卫生领域的研究热点。现已证实塞卡病毒感染能够直接导致小头畸形发生。

目前，小头畸形尚无明确有效的预防措施，在公共卫生工作中加强育龄妇女出生缺陷健康教育，避免高龄受孕，怀孕后增补叶酸，防止蚊虫叮咬，均衡饮食，调离职业危害岗位是防控小头畸形的重要措施。

来源：1. 徐昊立，李兵，姚菲，等 .2011—2016 年广东省小头畸形患病情况分析［J］. 中国妇幼健康研究，2018，29（3）：269-271.

2.Rodrigues, Laura C. Microcephaly and Zika virus infection ［J］. Lancet, 2016, 387（10033）：2070-2072.

第二节　儿童心理发展的年龄特征

儿童心理发展过程既有连续性又有间断性，整个过程表现出若干阶段。这些阶段如何区分、阶段之间何时跃迁、每个阶段有何特征，这些问题均与儿童年龄相联系，所以发展心理学通常将这些阶段和各阶段的特征称儿童心理发展的"年龄阶段"和"年龄特征"。

根据研究发现及相应的教育经验，我国学者常常把儿童的心理发展划分为 6 个既相互联系又相互独立的阶段，即乳儿期（0~1 岁）、婴儿期（1~3 岁）、幼儿期（3~6 或 3~7 岁）、童年期或学龄初期（6、7~11、12 岁）、少年期或学龄中期（11、12~14、15 岁）以及青年早期或学龄晚期（14、15~17、18 岁）。

一、乳儿期儿童心理发展特征

（一）身体及动作发展

出生第 1 年是身体发育第一高峰期，身高和体重成倍增长；大脑的质量、脑细胞数和体积迅速增长，神经纤维增长加粗，并发生髓鞘化，皮质沟回加深增多。动作发展迅速，遵循头尾律、近远律和大小律三条原则，发展顺序依次为微微抬头（1 个月）→抬头（2~3 个月）→翻身（3~4 个月）→抬胸（5 个月）→独坐（6 个月）→手脚划动向后退（7 个月）→爬行（8 个月）→扶着站立到扶着走（9~10 个月）→独立行走（1 岁）。

（二）感知觉与认知发展

第 1 年是言语准备期，大致经过以下几个阶段：反射性发声（0~2、3 个月）、咿呀学语（3~8、9 个月）、开始理解言语（8、9 个月开始）、说话萌芽（9 个月起）、开始说话（1 周岁左右）。大多乳儿 1 周岁左右说出第一个与特定对象相联系的词，并逐渐开始利用语词与周围的人交流。

1. 感知觉能力

视觉方面：① 1 个月，视敏度 20/200，能扫描客体、跟踪移动物体，表现出大小、形状恒常性；② 2~3 个月，能感知整个光谱，对双眼深度线索有反应；③ 4~5 个月，对颜色组织分类，利用深度线索形成三维感知；④ 6~8 个月，视敏度 20/100，能眼动追视物体；⑤ 9~12 个月，将图形感知为有意义的整体。

听觉方面：① 新生儿听觉弱，但能听见声音，区分不同音高、音响和持续时间，对说话声十分敏感；② 2 个月能辨别不同人的话声，对声音进行比较精确的定位。

2. 认知发展方面

（1）新生儿：有不随意注意，极不稳定，能将注意力集中于新异环境刺激。

（2）3~4 个月：出现客体永久性概念，对客体刚性、重力作用和客体碰撞的因果性认识萌芽，出现基于知觉相似性的刺激分类。

（3）4~8 个月：根据形状、结构和颜色来识别物体，开始根据功能和行为对物体进行分类。

（4）8~12 个月：出现明显回忆，理解复杂的客体碰撞条件，对社会刺激分类。

（三）情绪的发展

（1）新生儿只有愉快和不愉快两类基本情绪，其产生与生理需要的满足与否相联系。

（2）2~6 个月开始出现生气、悲伤、吃惊、害怕等情绪。

（3）5~6 个月出现陌生人焦虑。

（4）6~7 个月开始对母亲产生依恋，怯生。

（5）8~10 个月对母亲离开表现出分离焦虑，开始留心他人表达的情感信息，会参照母亲的情绪反应来决定是否接近某个新玩具。

（四）社会性的发展

1. 对人对物的反应

新生儿对人对物的反应没有显著区别；2个月时会寻找人声，对人的面孔表现出微笑；2~3个月对人发生兴趣；4~5个月总期待有人来抱；6个月后对熟悉/陌生人反应有明显区别；8~9个月，开始模仿成人的一些简单手势和发声，根据一些语言指令做出动作反应，如"拍手""再见"等；周岁时可因别人提醒而抑制自己的行动。

2. 同伴交往方面

4~5个月开始接纳其他儿童，会以踢脚、微笑或吹泡沫等行为来吸引其他儿童；5~7个月开始对其他孩子的啼哭感兴趣；10个月左右会抓其他孩子的衣服、头发、玩具，学习其他孩子的行为和声音，还会因争夺玩具而打架。

（五）个性发展

儿童从一出生就在生理和心理上显示出气质个别差异。托马斯（Thomas）和切斯（Chess）根据儿童最初几个月的表现，将儿童气质按活动水平、节奏性、易接近性或退缩性、适应性、反应的阈值、反应的维度、情绪特征、注意的分散、注意广度和持久性9个维度进行分类，把儿童划分为容易（教养）型、慢慢活跃型、"难伺候"型和混合型。这些类型是儿童先天气质类型的表现，也是儿童个性发展的起点。

二、婴儿期儿童心理发展特征

（一）身体与动作发展

身体持续快速发展，平均每年身高增长8~10cm，体重增加3000~5000g。3岁时脑的质量已增至900~1000g；脑皮质增厚，皮质神经细胞增加，皮质细胞分化基本完成；神经纤维髓鞘化过程在进行中，皮质抑制功能有所发展，但兴奋过程依然强于抑制过程，儿童易激动、疲劳，注意力不能持久。

动作进一步发展，行走更加平稳自如，手部动作更加灵活准确。1.5岁左右已能独自行走，以后逐步学会跑、跳、攀楼梯、越过小障碍物等全身性动作；同时，儿童逐步学会玩弄和运用各种物体的能力，如用杯子喝水、用汤匙吃饭、用铅笔画圈、用手帕擦鼻涕、洗手等。

（二）认知发展

1. 言语发展

出生至2岁是口头言语学习关键期：1~1.5岁，主动发出的言语不多，多用单词句，但理解成人言语的能力迅速发展；1.5~3岁是言语发展加速期，儿童积极言语，3岁时词汇量已达1000个左右；句子结构从单词句发展到双词句、多词句，句子结构日益复杂、完善；3~4岁已基本掌握本民族语言，不过话语经常出现语病，如句子结构不完整、表达情境指代不明等。

言语发展促进自我意识发展：1岁时知道自己名字，能用语词标示自己身体部位；2.5~3岁时能用人称代词"我"来表达自己的生理状态和愿望。2岁左右开始能按别人言语指示调节自己行为；3~4 岁时能自己大声说话，知道调节自己行为。

2. 认知能力的发展

注意力集中和持久程度逐渐增长，不过注意和记忆基本上是不随意的，注意和记忆多依赖于客体新异性、生动性、活动性和形象性，注意往往随外界刺激的表面特征而转移。随着活动能力的提高、生活范围的扩展，儿童的注意对象、记忆内容随之扩展，注意力集中时间和记忆保持时间也有所增长。

3 岁时开始能知觉早上、晚上，并正确使用与生活密切相连的时间概念。3 岁末开始能辨别远近、上下等空间方位，但对前后、左右的辨别还比较困难。总的说来，空间和时间知觉能力还比较差。

思维具有很大的直觉行动性，这时已能利用词语对事物做简单分类和概括，如按照大小、颜色和形状将物体分类，但还不能根据本质特征进行概括分类。1~2 岁儿童已具有初始想象力，3 岁儿童能进行简单的想象性游戏。

（三）情绪与社会性发展

儿童情绪进一步分化，社会性情感增多，羞耻感、同情感、妒忌、责任感开始萌芽。这时的情绪表达具有易变性、冲动性和易被感染等特点。

1 岁以后，儿童逐渐学会独立行走，有了言语交往能力，与父母接触频数相对下降，与同伴接触频数逐渐上升，同伴关系可使儿童获得更多社会交往的技能。游戏是这时儿童同伴交往的中介，不过这时的游戏多是单独游戏或平行游戏。

（四）个性发展

随着独立活动能力的增强，儿童自主性有所发展；与此同时，儿童与成人不合作行为增多，如拒绝接受成人的要求，样样事情争着要自己来等。这种"违拗"是 2~3 岁之际发生的自我发展的正常表现，在 3~4 岁时达到高峰，称该时期为心理学上"第一反抗期"。

1 岁左右儿童还没有明确的行为标准，多凭个人需要、凭感情冲动而行为，行为中有时现实与想象不分。2、3 岁时儿童对行为有了一些领悟，不过其更多是基于成人对行为所持的表情、姿态、语调等而加以调节的。

1~1.5 岁时，儿童开始出现较明显的自我控制行为，典型表现是对母亲指示的服从和延缓满足。1~3 岁是儿童自我控制发展的重要时期，期间自我控制的稳定性还比较差。

三、幼儿期儿童心理发展特征

（一）身体与动作发展

幼儿期儿童身体仍在迅速发展，除了身高体重的增加外，各种组织和器官在解剖结构上逐渐完善，功能逐渐提高。5~7 岁幼儿小肌肉发展迅速，已能开始从事绘画、写字、塑造等活动。大脑继续发育，6 岁时大脑重量已相当于成人的 90%，神经髓鞘化基本完成；大脑技能也得到发展，兴奋过程和抑制过程都有所增强，不过幼儿的兴奋过程和抑制过程还不够平衡，兴奋过程超过抑制过程。

（二）认知发展

1. 言语发展

幼儿期是一生当中词汇增长最快的时期，3~7岁期间儿童词汇量大约增长3~4倍，6岁时已掌握2500~4000个词；掌握各类词，词义逐渐明确并有一定概括性；基本掌握各种语法结构。言语表达逐渐由连贯性言语取代情景性言语，从对话言语发展为独白言语。言语发展另一突出变化是出现了自我中心言语，即伴随着动作和游戏而进行的自言自语，它同时具有外部言语的特点和内部言语的特点，是由外部言语向内部言语转化的过渡言语，它既可帮助儿童出声思考，又能暂时满足儿童在现实中无法实现的一些愿望。

2. 思维和想象

幼儿期思维离不开实物和实物表象的支持，思维具有直觉形象性；他们对事物的概括也常常是具体、形象概括，而非本质概括。已能对日常熟悉事物进行正确判断和推理，但限于经验贫乏，有不少推理不合逻辑，经常用自己的生活逻辑和主观愿望代替事物客观逻辑。

幼儿已具有丰富想象力，集中体现在幼儿游戏中。游戏按照智力发展水平，可区分为由感官接受新奇的、愉快的刺激所引起的游戏，简单的动作模仿，象征性游戏和创造性游戏，幼儿的游戏主要是象征性游戏和主题游戏。5~6岁象征性游戏已发展到顶峰。幼儿丰富的想象力还表现在泥工、绘画、讲故事等活动中，随着年龄的增长，幼儿从事这些活动的目的性、创造性和独立性也日益增强。

3. 注意发展

幼儿期注意能力有较好的发展，注意持续时间有很大进步，表现在往往能将注意集中于进行甚为复杂的游戏或玩具；随其持续注意时间的增加，他们也开始能将注意集中于与任务目标有关的环境信息，同时忽视其他信息，表现出比较明确的注意选择性；而且他们在抑制冲动、保持积极情绪且抵制诱惑方面也有了长足进步。但是，该阶段儿童尚不能根据环境要求选择使用相应的注意策略。

4. 记忆的发展

幼儿期不随意记忆占据主导，有意记忆开始发展。幼儿记忆易受成人暗示，也容易发生现实与臆想混淆的现象。4~5岁幼儿还不能利用语词作为记忆的中介物（即"中介缺失"）；6~7岁儿童虽不会主动利用语词作为记忆的中介物，但只要有人提醒他们利用语词作为中介物帮助记忆时，记忆效果就会迅速提高（即"说出缺失"）。由于对语词的理解水平有限，又缺乏足够的词汇量，幼儿往往喜欢采用逐字逐句重复的机械识记；不过在教育的影响下，幼儿后期有意识记和有意回忆的能力开始快速发展。

（三）情绪发展

幼儿情绪体验已相当丰富，只是在情绪诱因、情绪表达上还与成人有许多区别。这时的情绪表现完全是外显、缺少控制的，情绪常常比较强烈，如极度恐惧、莫名其妙发脾气。幼儿的害怕也随年龄的变化而变化，对声音、陌生人等具体事物的害怕逐渐减弱，对黑暗、鬼怪、噩梦等想象事物的害怕加剧，对讥笑、斥责、伤害等威胁的焦虑增加。

随着同伴集体生活的开始，幼儿进一步发展萌芽于婴儿期末的道德感，逐渐学会把自己或别人的行为与行为规则相比较，并产生积极或消极道德体验。理智感也得到发展，最突出的表现是他们好奇、好问，因此幼儿期有"疑问期"之称。幼儿还特别喜欢收集"破烂"，拆装玩具，这些举动都是幼儿具有强烈探究性的表现。

（四）社会性发展

同伴活动时间不断增加，大多幼儿喜欢与同伴一起玩，且玩伴逐渐增加。该时期，幼儿游戏从平行性游戏转向联合性游戏和合作游戏，玩伴关系由比较疏松发展到比较协调，有规则的约束。不过玩伴还很不稳定，经常在变化。争吵是游戏中常有的现象，不过游戏争吵时间不长，也不会因此耿耿于怀。这个年龄的幼儿很喜欢温顺、身体软绵绵、可供抚摸、玩耍的小动物。

3岁幼儿已知道自己的性别，但对一个人的性别会不会变化并不是很肯定；到7岁儿童已知道一个人的性别不会因年龄变化、服饰改变等而变化。因教育的影响，幼儿已能意识到男女性别行为的差异。

（五）个性发展

与成人和同伴的交往中，幼儿的自我意识有所发展，已对自我形成某种看法，不过这些自我认识基本上是家长、老师、同伴平时对儿童评价的翻版。幼儿期末儿童已养成一套行为习惯，这些习惯在很大程度上是成人强化的结果。幼儿期儿童个性特征已初步形成。该阶段形成的个性心理特征和个性倾向性，常常是一个人个性的核心成分或中坚结构，因此应重视幼儿期的个性发展与教育。

大约3岁开始，儿童逐渐获得自我连续性，开始把自己的行为与父母的要求联系起来，并可能根据自己的动机进行自我调节。不过冲动仍是幼儿期的主要特征。语言和记忆能力的发展促进了幼儿自我控制能力的发展，他们往往会以自言自语的方式控制自己的行为，通过出声言语指导自己延缓满足、降低挫折感或告诫自己。

四、学龄早期儿童心理发展特征

儿童的生活环境发生巨大变化，开始进入学校接受系统正规的学校教育，角色亦随之发生转变，从一个备受家长保护的幼儿成为必须独立完成学习任务、承担一定社会义务的小学生。社会地位、所需承受的环境压力以及生活环境的变化，均将促使儿童心理产生质的飞跃。

（一）身体发展

身体发展进入一个相对平稳的阶段。身体发育比较平缓，身高每年增加5cm左右，体重每年增加2.5kg左右。躯体逐渐增长，整个身体的肌肉组织虽然也有些发展，不过肌肉仍然很柔软，内含蛋白质相对较少，水分较多，缺乏耐力，易疲劳。心脏和血管容积比成人小，但新陈代谢快，心脏成长速度落后于血管，所以心率比成人高，约为80~90次/min。6~7岁肺泡开始发育，至12岁时肺泡显著增大、增多，肺活量迅速增长。

脑的质量增长显著，9岁儿童脑的质量约为1350g，12岁时脑的质量约为1400g，已十分接近成人；脑神经细胞体积增加，突起分支增多，神经纤维增长；额叶不断增长，抑制功能得到发展。9岁时枕叶已基本成熟，11岁时颞叶基本成熟，13岁时包括枕叶、颞叶和顶叶等皮质已基本成熟。大脑兴奋过程和抑制过程逐渐趋于平衡，内抑制自5岁起开始迅速发展，内抑制的发展加强了皮质对皮质下的控制，同时也加强了儿童心理的稳定性。

（二）认知发展

1. 书面语言和内部言语的发展

一般而言，儿童从 4 岁开始接触书面语言。书面语言比口头言语复杂，一般要经过识字、阅读与写作 3 个阶段。小学期儿童阅读能力得到很好的发展，在掌握一定词汇的基础上，学生逐渐学会运用分析综合能力来理解课文，并在理解基础上加快阅读速度。写作上，小学儿童则经过了口述准备阶段、过渡阶段（如看图说话、模仿范文等）、独立写作阶段。大部分小学生都能开始写作，但还不会修改自己的文章。

内部言语是外部言语经由自言自语的过渡阶段发展而来的，低年级小学生内部言语很不发达，尚未养成不出声思考的习惯；他们只会大声朗读课文，而不会默读课文。表明低年级小学儿童的外部言语向内部言语的转化还在进行当中。

2. 感知和记忆发展

儿童已能辨别红、黄、蓝、黑、白、绿、紫、橙、粉红等许多颜色；经过专门训练，他们对颜色的感受性可以有很大提高，通过教学他们对三维立体形状的知觉迅速发展。言语听觉敏度已接近成人。

记忆能力迅速发展，表现在 3 个方面：①从机械识记占主导逐渐向理解记忆占主导地位发展；②从无意识识记占主导向有意识识记占主导地位发展；③从具体形象识记向抽象记忆逐渐发展。整个小学期语词的抽象记忆仍以具体事物为基础。

该阶段儿童的思维基本特征是以具体形象思维为主要形式过渡到以抽象思维为主要形式。但这种抽象逻辑思维仍以具体形象为支持，所以又被称为形象抽象思维。一般而言，小学四年级左右是这种形象思维向抽象思维过渡的重要时期；当然，这种转折期的早晚与教育水平和教育方法有关。小学生对概念的掌握大致经过 3 个阶段：① 低年级直观形象的概括；② 中年级形象抽象概括；③ 高年级本质抽象概括。小学中年级处于概念掌握的过渡阶段。

3. 注意力的发展

儿童注意力持续时间增加，对任务核心特征的注意力显著提高，这为他们进行正常的学习任务提供了良好保证。注意能力逐渐提高的重要原因，很大程度上得益于他们的认知抑制能力和注意策略有效性的极大发展。注意力选择性、适应性和计划性的发展对儿童完成学习任务具有十分重要的意义，但也有一些儿童可能在注意保持方面存在很大困难，从而严重影响其学习和社会行为。因此当学龄早期儿童出现诸如此类的情况，家长和教师应该给予足够关注。

（三）情结/情感发展

该阶段儿童情感快速发展，与学习、同伴、教师有关的社会性情感逐渐占主要地位；表现方式上，仍比较外露、易激动，不够深沉，也不易保持；反映内容上，越来越丰富、深刻，出现与学习兴趣、学习成败相关的理智感，与集体活动相关的友谊感、荣誉感、责任感等，审美感也逐渐发展；儿童对情感的控制力逐渐变强，高年级小学生已逐渐意识到自己的情感表现以及表现后可能带来的结果，情感逐渐内化。

刚上学时环境发生急剧变化，儿童一时可能不太适应，容易产生情绪问题；一旦适应了学校生活，情绪会变得愉快而平静。正常情况下，大多儿童在这个时期的情绪生活最为平静，有"黄金年华"之称。该阶段儿童也容易出现焦虑，但最害怕的是学业失败、考试不及格、老师/

家长指责、同学讥笑、没有朋友等。若这类情绪压力过重有可能导致学生心理发展紊乱。

（四）社会性发展

喜欢群体生活，常常几个人一起活动，故有"帮团时期"之称。团体形成可能经过5个时期：孤立期、水平分化期、垂直分化期、部分团体形成期、团体合并期。在团体的演进过程中，教师的指导起决定性作用。已对男女性别行为有了明确认识，男女同学的学习兴趣和游戏已明显分化。男同学喜欢几个人在一起从事冒险、猎奇、球类运动等室外活动；女同学则可能喜欢几个人在一起从事读书、下棋等趣味性的室内文静活动。

其间，一些儿童也可能出现行为问题。譬如在家里撒谎、抢占或破坏别人的东西，在学校的不良行为如吵架、破坏公物、逃学、上课破坏课堂秩序、作业拖拉等。产生这些行为问题的原因有多方面，有的是对行为标准无知或误解，有的则可能是想试试成人的权威，同时也想证明一下自己的独立性。

（五）个性发展

个性特征越来越稳定，个性倾向也越来越鲜明。学业成败、社交能力、教师与同伴的态度等，均对小学儿童的发展有极其重要影响。另外，外貌、身体健康状况、身体是否有缺陷等也对儿童的个性形成有一定影响。

对自我已有一定评价能力，但还缺乏独立评价自己的能力，也可能还没有产生评价自己的需要，所以这些评价大多源自教师、同伴和家长对他们的评价，似乎是外加的。已能对其他儿童的行为做出评价，不过这种评价往往基于具体行为，要到高年级时才逐渐能从个性品质上来分析评定他人行为。

道德品质发展有一定的年龄特点。对道德概念的认识逐渐从比较直观、具体、肤浅，过渡到比较抽象、本质的认识；道德行为的评价逐渐从只注意行为后果，过渡到综合考虑动机和后果；道德行为的发展，认识与行为脱节十分普遍。道德概念的形成过程中，常常会发生许多错误或模糊的观念，譬如把"冒险"当成"勇敢"，把"不守纪律"当成"英雄行为"，这些特别需要教师及时发现，并采取符合儿童发展水平的方法予以纠正。

兴趣广泛、喜欢竞赛性游戏、还喜欢模仿，因此可能出现结伴出走去探险，或求神学道的现象。自控能力有比较显著的变化；随注意广度、社会技能及自主性的发展，他们逐渐变得比较善于延缓满足，具有较高的抗挫折能力，并且热衷于学习控制自己行为的方法。另外，他们对因果关系认识水平的提高，也有助于他们的自控能力的发展。

五、少年期心理发展特征

学龄中期或少年期是从童年向青年过渡的时期，是独立性和依存性并存的时期。生理上的急剧变化和学习活动使儿童心理又出现一次飞跃。

（一）身体发育

少年期是身体发育的第二加速期，身高、体重陡然增加。该时期身体各系统和器官的生长发育很不平衡，譬如因心脏发育跟不上其他系统或器官的发育，青少年很容易发生心脏功能障碍，引起头昏、心跳过速、易疲劳等状态；神经系统对运动的调节功能发展往往也落后于身体增长，所以导致青少年出现运动不协调、动作不自在，所以又有"笨拙期"之称。

脑发育主要表现在神经纤维增长和脑功能复杂化。性激素分泌影响脑垂体功能，使兴奋与抑制过程变得不平衡，兴奋过程相对强于抑制过程，兴奋与抑制的转化也较快。对致病因子高度敏感，智力活动高度紧张、身体过度疲劳、情绪过分强烈都可能引起内分泌异常（如甲状腺功能亢进症）和神经功能紊乱（易兴奋、易失眠、易疲劳等）。

第二个发育特征是第二性征出现和性成熟的开始。第二性征的出现时间、速度、特征存在很大个体差异，我国男女儿童性萌发至成熟的年龄大约在 11、12 岁到 16、17 岁之间。

（二）认知发展

认知活动随意性显著增长，可长时间集中精力学习，能随意调节自己的行动。抽象逻辑思维逐渐处于主导地位，且开始出现反省思维。逐渐获得运用假设去解决智力任务的技能，这种在少年期开始萌芽的理论反思能力成为以后青年期所特有的思维特征。

思维发展的另一个特征是独立性和批判性已有所发展，开始喜欢用自己学到的知识去评论他们所熟悉的对象，包括父母、教师、同伴、影视或小说人物，也开始评论社会现实。不过由于相对缺乏实际经验，其思维独立性和批判性常带有片面性和主观性。

注意发展主要表现在计划性和自我调节能力方面，有意注意渐占优势，注意持续过程日趋稳定，注意分配趋于协调，注意转移更为灵活。不过在学习过程中，仍有不少青少年因睡眠不足、疲劳等内在因素，以及课堂趣味性不足或环境干扰等外在因素的影响，难以集中注意。

少年期儿童的记忆进一步沿智力化方向发展，越来越多的儿童能运用意义识记方法来记忆材料；不过也有部分少年无法适应学习难度迅速加大，没能适时改变学习方式，而是沿用旧有的机械识记习惯，导致学习困难。

（三）情绪发展

情绪带有冲动、易激动、不善自制和行为不易预测等特点，这与其神经系统兴奋过程较强、抑制过程较弱有关。他们不稳定的情绪有时会不加掩饰地暴露无遗，有时也会掩藏起来。

少年对待父母、老师的情感往往是矛盾的，有时很依恋父母，有时又怨恨父母；昔日在他们看来完美无缺的父母和老师，现在可能觉得他们存在不少缺点和问题。尤其在父母和老师继续将他们当小孩对待时，他们会产生反感，甚至有时也把成人正确的规劝当成"监护"而加以反对。一般而言，他们更尊敬那些尊重少年独立性、教学严谨、态度民主公正的教师。

（四）社会性发展

少年期，同伴对儿童发展的影响开始超过成人的影响。发展中少年同伴之间的联系进一步加强，同伴往往成为少年学习模仿的榜样。少年的友谊比较稳定，选择朋友往往以共同的兴趣、爱好、相似的或互补的个性特征为基础。不过由于缺乏辩证的观点，少年往往会把同伴的友谊看成高于一切，把小集团中一些人的行为准则作为自己的准则，常为了所谓的"义气"而庇护同伴或为同伴打抱不平。

少年时期男女同学之间界限分明。起初是男女同学互相看不惯的否定、疏远的阶段；之后彼此都意识到自己已长大，不再是孩子，互相之间开始显得拘谨、腼腆，害怕接触；再后来彼此之间出现一种表面回避而内心憧憬的背反现象。

（五）个性发展

该阶段又称"心理断乳期"或第二反抗期，自我意识发生质的飞跃，产生"独立感"和"成人感"，力求摆脱对成人的依赖，反抗成人的干涉。开始将视线转向内心世界，关心自己和别人的内心世界，开始对人评头论足，从行为动机、道德面貌和个性品质方面来评论自己和别人，有时还会为寻求自我同一性而苦恼、彷徨。

十分敏感于别人对自己的评价，且对自己评价的发展一般落后于对别人的评价，对自己的评价往往偏高，对别人的缺点则喜欢吹毛求疵；相信"个人寓言"，总以为自己与众不同，幻想能在自己身上产生什么奇迹。少年期的道德行为更自觉，但自我控制能力还较差，会出现一些前后自相矛盾的行为。

少年期儿童往往有强烈兴趣和求知欲，在参加感兴趣的活动时甚至可能达到废寝忘食的地步；他们广泛的兴趣既反映在学科内，也反映在课外活动上，有时会因为兴趣过于广泛又缺乏自制力而影响到学习；他们的兴趣也很容易变迁。

六、青年早期心理发展特征

（一）身体发展

身体已趋成熟，因性激素对垂体的抑制作用，身体发展减缓。性功能发育已基本成熟，男女体型已明显分化；由于性激素的分泌和性冲动的产生，心理活动显得不平静，对性的体验更为敏感、丰富。神经系统发育基本完成，兴奋和抑制过程基本平衡，神经系统复杂化过程仍在发展。

（二）认知发展

智力发展日趋成熟，抽象逻辑思维从"经验型"向"理论型"转化；思维独立性和批判性更加鲜明，且日渐克服思维的片面性；自学能力极大提高，开始能独立收集、分析材料，并做出相应的理论概括，不过对有些经验材料的抽象概括仍存在一定困难。

（三）情绪发展

青年初期是形成人生观的重要时期，也是个体对将来做出选择和准备的时期，这时与人生观相联系的道德感、理智感和美感有了深刻的发展，逐渐形成与社会道德观相关的道德信念和理想、与稳定的认识兴趣相关的情绪体验、与探求各种认识观点有关的情绪体验以及与艺术创作及表现有关的美感体验。

青年时期充满浪漫主义热情，对未来充满美好憧憬。与少年时期相比，更富于激情，且往往与对理想和前途的追求交织在一起，从而显得比较稳定、持久。不过也有一些青年，因家庭、学校和社会种种原因，沉溺于某种与生活现实脱节的幻想，或表现过于"清醒"，对人生产生厌倦或淡漠的情绪。

（四）社会性发展

青年期社会交往进一步扩展，除了学校社团活动，还可能参加社会上的社团活动或一些非正式的街头自发组织活动，这些活动或组织对青年的要求有时可能与学校对青年的要求不一致，造成青年行为角色冲突。

青年期很重视同伴友谊，择友有较高原则性；对友谊的界定更多转向心理层面，将信任和互助置于友谊的标准核心。青年开始出现异性接近感，男女青年均开始注意自己的服饰打扮，喜欢在异性面前表现、炫耀自己，开始表现出对异性的爱慕，进而有更多的接触和交流。

（五）个性发展

自我意识继续发展，把自我当作探究、思考的对象，是一种理智的自我意识。不过因仍缺乏实际经验，理想自我与现实自我仍面临不一致的危机，常发生自我肯定和自我否定之间的冲突。一般情形下这是青年期自我探索的正常表现，不过有少数人会陷入自我同一性发展异常，出现自我同一性停滞或自我同一性混乱，对后继的社会性和个性发展产生不良影响。

青年对社会、政治、经济的了解越来越多，对自我责任的认识越来越深入，也越来越自觉地深入关于人生观的思考。不过由于对人生的看法往往是感性的概括，而且相对缺乏相关的现实经验和教训，因此初步形成的人生观还很不稳定，容易受外界的影响而改变。

知识链接

儿童气质类型

儿童气质是指儿童在心理活动方面表现出的稳定的人格动力特征。儿童出生时已具备一定的气质特点，且相对稳定，随后在与外界环境相互作用过程中发生一定变化。儿童的气质一定程度上影响到儿童身心各方面的发展，家长需根据儿童不同气质特征进行个性化养育。

气质类型	高级神经活动类型	行为特征
胆汁质	兴奋型	急躁、直率、热情、情绪兴奋性高、心境变化剧烈、容易冲动、具有外向性
多血质	活泼型	活泼、好动、反应迅速、喜欢与人交往、注意力容易转移、兴趣容易变换、具有外向性
黏液质	安静型	稳重、安静、反应缓慢、沉默寡言、情绪不外露、注意稳定但不易转移、善于忍耐、具有内向性
抑郁质	抑制型	行动迟缓而不强烈、孤僻、情绪体验深刻、感受性很高、善于觉察别人不易觉察的细节、具有内向性

来源：1. 翟媛媛，徐红. 小学儿童发展心理学［M］. 济南：山东人民出版社，2014.

2. 刘文. 儿童青少年气质发展与干预［M］. 北京：中国人民大学出版社，2017.

第三节　影响儿童心理发展的社会因素

儿童从出生到心理发展成熟是一个复杂的过程，受到遗传及其他身体因素、外在环境中各种因素的交互影响。

一、生态系统发展观

近年来，在系统科学方法论的影响下，研究者们越来越清醒地意识到，人与环境构成了一个生态系统，有关个体成长和发展的研究颇受"生态化运动"（The Ecological Movement）的影响，研究者将目光更多地聚焦于现实生态环境中活生生的个体。

在生态观看来，个体的心理发展变化是生态环境系统适应性调节的必然结果。因此，儿童处于一个复杂关联的系统网络之中，既不能孤立存在也不能孤立行动；其心理状态受到来自内部和外部动因的影响；个体主动塑造着环境，同时环境也在塑造着个体，个体力求达到并保持与环境的动态平衡以适应环境。关注儿童的心理发展，要重点关注其成长的社会因素，也就是个体成长的生态环境系统。

布朗芬布伦纳（Bronfenbrenner）有关发展的生物生态模型（Bioecological Model）是生态发展观的代表（见图2-1）。他提出了4种环境系统，由小到大（由内到外）分别为：微系统（Microsystem）、中系统（Mesosystem）、外系统（Exosystem）以及宏系统（Macrosystem）。从微系统到宏系统，对儿童的影响也从直接到间接。

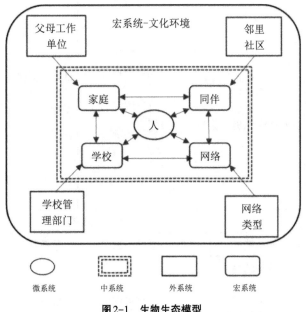

图2-1　生物生态模型

（一）微系统

微系统指对儿童产生最直接影响的环境，主要有家庭、学校、同伴及网络。微系统对传递社会文化最为直接。

（二）中系统

中系统指个体与其所处的微系统及微系统之间的联系或过程。举例来说，儿童在社区里的行为表现受到父母及其同伴对他所作所为的影响。

（三）外系统

外系统指个体未直接参与但却对个体有影响的环境，如传媒、社会福利制度等。

（四）宏系统

宏系统涵盖社会的宏观层面，如意识形态、价值取向、生产实践、风俗习惯、法律法规等。宏系统包含微系统、中系统及外系统。

遵循生态系统发展观的基本原理，我们可以看到，个体自身因素以及成长环境中的各个子系统，都可能成为个体成长过程中的保护性因素（或促发性因素），也可能成为对成长不利的危险性因素（见表2-1）。

表 2-1 保护性因素和危险性因素一览表

个人因素		环境因素			
		家庭子系统	学校子系统	同伴子系统	社区子系统
保护性因素	乐观 幽默感 随和型气质 外表有吸引力 是非分辨力 思维的灵活性 情绪智力 精神信念 感知社会支持的能力 自主性 自我效能感 对个人未来的美好构想	家庭归属感 父母的关系良好 亲子关系良好 家庭经济稳定 父母传递积极价值观	学校归属感 学校的良师益友 有组织的课外活动 学校的规模	良好的同伴关系 社会网络 支持性的朋友	社区（认同）感 集体效能感 社会资本
个人因素		环境因素			
		家庭子系统	学校子系统	社区子系统	媒体的影响
危险性因素	身体疾病史 身体受虐史 性虐待史 性取向混乱	父母有抑郁症 目击家庭暴力 与父母个性不和 父母缺少社会支持 父母酗酒	在校被欺负	社区不安全	HIP HOP文化 看暴力影视作品 看色情影视作品

续表

个人因素	环境因素			
	家庭子系统	学校子系统	社区子系统	媒体的影响
	父母不在身边 父母偏袒其他子女 父母赌博 父母不了解孩子的活动经 常搬家 居住面积太小			

来源：苏林雁. 儿童精神医学[M]. 长沙：湖南科学技术出版社，2014.

在生态系统观视野下分析，只有将促进少年儿童的心理成长与改变外界环境有机地结合起来，两者相互调适，同步改变，才能更好地促进他们的发展。

二、儿童心理发展的家庭因素

家庭是儿童出生后首先接触到的环境，是对儿童影响最早、影响时间最长的环境。儿童发展最快最具可塑性的时候，主要是在家庭中度过的。因此，家庭环境对于儿童的发展具有特别重要的意义。

影响儿童心理发展的家庭因素可以分为直接因素和间接因素。所谓直接因素指的是直接和儿童发生互动的因素，主要指亲子之间形成的依恋与父母的教养方式。间接因素指的是不直接与孩子发生互动的因素，这些因素主要有家庭结构、家庭环境质量、父母的受教育程度等。

（一）依恋

依恋（Attachment）是指婴儿寻求并企图保持与另一个人（通常是主要照料者——母亲）亲密的躯体联系的一种倾向。依恋具有 3 个特点：① 寻求与依恋对象身体上的亲近，如婴儿倾向于在母亲身上或附近活动；② 可以从依恋者那里获得慰藉、安全感和丰富的刺激；③ 依恋遭到破坏后，会造成依恋者情感上的痛苦。

1. 依恋发展的阶段

按照心理学家鲍尔贝（Bowlby）的观点，依恋的发展经历了以下 4 个阶段：

（1）第一阶段前依恋期（无差别的反应期，0~6 周）。婴儿受认知能力的局限，还未实现物、我的分化，对任何人都表现出相似的反应行为。婴儿会通过哭、笑等来唤起抚养者的感情，获得照料。哭是一种要求抚慰的信号，当父母给予反应时，婴儿会通过安静下来或笑的方式强化父母的这种行为，并给抚慰者带来情感上的满足。

（2）第二阶段依恋关系建立期（有差别的社交期，6 周到 6~8 个月）。由于识别记忆、再认能力的发展，以及反复出现的与父母的情感连接，婴儿对父母等抚养者表现出更多的积极情绪（如更多的微笑）。但由于认知能力的限制，婴儿仍不会在父母要离开时表现出反抗行为，即依恋关系尚不十分明显。

（3）第三阶段依恋关系明确期（积极寻求与专门照顾者的接近，6~8 个月到 18~24 个月）。这时期的标志性事件是分离反抗和怯生出现。即当婴儿的依恋对象要离开时，他们会表现出明显的反抗、哭叫等行为。分离反抗的出现具有跨文化的普遍意义，通常 6 个月左右婴儿开始出现反抗分离的行为，强度持续增加，一直到 15 个月左右。分离反抗的出现，意味着婴儿已经能够理解到父母的消失是暂时的，并且他不能容忍这样的分离。此外，儿童还会出现有意识寻求获得父母情感支持的行为，将父母作为安全基地进行游戏、对环境进行探索，出现了对照顾者持续稳定的情感。与此同时，大多数儿童表现出明显的对陌生人的害怕。

（4）第四阶段双向关系形成期（18~24 个月）。到 2 岁左右，随着语言与表征能力的快速发展，儿童能够更好地理解父母的目标，理解影响父母离开和出现的因素。因此，分离反抗逐渐下降。美国威斯康星大学动物心理学家哈洛（Harlow）在研究灵长类动物时发现：一些小猴与母猴隔离后虽然身体上并无什么疾病，行为上却表现出一系列不正常现象。他制造了两个假母猴，一个是金属构成的"金属母猴"，另一个则在金属外盖上一层柔软的毛巾做成"布母猴"。两个"母猴"都装有可供幼猴吸吮的奶瓶，可让小猴自由选择在有"母猴"的笼子里的活动。实验的结果是，不论"布母猴"是否供应食物，幼猴除了吃奶外，其余时间基本上是与"布母猴"一起度过的。于是哈洛推断，身体接触的舒适比食物对依恋的形成起着更重要的作用。这一实验也经常被引用于解释父母对婴幼儿拥抱、抚摸、微笑的重要性。依恋的程度与性质如何，直接影响儿童对周围世界的信任感以及他们的情绪情感、社会性行为和性格特征。

2. 儿童的依恋类型

目前，应用最为广泛的评价儿童依恋状况的方法是安斯沃斯（Ainsworth）等人提出的陌生情境测验（Strange Situation Procedure）。该方法的基本假设是：儿童被置于由亲子分离和陌生人出现所导致的压力情境中，会突显其寻求安全的努力，此时依恋能最好地被观察到。

基于陌生情境测验，安斯沃斯提出了 3 种主要的依恋类型：

B 型：安全型依恋（Securely）。在陌生情境中，母亲在场时，幼儿可以自由地探索，即能够以母亲作为自由探索的安全基地；母亲离开时表现出一定的忧伤，可能会哭泣；与母亲团聚时很兴奋，立即寻求与母亲的接近，哭泣也会立即减弱或停止。大约有 65% 的美国儿童属于这种类型。

A 型：焦虑-回避型（Anxious-avoidant）。在与母亲分离时基本上没有表现出什么焦虑；当与母亲团聚时，也倾向于回避；对陌生人也没有太多的焦虑、不安。大约有 20% 的美国儿童属于这种类型，这类儿童没有形成真正的依恋。

C 型：焦虑-矛盾型（Anxious-ambivalent）。在整个陌生情境中，都表现得比较苦恼，尤其是在与母亲分离时。但是在与母亲重逢时，表现出一种矛盾的反应：一方面是看到母亲时苦恼减少，另一方面是对母亲很生气，有时甚至会推开母亲或打母亲；此外，这类幼儿不容易被抚慰，母亲抱他们时也会继续哭泣。大约 10%~15% 的美国儿童属于这种类型。

3. 影响依恋的因素

（1）抚养质量——母亲的敏感性和反应性。敏感性指母亲对孩子需求信号的敏锐觉察；而反应性指母亲根据儿童所发出的需求信息，恰当、及时、一致地予以满足。根据儿童需求的性质，可以将其分为两大类：① 对儿童的饮食、睡眠、躯体健康等基本生理需要的敏感性与反应性；② 对儿童寻求注意、感情、爱抚等心理需要的敏感性与反应性。国内有研究发现，我国母亲对幼儿生理需要的敏感性水平，要明显高于对孩子心理需要的敏感性水平。这是因为儿童的生理需要比较外显、明确和强烈，容易得到父母的重视和正确判断，并且生理需要同孩子的生存直接相联系；相反，儿童的心理需要相对内在和隐蔽，其表达信号又受儿童思维和语言水平的局限而较为模糊不清，并且心理需要的满足对个体生存的影响是间接的，这些因素可能导致父母对满足孩子心理需要的重要性认识相对不够，以及在对孩子心理需要信号的识别、满足方式的选用方面相对较差。

（2）儿童的特点。依恋作为孩子与父母之间的双向关系，必然受到孩子本身特点的影响。这种影响主要来自 3 个方面：儿童的体貌特征、身体健康情况和内在气质特点。儿童的特点对于依恋的影响受到父母抚养行为的调节。如果父母的抚养行为能够根据孩子的需要、气质等做出相应的调整并付出更多的耐心和细心，那么不管儿童具有什么样的特点大都能形成安全型的依恋。

（3）文化因素。依恋类型存在很大的文化差异，各种类型在人群中的比例也存在着文化上的差异。如：德国父母鼓励儿童独立，鼓励孩子的非依附行为，因此这种回避型依恋是文化信仰和抚养实践的结果，并不意味着是非安全型依恋；而在日本及以色列等国，反抗型依恋的儿童比美国多，同样这种反应也并不代表非安全型依恋。由于日本母亲很少将孩子交由陌生人照看，因此在陌生情境测验中，日本儿童所体验到的压力远远高于美国儿童所承受的压力，他们出现更多的反抗行为也在情理之中。

4.依恋对儿童心理发展的影响

依恋是婴儿最早出现的心理模式之一，对儿童心理的发展具有重要的影响。依恋是幼儿出生后最早形成的人际关系，是成人后形成的人际关系的缩影。鲍尔贝提出：儿童在依恋的同时会建立起一种与抚养者的持久的情感联结，这种情感联结使他们能在任何时间或地点都将依恋的对象作为一个安全基地，称依恋的内部工作模型（Internal Working Model）。内部工作模型不仅包括存储在心理表征结构中的关于自我和依恋对象关系的一般预期，而且包括与自我和他人有关的人际经验的具体细节和与之相关的情感体验。这种表征会成为未来所有亲密关系的范式，并贯穿于儿童期、青少年期以及成年期。

依恋影响未来的心理健康。大多数纵向研究发现，形成非安全型依恋的儿童出现内化或外化的情绪、行为问题的概率远远超过了形成安全型依恋的儿童。在婴儿期形成安全型依恋的孩子，在幼儿期探索的热情较高，在做假装游戏时想象力更丰富，在解决问题时更有耐心、灵活性也较高。入园后，自尊水平、社会能力、与其他儿童的合作性、受欢迎程度、同情心等都较高。相比较来看，回避型依恋的孩子则比较孤立，不喜欢与人合作；矛盾型依恋的儿童则表现出较多的攻击行为，对幼儿园适应困难。

依恋关系具有传递性，会影响到儿童成年后与自己孩子的抚养关系。研究发现：依恋具有传递性。幼儿早期与父母形成安全型依恋，在幼儿长大成为父母时也更容易与自己的孩子形成安全型依恋，反之亦然。

（二）教养方式

在家庭系统中，父母的言行对孩子的行为和个性都产生直接或间接的影响，他们教育孩子的观念和方式对孩子社会化的进程发挥着极为重要的影响。鲍姆令德（Baumrind）曾对父母的教养行为与儿童个性发展的关系进行了长达 10 年的 3 次研究。他提出了教养方式的两个维度，即要求（Demandingness）和反应性（Responsiveness）。要求指的是父母是否对孩子的行为建立适当的标准并坚持要求孩子去达到这些标准；反应性指的是对孩子接受和爱的程度及对孩子需求的敏感程度。根据这两个维度，将父母的教养方式分为以下 4 类。

1.权威型（Authoritative）

这种类型的父母对孩子提出合理的要求，对他们的行为作出适当的限制，设立恰当的目标，并坚持要求儿童服从和达到这些目标。同时，他们表现出对孩子成长的关注和爱，会耐心倾听孩子的观点，并鼓励孩子参与家庭决策。简而言之，这种抚养方式的特点就是理性、严格、民主、耐心和爱。

在这种抚养方式下成长的孩子，社会能力和认知能力均比较出色。在掌握新事物和与他人交往过程中表现出很强的自信，具有较好的自控能力，并且心境比较乐观、积极。这种发展上的优势在青春期时仍然可以观察到，即这类青少年具有较高的自信，社会成熟度更高，学习更勤奋，学业成绩较好，有更高的个人抱负。

2. 专制型（Authoritarian）

这种类型的父母对孩子的要求很严厉，提出很高的行为标准，孩子没有丝毫讨价还价的余地。如果儿童出现稍许的抵触，父母就会采取体罚或其他惩罚措施。本质上看，这种抚养方式只考虑到了成人的需要，而忽视和抑制了儿童自己的想法和独立性。

这种抚养方式中成长的学前儿童表现出较多的焦虑、退缩等负面的情绪和行为。在青少年期，他们的适应状况也不如权威型抚养方式下成长的孩子。但是，这类儿童在学校中却有较好的表现，与下面要提到的溺爱型和忽视型抚养方式下成长的儿童相比，这类儿童中出现反社会行为的概率要小得多。

3. 溺爱型（Permissive）

这种抚养方式的父母对孩子充满了爱与期望，但是却忘记了孩子社会化的任务，他们很少对孩子提出什么要求或施加任何控制。

这种抚养方式下成长起来的孩子表现得很不成熟，自我控制能力极差。当要求他们做的事情和愿望相背时，他们几乎都不能控制自己的冲动，会以哭等方式寻求即时的满足。对于父母，他们也表现出很强的依赖和无尽的需求，而在任务面前缺乏恒心和毅力。这种情况在男孩身上表现尤为明显。

4. 忽视型（Indifferent）

这种类型的父母对孩子的成长表现出漠不关心的态度，他们既不对孩子提出什么要求和行为标准，也不表现出对孩子的关心。他们最多只是提供食品和衣物，而不会去付出什么努力为孩子提供更好的生活和成长条件。父母之所以用这样的方式来对待孩子，可能是因为自己的生活中充满了生存压力，或者自己遭遇了重大的挫折或不幸，家庭关系出现了重大问题。

由于和父母之间的互动很少，在这种环境中成长的孩子，出现适应障碍的可能性很高。他们对学校生活没有什么兴趣，学习成绩和自控能力较差，并且在长大后表现出较高的犯罪倾向。

总体来说，在各种文化背景中，权威型养育方式都是最有利于少年儿童发展出良好的个性品质的教养方式。文化上的差异主要体现在专制型教养方式对儿童发展的影响上。研究发现，在东方文化中，专制型教养方式下培养出来的儿童，并没有大量表现出像西方社会中的孩子那样的适应问题；相反，却表现出孝敬父母、尊敬师长、爱好学习等良好的行为特征。出现这种差异的原因主要在于东西方社会的价值取向和对这种教养方式的看法和理解不同。

（三）家庭结构

家庭结构可以从核心家庭、大家庭和破裂家庭等方面来进行探讨。

1. 核心家庭

核心家庭即独生子女家庭，指一对夫妇和一个孩子组成的家庭。研究发现，独生子女并不像人们想象的那样娇生惯养、自私任性；相反，他们与其他孩子一样在心理调适和社会交往能力方面发展得很好，而且在某些领域还体现出优势。独生子女在自尊水平和成就动机方面的得分要比非独生子女高，在学校中的成绩通常更为优异；主要原因可能是独生子女与他们的父母有更亲密的关系，父母们对他们的要求更严格、期望更高。

然而独生子女家庭也有其两面性。一项针对美国独生子女家庭的调查显示，独生子女与其父母对于生活在独生子女家庭中有满意的地方也有不满意的地方，他们认为独生子女家庭固然有优势可言，同时也存在着缺陷（表 2-2）。

表 2-2　独生子女家庭的优势和缺陷

优势		缺陷	
父母	子女	父母	子女
有时间追求个人的事业和爱好，减轻了经济负担，不必担心对孩子的待遇不公平	没有竞争，有更多的隐私，物质生活更为丰富，亲子关系更为密切	在过度纵容与适度关注之间难以把握，只有一次尝试的机会	不能体验兄弟姊妹之间的亲情，父母对其成功的压力太大，赡养父母的负担过重

来源：苏林雁 . 儿童精神医学[M]. 长沙：湖南科学技术出版社，2014.

虽然很多中国人认为计划生育政策造就了中国社会大量以自我为中心的"小皇帝"，但实际上中国的独生子女与其他孩子在社会交往能力和同龄认可方面没有多少差异。综合国内多年来这方面的研究，主要的研究结论及共识是：

（1）认知方面：独生子女具有优势。

（2）个性方面：独生子女内部差异很明显。合群性方面，入托、入园的独生子女比未入的合群性强得多，且独生子女和非独生子女之间的差异随着年龄的增大而逐渐减少甚至消失；在农村中，独生子女（特别是男童）任性、依赖、怯懦等不良品质更为严重；此外，独生子女个性特征与父母的生育意识有很大关系。目前中国少年儿童身上存在的一些不良特征，可能主要不是由于他们是独生子女，而是由其他原因造成的。

2. 大家庭

大家庭即几代同堂的家庭。这类家庭的优点是孩子受成人教育和爱抚的时间较多；其缺点是家庭中容易出现隔代溺爱，以及在教育孩子的观念和方法上出现代际分歧，从而使孩子无所适从，形成焦虑不安、恐惧等不良的特征。

3. 破裂家庭

破裂家庭即只由父母一方和孩子所组成的家庭。依据出现的原因，又可分为离异家庭和单亲家庭。离异家庭由于长期以来家庭关系不和，使孩子一直生活在充满敌意的、没有安全感的环境中，比单亲家庭更容易出现情绪和行为障碍。大量研究证实婚姻的破裂对儿童来说是一件痛苦的事；但研究同时也指出儿童在对待父母离异上的反应有着广泛的个体差异。父母的心理健康状况、儿童的个性特征、家庭得到的社会支持和社区环境都会影响儿童对父母离异的调适。

年龄较小的儿童由于认知不成熟，难以理解父母离异的原因。这些儿童会显得极度不安，倾向于自责，并且认为婚姻的破裂会导致父母抛弃他们。

年龄较大的儿童可以更好地理解父母离异的原因。他们认识到观念分歧、性格不合、相互缺乏理解是父母离异的原因。但许多学龄儿童和青少年仍对父母离异反应强烈，尤其当家庭冲突很大时，可能出现心理调适方面的障碍。

有关父母照料缺失对儿童发展的消极影响，很多事实材料往往来自孤儿院儿童。由于在孤儿院里，一个照料者往往要照看许多孩子，而且照料者经常被更换，因此，生活于其中的儿童受到的社会刺激很少，也很少有机会与其他儿童建立关系。

墨森（Mussen）总结了早期进孤儿院孩子的发展状况，认为这些孩子与一般孩子有三方面的差异：孤儿院孩子显著地爱闹事（如脾气暴躁、欺诈偷窃、毁坏财物、踢打他人）、更依赖大人（需要别人留意、要求不必要的帮助）、更散漫和多动。研究者认为，与成长于正常家庭环境的孩子相比生活在孤儿院的孩子往往既缺乏认知与社会性刺激，也缺乏应答性的反应，因而造成情绪与社会性方面的缺陷，并且一直持续到成年期。

（四）家庭环境质量

1. 家庭环境状况

家庭环境状况是影响孩子心理发展的重要因素。例如，家庭社会经济地位高的父母更多地与孩子进行交流，更多地鼓励孩子，并赋予他们更多的自由去探索世界。当孩子长大以后，他们更多采用关爱、说理、赞扬和纪律等方式来教育孩子。相反，社会经济地位低的父母更可能对孩子采取严厉的态度，更多地采用训斥和体罚。

2. 儿童虐待

儿童虐待现象在不同文化背景、不同的家庭中都有比较高的发生率，对儿童的身心发展造成了明显的不利影响。儿童虐待通常表现为：

（1）身体虐待（Physical Abuse）。打骂儿童，造成儿童各种肉体上的伤害，如疼痛、烫伤、骨折以及其他伤痛。

（2）性虐待（Sexual Abuse）。性侮辱、性抚弄、性交以及其他方式的性虐待。

（3）生理忽视（Physical Neglect）。剥夺儿童的生活条件，使他们不能得到足够的食品、衣物、医疗条件和照料。

（4）情感忽视（Emotional Neglect）。照料者失职，不能满足儿童爱和情感方面的需要。

（5）心理虐待（Psychological Abuse）。监护人的行为严重伤害儿童的认知、情感和社会交往能力。

心理虐待和性虐待是最具伤害性的儿童虐待形式。心理虐待可能往往还伴随着许多其他形式的虐待。受虐儿童所处的家庭环境，严重损害了儿童的情绪调控能力、自我意识和社会交往能力的发展。随着时间的推移，他们表现出严重的学习和适应障碍，包括与同伴相处困难、学业不佳、严重的抑郁、药物滥用和行为过失等。

三、儿童心理发展的同伴与学校因素

（一）同伴关系

1. 同伴关系的发展

同伴关系的发展指的是年龄相同或相近的儿童之间的一种共同活动并相互协作的关系，其性质是平等、互惠的，主要功能是为儿童提供学习技能和交流经验的机会。同伴互动主要由游戏和社会化构成，在这种关系中儿童可以去实践他们在家庭中获得的社会技能，也可以习得家庭中无法习得的技能。甚至于，同伴关系在某种程度上可以弥补早期亲子关系的损失。

儿童很早就对同伴发生兴趣。最初的行为是注视和触摸，大约出现在婴儿3~4个月。6个月的幼儿会对同伴微笑，向同伴发出"呀呀"的声音。1岁时，同伴相互作用中出现了较多的交流行为，如微笑、打手势、模仿等。应该说，6个月之前的婴儿对同伴的反应还不具真正的社会性质，他们只是将同伴当作物体或活动的玩具来看待，还不能主动追寻或期待从另一个婴儿那里得到相应的社会反应。婴儿半岁之后，才出现简单的具有社会性的相互反应。

1岁以后，同伴间相互协调的互动行为出现的频率明显增加，其中最主要的形式是在游戏中的模仿行为。在2岁左右，幼儿开始使用言语来影响和谈论同伴的行为。

游戏是幼儿与同伴互动的主要方式，在幼儿生活中有重要的地位。依据游戏所需要的认知努力，可以将幼儿的游戏行为分为4类：

（1）功能性游戏。简单的重复性的操作物体或不操作物体的肌肉运动，如摇拨浪鼓、跳跃类游戏。

（2）构造性游戏。带有一定目的、为了制作某个东西而操纵物体的游戏，如积木游戏、剪纸、画画。

（3）假装游戏（又称象征性游戏）。使用某一物体或某人来代替真实的不在身边的对象，如过家家、将一排凳子当作火车、警察抓小偷等游戏。

（4）规则性游戏。按照事先制定的规则和限制游戏，如棋类游戏。

不同年龄儿童的主导游戏类型是不同的。年龄越大，主导游戏的认知复杂性程度越高。如功能性游戏主要出现于婴幼儿时期，假装游戏则在学前儿童中居于主导地位，而规则性游戏则要到儿童入小学或将入小学的时期才出现。

儿童进入小学后，接触的同伴在数量上和广泛性上都有了很大的拓展。同伴互动的增加，儿童认知能力的自然发展，使儿童的观点采择能力得到了飞速的提高。这一阶段的孩子已经能够较好地猜测别人的观点和感受。角色采择技能为理解规则和与其他儿童的合作奠定了基础。

青少年与同伴相处的时间已经超越了家庭以及别的一切社会关系。这一阶段最为重要的一个变化是，集体作为同伴互动的社会背景，其重要性日益增加。集体是由经常发生相互作用的人组成，成员之间以一致的、结构化的方式相互影响，并且分享共同的价值观，对本集体具有归属感。集体的出现，使得同伴对儿童行为和价值观的影响有可能超过父母的影响，同伴成为儿童价值观的重要来源，这一阶段同伴影响有以下特点：

① 随着年龄的变化而变化：在青少年早期同伴的影响达到顶峰，之后开始下降。

② 同伴的影响大小存在着很大的个体差异：造成这种个体差异的原因和父母的教养方式有很大的关系。民主型教养方式的孩子会更多地与父母交流自己的想法，受父母的影响较大。而父母对孩子缺乏明确要求的家庭，孩子更容易受到同伴群体的影响。

③ 同伴的影响及同伴与父母的相对重要性，随着生活领域的变化而不同。如在衣服、音乐、朋友的选择等领域，同伴的影响超过了父母，特别是青少年时期。而在职业、学习等方面，父母具有支配性的影响。

2.同伴关系评定

儿童的同伴关系性质如何，通常可由社会测量技术（Sociometric Techniques）来予以评定。社会测量技术是一种自我报告式的同伴关系评价技术，要求儿童自己来评价对他人（同伴）的喜欢程度。通过同伴提名（Peer Nomination）法与同伴评定（Peer Rating）法，一般可以将儿童分为5类，以描述儿童的同伴关系（或称社会接纳性）。

（1）受同伴欢迎的儿童（Popular Children）。指受到同伴正向的提名较多的儿童。这类儿童具有较高的、积极的社会技能，往往比较敏感、友好、合作，有自己的观点。

（2）被拒斥儿童（Rejected Children）。指受到同伴的负向提名较多的儿童。被拒斥儿童与受同伴欢迎的儿童完全相反，表现出许多消极的社会行为。被拒斥儿童又分为被拒斥攻击性儿童和被拒斥退缩儿童，这两个子类型的儿童也有不同的社会行为表现：被拒斥攻击性儿童有严重的行为问题，对他人充满敌意，经常与同伴发生冲突。他们的自控能力较差，行为比较冲动，不能很好地控制自己的情绪。被拒斥退缩儿童较少，他们的行为比较消极，具有明显的社会退缩倾向。由于这类儿童性格软弱，朋友较少，因此很容易成为同伴欺侮的对象。

（3）矛盾的儿童（Controversial Children）。又称有争议的儿童，他们的正向提名和负向提名都较多。有争议儿童的社会行为表现是积极与消极的混合物。他们可能有被拒斥儿童的攻击行为，也可能有受同伴欢迎的积极的亲社会行为。这类儿童的社会身份会随着时间和环境的变化而发生较大的变化。

（4）被忽视的儿童（Neglected Children）。指不管是正向提名还是负向提名都很少的儿童。被忽视的儿童由于和同伴的互动较少，常常被认为比较害羞。但是与被拒斥儿童不同，这类儿童并没有太多的社会焦虑，也不会因自己没有朋友而感到不开心。相反，当他们需要朋友时，他们会较快地投入到同伴活动中，建立起良好的社会关系。

（5）一般的儿童（Average Children）。在幼儿园和小学中大约有2/3的儿童可以被划分到上述四种典型的类型中，剩余的约有1/3的儿童则属于一般的儿童。

3. 同伴交往中的攻击行为

攻击是指导致另一个体受到伤害的行为。道奇等人提出反应性攻击（愤怒、发脾气、失去控制）和主动性攻击（夺取物品，欺侮或控制同伴）之分，另有研究者将攻击分为敌意性攻击（Hostile Aggression）和工具性攻击（Instrumental Aggression）。敌意性攻击指向人，其根本目的是为了打击或伤害他人；工具性攻击指向物品，是为了获得某个物品而做出的抢夺、推搡等动作，攻击只是一种手段或工具，并不是为了给攻击者造成身心伤害。

近年来，一些研究探讨了不同阶段与儿童攻击行为相关的认知缺陷：① 攻击性儿童对敌意性线索表现出偏向性注意；② 攻击性儿童又对他人行为的解释中存在归因偏见；③ 攻击性儿童的行为反应和问题解决策略存在缺陷；④ 攻击性儿童对攻击行为的后果往往抱乐观的期待。

有关研究者试图从儿童"心理理论"（Theory of Mind）的角度来探讨儿童欺侮发生的原因。心理理论是指个体凭借一定的知识系统对自身或他人的心理状态进行推测，并据此对行为做出因果性解释与预测的能力。研究者发现，欺侮他人的儿童在欺侮情境中知道如何去伤害对方，对受欺侮者的心理有较好的把握。他们在"心理理论"上得分较高，能较好地认识到自己行为的后果，但却喜欢给别人造成痛苦，即缺乏移情能力。这种具有较高的认知能力但却缺乏移情的现象称"冷认知"（Cold Cognition）。该理论在一定程度上揭示了儿童欺侮产生的原因，但是并不能解释为什么有些儿童虽然能够把握对方的心理但往往缺乏移情这样的问题。

（二）学校的影响

1. 教师的信念

论及学校对少儿心理发展的影响，教师无疑是最主要的方面。其中，教师对自己角色的信念对如何指导儿童成长具有重要的意义。教师是将自己界定为学业指导者（指定位于学习内容的教学、使学生掌握学习材料、培养好学生）还是社会化引导者（指定位于儿童良好社会性和行为的发展引导），将对学生产生截然不同的影响。把自己的角色定位为学业指导者的教师，会对低成就者、无学习动机者和在学习时捣乱的学生产生更多的消极反应；相反，把自己的角色定位为社会化引导者的教师，对那些具有攻击性的学生，或者是那些人际关系不良的学生产生更多的积极反应。

教师对学生成绩的期望是另一重要信念。认为有能力触动那些难以调教的学生的老师、相信自己是决定学生成长的最重要社会影响因素的教师，更倾向于把积极的期望和信念传递给学生。因此，高的教师效能感能够增强儿童学习过程中的自我信念，继而使他们投入更多的努力，并且在学校中获得全方位的良好发展。

2. 学生的归因

有学者认为，能力、努力、任务难度和运气是个体对成功或失败的结果所认定的最普遍原因。这4种原因可以从原因部位（内部的和外部的）、稳定性（稳定的和不稳定的）、控制性（可控的和不可控的）3个维度加以区分。其中，能力是内部的稳定的不可控因素，努力是内部的稳定的可控因素，任务难度是外部的稳定的不可控因素，运气是外部的不稳定的不可控的因素。此外，还有一些原因如师生帮助、疲劳、情绪、心境、疾病、同学关系、学习条件等（见表2-3）。

表2-3　学生的不同归因状况

原因部位	内部的		外部的	
稳定性	稳定的	不稳定的	稳定的	不稳定的
可控的	经常努力	即刻的努力	教师倾向　同学关系	别人的帮助
不可控的	能力习惯	心境情绪　疲劳疾病	任务难度　学习条件	机遇　天气

来源： 苏林雁. 儿童精神医学[M]. 长沙：湖南科学技术出版社，2014.

研究指出，对成功和失败的归因，会对个体今后从事任务的态度和行为产生积极或消极的影响。就学生而言，如果将学业上的成功归因于一个或多个稳定的因素，如很强的能力、持久的努力、任务的难度和教师的积极关心，比归因于不稳定的因素如心境、即刻的努力、好的机遇和他人帮助更能增强动机；而将失败归因为一些稳定的因素如恶劣的心境、不好的机遇、别人很少或者根本没有帮助，会削弱进一步行动的动机。

（1）成就目标（Achievement Goal）。成就目标是任务目标和能力目标的总称。任务目标是指个体把任务作为学习的目标，考虑的是自己是否掌握了任务，重视学习过程和个人努力的作用，把完成任务的过程作为提高能力的手段，对自己能力的评价不受外界环境的影响。能力目标是指个人把胜过他人、证明自己的才能，或是回避对能力的负性评价作为目标，把完成任务作为表现能力的手段，重视社会比较。

成就目标影响教师的教学实践和学生的学习行为。教师与学生持能力目标定向，则通常强调能力高低、社会比较和竞争。一般情况下，社会比较和竞争中的优胜者总是少数，因此，大部分学生在强调相对能力的班级氛围中得不到认同，学生更可能运用低水平的策略来学习、经历更多的焦虑和消极的情感。

（2）习得性无助（Learned Helplessness）。习得性无助是主体觉得自己的行为不能控制结果的一种感受，是人们对负性事件的一种过度反应。学生在学习过程中，如果反复感受到自己的行为不可能达到特定的目标，或不论多么努力也没有成功的可能性时，就会产生一种无能为力或自暴自弃的心理状态。因此，虽经努力学习但没有体验到良好学习效果与积极强化的学生通常会出现无能感与无助感，而这种感受主要是在后天的学习生活中逐渐产生的。处在无助状态的学生会认为失败是不可改变的、非偶然的，事件是不可控的，并且在认识上自我评价过低，在情绪上过分敏感、脆弱，在行为上消极被动、缺少动力等。

四、儿童心理发展的社会文化因素

文化在个体发展中的敏感性体现在：① 个体通过各种类型的学习，将社会文化模型内化为自己的心理模型；② 个体在学习一种语言的同时，也接受了一种相应的行为和文化模式；③ 文化模式不仅构造了人的思想，而且构造了人的感知。

随着社会的飞速发展，电视、网络等成为个体成长过程中不可或缺的社会文化因素。在此我们主要分析电视对少年儿童心理成长的影响。

有心理学家称电视为"家庭的成员"，因为它的存在已影响了不少家庭成员在一起度过的时间及所选择从事的活动。一方面，电视大大拓展了儿童的视野；另一方面，儿童常常会从电视中学到各种各样的行为。

儿童在收看电视的时候实际上面对的是一组由人物、物体、空间、语言和声音组成的快速的信息流。研究发现：很小的儿童也会被电视的显著知觉特征所吸引；但在 8 岁以前儿童很难将凌乱的电视画面组合成连续的故事情节，很难判断电视节目中人物的真实性。因此，他们常常不明白电视节目中人物行为的动机和结果，不清楚画面的消退意味着时间的推移，快速回放意味着事件的重复。

20 世纪 50 年代以来，研究者开始密切关注电视对少年儿童态度和行为的影响上。电视可以帮助儿童养成良好的合作、共享和助人等亲社会行为。亲社会行为主要包括积极的交流互动（友好的交往、表达自己的感情、采用和平的方法来解决问题等）、利他行为（分享、奉献、提供帮助、安慰别人等）、自我控制行为（抗拒诱惑、遵守规则、独自工作、坚持完成任务等）、反刻板印象（如反种族歧视、反性别歧视等）。有研究证明：那些观看过电视节目中表现助人行为、合作行为和共享行为的儿童，在看完节目后要比没有看过电视节目的儿童表现出更多的助人、合作和共享行为。

更多研究将重点放在电视中的暴力与儿童反社会行为的关联上。对美国电视节目中暴力内容的数量、性质和背景所做的大规模的调查研究显示：美国的电视节目中充斥着暴力，常见的形式是对受害者的反复攻击行为。

暴力电视对儿童的家庭和同伴关系造成的影响，不但有短期的也有长期的。跟踪调查发现高攻击性儿童对暴力电视节目似乎有特别高的偏爱。而且他们看得越多，就越会更多地使用暴力方式来解决问题。当控制了其他可能的相关因素，如智力、家庭经济地位、学习成绩、家庭教养方式之后，电视暴力与儿童的攻击行为之间的相关仍然保持相同的水平。

电视暴力会增加观者短期和长期的攻击行为，这可以用班杜拉的观察学习来解释。但研究者发现观看者的攻击行为并不一定与榜样一致。对此可以用类似于内隐记忆的启动效应来解释：媒体中的暴力情节激活了记忆中的攻击性联想，即在观看了暴力节目后攻击性的想法、感情和记忆立即被高度激活，因此使攻击行为出现。

五、儿童的应对与心理弹性

（一）压力与应对（Coping）

拉扎罗斯和弗克曼（Lazarus & Folkman）认为，应激是由人和环境之间的特定联系所导致的一种心理状态，当环境的压力超过了个体所能承受的范围时他就必须调动其他资源进行应对。面对应激事件时，个体对事件性质和强度的认知评价被称为主观应激。主观应激是个体应对过程的起点，存在着明显的个体差异。

拉扎罗斯认为可从 3 个不同角度看应对：① 应对是一种品质或风格；② 应对是一个过程；③ 应对是一种资源。品质或风格意义上的应对是指人们总是以类似的方式对环境做出反应，或者说是对压力的相对固定的反应方式，如逃避、压抑等；过程意义上的应对是在处理各种超出个人应对资源的有害环境时所付出的认知和行为的努力，而且这种努力是不断变化的；资源意义上的应对是指应对资源作为一个人处理各种压力的能力，表现为某种智慧的思想或行为，也可把应对资源定义为降低压力感觉或提高应对行为的条件或内在素质。

个体往往借助于应对策略去面对各种各样的应激源。应对策略是个体在特定压力情境中尝试减轻、控制或消除压力以及恢复自我与环境和谐关系而做出的一系列有目的、有意识、灵活地调整认知、情绪和行为的策略，具有情境性和不稳定性。拉扎罗斯等根据个体采取的应对策略的方向可将其分为问题焦点应对和情绪焦点应对两大类。前者以寻找信息、探索可能的解决方法和采取有效行动来改变外在刺激、减轻压力为特征；后者则以通过表露自己情绪，寻找安慰和从他人那里得到支持以缓解压力为特征。

儿童的应激源通常有慢性病、亲人死亡、父母离异、遗弃与虐待、其他创伤性事件等。与少儿应对各样有关的因素则包括：

1. 年龄

年幼儿童往往对应激事件束手无策，而年长儿童就能利用以前处理相似情境的经验来调整他们的行动。

2. 应激源的可预测性

如果应激事件可以预测（如在何时何地会发生什么事件，是否有人能提供帮助等），则有助于降低期待引发的焦虑。

3. 应激源的可控性

如果应激事件可以控制，那么儿童就有可能制订相应的计划，调整自己在处理应激事件时的体验。而周全的计划需要较高的解决问题的认知水平。

4. 社会支持网络

父母、兄弟姐妹、老师以及其他相识的人在场，会对儿童感受到的应激体验起缓冲作用。

5. 人格特征

人格特征使儿童面临应激事件时采用相对固定的解决方式。一个难以准确知觉和评价环境事件的儿童，在面对应激情境时会出现退缩反应；一个性情乐观的儿童，面对应激时不会轻易放弃。相反，他会采用应对策略，努力解决问题。

焦虑障碍和抑郁障碍同属于内化性障碍（又称情绪障碍），儿童焦虑和抑郁障碍常出现共病状况。研究发现：在儿童中焦虑、抑郁问题存在较普遍，焦虑、抑郁共存比例高。而儿童焦虑和抑郁障碍通常与遇到的应激事件有关。有研究者提出：因为儿童的认识和社会化过程以及环境是随年龄而变化的，环境因素的时间决定了障碍表现的形式，如果应激或环境改变发生在童年早期，就容易产生焦虑；如果发生在青少年期，就容易发生抑郁。

儿童期遭受的严重应激问题对个体的成长或许有长期持久的影响。对唐山大地震受难者身心健康的远期影响研究发现，有亲属震亡的实验组被试 20 年后的身心健康程度低于无亲属震亡的对照组被试，表现在症状自评量表（SCL-90）总分和各个因子分、焦虑自评量表（SAS）总分、抑郁自评量表（SDS）总分、康奈尔健康问卷（CMI）中诸多项目分数均高于对照组。这表明重大心理创伤会对受害者产生持久应激效应，会长期地影响他们的身心健康。

研究表明：一定程度的社会支持能提高个体有效应对的能力，从而减轻压力的不良影响。因此，帮助少年儿童学会发掘、利用应对资源，建立健全和完善强有力的社会支持机制，是减轻压力感的主要举措。如提高他们对应对资源的主观感受性和利用度，加强他们与父辈、亲属、同伴间的沟通，建立和维护良好的人际关系等。

（二）心理弹性（Resilience）

1. 心理弹性的界定

在过去相当长的一段时间里，有关儿童的研究都遵循回溯式的研究范式，即在出现问题后，从他们以往的成长经历中寻找可能导致其行为或心理出现偏差的因素，包括来自家、学校、同伴等与他们日常生活密切关联的几方面。由于这种研究的对象常常是那些有问题行为的人，因此人们会形成这样一种认知偏差：危险的环境或消极的经历一定会导致负性的发展结果。也就是说，那些生活在不良家庭环境和社会环境下的青少年出现行为问题或心理问题是一种必然。

20 世纪 80 年代，有学者就开始思考这样的问题：为什么压力和逆境对儿童发展的消极影响存在个体差异？在这样的背景下，"心理弹性"这一概念应运而生。心理弹性概念最早是受到物理学中弹性力学的启发，弹性力学认为"材料或物体有一种随外力作用而发生变形并随外力去除变形消失的特性"。不仅在物理学，生理学上"弹性"也用以表明有机体的某些特质，如机体张力、肌肉弹性、心血管功能以及本能适应性等。同样，作为社会化的个体，在面对危险因素时能成功应对并将由应激带来的负性影响减小到最低程度，从而恢复至个体原来正常状态的能力便是心理弹性的最典型体现。

心理学界对心理弹性的界定还未取得一致性意见。一种观点认为，心理弹性是一种相对稳定的能力，是个体在经受压力后回复到先前那种适应的、胜任的行为模式的能力；另一种观点则强调心理弹性的特异性，认为它是与特定的情境相联系的一种过程。目前研究者的倾向是，心理弹性包含 3 个方面的意思：① 高危背景下的儿童，战胜逆境后获得良好的发展；② 儿童即使仍处在不利的环境条件下，能力并不因此受到损害；③ 从儿童期大灾难（如战争等）中成功恢复过来。

在承受不良的环境刺激过程中，个体会出现敏化效应或钢化效应，敏化效应即指以前的害怕体验、压力和逆境，使个体在今后面临类似的消极经历时变得更为脆弱。"一朝被蛇咬，十年怕井绳"就是最典型的例子。生活早期遭受过不良性伤害的女性会对男性与婚姻产生敌对的情绪，这也是敏化效应的一个佐证。相反，钢化效应是指先前的害怕体验、压力和逆境，使个体对今后类似消极经历的耐受性提高，即所谓"见怪不怪"。如今社会上流行的户外拓展训练，就是通过使练习者积累经验从而做到在真正面临生存困境时能从容应对。

心理弹性既存在个体先天遗传上的差异，也受到后天环境和教育的影响。一般来说它与适应性呈现某种正相关，即弹性愈大，表明个体对外界环境的调控能力愈强，适应水平愈高。一个具有较高心理弹性水平的个体，在认知、需求程度、情绪激活、应对方式以及人格特质等方面均达到了对外界环境的较好匹配、调控与适应，且能够以最有效的途径外化出来。因此从一定意义上讲，个体心理发生发展的过程，即是其心理弹性不断增强的过程，也就是其社会化和社会适应水平日趋提高和完善的过程。

可以看到，心理弹性与防御机制和应对有本质的区别。防御机制和应对都是个体对环境和外界刺激的一种应答，有很强的被动色彩；而心理弹性是个体自身具有的一种素质，虽然可能在不同的条件下有不同的表现水平，但它会主动进行调控以达到对外界的有效适应。

2. 心理弹性的作用机制

在心理弹性的研究中，保护性因素和危险性因素是极其重要的两个概念。它们是理解弹性发挥作用的机制的关键。所谓保护性因素，是那些能够促使个体更好地应对生活压力事件、减少消极发展结果出现可能性的个体或环境方面的因素；相反，危险性因素则会增加消极发展结果的可能性。以下为弹性发展的 4 种作用机制：

（1）降低危险性因素的影响，包括改变个体对危险性因素的认知、避免或减少与危险性因素的接触。

（2）减少由于长期存在的危险性因素而产生的间接连锁效应。间接连锁效应是指虽然有些变量看似与儿童的发展结果没有直接联系，但这些变量的确起了重要作用。

（3）保护性因素可提高个体的自尊和自我效能感。研究发现，与他人建立安全和爱的和谐关系，获得成功解决问题的经验有助于个体走出不利处境。

（4）为个体获取资源或为个体完成生命中的重要转折期而创造机会。

早期的成功经验可以提高个体以后应对复杂环境的能力。但也有研究认为，可以克服危险因素或者对危险因素造成的损害进行弥补的积极经历才会提高个体的心理弹性水平，而十分漫长或短暂的积极经历一般不会促进弹性的产生。

3. 应用价值

对心理弹性进行有针对性的辅导与训练，有助于儿童更好地发展。我们以实例来加以说明。在我国香港地区，有一项面向青少年的"成长的天空"（Understanding the Adolescent Project）计划，已成功实施了多年。该项目通过开发一套问卷，识别青少年的发展需要，并制定"成长辅助训练"，及早为有需要的青少年提供适当的服务。这一项目的核心是通过给予青少年支持与机会，有效地改进他们的心理弹性（在香港地区被称为抗逆力）。对青少年支持与机会的方式大致分为：关怀支持、合理期望和参与机会。活动主要围绕效能感、归属感和乐观感三大要素展开，以建立青少年的内在资源，从而更好地抵御困难及逆境。这些训练的鲜明特色是：

（1）强调青少年的优点，而不是强调改正毛病及不足。确认青少年有内在的自我矫正及成长潜能，训练内容主要包括青少年能突破自己固有的模式，用新的方式看待事物、与别人沟通并制定目标。

（2）促进青少年成长的保护因素：包括改变家庭、学校及社会的结构与信念，为青少年提供一个安全、支持及参与的成长空间。

（3）通过参与活动，青少年将体会到受尊重及成功克服困难的满足感，这些重要的体验将大大有助于他们日后的成长与发展。

六、遗传与环境交互作用

关于影响儿童发展的因素与儿童疾病的原因，过去一直存在先天与后天、遗传决定论与环境决定论之争。

英国优生学及心理学家弗朗西斯·高尔顿（Francis Galton）提出遗传决定论，强调遗传在心理发展中的作用，认为个体的发展及其个性品质早在生殖细胞的基因中就决定了，发展只是这些内在因素的自然展开，环境与教育只是一个引发的作用。

美国行为主义心理学家约翰·华生提出环境决定论，认为行为发生的公式是：刺激-反应，强调环境和教育是行为发展的决定条件。他曾说过："给我一打健康的婴儿，一个由我支配的特殊的环境，让我在这个环境里养育他们，我可以担保，任意选择一个，不论他的才能、倾向、爱好如何，他父母的职业及种族如何，我都可以把他训练成任何一方面的专家——医生、律师、艺术家，或者是商界首领、乞丐或窃贼。"

20 世纪 60 年代行为遗传学的出现，以及基于近年来大量的相关研究结果，不再认为两者完全独立的起作用，而是它们之间存在交互作用，遗传与环境是相互渗透、相互转化作用的关系，它们共同影响儿童的心理发展和精神障碍的发生。

基因是通过控制氨基酸合成、细胞分化以及调控发展的步调与时间来影响儿童的发展。但是基因在发挥这些作用的过程中会受到周围的生化环境影响，从而影响基因所携带的信息的表达。环境因素怎样影响基因的环境，基因与环境怎样交互作用，最后影响基因的表达是行为遗传学研究的主要内容。

（一）基因影响发展的两个原则

基因在影响儿童的发展上有两个原则，即导向原则和反应范围原则。

1. 导向原则

导向原则指儿童的各种功能的发展存在先后顺序和关键性年龄。例如，婴儿的抬头、翻身、坐、爬、站、走、跑等运动指标都是在一定的年龄阶段出现；语言的发展是按照 1 岁之前视觉语言理解先出现，1 岁左右语言理解出现，1 岁以后语言表达跟随其后出现。语言表达的句子长度是从 1 岁的单词句、1.5 岁以后的双词句、2 岁后的简单句发展到 3 岁时的复合句。这些关键性语言和运动指标的发生都有年龄定位，反映了大脑发育的成熟水平，而这种大脑成熟的速度与不同脑区成熟的先后顺序就是由基因的成熟程序来实现的。这就是基因影响发展的导向原则，个体的行为沿着这条规定的轨迹发展。

但是环境因素也可能影响并限制这种导向的表达。例如，在孤独症儿童已经发展的语言出现倒退，之后又再开始重新发展。他们是视觉理解落后于语言理解，语言理解落后于语言表达。他们可能能够只字不漏地背唐诗和三字经，但是日常生活中不会叫"妈妈""爸爸"，不理解别人手指指示的动作。这说明，是某些环境因素限制了基因的导向作用，最后导致孤独症儿童的发展没有按照基因的导向原则按部就班地发展。

2. 反应范围原则

基因并不很严格地导向行为，而只是设定了一个反应范围，个体的行为发展在这个设定的范围内波动。在这个设定内怎样变化就是环境因素在起作用，但是环境因素的影响再大也不会使行为的变化超出这个由基因定下来的范围。个体智力的发展就符合反应范围原则。

（二）基因影响环境的三种方式

行为遗传学家认为，基因通过三种方式影响环境并与环境共同影响儿童的发展。

1. 被动基因-环境相关

父母给他们的孩子提供的家庭环境之中的一部分是与父母给孩子提供的基因的影响有关，因此这种环境与孩子的基因是相关的。例如，一个具有音乐天赋并爱好音乐的母亲，他们在遗传音乐天赋基因给孩子的同时，从小就会提供一个富于音乐刺激的环境给儿童。那么这种环境与孩子被遗传的基因型是相关的，所以他们对母亲提供的音乐刺激环境很容易适应，在遗传与环境的相互作用下孩子如鱼得水，逐渐发展出音乐才能

在婴幼儿期，由于儿童本身主要是在家里度过，自由外出活动受限，自己主宰环境的能力有限，所以被动基因-环境相关成为基因影响环境的主要形式。随着年龄的增加，儿童离开家庭进入学校生活以后，这种相关形式的作用逐渐减弱。

2. 唤起基因-环境相关

基因决定儿童的行为特征，而该行为特征反过来又将影响周围其他人对儿童的行为，这种相关主要是反映在个体的性格、气质等人格特征与环境的相互作用上。例如，活泼外向的婴儿比胆小退缩的婴儿容易受到更多积极的社会刺激，他们表现出多种社会性行为；好哭闹难带养的婴儿给父母带来更大的养育压力，父母对于他们会表达出更多负性态度，这反过来会直接影响儿童的行为发展。

唤起基因-环境相关在不同儿童时期对儿童发展的影响同样重要，没有年龄变化的趋势存在。

3. 主动基因-环境相关

儿童倾向于喜欢与自身基因一致的环境，并寻求和营造这种小环境。例如，内向安静的儿童会选择独自待在家里看书，自己安静地玩玩具和做手工活动。喜欢语言表达的儿童喜欢与人交流对话，喜欢发起讲故事与编故事的活动，喜欢从事语言相关的游戏活动。爱好数字的儿童喜欢摆弄和研究数字，从事与数字和数学有关的游戏活动。儿童自发营造的小环境导致了不同儿童最后的兴趣爱好以及智力发展和终身职业方向的不一致。

随着孩子年龄增加，逐渐离开家庭适应社会生活，儿童有了主动结交朋友、参与社交活动、发展兴趣的机会，他们将会更主动地建立适合自己的小环境。随着年龄增加，主动基因-环境相关逐渐成为影响儿童发展的主要形式。

近年来，关于儿童精神障碍基因-环境交互作用的理论发展和实证研究越来越多，随着人

类基因组图谱及多形态高密度的 DNA 标记物绘图等先进的技术、复杂统计学研究的进步，必将使遗传行为与环境的关系得到更好的诠释。

目前，虽然还不可能通过改变基因来解决儿童行为问题，但针对不同特质的儿童提供早期环境干预策略，对于预防儿童心理问题具有重要的公共卫生意义。

知识链接

基因-环境交互作用的研究热点

近年来，由于定量遗传学和分子遗传学技术的发展，人类在理解基因-环境对个体发展的交互作用方面取得了重大进展。差别易感性模型（Differential Suscep-tibility Model）是解释基因-环境交互作用的最重要理论之一。差别易感性模型认为，携带某种基因型的个体既容易受到消极环境的不利影响，同时也容易受到积极的、支持性环境的有利影响。它可以合理地解释为什么在相同环境中不同个体会出现不同的发展结果，为外部环境与儿童发展领域的研究提供了新的范式和方向。

差别易感性模型的提出激发了大量基因-环境交互作用的研究，主要包括 5-HTTLP、DRD4、MAOA、COMT 和 BDNF 五种基因与环境因素对儿童发展的交互作用等。关于基因与环境交互作用的具体机制、携带易感性基因个体的种族和性别差异问题、多基因型与多重环境对个体发展的交互作用等是此领域未来重要的研究方向。

来源：赵德懋，冯姝慧，邢淑芬.基因与环境的交互作用：来自差别易感性模型的证据 [J].心理科学进展，2017，25（8）：1310-1320.

（黄维肖）

第三章　精神发育迟滞

　　儿童精神发育迟滞表现为一般智力功能明显低于同龄水平，同时伴有适应行为的缺陷，是小儿常见的一种发育障碍，严重危害儿童身心健康，也是遍及全世界的导致人类残疾的重要原因之一，给社会和家庭带来沉重的负担。幼儿时期的精神发育迟滞往往临床表现并不典型，容易被周围人忽视，如未得到及时的诊断和治疗，将直接影响下一阶段的精神健康，并可能导致其他精神障碍的发生。因而，国内外多数学者提出，精神发育迟滞应列为精神障碍防治重点之一。及时观察儿童是否存在精神发育迟滞，针对患儿的病情进行及时干预可有效提高患儿的智力水平，且随着人类社会文明的进步和科技的发展，部分精神发育迟滞者在经过特殊教育与训练后也可成为对社会有用的人。

第一节　精神发育迟滞概述

一、精神发育迟滞的概念

　　精神发育迟滞（Mental Retardation，MR）是一组起病于中枢神经系统发育成熟（通常指18岁）以前，由生物、心理及社会因素所导致的精神发育不全或受阻的综合征，其临床特征为智力发育低下和社会适应困难，同时可伴有其他精神障碍或躯体疾病。主要表现在社会适应能力、学习能力和生活自理能力低下；其言语、注意、记忆、理解、洞察、抽象思维、想象等心理活动能力都明显落后于同龄儿童。

二、精神发育迟滞的流行病学特征

　　据世界卫生组织报道：世界任何国家、任何民族的精神发育迟滞患病率不低于1%，各国流行病学调查的精神发育迟滞患病率为1%~2%，我国儿童精神发育迟滞患病率为1.2%，其中城市为0.7%，农村为1.4%，边远山区则更高。

　　精神发育迟滞患者患病率及发病率在不同地区报道差异较大，可能与诊断标准、调查方法和工具不统一有关。男性患病略多于女性，引起性别差异的原因包括男性胎儿染色体易感性、遗传异常、产前及新生儿期损伤易感性增加等诸多因素；农村及不发达地区患病率高于城市，智力水平与社会经济状况呈负相关，低社会阶层中重度精神发育迟滞患者比例高，这与不发达地区医疗和营养状况不佳、碘缺乏、近亲结婚等不良因素有关。近年来 MR 的患病率有下降趋势，这主要与预防措施的加强、经济文化教育的发展以及医学科学的进步有关。

第二节 精神发育迟滞发生的可能原因

本病的病因十分复杂，涉及范围广泛，生物学、社会心理文化因素均可导致精神发育迟滞。重度精神发育迟滞绝大多数由生物学因素引起，轻度精神发育迟滞通常在遗传和环境因素的共同作用下发病。随着现代医学的进步与发展，部分精神发育迟滞患者的病因得以明确，但目前仍有约 30%~50% 的疾病原因未能查明，故提高对精神发育迟滞发病机制的认识以及新的诊断技术的应用，是今后发现这一类精神发育迟滞病因的关键。

一、精神发育迟滞相关的遗传因素

（一）染色体异常

包括染色体数目和结构的改变，数目改变如单体、多倍体等，结构改变如染色体断裂、缺失、重复、倒位和易位。例如唐氏综合征、G/D 易位和 G/G 易位、18 三体综合征、5 短臂部分缺失症（猫叫综合征）、先天睾丸发育不全症（又称 Klinefelter 综合征）、先天性卵巢发育不全（又称 Turner 综合征）等，此外还有超雌等，即性染色体为 XXX 或 XO/XXX 嵌合体。一般认为性染色体 X 畸变数愈多，智力低下发生率愈高，程度愈重。

（二）遗传代谢性异常

人体有 23 对染色体，在染色体上的基因可因为各种不利因素的影响致使其发生突变，造成酶活性不足或缺乏，导致代谢方面的障碍，形成遗传代谢性疾病，一旦影响到中枢神经系统的发育，则可表现智力低下及其他精神方面异常。例如苯丙酮尿症、半乳糖血症、同型胱氨酸尿症、戈谢病、家族性黑蒙痴呆等数十种由于基因突变引起的遗传代谢性疾病。

（三）多基因遗传

多基因遗传是两对或多对基因病变以及与环境因素相互作用的结果。许多原因不明的精神发育迟滞可能与多基因遗传有关。

二、精神发育迟滞相关的围生期有害因素

（一）感染

胚胎和胎儿在整个生命发育过程中都有可能受到各种微生物的侵袭，使中枢神经系统受到损害，病毒感染最常见，如风疹病毒、巨细胞病毒及单纯疱疹病毒等。

（二）药物

某些药物可以导致胎儿畸形，其中一部分出现智力障碍。一般认为妊娠前3个月影响最大，4个月后相对安全，但仍有一定影响。妊娠早期原则上不宜服药。易致畸的药物有水杨酸类、抗癫痫药、抗肿瘤药、抗精神病药等。过量服碘化物、性激素均有导致胎儿畸形的可能。

（三）中毒

孕妇大量接触铅、汞、有机磷及有毒气体可对胎儿的发育造成严重影响。母孕期长期过度饮酒易致胎儿酒精综合征，婴儿往往生长发育差、小头、智力低下。

（四）放射线

受精卵到卵裂期是胚胎对放射线最敏感的时期，放射线可使DNA断裂，危害胚胎，影响中枢神经系统的发育。妊娠期尤以前3个月直接照射盆腔危害性最大。

（五）母孕期健康状况

妊娠期妇女患高血压、糖尿病、心脏病、肾脏病、严重贫血等，都可致胎儿在发育过程中缺血缺氧，影响胎儿脑的发育。

（六）产时因素

产时因素包括早产、胎儿宫内窘迫、脐带绕颈、产程过长、产伤等使胎儿颅脑损伤或缺氧等。

三、出生后因素

具体包括未成熟儿、低体重儿、脑缺氧、颅内感染、颅脑外伤、母婴血型不合所致核黄疸、新生儿肝炎、脑变性病、脑血管病、重度营养不良、甲状腺功能低下、听觉或视觉障碍、社会隔离等。

知识链接

精神发育迟滞病因简化分类

WHO对MR的病因简化分类为：①感染、中毒；②脑机械损伤、缺氧；③代谢、营养、内分泌因素；④肉眼可视的脑部疾病；⑤先天脑畸形及其综合征；⑥染色体病；⑦围生期因素；⑧伴发于精神病；⑨社会心理因素；⑩特殊感官缺陷及其他因素。

来源：静进，刘智胜，麦坚凝，等.儿童智力低下及其早期发现[J].中国实用儿科杂志，2001，16（6）：329-331.

第三节　精神发育迟滞的临床表现

精神发育迟滞的主要表现为不同程度的智力低下和社会适应困难，并且与发展程度密切相关。WHO 根据智商（Intelligence Quotient，IQ）的不同，将精神发育迟滞分为以下四个等级（见表 3-1）。而根据 ICD-10 标准，精神发育迟滞可分为 5 级：① 边缘智力，IQ70~85；② 轻度精神发育迟滞，IQ50~69；③ 中度精神发育迟滞，IQ35~49；④ 重度精神发育迟滞，IQ20~34；⑤ 极重度精神发育迟滞，IQ<20。大多数精神发育迟滞（75%~80%）属于轻度，患者一般语言能力发育较好，有一定的表达能力。

表 3-1　精神发育迟滞临床四级分类表

分级	智商水平	相当智龄	适应能力缺陷	从特殊教育中受益水平
轻度	50~69	9~12 岁	轻度	通过特殊教育可获得实际技巧及实用的阅读和计算能力，并能在指导下适应社会
中度	35~49	6~9 岁	中度	可学会简单的人际交往，基本卫生习惯和简单手工技巧，但阅读和计算方面不能取得进步
重度	20~34	3~6 岁	重度	可从系统的训练中受益
极重度	<20	<3 岁	极重度	对于进食、大小便训练有反应

来源：沈渔邨．精神病学[M]．5 版．北京：人民卫生出版社，2009.

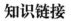

知识链接

智商

智商，即智力商数，系个人智力测验成绩和同年龄被试成绩相比的指数，是衡量个人智力高低的标准。通常会用智商（IQ）来评价孩子的智能发育，IQ≥85 被视为孩子智力水平是正常的，IQ<85 则认为孩子是精神发育迟滞。

IQ 是用智龄（心理年龄）除以实际年龄所得的商，乘以100，即比率智商。其计算公式为：IQ＝MA（智力年龄）/CA（实际年龄）×100。

人类的智商可分为遗传性智商（Fluid IQ）和后天结晶智商（Crystallised IQ）两种。这两种智商都可以通过"五管齐下"的做法来增强。

这 5 种做法如下：

1. 改变儿童不良的饮食习惯；

2. 为儿童营造一个具启发性和刺激感官的环境；

3. 增强孩子的情绪智商（Emotional Quotient）；

4. 引导孩子制定一个目标、启发他们进行创意思考；

5. 不要说小孩笨，要多教孩子怎么做事，怎么做人，怎么说话，要多鼓励小孩，给小孩信心，告诉孩子他的智慧是无限的，他可以做到很多事情。

来源：何少甫 . 什么是智商［J］. 开卷有益－求医问药，2005（1）.

一、精神发育迟滞的主要表现

（一）轻度

智商在 50~69，心理年龄相当于 9~12 岁，约占精神发育迟滞总数的 85%。患者能应付日常生活中的交谈，因而难以被觉察。但其思维活动水平不高，领悟力低，分析综合能力欠缺，往往在幼儿园后期或入学后表现出学习困难。虽然具有一定的阅读能力和计算能力，但对解应用题比较困难、写作文感到吃力，经过努力勉强可达到小学毕业水平。能进行日常的语言交流，但对语言的理解和使用能力差。社会适应能力低于正常水平，但生活可自理，通过职业训练可以从事一些简单的非技术性工作。患者大多性情温顺，比较好管理，能参加劳动自食其力，但少数缺乏积极性和主动性，需要他人安排督促。患者有一定社交能力，可以建立友谊，由于对环境变化缺乏应付能力，遭遇特殊事件时常常需要他人的支持。

（二）中度

智商在 35~49，心理年龄相当于 6~9 岁，约占精神发育迟滞总数的 10%。患者自幼发育缓慢，言语水平较差，词汇贫乏，不能完整表达意思，阅读及理解能力均有限，学习能力低下，对数的概念模糊，甚至不能学会简单的计算和点数，难以达到小学二年级水平。生活方面能完成简单劳动，但效率低、质量差。成年后经过训练可学会一些简单的生活和工作技能，从事简单的非技术性工作，但往往不能完全独立地生活，常需要帮助和辅导。多数中度患者有生物学病因，躯体和神经系统检查常有异常发现。

（三）重度

智商在 20~34，心理年龄相当于 3~6 岁，约占精神发育迟滞总数的 3%~4%。患者表现为明显的言语发育障碍，虽然经过训练可学会简单语句，但不能进行有效的语言交流，不会计数，不会劳动，不能接受学习教育，严重缺乏自理能力，日常生活需人照料，无社会行为能力。患者几乎均由显著的生物学原因所致，躯体检查常有异常发现，可同时有脑瘫、癫痫等神经系统症状。

（四）极重度

智商在 20 以下，心理年龄相当于 3 岁以下，约占精神发育迟滞总数的 1%~2%。社会功能完全丧失，无语言能力，不会躲避危险，不认识亲人及周围环境，仅有原始情绪反应，如以哭闹、尖叫等表示需求或不满情绪，全部生活需人照料，常常因生存能力低及严重疾病而早年夭折。极重度精神发育迟滞患者往往具有明显的生物学病因，如严重的染色体畸变，中枢神经系统和躯体其他部位的严重畸形十分常见。

我国精神发育迟滞儿童分级标准比较见表 3-2。

表 3-2　我国精神发育迟滞儿童分级标准比较

精神发育迟滞水平	教育可能性	智力残疾级别	残疾分度	IQ	适应缺陷程度
轻度	可教育	四级	轻度	50~69	轻度
中度	可训练	三级	中度	35~49	中度
重度	需监护	二级	重度	20~34	重度
极重度	需监护	一级	极重度	<20	极重度

来源：余雨枫．精神科护理学[M]．2 版．北京：人民卫生出版社，2016.

二、精神发育迟滞的其他表现

（一）生理特点

一般来说，精神发育迟滞儿童的身高与体重均比正常同龄儿童低，若程度较重或伴有各种神经系统障碍者，其身高、体重低下情况更为明显。常见的躯体畸形如下：

1. 头颅大小及形状异常

有小头畸形、脑积水、尖头、方舟头等形状异常。

2. 特异面貌与躯体异常

如眼球突出或斜视，双眼距离宽或狭窄，虹膜色素偏黄或浅蓝等。耳壳畸形，耳位低，过度塌屈等。舌上有裂纹，舌头经常外露，舌大面厚或舌宽而平等。大多数上腭过高，有的腭裂、唇裂。牙齿排列不整齐或牙齿畸形。颈项过短，鸡胸，先天性心脏病。外生殖器畸形或发育不良，有脊柱裂，手指、足趾畸形。皮肤白皙，柔毛多，发际低下，皮肤纹理异常等。

3. 神经系统

视觉与听觉可能有缺陷，平衡与协调动作可有异常，可出现言语与行动障碍，病理反射，部分人可有癫痫发作。

4. 特殊检查

根据需要有选择地进行检查。例如骨骼 X 线平片，可发现颅骨先天性缺损或畸形、脑积水及异常钙化等。头颅 CT 及 MRI 可发现脑室扩大、脑皮质萎缩。如无脑器质性损害或癫痫发作，脑电图一般正常。此外，根据需要还应进行血、尿生物化学检查，确定有无代谢障碍。进行细胞学检查，确定有无染色体异常。

（二）心理特点

精神发育迟滞儿童不仅智力低下，而且整个心理过程都出现不同程度的障碍。

1. 感知觉方面

主要表现为感受性慢，感受范围狭窄，很难区分相似的东西，感知心理过程缺乏积极性与主动性。通常情况下，感知觉降低程度与智力低下程度呈正比，重度精神发育迟滞儿童的感知觉都普遍迟钝，香臭不分，浓淡不辨，食不知味，只认识红颜色，只感受强音，对寒暑变化、冷热和疼痛感觉迟钝，往往受伤不知疼痛。轻度精神发育迟滞儿童的感知障碍虽然比较轻，但视觉与听觉敏锐性不如正常儿童，他们常常不能精确和及时察觉环境中细小变化以及事物间的轻微差别。有的出现感觉过敏，如怕人拥抱、触摸，怕强光，怕闪烁不定的光线，怕鲜艳色彩，怕嘈杂声，甚至对收音机与电视机播放的声音也难以承受，呼叫不安，导致激惹、多动，或变得回避与孤独，给人一种愚钝笨拙的感觉。

2. 注意方面

重者完全缺乏注意力，对周围一切均置若罔闻。轻者对外界事物可有被动注意，对感兴趣的事物也能主动注意，但注意力不稳定，较正常儿童更容易显得疲劳，因而导致注意分散。

3. 记忆方面

精神发育迟滞儿童的记忆特点是识记速度缓慢，容易遗忘。这些记忆方面的缺陷主要是由于事物间建立的意义性联系比较缺乏、联想能力较差所致。即使为轻度者，由于兴趣范围狭窄，注意力不集中，理解能力欠缺，能回忆起来的经验也大为减少。

4. 思维方面

思维贫乏、单一、刻板、缺乏灵活性，概括能力非常薄弱，对数量、时间和空间概念的领会特别迟钝，只能在具体形象和直观的教导下，理解一下抽象概念。

5. 语言方面

语言发展落后，主要表现为语言发展速度缓慢，词汇贫乏，严重者只会发单音，中重度儿童常是口齿不清。此外，轻度儿童写字不均匀，潦草不工整，错误多。

6. 情感方面

情感比较简单而原始，对外界刺激的情感反应特点：一是喜怒哀乐较正常儿童来得慢；二是情感反应普遍降低，对挫折的耐受力较低。此外，或有短暂的情绪爆发。

7. 行为方面

常常表现得比较固执、刻板、墨守成规，总是抵制新的事物。此外，往往表现得意志薄弱，依赖性重，缺乏主见，容易受人支配，在他人怂恿下可能做出一些越轨的事情。

8. 性格方面

日本三木安正把精神发育迟滞儿童的性格分为 5 种类型，即幼稚懦弱型、固执型、兴奋冲动型、凌乱型和抑郁型。

三、精神发育迟滞常见的临床类型

（一）唐氏综合征（Down Syndrome）

1. 概念

唐氏综合征又称 21 三体综合征（Trisomy 21 Syndrome）、先天愚型或伸舌样痴呆，是由于异常增多了一条 21 号染色体所致。唐氏综合征是精神发育迟滞的常见原因，占其中的 10%，在活产婴儿中约占 1/700。本综合征的发生机制尚不明确，一般认为是近端着丝染色体不分离的结果。病毒感染、妊娠时服用某些药物、放射线、高龄孕妇等均可导致染色体不分离。有研究报道，产妇年龄越大，本症的危险越高：20~25 岁母亲生育唐氏综合征的发生率低于 0.1%，35~40 岁母亲的发生率接近 1%，45 岁以上则可达 3% 以上。

2. 临床表现

智力低下是本症最常见的表现，多为中、重度损害。患儿语言发育迟缓，常 4~6 岁才开始学说话，且多有发音缺陷。本症患者大多性情温和、安静，喜欢模仿和重复一些简单的动作，也有一些患儿表现为多动、冲动，破坏攻击性强，管理困难。本症患者具有极其相似的特殊的外貌特征：头形短小、眼距宽、两眼外角上斜、鼻梁低平、张口伸舌、舌体宽厚、舌面沟裂深而多呈所谓"阴囊舌"、腭弓高、耳位低、耳轮畸形；手掌厚而指短粗，30% 患儿有通贯掌，掌纹 atd 角（智力角）大于 45°；第 1、2 趾间距明显增宽，可有多指（趾）和指节缺如。唐氏综合征患者常存在生长发育障碍，出生时身高、体重较正常新生儿偏低，出生后数日内往往睡眠较深，吸吮、吞咽缓慢，难以弄醒和喂养。随着年龄的增加，患儿逐渐表现出身材矮小、短头畸形、动作笨拙、步态不稳，常合并癫痫、甲状腺功能不全、免疫功能异常、白血病，也常见先天性心脏病、肠道畸形、视听力缺陷。第二性征发育较差：女性月经初潮迟，停经早，一般可生育；男性无生育能力。

（二）脆性 X 综合征（Fragile X Syndrome）

1. 概念

脆性 X 综合征是一种 X 连锁的遗传性疾病，其 X 染色体长臂远端有一脆弱位点，位于 Xq27.3 带上。本症遗传现象复杂，发生机制目前尚未完全明确。本病患病率约为 0.73‰~0.92‰，是人类智力低下的常见病因之一，发生率仅次于唐氏综合征。脆性 X 综合征具有遗传性，主要为男性发病，女性为携带者。脆性 X 综合征在男性中约为 1/4000，女性为 1/8000。

2. 临床表现

智力低下是本症最常见的症状之一。男性患者中度以上智力低下者占 80% 以上，女性多表现为轻度智力障碍、学习困难或 IQ 正常。语言障碍也较常见，言语发育延迟，词汇量少，重复、模仿言语，急切地、快速不清地表达等。大多数患者计算能力差，缺乏数的概念，抽象思维、逻辑推理能力存在明显缺陷。行为障碍十分常见，大部分患者注意力不集中、多动、冲动，部分患者也可表现为胆小、羞怯、烦躁、自残行为。患者的行为表现还具有孤独症的症状特征，伙伴关系差、缺乏对眼凝视、刻板动作等。

患者具有特殊面容，巨头、脸长耳大、前额突出、虹膜颜色变淡、腭弓高、嘴大唇厚、下颌大且突出等，身材较高。青春期还可见大睾丸，为特征性改变，容积可达 25mL 以上，又称巨睾症。其他躯体异常也较常见，如共济失调、腱反射亢进等神经系统症状，癫痫发生率达 25% 左右。

（三）苯丙酮尿症（Phenylketonuria，PKU）

1. 概念

苯丙酮尿症是一种遗传代谢性疾病。由于苯丙氨酸羟化酶先天性缺乏，导致苯丙氨酸转化为酪氨酸的过程受阻，苯丙氨酸及其代谢产物在体内蓄积，尿中出现大量苯丙氨酸及苯丙酮酸，故称苯丙酮尿症。临床主要表现为智力障碍、色素缺乏、脑电图异常及其他神经系统损害症状，尿中有特殊的鼠臭味。本病为常染色体隐性遗传性疾病，发病率约为 1/15000，男女相等。

2. 临床表现

患儿出生时一般正常，哺乳后数日内出现高苯丙氨酸血症，呕吐可能是最早出现的症状，可表现为严重的喷射性呕吐，易被误诊为幽门梗阻。数月后即见患儿发育延迟，烦躁不安，易激惹，语言落后，呈显著智力低下。若能在出生后短期内及时发现，控制饮食，降低血苯丙氨酸浓度，发育较少受影响。由于色素缺乏，90% 的患儿头发金黄，皮肤白皙，虹膜呈蓝色。另外，患儿神经系统症状较明显，肌张力高、共济失调、刻板动作等。约 80% 患儿存在脑电图异常，部分患儿可出现癫痫发作。如果经过治疗使血苯丙氨酸浓度得到控制，患儿头发可转黑，皮肤颜色加深，癫痫发作减轻，脑电图恢复正常，但智力低下不会改善。患儿行为障碍较突出，活动过多、情感爆发、攻击行为，也可出现怪异行为、重复动作等。

（四）先天性甲状腺功能减退症

1. 概念

先天性甲状腺功能减退症简称先天性甲减，又称先天性克汀病、先天性呆小病。相对于地方性克汀病也称散发性克汀病，发生在非地方性甲状腺肿流行的地区，由先天性甲状腺功能不全所致。临床表现为生长发育迟缓、智力低下等，是导致精神发育迟滞的重要原因之一，其发生率为 1/（3500~4000）。导致先天性甲减的主要原因是遗传性疾病，也可能因为母亲患某种甲状腺疾病，血清中产生抗体，破坏了胎儿的甲状腺组织。

2. 临床表现

先天性甲减主要表现为智力低下，生长发育迟缓及基础代谢率降低。智力低下在先天性甲减患者中普遍存在，而且多为中度以上智力障碍。患者表情呆滞、反应迟钝、活动少、安静、语言能力差。部分患者胎儿期就有生长发育异常，如胎动较少、宫内生存延长等。出生后表现呆滞、嗜睡、活动少、肌张力低下、腱反射降低。随着年龄增长，其体格发育迟缓逐渐明显，患儿抬头、坐、独立行走均较晚，骨龄落后，共济运动失调，身材矮小且不匀称，身体下部量短于上部量。同时因眼距宽、眼裂小、鼻根低平、舌大而宽厚、皮肤黏液性水肿而呈特殊面容。患儿还可出现心率慢、体温低等基础代谢率下降的表现。

（五）先天性卵巢发育不全

1. 概念

又称 Turner 综合征，由于女性缺少一条 X 染色体所致。其常见的染色体组型为 45XO，此外也有不少嵌合型。患者外貌如女性，身体矮小，第二性征发育不良（卵巢缺如、原发性闭经、无生育能力），智力发育低下，一部分患者伴发躯体发育畸形。本病约占女性智力缺陷的0.64%。

2. 临床表现

本病突出的临床表现为身材矮小，患者出生时身高即低于正常；成年后躯干短，第二性征及生殖器发育不全，外生殖器呈幼女形，性腺不发育，卵巢缺如，原发性闭经，阴毛稀少，性欲较低，无生育能力。智力低下以轻度缺损为主，患者常表现为幼稚、温顺，容易相处；另外，上睑下垂、低位大耳、颈蹼、骨骼和心脏畸形等十分常见。

（六）先天性睾丸发育不全

1. 概念

又称 Klinefelter 综合征，由于男性 X 染色体异常增多所致。其常见的染色体组型为47XXY，也存在嵌合型与变异型如 47XXY/46XY、48XXXY、49XXXXY 等。患者外貌为男性，身材高大，但乳房女性化，小睾丸、无精子，并存在智力、行为障碍。本病发病率约占男性的1/1000，在男性精神发育迟滞中约占 10%。

2. 临床表现

本病在青春期前症状不明显，不易早期发现，青春期则出现明显男性第二性征发育异常。患者外表呈男性，但睾丸微小甚至无睾丸，阴茎小，乳房肥大，胡子稀疏，喉结不明显，性欲低，无精子，一般不能生育。患者大多数智力正常，约 1/4 有轻度智力低下，而且X 染色体越多，智力低下程度越严重。患者往往缺乏主动性，胆小、害羞、性格孤僻、不善交往。另外，皮纹异常及其他躯体畸形也较常见（如小头畸形、视力障碍、肘外翻、掌部弓形纹增多等）。

（七）神经纤维瘤病

1. 概念

神经纤维瘤病以多系统、多器官受累为主要特征，主要表现为神经系统多发性肿瘤，皮肤有咖啡牛奶斑，常伴有多种畸形和其他一些疾病，如脊柱侧弯、胫骨假关节等。本病又称Von recklinghausen 病，为常染色体显性遗传性疾病。患病率约为 1/5000，其中 1/3 伴有轻度精神发育迟滞。

2. 临床表现

本病是一种慢性进行性疾病，主要表现为全身多器官肿瘤，以中枢神经系统肿瘤和皮肤多发性神经纤维瘤为多。在婴儿早期，患儿多表现为皮肤有咖啡牛奶斑，其他症状较少。随着年龄增长症状逐渐增多，出现皮肤色素斑及多发性肿瘤，50% 的患者有神经系统症状。脑膜瘤或脑实质内肿瘤可因为发生的部位不同而表现出相应的症状，如头痛、癫痫发作、偏瘫、智力低下等。周围神经的损害也较常见，如听神经瘤，临床上出现耳鸣、听力下降，甚至耳聋。骨、血液、生殖系统也可因发生肿瘤引起相应症状，如骨质破坏、高血压等。

第四节 精神发育迟滞的检查与诊断

一、精神发育迟滞的诊断标准

精神发育迟滞的诊断标准如下：

1.智力明显低于同龄人的平均水平，在个别性智力测试时 IQ 低于人群均值两个标准差，一般说智商在 70 以下。

2.社会适应能力不足，表现在个人生活能力和履行社会职责有明显缺陷。

3.起病于 18 岁以前。

做出精神发育迟滞的诊断必须具备以上 3 个条件，缺一不可。也就是说只有智力发育不足或智商低而能力不低者，不能诊断。反之，有社会适应能力缺陷而智商不低者亦不能诊断。18 岁以后任何原因所致的智力倒退都不能诊断为精神发育迟滞，而应称为痴呆。

二、精神发育迟滞的诊断步骤

精神发育迟滞的主要诊断步骤：① 收集病史，包括有无家族遗传史，是否近亲结婚，围生期及儿童早期发育情况等；② 体格和实验室检查，包括各种生长发育的指标，神经系统的检查，内分泌、代谢的检查，脑电图、染色体分析等；③ 精神检查；④ 智力测验，国内常用韦氏智力量表来评估儿童智商；⑤ 社会适应能力评估。具体如下：

（一）详细收集病史

全面收集患儿在母孕期及围产期情况、个人生长发育史、抚养史、既往疾病史、家庭文化经济状况，以发现是否存在任何不利于患儿身体和心理发育的因素。

（二）全面的体格检查和有关实验室检查

这是精神发育迟滞病因分析中不可缺少的步骤，包括：生长发育指标的检查（如身高、体重、头围、皮肤掌指纹等），有关的内分泌及代谢检查，脑电图、脑地形图、头部 X 线、CT 及 MRI 检查，染色体分析及脆性位点检查。

（三）神经系统检查

应注意有无视、听觉障碍，有无语言功能障碍，有无肢体瘫痪，有无不自主运动及癫痫发作等。

（四）心理发育评估

1.智力测验

智力测验是诊断精神发育迟滞的主要依据之一。智力测验实际上是一种心理测验，主要测验语言和推论能力，能最大限度了解儿童的智力潜在能力。智力测验分为婴幼儿时期使用的发育测验和大年龄阶段使用的智力测验两类；智力测验方法按精确程度分筛查法和诊断法两种，相应的智力测验量表也分为筛查量表和诊断量表两种。目前国内常用的筛查方法有以下几种：

（1）丹佛发育筛选检查（Denver Developmental Screening Test，DDST）。适用年龄范围为初生至 6 岁，共 105 个项目，分布在 4 个能区内。① 应人能（个人-社会行为）：测查人际关系和料理自己生活的能力，如微笑、认生、用杯喝水、穿衣等能力；② 应物能（精细动作-适应性）：测查眼手协调等运动能力，如手握物、捏小丸、搭积木、画图等能力；③ 言语能：测查听声音、发育、咿呀学语、理解大人指示和用言语表达自己要求等能力；④ 动作能（粗大运动）：测查姿态、头的平衡、坐、立、爬、走、跑、跳跃等能力。不同年龄儿童要求的项目不同。根据测查时通过项目情况，判断发育有无落后。

（2）图片词汇测验（Peabody Picture Vocabulary Test，PPVT）。适用于 2 岁半~18 岁。要求受试者在听到主试者提问的词汇时，立即在一张卡片上的 4 幅图片中挑出一幅图来，再按量表规定，累计积分，然后算成智商。本测验易于实施，费时短，不需操作和言语，主要用于偏瘫、脑损伤伴运动障碍、言语障碍等，但测验结果不能全面反映智力水平，尤其不能反映言语智力。

（3）画人测验（Draw A Man Test）。适用于 4~12 岁儿童。这是一种能够引起儿童兴趣、简便易行的智力测验方法，国内外应用广泛，要求被试者画一个人体全身像，然后从其所画的全身像中按头、眼、躯干、下肢、上肢、头发、鼻子、衣着、手、耳、口、足、脸、颈等部位进行详细评分，算出总得分，按量表规定换算成智商。画人试验对儿童有较大吸引力，易为儿童接受，实施简便，评分也不难掌握，但有一定局限性，有绘画技能的儿童容易得分，故评价智力时，应与儿童的行为表现结合起来评定。

（4）瑞文渐进模型测验（Raven Progressive Matrices，RPM）。这是 Raven 1938 年编制的非言语智力测验，适用于 5~11 岁儿童和智力水平较低者。它由一系列图案组成，每个图案都缺失某一部分，要求受试者从几个备选的补充图案中选出所缺乏部分，从而测查空间知觉，发现图案排列组合规律、概念形成和推理能力。测验成绩用百分位数表示。先将正确数相加得粗分，再将粗分转换成百分位数。测验费时短，受语言因素影响小。百分位数分为五个水平，第五水平相当于同龄儿组 5% 以下水平，提示可能有智力缺陷。

（5）分类测验（Set Test）。适用于大年龄儿童，要求受试者报出 10 个城市、10 种水果、10 种颜色、10 种动物。每报出一个计 1 分，最高分为 40 分，若少于 25 分为智力低下可疑者，少于 15 分则智力低下可能性极大。

目前国内常用的诊断量表包括：盖塞尔（Gesell）发育诊断量表、韦克斯勒（Wechsler）学前期智力量表（WPPSI）、韦克斯勒（Wechsler）学龄儿童智力量表修订本（WISC-R）、中国比奈测验量表等（见表3-3）。测验需由接受训练过的专门技术人员审慎使用。诊断时需进行个别测验，不可集体筛查。

表 3-3　我国常用智力测试量表及适用范围

诊断性智力测验量表	适用范围
盖塞尔发育诊断量表	4 周~3 岁
韦克斯勒学前期智力量表（WPPSI）	4.0~6.5 岁
韦克斯勒学龄儿童智力量表修订本（WISC-R）	6~16 岁
中国比奈测验量表	2~18 岁

2. 社会适应行为评估

社会适应性行为的判断是诊断精神发育迟滞的另一个重要依据，分四级，详见表 3-4。目前，对于 4~12 岁儿童，可以采用社会适应能力量表（姚树桥等编）对患儿社会适应能力进行评估。如不适合使用，也可以用同年龄、同文化背景的人群为基准，来判断被检查者所能达到的独立生活能力和履行其社会职能的程度。还可以参考使用婴儿-初中生适应行为量表（左启华等修订）、美国智力缺陷协会编制的 AAMD 适应行为量表和 Vineland 适应行为量表（Vineland adaptive behavior scale）。

表 3-4　适应行为分级标准

分级	学前（0~5 岁）	学龄（6~20 岁）	成人（21 岁以上）
轻度（能教育）	能发展社会和交往技能，在感觉运动方面有轻微的迟滞；不到更大一些年龄时很难与正常儿童相区别	能接受六年级学校教育，可在指导下适应社会生活	有通常的社会和职业技能，可达到低等的自给，但如果处于非常的社会和经济压力时需要有指导
中度（能训练）	能谈话和学会交往，在自助上训练而有所改善，能用中等监护来管理	在社会上和职业技能上因训练而有所改进，不能超过二年级的教育水平；在熟悉环境中可独自行走	在有保护的情况下可从事一点非技术的生活和工作，在有社会或经济压力时，需要有监护或指导
重度（部分自理）	运动能力发展不好；可讲一些话，通常在自理上不因训练而改进；很少或没有交往技能	能谈话和学会交往，能学会基本的卫生习惯；在系统的训练下有所改善	在完全的监护下生活半自理，在被控制的环境里可发展自我保护技能
极重（需要护理）	全面迟滞，感觉—运动方面的功能很差；要人护理	某些方面可能得到一点发展；对在自助方面的训练可能有一点点反应	有些运动和言语有发展，在自我照顾上可能有非常有限的改进，要人护理

来源：美国教育、卫生和福利部，1963.

3. 临床发育评估

在临床工作中或无条件做智力测验时，可采用临床发育评估的方法，即按照精神发育迟滞临床表现和各级发育特征评估患儿的发育水平，同样可能得到比较正确的评估。

（五）注意事项

在临床诊断中，要注意以下几个问题：

1. 不同种类智力测验的 IQ 或 DQ 临界值是有差别的，如盖塞尔发育量表的发育商（Development Quotient，DQ）临界值为 75，韦氏儿童智力量表的 IQ 临界值为 70，比奈测验量表的 IQ 临界值为 68 等。

2. 智力测验量表所测得的 IQ 值是估计值而非真正值，并且 IQ 值也不是固有不变的，因此智力测验的结果不能作为评价智力状态的唯一标准，只能作为全面评价的依据之一。MR 儿童经治疗后，IQ 会有所提高，但变动的范围是有限的，主要的变动是在社会适应能力方面。因此，MR 的发现并不意味着"一锤定音"而决定终身，应注重定期进行能力的评价，特别是经过干预后的变化。

3. 儿童在生后 6 个月内，除非有明显的发育异常，一般难以做出 MR 的诊断，常常要在儿童到达一定的运动发育和智能发育的界限时才被发现。

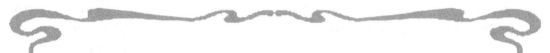

知识链接

韦氏智力量表

韦氏智力量表（Wechsler Intelligence Scale）由美国心理学家韦克斯勒所编制，是继比奈-西蒙智力量表之后为国际通用的另一套智力量表。韦氏智力测验共有三套：分成人（WAIS）、儿童（WISC）、幼儿（WPPSI）。韦氏成人智力量表适用于 16 岁以上的成人；韦氏儿童智力量表适用于 6~16 岁儿童；韦氏学前儿童智力量表适用于 4~6.5 岁儿童。

韦克斯勒儿童智力量表（WISC）：1949 年初版，1974 年修订，即为 WISC-R，适用年龄为 6~16 岁的儿童，其编制原理和特点与 WAIS 相同。它包括 6 个言语分测验，即常识、类同、算术、词汇、理解、背数；6 个操作分测验，即图画补缺、图片排列、积木图案、物体拼配、译码、迷津。其中的背数和迷津两个分测验是备用测验，当某个分测验由于某种原因不能施测时，可以用之替代。测验实施时，言语分测验和操作分测验交替进行，以维持被试的兴趣，避免疲劳和厌倦。完成整个测验需约 50~70 分钟。

韦克斯勒学前儿童智力量表（WPPSI）：该量表分为言语测验和操作测验两类。言语部分设常识、词汇、算术、类同、理解 5 个分测验和 1 个背诵语句的补充题，在 6 个分测验中又各设分题，共 119 项组成言语量表。操作部分有动物房、图画补缺、迷津、几何图形、积木图案 5 个分测验，其下也设有分题，共 54 项组成操作量表。中国已有韦氏学龄前儿童智力量表的修订本。

韦氏成人智力量表（WAIS）：龚耀先于 1981 年主持修订 WAIS（1955 年版），为中国修订韦氏成人智力量表（WAIS-RC）。WAIS-RC 分城市式和农村式。两式项目数相同，记分标准也相同。较长时间生活、学习或工作在县属集镇以上的人口，适用城市式。长期生活、学习或工作在农村的人口采用农村式。

WAIS-RC 各分测验的主要功能：

1. 知识：韦克斯勒认为，智商越高的人，兴趣越广泛，好奇心越强，所以获得的知识就越多。故此测验主要测量人的知识广度、一般的学习及接受能力、对材料的记忆及对日常事物的认识能力。

2. 领悟：此测验主要测量判断能力、运用实际知识解决新问题的能力以及一般知识。该测验对智力的 G 因素负荷较大，与知识测验相比，受文化教育影响小，但记分难以掌握。

3. 算术：此测验主要测量数学计算的推理能力及主动注意的能力。该能力随年龄而发展，故能考察智力的发展，同时对预测一个人未来心智能力很有价值。

4. 相似性：此测验设计用来测量逻辑思维能力、抽象思维能力与概括能力，是 G 因素的很好测量指标。

5. 数字广度：此测验主要测量人的注意力和短时记忆能力。临床研究表明，数字广度测验对智力较低者评测的是短时记忆能力，但对智力较高者实际测量的是注意力，且得分未必会高。

6. 词汇：本测验主要测量人的言语理解能力，与抽象概括能力有关，同时能在一定程度上了解其知识范围和文化背景。研究表明，它是测量智力 G 因素的最佳指标，可靠性很高。但其记分较麻烦，评分标准难掌握，实施时间也较长。

7. 数字符号：该测验主要测量一般的学习能力、知觉辨别能力及灵活性，以及动机强度等。该测验与工种、性别、性格和个人缺陷有关，不能很好地测量智力的 G 因素，但具有记分快、不受文化影响的特点。

8. 图画填充：此测验主要测量人的视觉辨认能力，以及视觉记忆与视觉理解能力。填图测验有趣味性，能测量智力的 G 因素，但易受个人经验、性别、生长环境的影响。

9. 木块图：该测验测量辨认空间关系的能力、视觉结构的分析和综合能力，以及视觉-运动协调能力等。该测验对于诊断知觉障碍、注意障碍具有很高的效度。

10. 图片排列：此测验主要测量被试者的分析综合能力、观察因果关系的能力、社会计划性、预期力和幽默感等。它也可以测量智力的 G 因素，可作为跨文化的测验。但此测验易受视觉敏锐性的影响。

11. 图形拼凑：此测验主要测量处理局部与整体关系的能力、概括思维能力、知觉组织能力以及辨别能力。在临床上，此测验可了解被试的知觉类型，对尝试错误方法所依赖的程度，以及对错误反应的应对方法。此测验与其他分测验相关较低，并对被试的鉴别力不甚高。

结果解释：

按照智商的高低，智力水平可分为如下若干等级，可作为临床诊断的依据。

表1　智力等级分布表

智力等级	IQ 范围	人群中的理论分布比率（%）
极超常	≥130	2.2
超常	120~129	6.7
高于平常	110~119	16.1
平常	90~109	50.0

续表

智力等级	IQ 范围	人群中的理论分布比率（%）
低于平常	80~89	16.1
边界	70~79	6.7
智力缺陷	≤69	2.2

表 2　智力缺陷的分等和百分位数

智力缺陷等级	IQ 的范围	占智力缺陷的百分率（%）
轻度	50~69	85
中度	35~49	10
重度	20~34	3
极重度	0~19	2

来源：1. 陈会昌，庞丽娟，申继亮，等. 中国学前教育百科全书 [M]. 沈阳：沈阳出版社，1994.

2. 郭念锋. 国家职业资格培训教程心理咨询师（三级）[M]. 北京：民族出版社，2012.

3. 戴晓阳，龚耀先. 韦氏成人智力量表中国修订本与原量表（WAIS 和 WAIS-R）因素分析的比较研究 [J]. 心理学报，1987，19（1）：72-80.

三、鉴别诊断

精神发育迟滞应与下列疾病相鉴别。

（一）精神发育暂时性延缓

儿童慢性躯体疾病，病后虚弱状态，营养不良，服用镇静药物或环境不良，学习条件欠缺等，都可以造成儿童反应性呆滞，思维贫乏，容易被误认为智力低下及精神发育迟滞。如果改善其生活条件及学习条件或身体康复后，其智力可迅速恢复。正常儿童中亦有部分儿童语言能力、运动功能发育较缓慢，但一般理解及适应环境能力正常；一旦功能发育可赶上正常儿童，在各方面都不显落后，与精神发育迟滞不同。

（二）癫痫

频繁的癫痫发作及服用苯巴比妥、卡马西平、丙戊酸盐类抗癫痫药物，都可以使患儿困倦，呆滞，类似智力低下。

（三）儿童精神分裂症

儿童精神分裂症也可以有学习成绩低下、淡漠、对周围环境接触及适应不良，但大多数患儿并无真正的智力低下，其特征性症状是思维障碍、幻觉、妄想、情感淡漠、行为怪异等。

（四）视、听障碍

视、听障碍以致适应环境及学习困难：早年耳聋严重者常有语言发育障碍，不要把这些情况误为精神发育迟滞，某些脑病所引起的失语、失用、失写也影响学习及语言能力，但其一般智力良好。

（五）儿童多动症

有注意力不集中、多动、冲动、学习成绩差、不遵守纪律、适应社会能力差等特点，类似精神发育迟滞，但检查其智力常常在正常范围之内，经督促学习成绩可以显著提高，服药治疗可以好转，以上这些表现可以同精神发育迟滞相鉴别。

（六）言语及运动功能异常

正常儿童中有一部分言语能力、运动能力发育缓慢，但一般理解及适应环境的能力则仍正常，一旦功能发育，能迅速赶上正常儿童，在各个方面都不显落后，与精神发育迟滞不同。

（七）注意缺陷与多动障碍

由于注意力不集中影响学习和社会适应，貌似精神发育迟滞，但这些患儿病史中发育迟缓不明显，存在典型的注意缺陷与多动障碍症状，智力检查结果为正常或边缘智力水平，经改善注意力和减轻多动后，学习困难常常会有不同程度的改善。

（八）儿童孤独症

儿童孤独症常伴有精神发育迟滞，但前者以严重的内向性孤独、对他人缺乏情感反应及特殊的依恋方式为主要特征，而精神发育迟滞患者社会化程度相对较好，愿与人交往，言语发育水平不足但无质的损害，能进行角色游戏。如患儿同时符合精神发育迟滞和儿童孤独症的诊断标准，则两个诊断均需做出。对于智力发育正常的高功能孤独症患儿，因其社会适应能力较差，也易被误诊为精神发育迟滞，此时，智力测查结果有助于鉴别诊断。

第五节　精神发育迟滞的治疗与护理

精神发育迟滞的治疗与其病因和严重程度有关，至今部分病因不明，给治疗带来了一定困难。治疗的原则是早期发现，早期诊断，查明原因，早期干预。在婴幼儿期，治疗的方法和内容以及重点是尽可能针对病因治疗，及早进行早期干预治疗，减少脑功能损伤，使已损伤的脑功能得到代偿。在年长儿，教育、训练和照管是治疗的重要环节。轻度智力低下，可以接受教育；中度一般可以训练；重度和极重度以养护为主，并辅以药物和饮食治疗。

一、精神发育迟滞的治疗方法

以下介绍临床常用的治疗方法。

（一）康复训练

由于精神发育迟滞目前尚无有效治疗手段，特殊教育、训练以及其他康复措施显得尤为重要。无论何种类型、何种程度的患者均可施行，且年龄愈小、开始训练愈早效果愈好。训练内容涉及学校技能、帮助就业、改善人际交往和提高日常生活能力等多方面。按照疾病的严重程度设定不同的训练目标，对于轻度精神发育迟滞患者，最好能设立特殊学校，通过长期、耐心的教育和辅导，很多患者成年后可基本适应正常的社会生活；对重症患者，仍可通过长期训练教会其简单的卫生习惯，提高基本生活能力。

（二）病因治疗

对于部分病因较清楚的遗传代谢性疾病要早期诊断，及时进行饮食治疗（如苯丙酮尿症等），可避免发生严重智力障碍。对先天性克汀病给予甲状腺素治疗，亦可改善智力状况。某些先天性颅脑畸形如先天性脑积水等，手术治疗可减轻大脑压迫，有助于发育。但这些仅占精神发育迟滞患者的少数，多数目前尚不能进行病因治疗。

（三）药物治疗

对于精神发育迟滞患者进行药物治疗有增长的趋势，药物被用来控制行为问题，如活动过度、注意力障碍或其他异常行为。治疗者应根据患者行为的危险性、长期用药的不良反应、神经系统检查及既往治疗史等对药物治疗进行综合评价。药物治疗应在严密的观察下进行，采用小剂量开始、缓慢加药的治疗方法。药物干预的目标是典型症状：攻击性强、冲动选用抗精神病药，常用的有典型抗精神病药奋乃静、氟哌啶醇，也可用非典型抗精神病药利培酮、奥氮平、喹硫平等；好动、注意力障碍，可用中枢神经兴奋药哌甲酯或盐酸托莫西汀；合并癫痫者，要采用抗癫痫药治疗如丙戊酸钠、卡马西平等。

（四）心理治疗

在精神发育迟滞的治疗计划中心理治疗是重要的组成部分，虽然患者有限的言语能力使心理治疗的应用受到限制，但简单的交流和行为干预依然有可能对其有所帮助。已有研究报道，只要精神发育迟滞者具有基本的言语或非言语交流能力，就能够从各种不同形式的心理治疗中获益。心理治疗的形式包括支持治疗、认知疗法、精神分析治疗、小组治疗、家庭治疗等。轻度精神发育迟滞患者语言能力较高，改良后的传统支持性心理治疗、认知行为治疗等均可实施。对于重度患者，采用行为治疗的方法可减少其不当行为，增强基本生活技能。

（五）行为治疗

对于精神发育迟滞患者来说，行为治疗也是一种重要的治疗方法。该方法不仅被广泛地运用于精神发育迟滞患者的教育训练，同时也可帮助患者减少不适应行为，建立适应性行为。当帮助患者建立适应性行为时，可采用正性强化法、差别强化法等。当消除患者存在的自伤、攻击、不服从等不适应行为时，可采用行为功能分析法、消退法、隔离法、反应代价等。

二、精神发育迟滞的护理方法

（一）生活护理

由于患者智力低下缺乏自我照顾、自我保护的意识和能力，因此生活需要照顾。护理人员要保证患者正常的生活需求，如睡眠、饮食及活动环境等。由于患者疾病的原因，且患者的发病年龄较小，不可能将自身不适及生活需求主动提出，要求护理人员密切观察患者的进食情况、睡眠情况、排泄情况是否正常，并针对所出现的问题进行护理干预。另外，要保证患者有一个良好的个人卫生状况，做好晨晚间护理。定期给患者洗澡、更衣、理发、修剪指（趾）甲，保持患者的清洁卫生。

（二）安全护理

患者居住的环境应简单实用，随时检查有危险隐患的物品和设施，如锐器、火柴、药品等。房间窗户应有相应的安全措施，禁止患者从事攀爬、打闹等危险活动。

（三）教育训练

教育训练对精神发育迟滞的患者来说具有很大的实际意义。这项工作不仅涉及家庭和医疗部门，还涉及教育及社会福利部门，是一项社会性的问题。应设立专门机构和学校，在专业人员指导下对患者进行专门训练和教育。

1. 生活自理能力训练

轻度精神发育迟滞的孩子生活尚能自理，中、重度以上患者生活自理困难，理解能力差，常需别人监护。但在患者的生长发育期，他们的智力及其他精神活动还在逐渐发展。因此，对精神发育迟滞患者尽早进行教育、训练是非常重要的。医护人员及父母对患者要有耐心，应坚持不懈地教育和训练，使他们逐渐适应周围环境，安排好自己的日常生活。训练培养患者平时生活中的一些必要的技能，如洗脸，洗澡，如厕，穿衣服、鞋袜，整理床褥，吃饭，收拾餐具，扫地等。

2. 语言功能训练

语言障碍和缺陷常常成为精神发育迟滞患者思维和智力发展的桎梏，要重视对语言障碍和缺陷进行矫正，使他们能较好地掌握语言这个工具进行社会交往和交流。训练时学校教育和家庭教育要密切配合，协同进行。通过生活活动进行语言缺陷的矫正训练，要有耐心，不能操之过急。

3. 劳动技能训练

通过劳动技术的教育和训练使患者能自食其力，以减轻社会和家庭的负担。劳动技术教育必须适合患者的智力水平和动作发展水平，注重现实性和适应性，重视安全教育以及个别差异性。可从自我生活服务劳动培养开始，如洗脸、穿衣、吃饭、扫地等，逐渐进入社会生活服务劳动技术的培养。在实际的劳动中进行日常工具的性能和使用方法的教育，进而到职业技术教育，并根据患者的心理上、生理上和疾病上的差异，掌握每个人的特点，进行职业选择的指导。

4.品德教育

由于患者认识水平低，对事物的分析能力差，常常不能预见自己的行为后果，往往会做出一些不自觉或不符合社会要求的行为和活动，甚至是犯罪行为。做好患者的品德教育要遵循普通学校品德教育的基本原则。尊重患者与严格要求相结合，集体教育与个别教育相结合，同时还要注意患者的生理、心理特点，充分了解每位患者的缺陷，对不同情况不同处理，爱护和保护患者的自尊心，把缺陷行为和不道德行为严格区别开来，对患者尽量少批评，少惩罚，多给予表扬和鼓励。

（四）药物治疗的护理

因患儿对症状及药物不良反应引起不适的表达较差，因此在药物治疗的过程中，更应严格观察病情演变及用药情况，及时处理不良反应。

知识链接

教育和训练方法

1.诊疗教学法

这是一种典型的个别化教学法，其主要目的是根据教育诊断资料设计一个适合该儿童独特需要的教学方案。每一个教学阶段包括5个步骤：诊断；计划；实施教学；评定；修正。周而复始，循环不已，构成一个相同等分的诊疗循环图。诊疗教学法形式多样，最常用的形式有个别指导、小组教学、独立学习三种。

2.主题单元教学法

这种教学方法主要是把各种课程系列地划分为若干个小型、具有逻辑顺序的主题教学单元，在各课的协调下，按单元循序渐进教学和训练。如课题单元是"秋天"，则语文、算术、感知、常识、音乐等各个课目都围绕着"秋天"进行教学。

3.任务分析法

任务分析法即是运用行为分析技巧，将教学任务做详细剖析，重点放在分解学习的操作方法，具体说就是把学习的目标行为或操作程序分析成一连串小步骤的动作行为，使儿童循序逐个地学习每一个小步骤动作行为，最终完成目标行为的学习。任务分析法有各种不同的具体做法，较常用的有连锁法、塑形法、辨别学习法、渐消法。

4.电脑辅导教学法

电脑辅导教学可以让儿童按字键或触摸荧光屏上展示内容的某一部分，即可完成作答，并立即获得答案的反馈，此类辅助教学不但能按儿童各自程度进行学习，而且能维持学习兴趣。针对语言障碍儿童，可以应用语声合成、电动符号沟通板等增强与别人沟通的能力。针对注意缺陷，可设计附载在衣服或学习桌上的感应器，把生理信息传送电脑处理，并发出有关信息予以提醒。对记忆力缺陷儿童，设计一种自动提示装置，督促从事一些事项。

5. 感觉综合治疗

感觉综合治疗是当今教育训练精神发育迟滞儿童时推行的一种训练方法。美国南加州大学 Ayres 将脑神经学与发育心理学相结合，发展了所谓的感觉综合理论。Ayres 认为人体的运动、知觉与认知功能发育是与大脑成熟过程并进的。来自人体的内外刺激，经过感官接受，先由脑干综合，继而由大脑皮质进行有效的综合，形成运动—知觉—认知功能的高层次行为模式，指挥人们去完成各项活动。精神发育迟滞儿童的上述系统不能有效正常运转，常表现出注意力不集中、失去距离感、手脚笨拙、怕上下楼梯、对别人的触摸特别敏感等，可以采用感觉综合的方法，促进脑神经生理发育，做出适应性反应。感觉综合对改善自伤、多动、注意力不集中等症状有效，例如有些精神发育迟滞儿童经常出现摇摆或旋转身体动作，可以让其在旋转盘上旋转，在组合轮胎中滚动，促进前庭功能发展和平衡反应。再如有触觉过敏的精神发育迟滞儿童，可让其玩沙、玩水、做手指绘画，或在运动垫上做大肌肉运动；用刷子触压，做触觉游戏；对有姿势障碍或身体感觉障碍而影响空间知觉发展者，可坐在滑板车上投球、荡秋千接球，既使其保持平衡，又综合视觉运动。

6. 行为矫正

精神发育迟滞儿童在智力、情绪、个性和行为诸方面都存在心理障碍，不矫治往往难以进行教育和训练。如若按奖惩学习原则对其进行行为矫正，常能按目的要求培植合适的行为，矫正或消除不适合的情绪行为问题与特殊功能障碍。一般情况下，多采用正性强化法、负性强化法、间歇强化和惩罚等行为矫正法。

7. 家庭教育

开展精神发育迟滞儿童的家庭教育，首先应当帮助家长取得心理上的平衡，应当了解家长的心态，帮助其消除疑虑，给予心理支持与辅导，使其认识家庭教育的重要性；提供有关的教养资料、知识和技巧，使其以明智的爱和积极而正确的态度与方法参与教育训练自己的精神发育迟滞子女，其意义与价值将是十分深远的。专业人员通过个别辅导或讲座形式，对家长进行辅导，具体内容：（1）协助家长消除疑虑，尽快从误解中解脱出来，面对现实，理性地接受自己子女的缺陷，取得心理平衡，并了解自己子女也具有"正常"儿童的一切权利。（2）提供有关精神发育迟滞儿童相关资料，如临床表现、诊断、儿童的潜能，以及教育训练可能达到的程度，等等，以便共同商讨训练计划。（3）提供有关的社会服务资源，以及申请或使用方法等。（4）介绍精神发育迟滞儿童在生活上的特殊需要；指导家长如何满足儿童的需要。（5）指导家长学习和发展有关教养儿童的知识与技巧，诸如儿童心理发展的基本规律，早期发现与早期干预的知识和技能等。（6）指导家长以明智而一致的教育态度去教育训练子女，掌握 5 个要点：①不过度保护，②不当面取笑，③不与其他儿童攀比，④不进行威胁与恐吓，⑤讲话和指令有针对性，不啰嗦。

来源：精神发育迟滞的康复治疗［EB/OL］.（2018-01-25）［2019-12-05］https://www.sohu.com/a/218839275_267951.

第六节 健康教育

健康教育重点是针对家长与老师，使他们正确认识疾病特征和可能的预后。从患儿的实际发展水平出发，对患儿的发展前景寄予恰当的希望。告诉他们应鼓励患儿多与外界接触、多说话、多练习，及时表扬和强化，提高患儿的学习兴趣和信心，切忌操之过急和歧视打骂。此外，宣传有关此病的一些预防知识，如产前诊断、围产期保健措施等也很重要。

预防是研究和防治精神发育迟滞的最终目标。结合我国具体情况，以胎儿在宫内缺氧、新生儿窒息、产伤、颅内出血、核黄疸等，以及婴幼儿期中枢神经感染、中毒、颅外伤和出生前后严重营养不良为主要致病因素。为此，加强母孕期、围产期和婴幼儿保健，可使精神发育迟滞发病率明显下降，同时应注意早产儿、低体重儿与高危儿的特殊照管。

一、精神发育迟滞的一级预防

（一）做好婚前检查、孕期保健和计划生育

坚持常规的产前检查，预防难产、急产，在边远地区，尤其要预防婴幼儿中枢神经系统的损伤和感染。建议在地方性甲状腺肿流行区给早孕妇女进行补碘，对新生儿进行微量脐血 T3、T4、TSH 水平检测，对可疑者进行监测，以防止地方性克汀病的发生。

（二）预防遗传性疾病的发生

若父母中已有人患有明显的遗传病或子女中已有遗传性疾病者，或高龄初产妇，可进行遗传咨询，必要时进行产前诊断。如确诊胎儿有遗传性疾病，可及时终止妊娠。为及早发现某些先天性代谢缺陷疾病，对新生儿给予 Guthite 细菌抑制试验，目的在于检出可疑病例再做进一步诊断，避免生出第二胎患儿。

二、精神发育迟滞的二级预防

症状前诊断及预防功能残废。运用儿童发展心理学的知识和技术对婴幼儿定期进行检查，对可疑患儿进行定期访视及早期干预。对以社会文化或心理社会因素为主要原因的精神发育迟滞患儿及时进行强化教育训练。积极防治各类精神发育迟滞儿童的情绪及行为障碍，要向父母和教师普及精神发育迟滞疾病知识，使他们熟悉患儿在不同的时期内可能出现什么样的心理和神经疾病，以及一般的处置方法。

三、精神发育迟滞的三级预防

　　减少残疾，提高补偿能力。主要包括对患者的行为和生活进行辅导、特殊的教育训练及咨询服务、帮助患者克服行为和个性问题上表现出来的困难、对合并肢体功能障碍或其他畸形者要对症处理，从而帮助患者恢复最佳功能水平，为今后参与社会生活及就业提供条件。在教育训练中，要以提高生活自理能力和生存能力为教育训练的主要目标，要注意结构化、个别化教学，并且要有意识地进行伤残人权益及法制观念的教育，使青少年懂得维护自己合法权益的可能途径和手段。

（周媛媛）

第四章　孤独症谱系障碍

　　孤独症谱系障碍（Autism Spectrum Disorder，ASD）是一组以社交焦虑、语言交流障碍、兴趣或活动范围狭窄以及重复刻板行为为主要特征的神经发育性障碍。自 1943 年 Leo Kanner 首次报道以来，随着对其研究和认识的不断深入，有关的名称和诊断标准也相应发生演变。1994 年，《国际疾病分类》（International Classification of Disease，ICD）将孤独症归类于广泛性发育障碍（Pervasive Developmental Disorder，PDD），与特定性发育障碍（Specific Developmental Disorders，SDD）相对应，专指一组包括社会化及沟通能力等多种基本功能发育障碍的精神异常，包括孤独症（Autism）、阿斯伯格综合征（Asperger Syndrome）、儿童瓦解性障碍（Childhood Disintegrative Disorder）、未分类广泛性发育障碍（PDD-NOs）。2013 年 5 月，美国精神病学会出版的第 5 版《精神障碍诊断与统计手册》（Diagnostic and Statistical Manual of Mental Disorders，DSM-Ⅴ）中，取消了之前的孤独症"分组"，而统一称为"孤独症谱系障碍"。

　　孤独症的患病率各国报道不一，但近年来发病率有明显的上升趋势。2014 年美国疾病预防控制中心最新的统计资料表明：美国每 68 名儿童就有 1 名患有孤独症。联合国发布的数据表明，孤独症的发病率为 1/150。我国于 2010 年在哈尔滨市对 2～6 岁儿童抽样调查结果显示：孤独症患病率为 0.23%。该病男女发病率差异显著，国外报道约为 4∶1，国内男女患病率比例更为悬殊，约为（6～9）∶1。

第一节　孤独症

一、孤独症的概念

　　儿童孤独症（Childhood Autism 或 Autistic Disorder）是一种起病于婴幼儿时期，以社会交往障碍、交流障碍、兴趣与行为局限、刻板与重复为主要临床特征的疾病。该病起病于婴幼儿期，以男性多见，主要表现为不同程度的社会交流和语言沟通障碍、重复的兴趣和刻板行为。约有 3/4 患者伴有明显的精神发育迟滞，部分患者在智能普遍低下的背景下，智能的某一方面相对较好。该障碍归属于心理发育障碍中的广泛性发育障碍，是广泛性发育障碍中最为常见的一个亚型。多数患者伴有不同程度的精神发育迟滞。

　　患者男性，6岁。因不说话、不理人就诊，父母健康，均无重大疾病史。母亲30岁时怀孕，患者系第一胎，怀孕后期患者出现妊娠高血压。患者出生时曾因脐带绕颈一度缺氧。8个月时对妈妈的拥抱反应迟钝，不会伸手做出期待姿势，被妈妈抱起时，也不贴近母亲的身体，也缺乏高兴的情绪反应。妈妈亲吻时会后仰或避开。常独自发呆，或目光凝视，或独自微笑；2岁上托儿所，喜欢一个人走来走去，不服从管教，从来不和其他小朋友一起玩耍；3岁后，很少与朋友交往，不肯主动与人接近，也不喜欢别人接近他。近来常表现喃喃自语，别人听不清也听不懂其内容，偶尔开口说话也是你我不分。特别喜欢玩陀螺和瓶盖，对其他玩具不感兴趣。常注视电扇、旋转的排风扇。在幼儿园只待在固定的位子，有时会尖叫，在教室外狂跑。体格检查无特殊发现。智能测验Q58。精神专科检查：神志清楚，接触被动，对医生的问话不理不睬，偶尔重复问话的内容。交流障碍，缺乏目光交流。对家人和陌生人反应相同，缺乏表情反应。

　　诊断：儿童孤独症。

二、孤独症发生的可能病因

　　孤独症目前病因仍有待阐明，越来越多的证据证明孤独谱系障碍是一组病因异源性的障碍。病因学研究文献表明，已经有100多种基因与ASD致病相关。

（一）遗传因素

　　遗传关联性研究显示，遗传因素在孤独症的发病中起着至关重要的作用。双生子研究为此提供了有力的证据：同卵双生子的同病率高达92%，异卵双生子为10%。2014年，美国芒特西奈山伊坎医学院等机构从全球1.5万脱氧核苷酸（DNA）样本中，筛选出近4000份孤独症谱系障碍患者样本与对照组进行比较后，确定了100多种会增加孤独症谱系障碍患病风险的基因变异，这些基因主要与神经功能有关，例如涉及神经连接的形成与突触传导等方面。通过对孤独症谱系障碍患者与健康兄弟姐妹的基因比较发现，这些基因变异与超过20%的孤独症谱系障碍发病相关。虽然许多可以增加孤独症风险的基因变异已经得到鉴定，也对许多候选基因进行了定位，但这些基因多是微效基因，其遗传方式并不能用孟德尔的突变模式或单个染色体异常来解释。在家系遗传中，细胞减数分裂期间遗传物质的自发删除或复制导致基因序列中拷贝数变在传递过程中的变化也可能是孤独症发病的一个可能原因。

（二）父母生育年龄和围生期因素

　　研究发现，父亲的年龄越大，孩子患孤独症的危险性也越大。多项对孤独症患者及其父母的遗传基因研究发现，孤独症患者有许多基因突变，而来源于患者父亲的突变是母亲的 4 倍。2008 年澳大利亚的一项关于孤独症患者的父母方面的危险因素研究调查了母亲怀孕的年龄、出生体重、胎儿的发育、Apgar 评分（作为胎儿窘迫的指标）以及生育次数。研究发现，早产、母亲年龄≥35 岁、多次生育这三个危险因素与孤独症的发生呈现"剂量"关系。2002 年瑞典的研究发现 Apgar 评分低是孤独症的危险因素。其他研究也有报道早产或低出生体重或 Apgar 评分低是危险因素，围生期的严重问题主要可分为两类：① 出生体重和妊娠期酗酒、重度吸烟或叶酸缺乏；② 产时缺氧。目前较多的证据表明父母生育年龄和产科问题与孤独症的风险增加有关。然而，孤独症的独立危险因素还应在今后大规模的、严格评价风险因素和其他潜在混杂因素的研究中进一步证实。

（三）脑部结构或功能异常

大量临床资料报告显示，孤独症患者常有脑电图异常，提示患者可能存在脑部结构或功能异常。研究者利用核磁共振成像（Magnetic Resonance Imaging，MRI）检查技术发现，患者大脑灰、白质异常增生，以额叶最为明显，尾状核、杏仁核、左侧海马区体积较正常组扩大，胼胝体膝部及小脑蚓部体积明显缩小。早期应用功能性核磁共振成像（functional Magnetic Resonance Imaging，fMRI）检测患者大脑血供情况，发现患者早期存在大脑广泛血供不足，以额叶、颞叶、小脑及丘脑多见，导致脑发育延迟或异常发育。

（四）神经内分泌和神经递质因素

孤独症与多种神经内分泌和神经递质功能失调有关。研究发现孤独症患者的 5-羟色胺（5-HT）等单胺类神经递质异常；松果体丘脑下部垂体肾上腺轴异常，导致 5-HT、内源性阿片肽增加，促肾上腺皮质激素分泌减少，研究提示患者脑内阿片肽含量过多与患者的孤独、情感麻木及难以建立情感联系有关，血浆阿片肽水平与刻板运动的严重程度有关。此外，研究还发现孤独症患者谷氨酸等神经递质含量异常。

知识链接

中国儿童孤独症的主要危险因素

殷道根等用 Meta 分析方法，筛选出中国儿童孤独症的主要危险因素，具体包括：

1. 遗传史、父母性格　目前，多数研究认为儿童孤独症有着重要的遗传基础作用，孤独症的发病主要取决于父母的遗传基因、父母的性格及家族精神病史。此外，父母性格作为遗传因素，同时也是家庭生活中的环境因素，对儿童身心健康发展同样起重要作用。

2. 新生儿黄疸　国内研究结果表明，新生儿黄疸增加孤独症发病的概率。国外 Maimburg 等研究显示，新生儿黄疸是孤独症发病的危险因素，当血清胆红素水平＞300μmol/L 时，罹患孤独症的概率显著增加。

3. 缺氧窒息　研究表明，新生儿缺氧窒息与孤独症的发病相关。原因可能是缺氧增加多巴胺的活性，孤独症患者的多巴胺过度激活。此外，脑组织对缺氧的敏感性高，缺氧可能造成神经系统损伤，进而增加孤独症的发病率。

4. 先兆流产　研究表明，有先兆流产史的新生儿在儿童早期发生孤独症的风险显著增加，具体机制尚需进一步研究。先兆流产常表现为妊娠期阴道出血，阴道出血会造成胎儿缺氧，进而对大脑神经系统发育造成不良影响，增加孤独症发病率。

5. 孕期疾病史、孕期服药史　母亲孕期疾病史和服药史可能增加儿童孤独症的发病率。Atladottir 等认为，母亲孕期前 3 个月流感病毒感染可使子代孤独症发病率提高 3 倍。Gardener 等研究显示，使用精神科药物使孤独症的发病率提高 68%，孕期使用大量激素的母亲产下孤独症患者的风险甚至大于有精神障碍的母亲。

6. 孕周异常　孕周异常（<35 周或>41 周）是孤独症发病的危险因素，孕周<35 周患孤独症概率是正常儿童的 4 倍。原因可能是早产儿、新生儿并发症较多，影响儿童早期脑发育，从而引起神经系统发育异常，增加儿童孤独症的发病风险。

7. 孕期被动吸烟　Tran 等研究显示，孕期吸烟或被动吸烟是导致胎儿发育障碍的最主要原因。苏媛媛等研究得出，孕期被动吸烟子代孤独症患病率是对照组的 3.53 倍。尼古丁代谢产物可铁宁，是烟草烟雾接触的敏感指标，随着孕妇被动吸烟量的增加，脐带血的可铁宁含量不断增加，从而影响胎儿的正常发育。

来源：殷道根，何珍，段学燕，等 . 中国人群儿童孤独症危险因素的 Meta 分析 [J] . 中国妇幼保健，2018，33（12）：2877-2880.

三、孤独症的临床表现

绝大多数患者在 2 岁半~3 岁内起病。1/3~1/2 的父母在患者 1 岁以内未注意到任何异常，到 18 个月时，大多数父母都会发现患儿明显的语言和社会交往问题，主要是表达性语言的延迟或偏离正常，以及目光注视差，缺乏交流兴趣等。典型病例的临床表现包括缺乏社会交往、语言交流和游戏兴趣，刻板重复动作，强行保持生活环境和方式等。

（一）社会交往障碍

社会化的功能缺陷是孤独症区别于其他发育障碍的主要特征。患者在交往中不能按照"直觉"的方式去理解别人的意图，而这种"直觉"在正常人看来是理所当然的。他们的待人方式就像来自"外星球的人类"。"孤独的"不合群的孤独症患儿在婴幼儿期就可能表现出明显的社会化偏离，患儿表现出目光接触少，不会对别人做出期待性的姿势反应，而更多倾向于通过操作别人的手来进行交流。在儿童早期，患儿社会化的缺陷变得日益突出，表现为对社会性的刺激关注较少，在交流过程中较少注视他人或报以微笑。联合注意（joint attention）缺陷，表现为当别人用手指示意患者注意某个物体时，患者往往注意别人的手指而不是注意到所指的物体。3 ~ 5 岁时，患儿也很少表现出对应有的社会化信息的理解，而是以机械的模仿、重复来回应他人。在建立和维持友谊方面，患者存在显著的异常，其特征不能简单用结交朋友的数量来衡量，而在于这种友谊关系质量的异常。此外，孤独症患者的攻击和暴力行为可能成为关注的问题。部分患者攻击行为、破坏财物、暴怒等可成为突出表现。

（二）交流障碍

1. 言语交流障碍

（1）言语发育迟缓或不发育。患者说话常较晚，会说话后言语进步也很慢。起病较晚的患者可有相对正常的言语发育阶段，但起病后言语逐渐减少甚至完全消失。部分患者可表现为终生缄默不语。

（2）言语理解能力受损。患者言语理解能力不同程度受损，病情轻者也常无法理解幽默、成语、隐喻等。

（3）言语形式及内容异常。对于有语言的患者，其言语形式和内容常存在明显异常，患者常常存在：① 即刻模仿言语，即重复说他人刚才说过的话；② 延迟模仿言语，即反复说既往听到的言语或广告语；③ 刻板重复言语，即反复重复一些词句、述说一件事情或询问一个问题。患者可能用特殊、固定的言语形式与人交流，并存在答非所问、语句缺乏联系、语法结构错误、人称代词分辨不清等表现。

（4）语调、语速、节律、重音等异常。患者语调常比较平淡，缺少抑扬顿挫，不能运用语调、语气的变化来辅助交流，常存在语速和节律的问题。

（5）言语运用能力受损。患者言语组织和运用能力明显受损。患者主动语言少，常不会用已经学到的语言表达自己的愿望或描述一件事情，不会主动提出话题、维持话题，或仅靠其感兴趣的刻板言语进行交流，反复诉说同一件事或纠缠于同一话题。部分患者会用特定的自创短语表达固定的含义。

2. 非言语交流障碍

儿童孤独症患者常常拉着别人的手伸向自己想要的物品，但是其他用于沟通和交流的表情、动作及姿势却很少。他们常常不会用点头、摇头以及各种手势动作表达想法，与人交往时表情常缺少变化。

（三）兴趣狭窄和刻板重复的行为方式

1. 兴趣范围狭窄

患者兴趣较少，感兴趣的事物常与众不同。通常他们对玩具、动画片等正常儿童感兴趣的事物不感兴趣，却迷恋于看电视广告、天气预报、旋转物品或排列物品，或听某段音乐或某种单调重复的声音等。部分患者可能专注于文字、数字、日期、时间表的推算、地图、绘画、乐器演奏等，并可表现出独特的能力。

2. 行为方式刻板重复

患者常坚持用同一种方式做事，拒绝日常生活规律或环境的变化。当日常生活规律或环境发生改变时，患者会表现出烦躁不安。因此，患者会反复用同一种方式玩玩具，反复画同一幅画或写某几个字，坚持走某一条固定路线，坚持物品放在固定位置，拒绝换其他衣服或只吃少数几种食物等。

3. 对非生命物的非正常依恋

患者对人或动物通常缺乏兴趣，但对一些非生命物品可能产生强烈依恋，如瓶、盒、绳等都有可能让患者爱不释手，随身携带。如果被拿走，则会烦躁哭闹、焦虑不安。

4. 刻板重复的怪异行为

患者常常会出现刻板重复、奇特怪异的动作，如重复蹦跳、拍手、将手放在眼前摆动和凝视、用脚尖走路等。还可能对物体的一些非主要的、无功能的特性（气味、质感）发生特殊兴趣，如反复闻物品或摸光滑的表面等。

（四）感知觉异常

患者表现为感知觉强度过弱、过强或异常，有的患者对疼痛刺激反应迟钝：对注射或自残没有反应或反应迟钝。有的对声音、光线特别敏感或特别迟钝，如患者遇到一点小声就捂上耳朵或斜眼皱着眉看光线。有的特别能忍耐苦味、咸味或甜味，有的患者平衡能力特别强，如登高、走在窄窄的床栏上从不摔倒。

（五）智力和认知缺陷

Kanner 最初认为孤独症的智力是正常的，后续的研究表明，约 3/4 的患者智力处于低水平。近年瑞典和加拿大的研究显示在典型孤独症中精神发育迟滞概率分别为 80%～89% 和 76%，有 40%～60% 患者智商低于 50，20%～30% 达 70 以上。

认知发展常不平衡，有的孤独症患儿在普遍智力低下的同时可具有某些特殊的能力。① 机械记忆，如对路线、数字、地名、人名、文字的不寻常记忆力；② 计算能力，如对日期推算和速算的能力等。

（六）其他表现

儿童孤独症患儿还常常存在自笑、情绪不稳定、冲动攻击、自伤等表现。多数患者在 8 岁前存在睡眠障碍，64% 的患者存在注意障碍，36%～48% 的患者存在过度活动，6.5%～8.1% 的患者伴有 Tourette 综合征，4%~42% 的患者伴有癫痫，2.9% 的患者伴有脑瘫，4.6% 的患者存在感觉系统的损害，17.3% 的患者存在巨头症，以上症状或伴随疾病不仅使患儿的病情变得更为复杂，也使患儿需要更多的治疗和干预。

四、孤独症的检查和诊断

（一）诊断程序

1. 病史

完整的病史包括患者的胎次，母孕期有无病毒感染，出生时有无窒息、脑损伤、胆红素脑病，既往有无中枢神经系统感染、外伤、中毒等病史，家族中有无孤独症、认知缺陷等。

2. 临床观察

直接对患儿的观察是十分重要的。不同年龄的患儿，孤独症表现的特征有所不同。3 岁以下的患儿，主要是说话明显延迟，有回声样的语言，躲避与他人身体接触，无假扮性游戏，对外界无兴趣，无联合注意。3～6 岁患者，除了有回声样语言外，还表现为不能用语言进行交流，模仿技能差、游戏水平低下等。

3. 体格和神经系统检查

主要注意患儿的躯体发育及神经系统情况，如：头围、面部特征、有无牛奶咖啡斑等神经皮肤征、有无先天畸形、视听觉有无障碍、身高、体重、神经系统是否有阳性体征、脆性 X 综合征、结节性硬化等先天性异常体征等。

4. 实验室或其他检查

可根据临床表现有针对性地选择实验室检查，包括电生理检查（如脑电图、诱发电位）、影像学检查（如头颅 CT 或磁共振）、遗传学检查（如染色体核型分析、脆性 X 染色体检查）、内分泌检查、代谢病筛查等。

知识链接

儿童孤独症早期筛查的生物学标记物

孤独症的早期诊断目前只是单一地使用核心行为标准，尚缺乏可信的实验学检查指标作为参考。近几年国内外有脑源性生长因子（BDNF）与儿童孤独症关系的探索研究。国内外多项研究提示，有神经营养作用的可溶性淀粉酶前体蛋（soluble amyloid precursor protein α, sAPP-α）可能促进了孤独症大脑的合成代谢并引起了早期头围的过度生长。汪鸿等采用高灵敏度的酶联免疫法，比较 205 例孤独症患儿和健康对照儿童外周血 sAPP-α 和脑源性生长因子（BDNF）的表达水平。结果表明 sAPP-α 在孤独症儿童病例组外周血和健康对照组儿童组间表达差异有统计学意义（$p<0.001$），孤独症儿童的 sAPP-α 表达增高，且在不同程度病情的孤独症儿童之间差异有统计学意义，重度者 sAPP-α 较轻-中度患儿增高。由此推断，外周血 sAPP-α 可能成为儿童孤独症早期筛查的实验室指标。父母亲高龄受孕、出生体重轻、新生儿高胆红素血症、新生儿缺氧缺血性脑病是 sAPP-α 升高的影响因素。

来源：汪鸿，王小燕，吴梅荣，等. 儿童孤独症外周血生物学标记物研究 [J]. 中国妇幼卫生杂志，2018，9（4）：15-19。

（二）症状量表

目前国际上通用的孤独症谱系障碍诊断量表有孤独症诊断访谈量表修订版（Autism Diagnostic Interview Revised，ADI-R）和孤独症诊断观察量表（Autism Diagnostic Observation Schedule，ADOS）。ADI-R 是面对父母和养育者的访谈问卷，涵盖儿童在社交互动、沟通能力、重复刻板行为方面的表现，多用于大龄儿童。ADOS 则根据儿童语言表达能力选择相应的模块。2009 年修订后增加了 ADOS 幼儿模块，可较好地应用于 ASD 的早期诊断。

随着对孤独症认识水平的提高，对于专业人员来说，典型孤独症诊断并不困难。然而如何早期诊断孤独症，目前仍存在困难甚至争议。孤独症早期诊断重点关注婴幼儿的社会行为和沟通能力，尤其是非言语沟通能力的表现，较少出现异常刻板行为。以下特征可以作为孤独症谱系障碍早期表现警示指标：① 6 个月后不能被逗乐，不会表现出大声笑，眼睛很少注视人；② 10 个月左右对叫自己名字没反应，听力正常；③ 12 个月对于言语指令没有反应，没有咿呀学语，没有动作手势语言，不能进行目光跟随，对于动作模仿不感兴趣；④ 16 个月不说任何词汇，对语言反应少，不理别人说话；⑤ 18 个月不能用手指指物或用眼睛追随他人手指指向，没有显示、参照与给予行为；⑥ 24 个月没有自发的双词短语；⑦ 任何年龄阶段出现语言功能倒退或社交技能倒退。

（三）诊断要点

常用的诊断要点包括以下：① 幼年发病（3 岁前）；② 人际交往存在质的损害；③ 言语交流存在质的损害，主要为语言运用功能的损害；④ 兴趣狭窄和活动刻板、重复，坚持环境和生活方式不变；⑤ 社会交往功能受损；⑥ 排除 Asperger 综合征、Heller 综合征、Ret 综合征、特定感受性语言障碍、儿童精神分裂症。

五、孤独症的治疗

（一）药物治疗

对孤独症儿童使用药物治疗时，务必明确几个前提：① 所有的药物治疗都是辅助性的对症治疗措施，单靠药物不能根本扭转或者改变孤独症的核心问题。② 当某些症状突出（如刻板重复、攻击、自伤、破坏、严重的情绪行为问题以及极端多动等）时，合理选择和采纳药物治疗可以起到很好的控制作用。③ 应当采取尽可能低但临床有效的剂量治疗。

常选择的代表药物包括：抗精神病药，如利培酮等；抗抑郁药，如氟西汀、舍曲林等；治疗注意缺陷多动障碍的哌甲酯与托莫西汀等。

（二）教育和训练

教育与训练是孤独症的最主要的治疗方法。目标是促进患者的语言发育，提高社会交往能力，掌握基本生活技能和学习技能。

1. 行为治疗

行为分析治疗（Applied Behavior Analysis，ABA）是指在行为分析的基础上，依据行为矫正原理，运用"刺激-反应-强化"的行为学习理论对行为进行分解训练，包括：① 发出指令；② 儿童反应；③ 对儿童反应的应答；④ 间歇记录。主要目的是强化已经形成的良好行为，对干扰接受教育训练、影响社会交往和危害自身的异常行为，如刻板行为、攻击性行为、自伤或自残行为等予以矫正。ABA 技术是迄今为止最广为人知的孤独症谱系障碍行为干预方法。

2. 结构化教学

针对孤独症儿童在语言交流及感知觉、运动等方面所存在的缺陷有针对性地进行教育，核心是增进孤独症儿童对环境、对教育和训练内容的理解和服从。

3. 人际关系发展干预

该方法是由美国 Gutstein 博士建立的最新疗法，强调改变自我中心，适用于各个年龄，核心是经验分享（感觉、知觉、思维等）、共同关注、行为协调、情感协调、建立和维持友谊等。具体包括：游戏文化介入（Play and Culture Intervention，PCI）、社交情绪调控交互支持（Social Communication，Emotional Regulation and Transactional Support，SCRETS）模式、社交故事（Social Story）、图片词汇交换系统（Picture Exchange Communication System，PECS）。孤独症患者在学龄前一般不能适应普通幼儿园的环境，应当在特殊教育学校、医疗机构中接受教育和训练。学龄期以后患者的语言能力和社交能力会有所提高，部分患者可以到普通小学与同龄儿童一起接受教育，还有部分患者仍然需要特殊教育。

4. 其他

（1）听觉统合训练（Auditory Integrative Training，AIT）。通过让患者聆听宽带频率的音乐，通过系统脱敏的原理强化到音乐中，使其症状和不良行为得以纠正，超过 75% 以上的儿童经过一个疗程后有明显好转。

（2）感觉统合训练（Sensory Integration Therapy，SIT）。运用滑板、秋千、平衡木等游戏设施对儿童进行训练，对减少 ASD 儿童的多动行为、增加语言交流等有较好的疗效。

其他治疗还有多感官刺激（Multi-Sense Training）、语言训练（Speech Therapy）、认知训练（Individual Recognized Training）。

有关孤独症治疗和干预的结论性意见具体包括：① 孤独症的药物治疗都是短时对症性的辅助措施，有特定的必要性和针对性，需要在熟悉儿童精神病学的医生指导下使用，但不可无限制使用，也不可以持续加量使用。② 有余力且有资源者可以尝试一些至少具有 C 或 B 级证据证明有一定效果的补充替代性治疗措施，如感觉统合训练、听觉统合训练、饮食或其他治疗。有余力指的是有一定经济能力，足以应付教育训练以外其他治疗性的开支；有资源指的是有能力获得负责任的相关专家的评估和治疗监督。根据患儿情况，选择一种干预方案尝试 1~2 个疗程或者 1~2 个月，没有明显的临床改变后，考虑更换其他干预方案。

六、孤独症的护理

（一）基础综合能力护理干预

对患者进行基础综合能力护理干预，主要从亲子间沟通的护理、听觉与视觉护理、日常生活能力的护理、异常行为的护理、社会交往能力的护理、安全问题的护理 6 个方面进行。

1. 亲子间沟通的护理

通过让患儿父母与患儿在一起活动，在这个过程中，护士引导患儿多与其父母进行眼神交流，指导患儿父母对患儿进行身体的接触，强调父母在整个活动过程中陪伴作用，从而训练患者对情感的表达与接受。

2. 听觉与视觉护理

通过各种声音刺激与图像刺激帮助患者发展对外界刺激的注意能力及反应能力，护士让患儿识别不同的图像以及颜色，利用音乐或者儿歌吸引患儿注意力，使患儿主动参与活动中，每次训练时间 30 ~ 60min，2 ~ 3 次/天。

3. 日常生活能力的护理

护士根据患儿的智力及现有的生活技能状况，制定具体明确的训练计划，按计划教会患儿自己如厕、吃饭、洗手等日常自理活动，训练时强调将复杂的动作分解成简单的多个步骤，分步骤教导患儿，从而培养其独立的日常生活能力。

4. 异常行为的护理

当患儿出现不合常理的举动时，如：发脾气、尖叫、刻板动作，护士应用正负性强化法及精神鼓励结合物质鼓励，耐心引导患儿纠正错误的行为，培养良好的行为习惯。

5. 社会交往能力的护理

护士训练患儿社交基本礼仪，让患儿与同龄儿童多接触，创造合适的语言环境，从而提升患儿的社交能力。在社会交往能力的护理中，语言训练尤为重要，主要是护士不断与患儿进行沟通，引导患儿与他人交流，从而达到提高患儿语言沟通能力的目的。

6. 安全问题的护理

当患儿对于危险的概念还没有意识时，护士及家长需要进行看护，避免患儿跌倒丢失，当患儿存在撞头、咬手等自伤行为时，要及时制止。

（二）心理护理干预

心理护理是护士对孤独症患儿实施的一种特殊的干预，主要是指利用合理的护理方式与患儿进行沟通和交流，通过评估明确患儿存在的问题，并组织活动与训练，让患儿跟家属和同龄儿童进行接触，帮助患儿掌握基本社会交往的技能，促进其健康快乐地成长。有不少研究表示心理护理干预对治疗孤独症有明显意义，能显著改善孤独症患儿症状表现。

1. 引导式教育联合融合教育心理护理干预

引导式教育联合融合教育作为心理护理干预的一个方法，着重强调孤独症患儿与正常儿童有许多相似点，主张在与正常儿童相同的环境中采用多种引导方式，以集体娱乐游戏和主题课为融合教育内容，激发患儿参与活动的主动性与主动交流的意愿，是近年来逐渐发展的护理心理干预措施，医院的引导式教育联合融合教育心理护理干预是让护士进行教师的角色扮演，模拟正常教育环境，开展专题课程，从而达到训练患儿社交能力的目的。引导式教育联合融合教育心理护理干预为临床护理干预开启了一种新的护理干预模式，具有重要意义。

2. 图片交换沟通系统心理护理干预

图片交换沟通系统（Picture Exchange Communication System，PECS）是在国际上经过循证研究证实可以适用于孤独症患儿的干预方法，其主要针对沟通能力差的孤独症患儿。该系统利用图片来激发患儿训练主动沟通技能，能提高患者社会交往及沟通能力。

（三）家庭护理干预

家庭护理干预即在对孤独症患儿干预治疗的过程中，强调由护士指导患儿父母共同参与整个干预治疗过程，从而达到训练患儿各种能力的目的。孤独症的治疗时间长、治愈难度大，需要耗费照顾者大量的时间和精力，这种大强度的照顾需求不仅在生理上，也在心理、社会、经济上带给照顾者巨大的影响。而另一方面，在一系列的干预治疗措施实施过程中，家庭是一个非常重要因素。在常规护理的基础上着重加强家庭护理，不仅有利于保障患儿预后效果，也能维持良好的护患关系，提高患儿的治疗效果。

知识链接

阶梯式融合性箱庭疗法在 ASD 人群中的应用

箱庭疗法（sandplay therapy），又称沙盘游戏。阶梯式融合性箱庭疗法，即在个体和团体箱庭的基础上，逐步引导特殊儿童与社交正常儿童共同建立的一种意向性游戏治疗方式。刘桂华等通过实证研究探讨了阶梯式融合性箱庭疗法对学龄前轻中度孤独症谱系障碍（ASD）患儿核心症状及睡眠管理的疗效。研究结果表明，阶梯式融合性箱庭疗法可以降低学龄前轻中度 ASD 患儿的感觉、社会交往、躯体运动、语言因子及社会认知、社会沟通、社会动机和孤独症行为方式因子得分；提高正立和倒置面孔的情绪识别正确率；ASD 患儿的箱庭主题逐步向治愈方向转换。同时阶梯式融合性箱庭疗法亦降低了患儿的睡眠阻抗、睡眠持续时间、睡眠觉醒因子得分和睡眠习惯问卷总分，有效改善了睡眠质量。未来仍需进一步明确阶梯式融合性箱庭疗法改善 ASD 患儿核心症状和促进睡眠的主要作用机理、机制。

来源：刘桂华，黄龙生，钱沁芳，等.阶梯式融合性箱庭疗法对学龄前轻中度孤独症谱系障碍患儿核心症状及睡眠管理的效果评价［J］.中国当代儿科杂志，2019，21（8）：743-748.

第二节　阿斯伯格综合征

1944 年，Hans Asperger 首先描述了阿斯伯格综合征，此种疾病主要以社会交往困难、局限而异常的兴趣行为模式为特征的神经系统发育障碍性疾病。阿斯伯格综合征具有与孤独症同样的社会交往障碍、局限的兴趣和重复、刻板的活动方式。在分类上与孤独症同属于孤独症谱系障碍或广泛性发育障碍，但又不同于孤独症，与孤独症的区别在于此病没有明显的语言和智能障碍。

一、阿斯伯格综合征的概念

阿斯伯格综合征（Asperger Syndrome，AS）是广泛性发育障碍中的一种综合征，有某些特征类似孤独症，如人际交往障碍，刻板、重复的兴趣和行为方式，因而也被归入更广泛的孤独症谱系。不同国家地区报道本病的发病率差别较大。回顾性资料显示其发病率在 0.03‰~4.84‰，孤独症与阿斯伯格综合征的比例为 1.5∶1~16∶1，平均比值为 5∶1。

二、阿斯伯格综合征发生的可能原因

　　该病的病因和发病机制尚不明了，推测可能与一些影响大脑全面发育的因素有关。目前缺乏足够的证据支持阿斯伯格综合征与其他类型广泛性发育障碍的发病机制有区别，但许多学者仍然倾向于认为该病有其独特的病理机制，其中包括一些致畸因子对怀孕早期大脑发育的影响。有理论推测阿斯伯格综合征患儿在胎儿发育早期，由于胚胎细胞的移行异常，最终影响了脑的结构和神经连接特性，其结果是控制思维和行为的回路受到影响。这些假说可以解释部分临床现象，但目前尚没有一种理论能够提供全面的解释。

三、阿斯伯格综合征的临床表现

（一）社会交往质的损害

　　患儿通常是离群、孤立的，往往以一些异常的或奇怪的举动去接触别人，患儿在交往中给人的感觉是"自我中心"，谈话的话题范围狭窄。在社会交流的情感方面，往往表现出不恰当的反应和不正确的解释，对别人的情感表达反应迟钝、理解拘泥甚至漠视。强烈地依赖公式化和刻板的社会行为规范和社会规则，而不能以直觉和自发的形式理解别人的意图。

（二）语言沟通质的缺陷

　　虽然患儿的语态变化和语调并不像孤独症那样单调和刻板，但言语的韵律性差。在事实的申述、幽默的评论中往往缺乏抑扬顿挫。言语经常是离题和带偶然性的，给人一种松散和缺乏内在联系和连贯性的感觉。交流方式的最典型特征是冗长的表达方式。

（三）局限的、重复的、固定模式的行为、兴趣和活动

　　在患儿中最常观察到的是对局限兴趣的全神投入。他们对所感兴趣的对象积累了大量事实知识，而且经常在第一次与他人的社会交往中就显示这些事实。

（四）笨拙、不协调的动作及奇怪的姿势

　　患儿常存在运动发育延迟和运动笨拙。多数患儿可能会有运动技能发展落后的个人史。通常他们步态僵化、姿势古怪、操作技能差，在视觉运动协调能力方面存在显著缺陷。

（五）其他

　　对如天气、电视节目表、火车时刻表及地图等事物，表现出极强的接受能力，但只是机械地记忆，却并不能理解，给人以古怪的印象。

　　虽然大多数患儿具有正常的智商，极少数甚至具有某些领域的高智商，但仍有少数出现轻度发育迟滞。该病明显发作或至少被发现时往往比孤独症晚，因此语言及认知功能得以保存。

四、阿斯伯格综合征的诊断

（一）诊断量表

阿斯伯格综合征并没有明确的实验室化验项目，主要是在日常生活中进行精神行为的观察积累，并注意有无特殊的表现，根据症状诊断中的六点要求来确诊。一般需要使用一些不同的测量工具，包括：① 阿斯伯格综合征评估表；② 孤独症谱系障碍筛查问卷；③ 儿童阿斯伯格综合征测试等。

（二）诊断要点

1. 在社交方面存在障碍

表现出至少以下两种情况：① 某些非言语性社会交往能力的显著缺陷，比如目光对视、面部表情、身体姿势和手势；② 不能建立与其年龄相称的适当的伙伴关系；③ 缺乏自发地寻找与他人分享快乐、喜好或者成功的欲望；④ 缺少交际性的和情感性的互惠行为。

2. 在行为、喜好和活动方面固执地坚持重复和不变的模式

表现出至少以下一种情况：① 总是处于一种或一种以上不变的有限的兴趣模式中，而其强烈程度和兴趣集中的地方都是不正常的；② 显著地、顽固地坚持一些特殊的、无意义的程序和仪式；③ 重复不变地维持一些自己形成的特殊习惯；④ 长时间地注意物体的某一部分。

3. 社会功能损害

上述障碍严重损害了儿童在社会交往、职业或其他重要领域的功能。

4. 无语言发育迟缓

在语言发育上没有明显的具有临床意义的全面迟滞。

5. 其他发育正常

在认知能力发育、自理能力、适应行为（社交方面除外）和儿童时期对外界环境的好奇心等方面的发育不存在明显的具有临床意义的迟滞。

6. 排除其他疾病

不符合其他明确的广泛性发育障碍和精神分裂症的诊断标准。

（三）鉴别诊断

阿斯伯格综合征患儿的一些行为表现，至少部分与孤独症相似。区别在于孤独症患者存在明显的语言发育迟缓，阿斯伯格综合征患者的语言发育基本正常或轻度延迟。孤独症患者是退缩的，他们想与其他人建立联系，却缺乏技能。阿斯伯格综合征和孤独症都可以有狭隘的兴趣和刻板的动作。但是，孤独症儿童往往专注于摆弄物体，倾听音乐，对图像反应比较强烈。相比之下，阿斯伯格综合征儿童的狭隘兴趣则往往表现对日期的记忆及某些学科知识的强烈兴趣。

五、阿斯伯格综合征的治疗

阿斯伯格综合征干预的重点应放在对社会意识技能的训练，对实用语言能力的培养，以及对行为问题的控制方面。理解、支持、同情和宽容在治疗干预过程中始终是重要的。完整详细的临床评估，并以此为基础制订个性化的教育训练计划。

（一）教育训练

针对性的训练教程应包括以下几方面：① 适当的非言语性行为，如与人交往中的凝视及学习和模仿音调的变化；② 用语言解释他人的非言语性行为；③ 同时处理视觉与听觉信息，以培养对多种刺激的整合能力；④ 同时培养训练患者的社会认知和谈话技能，纠正其含糊不清的表达方式，如非文字性语言。此外，教育训练还包括对异常行为的矫正，特别能力的发现、培养和转化等内容。

（二）药物治疗

药物可以作为辅助治疗，主要是针对一些行为问题和情绪障碍对症治疗（参见孤独症药物治疗部分）。

（三）心理治疗

尽管现有的心理治疗对本病并没有显示出明显的疗效，但一定程度的集中的、结构化的咨询服务对患者，特别是对焦虑抑郁、对治疗抗拒、家庭功能异常或在就业和适应社会时遭受挫折的患者有很大的帮助。

（宇　虹）

第五章　语言障碍与运动障碍

语言是人类进化过程中的产物，是人们用以沟通思想、表达情感、适应生活的交流工具。它同思维密不可分，所以也是人类思维的工具。语言也是一种社会现象，随着社会的进步与发展，语言也得到发展和丰富。语言能力是学习、社会交流、个性发育的反映。在婴幼儿时期，语言在认知和社会性的发生和发展中起着重要作用，并且对以后心理社会功能的发展有着深远而重大的影响。

第一节　语言障碍

学龄前儿童语言障碍的发生率较高，据报道 2 岁儿童达到 17%，3 岁达 4%~7.5%，6 岁达 3%~6%。学龄前儿童中，约 7%~10% 的儿童语言发育迟缓，而 3%~6% 的儿童有言语感受或表达障碍，并影响日后的阅读和书写。因此，早期发现和早期干预治疗尤为重要。

一、语言障碍的概念

语言障碍（Language Disorder，LD）是指通过口语、书面、手势等形式来表达个人思想、感情、意见的能力出现缺陷，表现为听、说、读、写四个方面的各功能环节单独受损或两个以上环节共同受损。

二、语言障碍发生的可能原因

（一）听力障碍

听觉是语言感受的一个重要渠道，当儿童听力受损后无论是传导性的、还是感觉神经性的都不能正确地察觉声音的传导，产生程度不等的语言发育迟缓，而且迟缓的严重程度受多种因素的影响，诸如听力损害的程度、发生的年龄、矫治听力的年龄、矫治的合适性等。传导性听力障碍伴有长期反复发作的中耳炎，对早期言语和语言发育可产生不良的影响。对于这类儿童而言，即使早期佩戴助听器并且给予听觉训练，他们仍有口语和阅读技能方面的问题。轻、中度感觉神经性听力障碍对语言发育的影响说法不一。此外，也有关于听知觉和听觉辨认对语言影响的研究，表明中枢性的听觉信息处理问题使儿童对听觉刺激的辨认、分析和储存出现困难，特别在有相似音时更为困难。

（二）精神发育迟滞

临床上常使用精神发育迟滞这一术语，该术语指儿童的各种功能，包括语言和非语言能力、适应性技能和运动发育都明显低于相应年龄的水平，总智商低于 70（即低于均数 2 个标准差以上）。这些儿童虽然语言发育进程是按照正常儿童的顺序，但其速度比正常儿童缓慢，当环境对儿童语言的要求增加时语言的问题就更为明显。某些染色体和遗传性疾病常伴有语言障碍，如唐氏综合征的儿童有程度不等的语言障碍，脆性 X 综合征儿童的语言障碍表现为语言韵律和内容上的特殊形式。

（三）孤独症谱系障碍

孤独症谱系障碍的一个重要的临床特征为语言发育障碍，并伴有人际交往困难和刻板的重复性动作。孤独症谱系障碍儿童的语言障碍可表现为完全不理解语言、没有语言表达、言语刻板、韵律夸张、语言应用困难、模仿语言等。

（四）神经系统疾病

脑性瘫痪儿童因神经运动通路的阻断而影响说话，常出现构音障碍，他们语言的感受能力相比表达能力好得多。儿童左侧大脑病变对语言、阅读、书写的影响较右侧大脑病变大。临床上有一些左脑病变的儿童原有的语言能力并没有受损，这是因为右脑代偿了左脑的功能，这说明右脑具有很强的可塑性。大脑的损伤或肿瘤可能会使儿童出现获得性失语症，即在儿童发展了说话成句的语言能力后，因为大脑的病灶导致获得的语言能力受损。临床上出现不同类型的失语症，对听语的理解困难、但言语流利者称感受性失语症；对目标物不能命名者称命名性失语症；对难以找到适当词语表达者称表达性失语症；言语不流利且费力的称运动性失语症。

（五）其他心理障碍

明显的心理创伤或不良的社会心理因素可影响儿童语言发育或引起语言障碍。如选择性缄默症，患者在学校等某些特定的情境中不说话但在其他环境中语言正常。

（六）环境剥夺

研究表明儿童的语言发展与环境有关。父母在与孩子交往中所使用的词汇量，在言语交流中如何重复和扩展词汇直接关系到儿童词汇量的增长和语言发展的速度。儿童生活在缺乏语言刺激的环境中则可造成语言发育迟缓，当对这些儿童给予治疗性干预后，其语言功能出现明显的改善。

三、语言障碍的临床表现

（一）特定言语发音障碍

患儿运用语音的能力低于其智龄平均水平，但言语技能正常。患儿的这种发音障碍不是由于失语症，而是与发育性表达和感受性语言障碍有关的清晰度障碍、口腔疾病、听力障碍、精神发育迟滞以及广泛性发育障碍等疾病引起的。常表现为言语发音延迟，其言语很难理解，患儿讲话时的语音省略、歪曲或代替的严重程度已超过正常儿童的变异范围。常见的现象有：① 舌根音化：以舌根音如 g、k、h 代替大多数舌前位音，如将"哥哥"说成"多多"；② 舌前音化：以舌前音 d、t 代替某些语音，比如将"裤子"说成"兔子"；③ 不送气音化：把送气音 p、t、k、c、s 用不送气音代替，如将"跑步"说成"饱步"；④ 省略音化：省略语的某些部分，如将"飞机"说成"飞一"等。

（二）表达性语言障碍

这是指患儿表达性口语应用能力明显低于其智龄应有水平，但语言理解能力在正常范围，发音的异常可有可无。患儿的非语言交流能力正常，常常使用示范、手势、模仿作为代偿，表现为 2 岁时不会讲单词，3 岁时不会讲 2 个词的短句，3 岁以后词汇量少、讲话过短、句子结构幼稚、语法错误多、常忽略开头和结尾等。这类儿童因说话不被人理解，而变得焦虑不安，有时急得哭闹叫喊，常伴有情绪障碍、社交困难、行为问题、多动注意力缺陷等问题。

（三）感受性语言障碍

患儿对语言的理解能力低于同龄平均水平，大多伴有语言表达和语音发育异常。这种语言理解水平低下不是由于听力缺陷、精神发育迟滞、广泛性发育障碍及神经系统疾病所致。患儿常在 12 个月时对熟悉的名字无反应；18 个月时不能识别几个常用物品；2 岁时不能听从简单指令；3 岁后不能理解语法结构，不理解别人语调、手势的意义。患儿语言理解能力障碍，继发性的影响语言表达，因此他们很少表现为单纯的感受性语言障碍，往往伴有表达性语言障碍，语言损害更为广泛而严重，预后也较差。伴发的社交情绪、行为问题多见。

四、语言障碍的诊断

（一）诊断依据

诊断本病有赖于详细的病史询问，包括患儿开始说话的时间、说话的清晰程度、发音状况、表达的流利性等，此外必须进行专业的发音器官检查、听力测试及言语和语言能力的评估。国内外较常用的儿童语言障碍诊断工具有发音甄别测验、图画词汇测验、发音测验、语言听力理解的感受表达形成语言的测量量表、儿童的符号测验、心理语言能力测验等。

（二）特定性言语发音障碍的诊断要点

1. 发音困难，讲话时发音错误，别人难以听懂。说话时语音省略、歪曲或替代的严重程度已经超过了同龄儿童的变异范围。

2. 语言理解和表达能力正常。

3. 不是由于听力缺陷、口腔疾病、神经系统疾病、精神发育迟滞或广泛发育障碍所致。

确诊本障碍需满足以下条件：发音障碍的严重程度超出了患儿智龄的正常变异限度；

非语言智能在正常范围；语言表达和感受技能在正常范围；发音异常不能直接归因于感觉、结构或神经系统异常；在患儿所处的亚文化环境所用的口语中，这种错误的发育显然是异常的；排除失语症、失用症、腭裂或其他与说话有关的口腔结构异常、耳聋、精神发育迟滞。

（三）表达性语言障碍的诊断要点

1. 言语表达能力明显低于实际年龄应有的水平。2岁时不会说单词，3岁时不能讲2个单词的短句，稍大后仍词汇量少，讲话简短，语法错误等，其严重程度超过同龄儿童的变异范围。

2. 语言的理解能力正常。

3. 标准化测验总智商正常。

4. 不是由于听力缺陷、口腔疾病、神经系统疾病、精神发育迟滞或广泛发育障碍所致。

典型病例

　　患儿，6岁，因"表达性言语障碍"来院就诊。患儿2岁时常常使用手势、模仿来代替不会讲的单词，3岁时不会讲2个词的短句，3岁以后词汇量少、讲话过短、句子结构幼稚、语法错误多、常忽略开头和结尾。患儿入学以来因说话不被人理解，而变得焦虑不安，有时急得哭闹叫喊。体格检查：生长发育正常，无听力缺陷，双肺呼吸音正常，心脏未及明显杂音，腹平软，无压痛及反跳痛，神经系统检查未见明显异常。既往无重大病史。精神检查：患儿表情焦虑，回答问题时常低着头。

　　诊断：语言障碍。

（四）感受性语言障碍的诊断要点

1. 言语理解能力低于实际年龄应有水平。1岁时对熟悉的名称无反应，2岁时仍不能听从日常简单口令，不能理解语法结构，不了解别人的语调、手势的意义，其严重程度超过同龄儿童的变异范围。

2. 伴有语言表达能力和发音异常。

3. 非言语性智能测验智商在正常水平（智能测验操作智商在70以上）。

4. 非听力缺陷、口腔疾病、神经系统疾病、精神发育迟滞或广泛发育障碍所致。

常用的语言诊断量表见表5-1。

表 5-1　常用的语言诊断量表

量表	筛查年龄范围	筛查内容	来源
学前儿童语言障碍评定量表	3~5 岁	语言理解、语言表达、构音和言语流畅性	林宝贵
学前儿童语言量表第四版	0~6 岁	听觉理解、表达沟通、发音	Zimmerman I 等
语言发育迟缓检查法	1~6 岁	语言理解、语言表达、交流能力和操作能力	小寺富子
汉语沟通发展量表	8~30 个月	手势、动作、词汇、句子	Twila Tardif 等
贝利婴儿发展量表	0~42 个月	智力量表（包含语言能力）和运动量表	Nancy Bayley
0~3 岁婴幼儿发育量表	0~3 岁	智力量表（包含语言能力）和运动量表	范存仁
格赛尔发育诊断量表	0~6 岁	适应行为、大运动、精细运动、语言、个人-社交行为	Gesell
儿心量表	0~6 岁	大运动、精细运动、适应性、语言、社交行为	张家健等
韦氏幼儿智力测验中国修订版	4~6 岁	语言量表和操作量表	龚耀先修订
麦卡锡幼儿智力量表	2.5~8.5 岁	言语、直觉-操作、数学、一般智能、记忆、运动	McCarthy D

来源：陈秀洁.儿童运动障碍和精神障碍的诊断与治疗[M].北京：人民卫生出版社，2017.

五、语言障碍的治疗与护理

（一）病因治疗

由特殊原因引起者，需针对病因进行治疗。由于舌系带过短、唇腭裂等引起者要进行畸形矫正。由于听力损害引起者要改善听力，由于环境不良造成者要纠正不良的环境，置身于良好的语言环境之中。

（二）语言训练

注意提高患儿的发音速度和语言清晰度，锻炼语言能力，鼓励他们大声讲话，积极参与父母及成人间的语言交流，针对不同情况编排不同的语言游戏，注意纠正错误发音，进行语音矫正训练。

知识链接

儿童语言发育顺序

新生儿：啼哭是新生儿时期因饥饿、寒冷、口渴等不适引起的一种生理反射，是语言的雏形阶段。

2个月：可发出几个单元音，如 a、i、o 等，能与成人进行交流的发音。

3~4个月：发出的"哦、哦""啊、啊"等咿呀学语声，亦只是心情愉快、欣然自乐的表现，有的还可能发出笑声，这只是语言的萌芽，还不能说是真正的语言。

4个月：可笑出声，会大声叫，能咿呀学语，能主动对人或玩具发出咕噜声。

6个月：喜欢对熟悉的人发声，开始出现唇辅音，如 da、ba、ma 等唇音，但只是无意识的发音，还不能理解爸、妈的含义，或者发出双元音，会发出咋舌声，开始对叫名字有反应。

8个月：能发出重复的音节，如 mama、baba、dada 等。

9个月左右：已经对语言感兴趣，可模仿成人发音，自己的唇、舌及发出的音逐渐协调起来，并开始懂得"再见"的意思。

10个月：能够咿呀学语，对成人的要求有反应，会招手表示"再见"，或拍手表示"欢迎"。

12个月：能听懂几样物品的名称，有意识地叫"爸爸""妈妈"，会学动物的叫声"汪汪""啊喔"等。真正对词的理解是从1岁左右开始的。

15个月：能说出6个左右的词，会指自己或亲人的鼻子、眼睛、耳朵等身体部位，开始出现难懂的话。

18个月：能说10~20个词，可用言语辅以手势和表情表达需要。

1岁至1岁半：是语言发育迅速的时期，这时可说出物品的名称，如灯、碗及身体的部位如手、眼等。这时不但能理解简单的词的含义，而且还能分辨成人说话的语调，分辨出严厉的声音和温柔的声音的区别。

21个月：能说20~30个词，会说"不要""我的"，能正确地说出书中几个图画的名称，能将2~3个字组合在一起。

2岁：能说3~4个字组合成的简单句，会用代词"我""你"。

2岁半：会说6~8个字的复合句，不再说出难懂的话，能说短的歌谣。

3岁：会说姓名、性别，知道2~3种颜色的名称，能回答成人的简单的问题。

4岁：能说出较多的形容词和副词，喜欢向成人提问题。

5岁：会用一切词类，知道生日。

6岁：说话流利，句法正确。

2~3岁是语言发育的关键时期，如果一个小儿是在正确的教育环境下，至3岁时还没有一定的口语表达能力，即为语言发育障碍，应该查找其原因。

来源：陈秀洁.儿童运动障碍和精神障碍的诊断与治疗［M］.北京：人民卫生出版社，2017：424.

（三）心理治疗

帮助处理情绪问题，矫正不良行为，进行系统的家庭治疗。

六、健康教育

儿童自出生后，应生活在丰富的语言环境中，并且定期进行听力筛查和发育监测，一旦发现异常，立即进行干预。在临床中，及早识别语言发育异常的警告信号是非常重要的，以进一步证实问题的存在，及早干预。治疗过程中，家长应尽量创造自然、轻松的社交环境，使患儿参与其中，诱导其说话，不要逼迫其说话。

知识链接

社交（语用）交流障碍

DSM-5 中的一个新的诊断：社交（语用）交流障碍，它涉及语言和非语言交流社交应用的问题。4 岁或 5 岁就可发现问题。较轻形式的此障碍直到青少年早期才会被发现，那时，社交交流变得更复杂。在得到包括家庭、特殊教育老师和心理健康服务在内的说话、语言和行为治疗后，一些儿童会得到极大改善。其他儿童则可能仍然难以应付某些社交关系，直至成年。由于社会交往中的问题，此障碍看似是自闭症谱系障碍，但此障碍并无固定兴趣或重复的行为。基于社交交流问题而先前被诊断为阿斯伯格障碍或未特定的广泛性发育障碍（PDD-NOS）的个体，可能更适合社交（语用）交流障碍这一新的诊断。自闭症谱系障碍、交流障碍或特定学习障碍的家族史，增加了患病风险。以下标准均需符合才可诊断：

1. 因为社交的原因而进行交流的问题，例如，问候刚见到的人，或与其聊天。

2. 有改变交流方式以符合场所（例如，操场上或教室里）或听众（例如，面对儿童或成人）需要的问题。有遵守对话和讲故事规则的问题，例如，按顺序讲或听，以及了解如何使用口语或非口语的手势来引导人际接触。

3. 难以理解幽默、比喻，未被陈述的内容，以及在其他语境中有不同含义的话语。

来源：夏雅俐，张道龙.理解 DSM-5 精神障碍 [M].北京：北京大学医学出版社，2016：19.

第二节　运动障碍

美国 DSM-V 将运动障碍作为一个新的神经发育障碍的亚类疾病，包含了发育性的协调障碍、刻板运动障碍和抽动障碍。

一、运动障碍的概念

运动障碍（Movement Disorder，MD）是指由于各种原因引起运动的发育、运动的功能、运动的质量、运动的速度、运动的效率等方面与正常的运动相比较有着不同程度的差异。也可以说运动障碍是指一个小儿不能完成与自己的月（年）龄相应的运动课题，也见不到运动的成熟程度的提高或者提高的速度缓慢，同时出现异常运动模式的现象。

发育性协调障碍（Developmental Coordination Disorder，DCD）起病于儿童发育早期，是获得协调性运动技能困难或运用该技能的水平明显低于相应年龄预期水平的运动障碍。

刻板运动障碍（Stereotypic Movement Disorder，SMD）是发生于儿童发育早期、病因不明的运动障碍，特征是缺乏目标指向的重复动作，貌似是被动驱使的结果。

二、运动障碍发生的可能原因

（一）脑损伤

由于各种原因引起的大脑不同程度的损伤可以导致运动障碍，在小儿时期则表现为运动发育的障碍，尤其是未成熟儿和新生儿时期，由于脑的损伤而导致以后的运动发育障碍和运动障碍的程度往往超乎我们在初期的预测，可能表现得很重也可能很轻。另外，在发育早期产生的原发性障碍多数会导致成长过程中的继发障碍，进一步阻碍运动的发育过程，加重运动发育障碍的程度。因此，预防这一时期的发育障碍对于预防继发障碍至关重要。

（二）脑血管障碍

小儿的脑血管障碍有很多原因，其中最多见的是先天性脑血管异常以及引起急性小儿偏瘫的脑血管障碍。

（三）中枢神经系统发育畸形

由于在胚胎发生期各种原因而致中枢神经系统的发育异常，而产生各种畸形所引起的定位性障碍。

（四）神经皮肤综合征

神经皮肤综合征是一种具有皮肤和中枢神经两系统异常的疾病。

（五）神经肌肉疾病

神经肌肉疾病包括许多种类，如进行性肌营养不良、先天性及代谢性肌病、重症肌无力、先天性肌紧张、周期性四肢麻痹、脊髓性肌萎缩症、急性多发性神经炎、Bell 麻痹等。上述疾病是由于各种原因致使肌肉的紧张性发生改变，从而导致不同特点的运动障碍。

（六）中枢神经系统感染

中枢神经系统感染包括细菌性感染、病毒性感染、继发感染等。因感染的程度、性质、部位的不同而引起相应的中枢神经系统损害，导致各种各样的运动障碍。

（七）神经系统外伤

因各种原因导致头颅的外伤、脊髓的外伤等，导致神经系统的某部分的障碍，或因外伤后引起癫痫而继发运动障碍。

（八）神经系统的肿瘤

神经系统的肿瘤因发生的部位的不同，会引起不同的临床症状，导致相应部位的运动障碍。

（九）变性疾病、代谢异常

变性疾病主要有灰白质的变性疾病、白质的变性疾病、系统的变性疾病，代谢异常主要有线粒体细胞病、过氧化物酶体病等。

（十）其他疾病

如急性小脑失调症、急性脑炎、Reye 综合征、急性小儿偏瘫、发作性疾病如癫痫等均可能导致不同程度和不同部位的运动障碍。

三、运动障碍的临床表现

（一）发育性协调障碍

1. 在粗大运动中表现出的协调障碍

粗大运动的时效性差，平衡性差，难以将单项运动整合为可控的行为序列，在系列动作中往往忘记接下来的动作，空间认知或定向障碍，由于肌张力低下或本体感觉问题，常常表现为难以完成诸如捡起铅笔或者握持某个物体等动作。总体动作笨拙，部分患者难以区分肢体的左右，个别患者甚至咀嚼食物也会成为日常困难。

2. 在精细运动中表现出的障碍

精细动作障碍可以影响广泛的动作任务，使得患者难以完成此类动作任务，例如用餐时使用刀叉、扣纽扣、系鞋带、烹饪、刷牙、梳头、开瓶盖等，此外，还会带来书写障碍，难以进行书法任务。患者可集中表现为基本运动模式的学习困难、达不到期望的书写速度、难以掌握正确的握笔姿态等，也可表现为数字或字母识别困难。

3. 词汇运用障碍

难以控制语言器官的运动；难以发声；难以连续发声形成单字或词句；唱歌使用歌词时难以控制呼吸或抑制唾液等。

4. 左右方向识别困难，方位感能力低下，可成为部分患者运动困难的焦点

可伴有一种或多种其他障碍和显著的言语发育缓慢，如注意缺陷多动障碍、孤独症谱系障碍、计算障碍、书写障碍等。

（二）刻板运动障碍

常见刻板运动行为包括重复的撞头、挥舞手臂，旋转或有节奏的运动，咬自己、打击自己的身体，揪捏皮肤，或其他的一些行为如吸吮手指、咬指甲、拔毛癖、磨牙或者是异常的跑动或滑动等。轻度的患者可在分散注意时终止其行为，中度患者需要采取保护措施应对其行为，重度患者为防止严重的伤害需要采取持续的监护或保护措施。

典型病例

患儿，7岁，学生，左手左脚有不自觉的扭动、无法控制而就诊。患儿父母都是农民，从小跟在爷爷奶奶身边，缺乏父母的陪伴。在学校几乎从不开口说话，课堂上从不发音，肢体不自觉地扭动。当分散其注意力时，其扭动行为可终止。家族史阴性。母孕期正常，出生顺利。1岁会说话、走路。既往无重大病史。躯体和神经系统检查无异常。脑电图检查结果轻度异常，无癫痫波。精神检查：神清，接触好，承认自己控制不住地出现上述动作，并为此感到苦恼，要求治疗。

诊断：运动障碍。

知识链接

拔毛癖

有拔毛癖的个体经常从头皮、睫毛、眉毛或身体的其他部位——也就是说，长毛发的任何区域拔毛。拔毛的区域可随着时间而改变。大多数有拔毛癖的个体拔掉了太多毛发，以至于头上出现秃处，他们试图梳理发型，用丝巾、假发或化妆品来掩盖。

这种行为经常是反射性的，做的时候并无目的或想法。另一些时候，则是有目的的或有计划的。当有以下症状时，可诊断为此障碍：

· 经常拔毛，导致毛发缺失。

· 反复尝试减少或停止拔毛行为。

拔毛可能对毛发的生长和质量产生持久性的损害。吞咽毛发可在胃部集结成团，

导致贫血症（低铁）、胃痛、恶心、呕吐、肠梗阻。在最严重的案例中，还导致肠破裂。

治疗经常由药物和认知行为治疗组合而成。选择性5-羟色胺再摄取抑制剂（Selective Serotonin Reuptake Inhibitor, SSRI）类抗抑郁药经常被使用，帮助减轻拔毛的冲动。在治疗中，个体学会对拔毛行为有所觉察。他们还学会有用的习惯逆转技术。这包括学会用危害更小的行为替代拔毛，例如，挤压一个球。有些个体会通过戴手套或帽子来阻止拔毛行为。

来源：夏雅俐，张道龙.理解DSM-5精神障碍［M］.北京：北京大学医学出版社，2016：93.

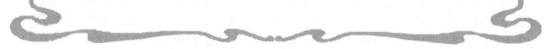

四、运动障碍的检查与诊断

（一）运动障碍的检查

1. 肌容积检查

观察与触摸小儿全身的肌肉，看有无肌肉萎缩或肥大，如果有全身性的肌肥大要考虑是否是杜兴肌营养不良、先天性肌强直、DeLange综合征等。

2. 肌力的检查

肌力的检查方法：肌力是肌肉在收缩或紧张时所表现出来的能力，以肌肉最大兴奋时所能负荷的重量来表示。

（1）动态的肌力。应用徒手肌力检查法来判断肌力，即检查者用自己的双手，凭借自身的技能和判断力，根据肌力的判定标准，通过观察肢体主动运动的范围以及感觉肌肉收缩的力量来确定所检查肌肉或肌群的肌力是否正常，并判定其等级。

检查方法是指示小儿进行某种有目的的运动，检查者在其进行运动时给予抵抗，检查小儿正在进行运动中的动态的肌力，可让小儿对抗阻力进行向各个方向的运动，如各个肢体或躯干的上抬或屈-伸，肢体的内收-外展、旋前-旋后等。

（2）静态的肌力。检查方法是指示小儿对抗检查者的力量，自己将某个关节固定在一定的位置上，检查者所感知的静态的肌力。肌力的测定应针对某一块肌肉或某一组肌群，经常测定肌力的部位有肩、肘、腕、髋、膝、踝、手指、足趾等。

（3）肌张力检查。肌张力是指活动肢体或按压肌肉时所感觉到的阻力，可以通过如下三方面的情况来了解小儿的肌张力的情况。

① 伸展性。是在缓慢地、被动地屈曲或伸展被检查者的关节时所表现出的肌肉的最大伸展度，伸展性增大表示肌张力减低，伸展性减低表示肌张力亢进。

临床上通过各关节角度的大小来衡量肌张力的情况：1）腕关节掌屈角。2）足背屈角：小儿仰卧位，检查者用一只手固定其小腿的远端，另一只手将足底推向背屈，测量从足的中立位开始背屈的角度。年长儿可令其坐于椅子上，髋、膝关节均屈曲 90°向上方抬起其足部，测量足与地面形成的角度。3）腘窝角：小儿仰卧位，一侧下肢伸展并放于床面上。检查者使另一侧的髋关节屈曲后，一只手握持大腿，另一只手握持小腿并向上方抬起小腿，在抬起的最大限度上测量大腿与小腿之间形成的角度。4）内收肌角：也称为股角，小儿仰卧位，检查者用两手分别握持其大腿部，使其在床面上平行分开，测量两大腿之间形成的角度。对于两侧下肢的肌肉痉挛有差异的患儿，应从两侧髂前上棘连线的耻骨中点向下画一条垂直线，此线分别与两大腿间形成的角度为一侧的内收肌角。

② 被动性。在被动地活动小儿的肌肉使之做伸展运动时，根据其阻力的大小来判断肌张力。

被动性检查方法如下：1）被动活动的抵抗：当检查者被动地以各种速度活动被检查者的各关节时所产生的抵抗，根据检查者的手所感觉到的小儿的关节对活动的阻力，称其为被动性。活动关节的方式是，使肢体进行屈曲、伸展、旋前、旋后的活动。2）摆动度：即摆动患儿的上、下肢，通过摆动的振幅的大小来了解肌张力情况。摆动度检查方法是，握持小儿的前臂摇晃其腕关节或者握持小腿摇动足部，根据手和足的摆动振幅的大小来确定肌张力的情况，摆动的振幅大则表示肌张力减低，摆动的振幅小则表示肌张力增高。

根据被动性区分肌张力：1）肌张力增高：被动性低下既表示肌张力增高，在临床上可有两种表现，一种为痉挛性，痉挛性是由于椎体束损害而引起的牵张反射亢进的症状，是痉挛型脑性瘫痪的主要临床症状。检查时的客观指标有如下三种：a. 折刀现象：在被动地、急速地使小儿的肌肉做伸展运动时，在运动的开始时阻力较大，在运动的终末，关节伸展至最大限度时即阻力最大时，肌肉伸展的阻力突然减弱或消失，这种现象类似将水果刀从刀鞘中打开的过程，在开始时因有阻力而比较费力，到即将完全打开之时突然失去阻力而变得容易，并因此而被称为折刀现象。b. 摆动运动的振幅小。c. 深部腱反射亢进。另一种为强直，强直是椎体外系损害的症状。a. 铅管样强直：由于伸肌与屈肌肌张力同样的增强，所以在被动活动肢体时如同弯曲铅管时的感觉一样，故而得名。b. 齿轮样强直：在强直性肌张力增强的基础上又伴有震颤，当进行被动运动时有旋转齿轮的顿挫样感觉，故称为齿轮样强直。c. 腱反射不亢进：是因过度紧张而致使腱反射难以被引出。2）肌张力减低或低紧张：在抗重力姿势的发育中，正常的肌张力是支持生物体本身重量必不可缺少的因素之一，在临床上将超越生理界限的低紧张称为"松软婴儿"，见于脑性瘫痪的肌张力低下型和不随意运动型的早期、先天性肌肉疾病、末梢性瘫痪、精神发育迟滞等患儿。

（4）立位平衡检查。

① 两脚直立位检查。患儿取立位，头保持正中位，两臂向前伸平，两足并拢，两足尖靠近，指示患儿保持直立位，在睁眼和闭眼两种条件下进行观察，需要观察 30 秒钟。观察内容是身体有无动摇，若有动摇，则要观察其程度和身体倾倒的方向。闭眼时的检查为闭目难立征，如果此时有身体的动摇为闭目难立征阳性。

② Mann 检查。将两足一前一后，一只足的足尖对另一足的足跟的状态下放在一条直线上，身体和头部要保持正中位，观察 30 秒，观察时间、内容和方法同上。

③ 单脚立位检查。在正确的姿势（即身体与头部保持正中位）上用一只脚站立、另一只脚轻轻地抬起，观察时间、内容和方法同上。

④ 足跟足尖步行检查。前方的足跟靠近后方的足尖地一步一步地在直线上前行，观察步行时的姿势、身体动摇情况及倾倒方向。

⑤ 立位平衡和倾斜反应检查。

（5）四肢运动失调检查。四肢运动失调检查主要的内容是测定异常，即实际运动的轨迹从意图的运动轨迹上偏离的现象，可以根据从意图轨迹上偏离的过大或过小来诊断，偏离过大则诊断为活动测定过大，反之则为活动测定过小。

① 上肢的检查。

1）指鼻试验：指示患儿用自己的示指指尖触自己的鼻子，观察上肢运动有无动摇即有无测定异常，有无共同运动不全。2）鼻指鼻试验：指示患儿用自己的示指指尖反复交替地指自己的鼻子和检查者的指尖再指自己的鼻子，观察上肢的测定异常和有无意向性震颤。3）指耳试验：指示患儿用自己的示指指尖触与手同侧的耳朵，观察上肢的测定异常和共同运动不全。4）画线试验：检查者在一张纸上画出距离 10cm 的两条平行的竖线，然后让患儿从左侧的线向右侧的线画一条横线，要求不要画出右侧的竖线之外。如果画出右侧的竖线之外为活动测定过大，未达到右竖线则为活动测定过小。另外要观察所画的横线是否为直线，线上有无细小的波纹等。5）握杯试验：指示患儿伸出手握住放在其前方的桌子上的杯子，将杯子拿起后再放回桌子上。正常情况下，手伸向目标物的动作及握杯时手事先的张开程度与杯的位置和大小相符。小脑失调症的患儿不仅有测定异常，还可见到手的张开程度呈现不必要的过大现象。6）打膝试验：患儿取椅子坐位，指示他用自己的手掌和手背交替地、有节律地击打自己的膝部。开始时节律要缓慢，渐渐地加快速度。除观察运动的节律、速度、左右差别等，还有观察前臂的旋前和旋后自动运动的活动范围。小脑失调症患儿可见动作不规则和击打的速度逐渐减慢，自动运动的活动范围缩小。两侧同时进行时，要观察两侧的运动有无差异。7）过度旋后试验：将患儿的两前臂在旋前位（即手心向上）上向前方平举，然后指示小儿快速地将前臂旋后（即使手心向下），如果是失调症的患儿会出现前臂过度地旋后现象，及拇指有坠向下方的倾向。

② 下肢的检查。

1）足趾–手指试验：患儿取仰卧位，检查者将自己的示指放于患儿的足可触到的上方，指示小儿用自己的足拇趾的趾尖去触检查者的示指指尖。观察在膝伸展位和屈曲位是否均可以进行上述的活动以及活动进行时的状态。2）跟膝试验和跟胫试验：患儿仰卧位，指示他将一侧的足跟放在另一侧的膝上，然后再放回于床上，如此反复地进行对侧膝上→床上的动作，此为跟膝试验。若将足跟放于膝上之后，再令其反复地将足跟沿胫骨向下滑动至足背称为跟胫试验或跟膝胫试验。两试验要在睁眼和闭眼时分别进行，观察运动的协调性、准确性等。3）胫叩打试验：患儿仰卧位，指示用一侧的足跟叩打另一侧的胫骨粗隆下方部位，要有节律地轻轻地叩打。同样，要在睁眼和闭眼时分别进行，观察叩打部位的准确性、运动的协调性。4）膝屈曲试验：患儿仰卧位，令其闭上眼睛，检查者将其一侧膝屈曲，然后指示他将另一侧膝屈曲与对侧膝相同的角度。小脑失调症的患儿一开始会出现屈曲过度，使屈曲角度大于对侧，然后又恢复到相同的角度的现象。

（6）步态分析步行运动检查。主要应用步态分析的方法，步态分析是利用力学的原理和人体解剖学知识、生理学知识等对一个人行走的功能状态进行分析的研究方法。用以评价步行的异常所见，确定治疗方案和判断治疗前后的疗效，评定肢体的伤残程度等。可以通过对步行的观察或者用仪器检查等方法来进行步态分析。小儿的步行方式发育至与成人基本相似的时期大约是在 2 岁左右，完全与成人相同则需到 5 岁左右。

① 步态分析应用的数据。

1）步行周期是指从一侧足跟着地开始至同侧的足跟再次着地时为止的时间称为一个步行周期。2）步态时相是指在步行中的每一个步态周期都包含着一系列的典型的姿位，把这种典型的姿位在一个步行周期中所占的时间用百分数或秒来表示。步态时相分为以下几相：双支撑相，指两只足都着地的时期，双支撑相在一个步行周期中出现两次，即从右足跟着地开始至左足趾离地，以及从左足跟着地开始至右足趾离地的两个时相。单支撑相，指一只足着地时期，即从右足跟着地开始至右足趾离地的右支撑相和从左足跟着地开始至左足趾离地的左支撑相的两个时相。摆动相，是从左足趾离地开始至左足跟着地的左摆动相，和从右足趾离地开始至右足跟着地的右摆动相两个时相。正常情况下，两个双支撑相大致相等，约各占步态周期的10%，单支撑相与摆动相也大致相等，约各占40%。3）步长又称为单步长，是指在行走时由一侧足跟着地开始至紧接着的对侧足跟着地时所行进的距离，用 cm 表示。4）步幅又称为复步长，是指在行走时由一侧足跟着地开始至这侧足跟再次着地时所行进的距离，也用 cm 表示，其大小应该是步长的 2 倍。5）步频又称为步调，是指在行走时单位时间（1 分钟）内迈出的步数，用步/分表示。6）步速即行走速度，是指在行走时单位时间（1 分钟）内的整体移动的直线距离，用 m/min 表示。7）足角的测量方法是，在一个人的步行线路上画一直线，在其行走时其中一只脚的印记上沿第二足趾的长轴向足跟画一延长线，这一延长线与上述的直线所相交的角即足角。8）步隔即两足间的横侧距离。其测量方法是，在一个人的步行线路上画一直线，在左右两足的足印记上跟骨底的中央向这一直线分别画一平行线并向两足之间延长，两延长线间的距离即为步隔。

② 步行的观察内容。

1）步行时足着地时的姿势，两足是否平行，有无足尖向内或向外的现象。2）步行时下肢的摆动情况，是否与前进的方向平行，行走的路线是否笔直，迈出一侧的下肢有无画弧样地摆动方式。3）步行中骨盆的状态，有无扭转，有无倾斜。4）步行中能否见到上肢的共同运动。5）步行中两足的距离和左右足的步幅如何，每一步的步幅是否一致，左足的步幅和右足的步幅是否相同。6）步行中足的状态及整体的节律性如何。如果可疑有步行障碍，可让小儿加快步行的速度，观察共同运动、不随意运动、瘫痪、失调等症状的有无等。7）观察特殊的步行方式，在观察普通的步行之后，让小儿进行如下的步行方式：在一条直线上步行，用足尖步行，用足跟步行，正常小儿在 4 岁左右可以在直线上步行，用足尖和足跟步行需在 3 岁以后。8）观察在板上的步行方式对于 5 岁以后的幼儿，应准备一块长 2m、宽 7cm 的板，观察小儿在板上面步行的情况，在这板上步行容易发现轻微的步行障碍。

③ 步态分析的方法。

1）目测法，根据检查者对患儿进行中的步行的观察判断步行的情况，不需要仪器，使用方便，但具有主观性，可靠性差；2）运动学定量步态分析法：足印法、跟绑缚标记笔法、吸水纸法；3）步态分析系统，人工数字检影是用电影技术摄取步行中的各个实时活动环节进行分析。自动运动示踪系统是分析运动最先进的方法，由一种自动多路摄像系统跟踪被动反光标志和自动发光标志，由此来进行步态分析。

（二）运动障碍的诊断

1. 发育性协调障碍

详细的生长发育史有助于诊断，包括诸如学会爬行、走路的时间，触觉发展和行走活动的变化等。专业的测试工具运用可帮助诊断。国外常用的测试工具包括：① 儿童运动评估问卷；② Peabody 运动发育性量表；③ 粗大运动发育测试。

（1）诊断要点。

① 尽管有充分的机会获得和使用协调性运动技能，但患者所具备的该技能水平显著低下，与其相应年龄的预期水平不相符。在完成动作任务时，可表现为动作笨拙、迟缓、不精确。

② 由于以上运动技能的缺陷导致持久的不良后果，如影响患者的日常自我照料能力、学习能力，影响参与游戏活动或娱乐活动的能力。

③ 症状发生在发育早期。

④ 运动技能缺陷的原因不能用智能残疾、视觉缺陷、神经系统疾病来解释。发育性协调障碍可能影响到患者运动的各个方面，这些症状会持续到成年期。通过训练、物理治疗、语言治疗或心理训练，某些能力可以获得提高。

（2）鉴别诊断。

① 内科疾病导致的运动障碍。协调性问题可能与视觉功能缺损或其他特定的神经疾病（如脑瘫渐进性的小脑病变、神经肌肉疾病）有关，这些疾病的患者通过神经系统检查可以有相应的发现。

② 智力发育障碍。表现为智力低下，运动能力与其智力水平相呼应。如果协调运动的严重程度超过了其智力损害的相应水平，同时达到了发育与协调运动障碍的标准，则另外需要诊断发育性协调障碍。

③ 注意缺陷多动障碍。患者可能表现行动鲁莽，行动中打翻物品等，仔细观察会发现患者的症状主要归因于分心或行为的冲动性，而不是由于协调性的问题。

④ 孤独症谱系障碍。患者不仅对那些需要运动协调能力的活动不感兴趣，比如球类运动等，同时还表现为其他人际互动活动兴趣缺乏。而发育性协调障碍对患者兴趣活动影响是局限的。如果同时满足两个诊断标准，则应该同时诊断。

2. 刻板运动障碍

（1）诊断要点。

① 缺乏目标指向的重复动作，如摇手、挥手、身体摇摆、撞头、咬自己、打自己身体等。

② 重复的动作行为影响了社交、学习或其他活动，可导致自伤。

③ 发生于童年早期。

④ 行为并非源于物质的生理效应或神经系统的疾病，诸如拔毛癖、强迫障碍等其他神经发育疾病或精神障碍不能解释该行为症状。

刻板运动在婴幼儿中是常见的现象，如果这些行为并未造成烦恼或者未影响到日常活动，则不应该诊断为本病。目前缺乏针对本病的特异性检测或评估工具。刻板运动障碍可以伴有莱施-奈恩综合征（一种自毁容貌的遗传疾病）、智力障碍、严重的酒精暴露或者是苯丙胺中毒等同时存在。

在 DSM-5 系统中，诊断本病要求标明：①是否伴有或不伴有自伤行为；②是否与其他已知的疾病或环境因素有关。

（2）鉴别诊断。本病需要与其他可能出现刻板运动症状的疾病包括孤独症谱系障碍、强迫障碍、抽动障碍以及其他的运动性疾病进行鉴别。

① 正常发育变异。在婴儿和儿童早期，单纯的刻板运动行为是常见的，从入睡状态转为觉醒时可出现摇摆的动作，这些动作往往随着年龄的增长而消失。复杂的刻板运动在正常发育

的孩子中不多见，这些行为不会影响儿童的日常功能，孩子也不会因此而感到痛苦。

② 孤独症谱系障碍。刻板性的运动在孤独症谱系障碍患者中是常见的症状，但孤独症谱系障碍患者社会交往的缺陷以及限制性的行为模式在刻板运动的患者中并不会出现，孤独症谱系障碍患者所表现的社会接触、社会交往障碍，僵化、重复行为和局限兴趣爱好等特征有助于鉴别。

③ 抽动障碍。通常刻板运动障碍起病时间早于抽动障碍，多于 3 岁前起病，而抽动障碍一般发生的平均年龄在 5~7 岁。刻板运动往往涉及前臂、手甚至整个身体，抽动一般仅涉及眼、面、头、肩部。刻板运动障碍的运动模式通常是固定的且时间略长，而抽动障碍的运动模式往往有短暂、快速、随机波动的倾向。两者均能通过分散注意而减少发作。

知识链接

儿童擦腿综合征

儿童擦腿综合征是小儿通过摩擦引起兴奋的一种行为障碍。发作时，小儿双腿伸直交叉夹紧，手握拳或抓住东西使劲，女孩喜坐硬物，手按腿或下腹部，男孩多伏卧在床上来回蹭，多在入睡前、睡醒后或在独自玩耍时发生。发作后，女孩外阴充血，分泌物增多或阴唇色素加深，男孩阴茎勃起，尿道口稍充血，有轻度水肿。有认为儿童擦腿综合征是因外阴局部受刺激引起后渐成习惯，持续反复发生。有研究认为发作时小儿有性激素水平紊乱。因原因不明，治疗意见亦不统一，但使小儿生活轻松愉快、解除小儿心理压力、鼓励其参与各种游戏活动等心理行为治疗是公认的必要措施。应注意会阴部清洁卫生，除每日清洗外，婴幼儿白天玩耍时也应使用尿布或纸尿裤，尽早穿封裆裤以保护会阴皮肤、避免感染，衣裤、被褥不可太厚、太紧，在发作时以有趣事物分散其注意力，睡前安排适当活动使之疲劳易于入睡，睡醒后立即穿衣起床以减少发作机会，鼓励小儿参加各种游戏和活动，使其生活轻松愉快。此习惯动作多随年龄增长而逐渐自行缓解。

来源：崔焱. 儿科护理学 [M]. 北京：人民卫生出版社，2017：32.

五、运动障碍的治疗与护理

心理治疗有助于提高患者诸如情绪管理的能力。放松技术有助于帮助患者缓解不良情绪。对于严重影响社会功能的患者，可选择专业的运动康复治疗或药物治疗。

知识链接

儿童运动的发育

运动的发育可分为大运动和细运动两大类。妊娠后期出现的胎动为小儿运动的最初形式。新生儿因大脑皮质发育尚不成熟，传导神经纤维尚未完成髓鞘化，故运动多属无意识和不协调的。此后，尤其第 1 年内随着大脑的迅速发育，小儿运动功能日趋完善。

大运动（Gross Motor）

· 抬头　因为颈后肌发育先于颈前肌，所以新生儿俯卧位时能抬头 1~2 秒；3 个月时抬头较稳；4 个月时抬头很稳并能自由转动。

· 翻身　出现翻身动作的先决条件是不对称颈紧张反射的消失。婴儿大约 5 个月时能从仰卧位翻至俯卧位，6 个月时能从俯卧位翻至仰卧位。

· 坐　新生儿腰肌无力，至 3 个月扶坐时腰仍呈弧形；5 个月时靠着坐腰能伸直；6 个月时能双手向前撑住独坐；8 个月时能坐稳并能左右转身。

· 匍匐、爬　新生儿俯卧位时已有反射性的匍匐动作；2 个月时俯卧能交替踢腿；3~4 个月时可用手撑起上身数分钟；7~8 个月时已能用手支撑胸腹，使上身离开床面或桌面，有时能在原地转动身体；8~9 个月时可用上肢向前爬；12 个月左右爬时手膝并用；18 个月时可爬上台阶。学习爬的动作有助于胸部及智力的发育，并能提早接触周围环境（如手拿不到的东西，通过爬可以拿到），促进神经系统的发育。

· 站、走、跳　新生儿直立时双下肢稍能负重，出现踏步反射和立足反射；5~6 个月扶立时双下肢可负重，并能上下跳动；8 个月时可扶站片刻，背、腰、臀部能伸直；10 个月左右能扶走；11 个月时能独站片刻；15 个月时可独自走稳；18 个月时已能跑及倒退走；2 岁时能并足跳；2 岁半时能独足跳 1~2 次；3 岁时双足交替走下楼梯；5 岁时能跳绳。

精细动作（Fine Motor）

· 新生儿两手握拳很紧，2 个月时握拳姿势逐渐松开，3~4 个月时握持反射消失，开始有意识地取物；6~7 个月时能独自摇摆或玩弄小物体，将物体从一手转换至另一手，并出现捏、敲等探索性动作；9~10 个月时可用拇、食指取物；12~15 个月时学会用匙，乱涂画，能几页、几页地翻书；18 个月时能叠 2~3 块方积木；2 岁时可叠 6~7 块方积木，一页一页翻书，能握杯喝水；3 岁时在别人的帮助下会穿衣服，临摹简单图形；4 岁时基本上能自己脱、穿简单衣服；5 岁时能学习写字。

来源：崔焱. 儿科护理学［M］. 北京：人民卫生出版社，2017：19.

六、健康教育

（一）对患儿家长的指导

指导家长不要因为患儿出现症状就给予惩罚和批评，指导家长正确观察患儿的症状和临床经过。

（二）对患儿指导

对待患儿要热情、耐心，对重症患儿则要积极地进行治疗。

（三）药物治疗

药物治疗适用于重症的病例，但是对于非重症的病例，如果家长和患儿本人表现出极度不安也可以应用。

（四）心理治疗

可形成治疗小组，减轻患儿及其家属的孤立感，提高干预效果。

（孙玉静）

第六章　抽动障碍

抽动障碍（Tic Disorders，TD）是一种起病于儿童时期，以不自主的突发、快速、重复、非节律性、刻板的单一或多部位肌肉运动和（或）发声抽动为特点的一种复杂的、慢性神经精神障碍。本病呈慢性病程，病情波动，时好时坏，有周期性缓解和复发，通常须较长期服药治疗。由于抽动障碍的病因和发病机制迄今尚未明确，因此尚未找到一种特异性的诊断手段来诊断本病。目前国内外学者均采用临床描述性诊断方法来对抽动障碍进行诊断。抽动障碍经常导致患者缺乏自尊，家庭生活、社会形象、学习和工作表现受损及适应困难。所有形式的抽动都可因应激、焦虑、疲劳、兴奋、发热而加重，因放松、全身心投入某件事而减轻，睡眠时消失。

第一节　抽动障碍概述

一、抽动障碍的概念

抽动障碍（Tic Disorders，TD）起病于儿童时期，为一组原因未明的运动障碍，以抽动为主要特征的神经精神性疾病。主要表现为不自主的、反复的、快速的、无目的的一个部位或多部位肌肉运动性抽动或发声性抽动，并可伴有多动、注意力不集中、强迫性动作和（或）其他精神行为症状。根据临床特点、病程长短和是否同时伴有发声性抽动的不同，抽动障碍分为短暂性抽动障碍（Transient Tic Disorder）、慢性运动或发声抽动障碍（Chronic Motor or Vocal Tic Disorder）和 Tourette 综合征（Tourette Syndrome）三种类型。三者之间具有连续性，属同一类疾病，只是病情程度和病程长短不同，可以认为三者是同一疾病的不同临床表现。

二、抽动障碍的流行病学特征

抽动障碍可发生于世界各种民族和各种社会阶层中，目前国内外学者一致认为抽动障碍是儿童青少年中较为常见的一种障碍。综合目前报道：5%~20% 的学龄儿童曾有短暂性抽动障碍病史，慢性抽动障碍在儿童少年期的患病率为 1%~2%，Tourette 综合征的患病率为 0.05%~3%。男性明显多于女性，男女比例为 (6~9)：1。我国抽动障碍的流行病学研究始于 20 世纪 80 年代早期，到目前为止仅有局部的研究。综合估计，学龄儿童短暂性抽动障碍患病率为 0.34%~7.70%、慢性运动或发声抽动障碍的患病率为 0.27%~4.72%、Tourette 综合征患病率为 0.37%~0.71%。发病高峰在 6~10 岁，各年龄组患病率以 9~10 岁组为最高，延迟诊断率

72.1%，延迟诊断时间中位数为 1.1 年。就抽动障碍本身而言，发声性抽动通常比运动性抽动出现得要晚，平均发病年龄为 11 岁。

第二节 抽动障碍发生的可能原因

目前，有关儿童抽动障碍的病因及发病机制尚未完全明了，其发病与遗传因素、生物因素、心理因素和环境因素等诸多方面有关，可能是多种因素在发育过程中相互作用的综合结果。现将抽动障碍可能的发病原因分述如下。

一、抽动障碍相关的遗传因素

大量家系调查表明，有抽动障碍先证者的家庭成员抽动障碍的发病率较普通人群要高，表明抽动障碍有明显的遗传倾向。单卵双生子抽动障碍的一致性显著高于双卵双生子抽动障碍的一致性，表明抽动障碍主要由遗传因素决定。双生子研究还表明，尽管遗传因素在抽动障碍的发病中起着重要作用，但非遗传因素对于抽动障碍的发病也发挥一定的作用，出生前和出生后不良环境因素可以影响抽动障碍的表达。研究发现表明，影响抽动障碍表达的决定性环境因素发生在子宫内，而且可能与胎盘形成、胎位及子宫内挤压有关。利用分离分析研究表明抽动障碍的遗传方式倾向于常染色体显性遗传伴不完全外显率，且外显率存在性别差异。男性外显率高（接近 100%），女性外显率较低（60%~70%）。抽动障碍的遗传方式也有多基因遗传或半显性半隐性遗传的报道，没有常染色体隐性遗传或 X 连锁遗传的证据，其被认为是由多个微效基因控制的具有复杂性状的遗传性疾病。迄今有大量关于抽动障碍候选基因研究报道。其中部分基因的多态性，如单胺氧化酶 A 基因、多巴胺 D2 受体基因、5-羟色胺受体 2A 基因、组氨酸脱羧酶基因、神经粘连蛋白 4 基因、髓磷脂少突胶质细胞糖蛋白基因等，这部分基因目前被认为可能与抽动障碍存在关联。

二、抽动障碍相关的神经生化因素

关于抽动障碍病因学研究最有前途的领域之一即为神经递质或神经调节障碍学说。其中研究最多的是位于基底核及相关脑结构区的各种氨基酸、单胺类神经递质、神经肽类等。在临床观察中可以发现神经抑制性药物优先阻断中枢多巴胺受体，能够部分控制大多数 Tourette 综合征患者的抽动症状。研究者们从中得出结论是多巴胺功能异常在 Tourette 综合征发病中发挥作用。相反，多巴胺能激动剂如左旋多巴、左旋苯丙胺、哌甲酯和可卡因等往往会加重抽动症状。然而不同皮质及皮质下区域各种多巴胺受体亚型各自发挥的作用机制目前尚不清楚。

紧张可使患者抽动症状加重，中枢 α_2 肾上腺素能受体激动药如可乐定、胍法辛等药物可以缓解抽动症状和注意缺陷与多动障碍患者的冲动行为；这些均提示去甲肾上腺素能系统参与了 Tourette 综合征的发病机制。Tourette 综合征患者在紧张的时候肾上腺素交感神经系统和下丘脑-垂体-肾上腺素轴的反应性增强。

内源性阿片类系统（包括强啡肽、甲硫啡肽）与中枢多巴胺能神经元相互作用，对运动功能产生广泛的影响，同样参与 Tourette 综合征以及其他与基底核相关的运动障碍发病的病理生理过程。无抽动症状的强迫性障碍患者脑脊液中垂体后叶素水平明显增高，而有抽动症状的强迫性障碍患者则不明显；这也是这两种不同的强迫性障碍的病理生理学区别。

利用现有的研究方法，研究某一特定神经递质在 Tourette 综合征发病机制的具体作用目前尚不清楚，这也反映本病发病的病理生理机制十分复杂。基底核及相关部位的各种神经递质系统之间的相互作用是十分复杂的。尽管多巴胺受体拮抗药能够减轻许多患者的抽动症状，但最终疗效可能取决于突触受体在多巴胺能神经元上的调节情况。

三、抽动障碍相关的神经解剖因素

目前关于抽动障碍神经解剖与功能影像学研究提示，抽动障碍是一种以基底神经节病变为基础的运动调节障碍所导致的疾病，病变部位可能涉及皮质-纹状体-丘脑-皮质环路中的任一部分。环路中多巴胺、5-羟色胺和去甲肾上腺素等神经递质紊乱是抽动障碍的发病原因。功能神经影像学显示，抽动障碍基底神经节神经元活性降低，前额叶、顶叶、颞叶活性增加。正电子发射断层扫描（PET）显示，抽动障碍患者双侧基底神经节、额叶皮质和颞叶的糖代谢率较正常组明显升高。也有观点认为，抽动障碍行为运动异常与杏仁核-纹状体通路障碍有关，不自主发声可能是与扣带回、基底神经节及脑干不规律放电有关。

四、抽动障碍相关的神经病理因素

有关抽动障碍的神经病理学研究资料不多，基底神经节的病理发现尚不一致。推测主要集中于基底神经节及其与额叶皮层、扣带回、丘脑和中脑的联系。抽动障碍患儿脑内一个明确的病理变化是投射到苍白球的纹状体纤维内强啡肽减少。也有研究发现，基底神经节许多区域的5-羟色胺和谷氨酰胺（Glutamate）减少，纹状体多巴胺摄取载体位点的数量增加以及苍白球类强啡肽（Dynorphin-Like）免疫反应性降低。可能在导水管周围灰质和中脑被盖也有病理改变，还可能累及边缘前脑结构（尤其是前扣带皮层）和杏仁样复合体。也有研究提出，抽动障碍患者黑质纹状体多巴胺能神经元投射较正常对照增多可能是导致抽动障碍发生的病理生理学因素。

五、抽动障碍相关的神经免疫因素

近年来，有关神经免疫因素与抽动障碍的关系受到关注。研究报道 20%~35% 的抽动障碍发病与感染后自身免疫损害有关，其中约 10% 与 A 组 β 溶血性链球菌（Group A Beta Hemolytic Streptococcus，GABHS）感染有关。也有研究认为抽动障碍与病毒感染有关。另外，也有肺炎支原体、螺旋体、幽门螺杆菌（HP）、EB 病毒、疱疹病毒、人微小病毒 B19 和人类免疫缺陷病毒（HIV）等感染诱发或加重抽动障碍的报道。但具体感染因素与抽动障碍的关系尚不清楚，可能是各种病原体通过直接攻击或交叉免疫反应，引起相应的神经结构（如基底神经节和皮层–纹状体–丘脑–皮层环路）损害，从而引起抽动症状。

六、抽动障碍相关的社会心理因素

（一）精神因素

研究发现，精神创伤（家庭、社会）、精神压力过大（如学习压力、工作任务等）、情绪波动、疲劳与兴奋（如剧烈体育活动、长时间电脑游戏或看电视等）、过度惊吓等均可诱发或加重抽动症状。

（二）人格因素

抽动障碍患儿神经质和精神质 T 分高，而掩饰性 T 分偏低，表明抽动障碍患儿存在自控性差、易激惹、焦虑、抑郁和心理成熟度偏低等特点。个性特点作为发病的中介因素，在抽动障碍发病中可能具有一定作用，可能为发病危险因素。

知识链接

艾森克人格问卷（EPQ）

艾森克人格问卷（Eysenck Personality Questionnaire，EPQ）由英国伦敦大学著名的人格心理学家和临床心理学家艾森克教授等（Eysenck H.J.& Eysenck S.B.G）编制。目前有成人问卷和青少年问卷两种格式。成人问卷包括 90 个项目（试题），让被试根据自己的情况回答是否，然后用四个量表（E，N，P，L）的计分标准登记分数。E 表测试外向–内向；N 表测试神经质（又称情绪性）；P 表测试精神质（又称倔强、讲求实际）；L 表测试被试的掩饰、假托和自身隐蔽，或者测试其社会性朴实幼稚的水平。

来源：1. 钱铭怡，武国城，朱荣春，等 . 艾森克人格问卷简式量表中国版（EPQ–RSC）的修订 [J] . 心理学报，2000（3）：317–323.

2. 陈仲庚 . 艾森克人格问卷的项目分析 [J] . 心理学报，1983（2）：211–218.

（三）环境因素

抽动障碍的发生与周围不良环境相关，如家庭不良生活事件、家庭教育不良、学校不良环境。其中在不良家教因素中，有调查发现抽动障碍与管教过严有关。偏离常态的管制式教育被认为可能是抽动障碍的致病因素之一。采用打骂和体罚的管教方式，可以使本病的抽动症状进一步加重。

七、其他因素

研究发现，抽动障碍患儿中既往存在围生期异常者较多，因此认为围生期因素也可能与抽动障碍发病有关。胎儿或新生儿疾病（宫内窒息、宫内感染、脐带绕颈、新生儿窒息、出生低体重、新生儿缺氧缺血性脑病和颅内出血等），这些因素易导致胎儿或新生儿脑部损害，也是发生抽动障碍的危险因素。

研究亦表明，抽动障碍可能是脊柱源性疾病的一种复杂表现。还有一些研究者认为，抽动障碍患者的症状与变态反应有关。在临床上可观察到抽动障碍症状的恶化常与季节性变态反应、食物中摄入变应原及使用治疗变态反应的药物有关。食用含有咖啡因、精制糖、甜味剂成分的食品与抽动障碍病情恶化存在正相关关系。不过，一般认为饮食因素在抽动障碍发病中所起的作用不大，而对抽动的严重程度有一定影响。以往也有报道，长期、大剂量应用抗精神病药物或中枢兴奋剂可能诱发抽动障碍或使抽动症状加重。

研究亦表明，反复出现抽动动作是大脑皮层已形成了惰性兴奋灶。

第三节　抽动障碍的种类及临床表现

美国 DSM-V 根据临床特点、病程长短和是否同时伴有发声性抽动的不同，将抽动障碍分为短暂性抽动障碍、慢性运动或发声抽动障碍和 Tourette 综合征三类。

一、抽动障碍的首发症状

抽动障碍的首发症状表现为运动性抽动或发声性抽动，可先后出现或同时出现。通常以眼部、面部或头部的抽动作为首发症状，如眨眼、歪嘴动作或摇头等，而后逐步向颈、肩、肢体或躯干发展，可从简单运动性抽动发展为复杂运动性抽动。以眼部抽动作为首发症状者占38%~59%。眨眼被认为是抽动障碍最常见的首发症状。发声性抽动作为抽动障碍的首发症状占 12%~37%，通常由清嗓子、干咳、嗅鼻、犬吠声或尖叫等发声组成，秽语仅占 1.4%~6%。其中以清嗓子最为常见。

二、抽动障碍的具体表现

（一）运动性抽动

运动性抽动（Motor Tics）临床特征为突然的、快速的、无目的、不自主的、重复的肌肉抽动。症状通常始于头面部，症状较轻，以后逐渐加重，累及部位可以沿头面部-颈部-肩部-上肢躯干-下肢的顺序发展，部位可为单个部位或多个部位。运动性抽动根据涉及肌群范围、特征性及严重性分为简单运动性抽动和复杂运动性抽动。简单运动性抽动为突然发生的、短暂、重复无目的动作，通常是一个或几个较小的肌群受累，常常是爆发，平均时间为1~3秒。当突然的抽动似为有目的的自发动作且以共济的方式连续发生时，这些复杂性协调动作的联合，为复杂运动性抽动的表现。通常认为所谓复杂运动性抽动是源于某些肌群不自主抽动（简单运动性抽动）与主观掩饰之间交织的结果，复杂运动性抽动中夹杂着主观掩饰成分。无论是简单运动性抽动或复杂运动性抽动，在短时间内可控制不发作，但坚持时间不长，随后又频繁发生。虽然发作形式多样，但一般不影响日常生活，例如不会因咧嘴的动作影响吃饭，不会因甩手的动作影响写字。

典型病例

患者，男性，10岁。母亲主诉三年前患儿成绩下降，上课注意力不集中。随后出现眨眼、扬眉等行为，认为孩子顽皮，未在意，后随之出现吸嘴、摇头、扭脖子、踢腿、踮脚、清嗓音、骂人等症状。一年前到医院就诊，确诊"发声与多种运动联合抽动障碍"，给予药物治疗，病情好转后再次复发，药物治疗无效。为求进一步治疗而入院。患者入院时症状表现：扬眉、眨眼、斜眼、张口伸舌、咧嘴、摇头、耸肩、踢腿、踮脚、步态异常、骂人、说脏话。神经影像学检查未见大脑其他器质性病变。

诊断：运动性抽动障碍。

（二）发声性抽动

发声性抽动（Vocal Tics）分为简单发声性抽动和复杂发声性抽动。前者常表现为反复发出似动物的叫声、哼声、清嗓声等；后者常表现为反复发出似有意义的语词声，包括秽语、模仿言语及重复言语。

（三）Tourette 综合征

Tourette 综合征又称发声与多种运动联合抽动障碍。本病是一种慢性神经精神障碍性疾病，可不同程度地干扰和损害儿童的身心发展和认知功能，影响社会适应能力，甚至可迁延致残。

Tourette 综合征是抽动障碍中最有代表性，临床表现最复杂、最严重，诊断和治疗最困难的一种类型。患者的始发症状通常在青春期前5~8岁出现。起初，其症状和短暂运动性抽动障碍相似，抽动较轻且持续时间较短，主要包括脸部、头部和上肢的抽动。随着时间的推移，抽动症状持续存在且症状类型越来越多，分布范围越来越广，通常从身体的上部发展到躯干及腿部。起初，其运动性抽动多为简单性抽动（如眨眼、皱鼻、甩手、摇头等），随着时间的推移将出现大量的复杂性运动性抽动，如挤眉弄眼、拍打、触摸、旋转、跳跃、弹击等。

通常在运动性抽动出现1~2年后出现发声性抽动。但也有一些患者首发症状即是简单发声性抽动，如吸鼻、强迫性清嗓。早期的发声性抽动多为简单性抽动，主要包括喀嚓音、唧唧声、清嗓声、咕噜声、咳嗽声、吱吱声。此后将出现复杂的发声性抽动，如突然发出不合适的音节、单词、短语以及重复言语、模仿言语等，说话的流畅性和节律性发生改变。约 1/3 患者会出现秽语症状，且多在青春期前后出现。

抽动形式的变化是多种多样的。患者抽动症状在数周或数月内可以时好时坏消长变化，甚至可能消失或是被其他形式的抽动取代。抽动症状可以单独出现或是出现多种涉及身体诸多部位的复杂运动和发声抽动症状。抽动发作的频率波动范围也很大，有的表现为 1 周孤立的发作几次，而严重的可以表现为连续的抽动持续几小时，这使患者感到精疲力竭，同时会使患者及其周围的人感到惊恐和难受。无论是否对发作时间进行界定，对抽动形式的分析均可发现抽动为阵发性（或是一阵接一阵），抽动特征可以随时间而波动变化。抽动的强度变化也很大，小的抽动只有患者自己才能感觉到，而严重的抽动可以使整个屋子里的人都能察觉，甚至对自己和周围环境造成危害。在少数病例中，由于存在暴力运动性抽动（如自我击打、抓咬等），可以出现咬伤嘴唇、毁容等现象。

患儿尤其是年幼患儿可能忽视，甚至否认、淡化自己的抽动症状。患儿常常会努力用相似的症状来掩盖自己的运动性和发生性抽动症状（如用梳头动作来掩盖自己头部的抽动；用学动物鸣叫"喵-喵"或是"汪-汪"等掩盖自己的发声性抽动）。患者能够在短时间内或多或少地控制自己的抽动症状（如当众表演时），一旦个体放松警惕立刻可以感觉到抽动发作。这就导致老师和家长产生错误的印象：抽动是故意的，是毛病，并且可以通过加强意志力而控制。在睡眠时抽动症状消失，而紧张、过度兴奋、过度疲劳、生病时抽动症状加重。

尽管患者的病程很难预测，但是一般而言，青春期早期症状最为严重，而到成人早期大部分患者的症状减轻甚至消失。而与抽动相关的一些症状，如强迫、焦虑、注意缺陷等可能长期存在。因此，识别导致抽动症状持续到成年期的一些危险因素是临床研究的一个重要领域。

当抽动症状明显的时候，对患儿的自尊和自信产生严重的影响。抽动症状除了使患者受到同伴的嘲笑和谴责外，还让患者经常感受到无法控制自己身体和想法的困扰。这对患儿自信和自尊，以及对积极地适应环境带来明显的困难。

（四）感觉性抽动

近年来，注意到许多抽动障碍患者于运动性或发声性抽动之前自诉身体局部有不适感，患者描述的不适感包括压迫感、紧绷感、烧灼感、痒感、热感、冷感、痛感或其他异样感。在运动性或发声性抽动之前出现的这些身体局部不适感被称为感觉性抽动（Sensory Tics）。感觉性抽动也可以是一种非局限性、无特征性感觉，常被描述为一种强烈的驱动、紧张和渴望。努力控制这种冲动比抽动本身更容易让患者感到疲劳和困扰。因此，Tourette 综合征患者往往是通过产生抽动症状来试图减轻这种不适感。为了减轻受累躯体部位的不适感出现运动性抽动，为了减轻咽喉部不适感出现发声性抽动，可以将感觉性抽动看作是运动性或发声性抽动的先兆症状（前驱症状）。当运动性抽动或发声性抽动发作后，这种先兆症状很快消失。

（五）其他表现

早期研究认为半数以上的抽动障碍患儿存在神经系统软体征。但近年来采用与正常人群相比较的研究方法，结果发现大多数抽动障碍患者神经系统检查正常，仅少部分抽动障碍患儿表现有神经系统软体征，包括姿势异常、反射不对称、运动不协调、轮替运动障碍、肌张力异常、斜颈和发音困难等。对抽动障碍患儿而言，这些软体征的意义尚不清楚，它们可能随着时间的推移而消失。据研究报道，在包含 3500 例抽动障碍患者的多国数据库中，约 12% 患者仅有单纯抽动症状，大多数抽动障碍患者合并其他心理行为障碍，包括强迫性障碍、注意缺陷与多动障碍（Attention-Deficit and Hyperactivity Disorder，ADHD）、学习困难（Learning Difficulties，LD）、睡眠障碍（Sleep Disorders，SD）、自伤（Deliberatesdle-harm）、情绪障碍（Emotional Disorders，ED）、品行障碍（Conduct Disorders）和暴怒发作等。

知识链接

神经系统软体征

当脑的某些部位在功能尚未发育之前受到损害，日后就可能出现这些部位相应功能的发育延迟现象。在进行神经系统检查时就能够发现与年龄成熟度不相称的较为幼稚的体征，临床上把这些无定性或定位价值的轻微神经体征称为神经系统"软体征"。软体征表现以运动发育的不够成熟为主，尤其是协调与精细动作的不够完善。常通过正反翻手、对指动作、拍击动作、直线行走、单足原地跳跃等检查来加以判断，儿童总的动作可给人一种较为"笨拙"的印象，表现为动作的协调不够完善以及精细动作的控制欠佳。

来源：刘智胜．儿童抽动障碍 [M]．北京：人民卫生出版社，2014.

第四节　抽动障碍的检查与诊断

一、抽动障碍的检查

由于抽动障碍尚缺乏特异性诊断指标，目前主要采用临床描述性诊断方法，依据患儿抽动症状及相关伴随精神行为表现进行诊断。其神经电生理学检查结果可以正常或者呈现非特异性异常。头颅 CT、MRI、SPECT、PET 等神经影像学检查仅发现部分抽动障碍患者在脑的某些区域显示有非特异性的异常改变，多为一些细微的结构异常。对抽动障碍而言，这些神经影像学检查更为重要的价值在于排除其他脑部器质性病变以及风湿性舞蹈病、肝豆状核变性、癫痫、药源性不自主抽动、心因性抽动及其他锥体外系疾病。

二、抽动障碍的诊断

目前诊断主要基于详细而客观的病史、全面的精神检查及辅助检查。躯体、神经系统检查及辅助检查对于诊断并无重要意义，主要是用于寻找可能的病因及确定共存的躯体或神经系统疾病。要从临床综合征、发育状况、躯体疾病情况、心理社会性紧张刺激的严重程度和病前一年适应功能最高水平几方面考虑。目前国内外多数学者倾向采用 DSM-V 中抽动障碍诊断标准作为本病的诊断标准。

DSM-V 关于短暂性抽动障碍的诊断标准为：① 一种或多种运动性抽动和（或）发声性抽动；② 自从首发抽动以来，抽动的病程少于 1 年；③ 18 岁以前起病；④ 抽动症状不是由某些药物（如可卡因）或内科疾病（如亨廷顿舞蹈病或病毒感染后脑炎）所致；⑤ 不符合慢性运动或发声抽动障碍或 Tourette 综合征的诊断标准。

DSM-V 关于慢性运动或发声抽动障碍的诊断标准为：① 一种或多种运动性抽动或发声性抽动，但在病程中仅有一种抽动形式出现；② 自从首发抽动以来，抽动的频率可以增多和减少，病程在 1 年以上；③ 18 岁以前起病；④ 抽动症状不是由某些药物（如可卡因）或内科疾病（如亨廷顿舞蹈病或病毒感染后脑炎）所致；⑤ 不符合 Tourette 综合征的诊断标准。

DSM-V 关于 Tourette 综合征的诊断标准为：① 具有多种运动性抽动及一种或多种发声性抽动，而不必在同一时间出现；② 自从首发抽动以来，抽动的频率可以增多和减少，病程在 1 年以上；③ 18 岁以前起病；④ 抽动症状不是由某些药物（如可卡因）或内科疾病（如亨廷顿舞蹈病或病毒感染后脑炎）所致。

对于儿童少年抽动障碍的临床状态需进行全面的评估，不仅要对症状进行评估，还要评估抽动的性质、病程、当时的功能状况，以及对社交、家庭、学校生活的影响程度。目前临床常用评估量表为耶鲁抽动症整体严重度量表（Yale Global Tic Severity Scale，YGTSS），该量表分别评估运动性抽动和发声性抽动，且对每类抽动进行 5 个方面的评价，即抽动的数量、频度、强度、复杂性、干扰，每项分六级做 0~5 分判分，并独立评估抽动障碍所导致的损害，加入抽动总分中，最后得出量表总分。按<25 分属轻度、25~50 分属中度和>50 分属重度，进行患儿抽动严重程度的判断。其他常用的儿童行为量表、多动障碍评定量表、儿童强迫症量表、焦虑及抑郁量表也用于该病的临床共患病的评估。

第五节　抽动障碍的治疗与护理

一、抽动障碍的治疗

治疗之前必须对患者的心理、社会、教育及职业适应等方面做仔细而全面的评价。对患者的自我意识、家庭和同伴的意见以及学习参与情况进行评估。抽动患者及其家属面临的问题不仅是临床症状的多样性，还有其病程的迁延。由于慢性抽动和 Tourette 综合征属于慢性疾病，所以对于患者和家庭来说长期有效地接受临床医师的治疗支持是十分重要的。抽动障碍患儿的治疗涉及抽动症状的控制及共患病的治疗，也包括难治性抽动障碍的治疗。目前已使用的治疗手段包括药物治疗、心理行为治疗、神经调控治疗、手术治疗等。治疗原则是药物治疗和心理行为治疗并重，注重治疗的个体化。

（一）抽动症状的控制

1. 心理行为治疗

心理行为治疗作为综合治疗的一个方面，担负辅助药物治疗的作用。具体包括行为疗法、心理转移法、心理支持等。抽动障碍的心理行为治疗目标一是改善抽动症状，二是干预共患病和改善社会功能，同时家庭和学校干预也很重要。对于具有良好社会适应能力的轻症抽动障碍患儿，只需要进行心理行为治疗即可，不需要应用药物治疗。

（1）心理转移法。临床观察发现，抽动障碍的症状在紧张着急时加重，放松时减轻，睡眠时消失。因此，当儿童抽动发作时，不要强制其控制，最好采用心理转移法，转移其注意力。如发现患儿抽动明显时，可让其帮忙将报纸递过来或做些轻松些的事。这样通过减轻由抽动带来的紧张、焦虑和自卑感，通过肢体的有目的活动而逐渐减轻和缓解抽动症状。

（2）心理支持。儿童常因挤眉弄眼等抽动症状而深感自卑，患儿不愿出头露面，社交退缩。越紧张自卑，症状越严重，症状越严重就越紧张自卑，患儿在这种恶性循环中感到痛苦而不能自拔。如果此时父母还唠叨、过分限制、无休止地指责，犹如雪上加霜。所以，最好的办法就是打破恶性循环，在心理医生指导下，父母与儿童一起分析病情，正确认识抽动症状的表现就像躯体感冒发烧一样是种病，并不是坏毛病，逐渐增强克服疾病的信心，消除自卑感。事实证明这是促进疾病康复、避免儿童心理发展受到影响的有效方法。

知识链接

行为疗法

行为治疗（Behavior Therapy）是把治疗的着眼点放在可观察到的外在行为或可具体描述的心理状态，充分运用从实验与研究所获得的有关"学习的原则"，企图按照具体的治疗步骤，来改善非功能性或非适应性的心理与行为。

所谓学习的原则是指一个个体的行为，假如是受"正性反应"的，如受鼓励或夸奖，或获得令人满意的结果，就容易学习且能维持；相反是受"负性反应"，如被处罚或获得令人不悦的结果，就较不易学习或维持，或者逐渐放弃该行为。因此操作这些奖赏或惩罚的条件，适当地选择且即时地供给正性或负性的反应，就可控制行为的增减或方向的改变。对儿童的行为治疗应当尽量采用正性反应来更改行为，如采用直接且具体的奖励方法。

来源：刘智胜. 儿童抽动障碍［M］. 北京：人民卫生出版社，2014.

2. 药物治疗

对于影响到日常生活、学习或社交活动的中至重度抽动障碍患儿，单纯心理行为治疗效果欠佳时，需要加用药物治疗。抽动障碍的药物治疗是一种不断尝试的过程，一种药物或许对某些特定患者的某些时候有效，但并不一定适用于所有患者的任何时候。开具药物治疗处方时，患者及家属应了解某种药物治疗的靶症状，且可与医生交流药物副作用及对治疗的担心。开处方前，临床医生应进行详细问诊，评估损害程度、潜在风险及可能获益。为了确定某一药物或其剂量是否恰当，医生或家长常需要等待数周或数月，所以患儿家长必须密切地与医生合作。目前抽动障碍的药物治疗有如下两个特点：① 有限的疗效（没有药物能完全控制抽动）；② 与剂量有关的、让患者难以接受的副作用。显而易见，尚需探索治疗抽动及其相关行为问题的新疗法。

3. 饮食调整和环境治疗

除药物和心理治疗外，还应注意妥善安排日常作息时间，避免过度紧张疲劳，适当参加一定的体育和文娱活动，使患儿尽量处于一种轻松愉快的环境之中。食物添加剂等可促使这类儿童行为问题的发生，包括活动过度和学习困难。含咖啡因的饮料可加重抽动症状。因此，对这些儿童的食物应避免应用食物添加剂、色素、咖啡因和水杨酸等。

4. 神经调控治疗

随着对抽动障碍研究的不断深入，尤其是对于药物难治性抽动障碍儿童患者，非药物性治疗方法如脑电生物反馈（Electroencephalogram Biofeedback）、深部脑刺激（Deep Brain Stimulation，DBS）、经颅磁刺激（Transcranial Magnetic Stimulation，TMS）、经颅微电流刺激（Cranial Electrotherapy Stimulation，CES）等神经调控治疗，正日益受到国内外许多研究者关注。脑电生物反馈、经颅磁刺激、经颅微电流刺激治疗的无创性和安全性占优势，国内外研究结果也证实了其有效性，但目前仍缺乏多中心双盲随机对照性研究证据，治疗长期预后需进一步随访观察。

5. 手术治疗

抽动障碍患儿在药物治疗、心理行为治疗、神经调控治疗等不能取得良好效果的情况下，外科手术成为治疗难治性抽动障碍的最后选择。目前虽然有手术治疗抽动障碍的有效性和安全性研究报道，但只能被看成是试验性治疗。对外科手术治疗必须严格选择手术指征，临床医生应通过对抽动障碍的严重性、药物治疗和心理行为治疗的效果进行慎重评估和筛选，确定手术治疗是否为必需的疗法。仅对一些难治性抽动障碍患者可以考虑尝试使用外科手术治疗。

6. 其他治疗

免疫调节治疗仅作为一种实验性的治疗，使用该疗法必须极为小心，以免患儿发生意想不到的危险。对于抽动障碍患者，如在近期有上呼吸道感染的前提下突发抽动症状加重，抗链球菌溶血素 O（ASO）滴定度高，或者个人、家庭有风湿热病史者，可以考虑经验性地用抗生素治疗。国外已有采用非类固醇雄激素受体阻滞剂氟他胺（Flutamide）治疗抽动障碍有效的报道，抗雄激素制剂是否能对抽动障碍患者产生持久的疗效尚不清楚。

（二）难治性抽动障碍的治疗

即便使用合适剂量的神经阻滞剂或 a 受体激动剂，部分抽动障碍患儿的抽动症状仍难以控制，而合并用药又会带来很大副作用，因此治疗比较棘手，被称为难治性病例。近年来，关于共患强迫、多动、焦虑、抑郁、自伤和攻击行为症状的难治性抽动障碍病例治疗，已越来越引起关注，成为抽动障碍治疗的又一难题。一般多采用非典型抗精神病药物合并抗抑郁剂和

（或）抗焦虑药物联合治疗。对采用多种药物治疗无效的难治性抽动障碍病例，可采用深部脑刺激（DBS）、电痉挛（ECT）或神经外科立体定向手术如壳核囊切开术等进行治疗。

（三）共患病的治疗

抽动障碍常伴有一种或多种共患病，包括注意缺陷与多动障碍、强迫性障碍和情绪障碍等，这些共患病增加了抽动障碍病情的复杂性和严重性，对患者社会功能的影响程度有时超过抽动症状本身。临床上常见到经过治疗患者的抽动症状已被控制，但其相关的共患病并未减轻，甚至成为临床的主要矛盾。因此，全面分析患儿的临床表现，在控制运动性和发声性抽动的同时，必须重视共患病的治疗。存在共患病的抽动障碍治疗时药物选择与无共患病的抽动障碍相似。抽动障碍共患病相当一部分需要药物治疗，包括注意缺陷与多动障碍、强迫性障碍等。开始药物治疗时要尽量避免两种药物联合应用，如一种抗抽动药物与一种抗注意缺陷与多动障碍药物联合应用，首选针对共患病的治疗。如果针对共患病的单方面用药疗效差时，抽动症状也比较明显，就应与抗抽动药物联合应用。

二、抽动障碍的护理

（一）临床护理

1. 病情观察

护士要认真观察抽动障碍患者抽动发作的部位、形式、频率、强度、复杂性及干扰程度等，并做详细记录，以作为临床诊断和疗效观察的依据。充分了解引起抽动症状加重或减轻的因素，同时要注意观察有无发作先兆或诱因。

2. 用药护理

应向患儿及家长主动介绍药物的名称、用药时间、方法剂量、药物的作用、注意事项及可能出现的不良反应，指导家长给患儿按时、按量服药，防止少服、漏服和多服。告诉家长不要随便换药或改变剂量，需要调整用药时一定要在医生指导下进行。要求家长注意观察用药期间可能出现的不良反应及告知处理方法，减轻患儿及家长对药物治疗的顾虑及产生不良反应时的恐惧心理。如果出现不良反应：轻者，不需要特殊处理，临床观察即可；重者，应在医生的指导下减少药物剂量或更换药物品种，并进行必要的相关处理。

（二）生活护理

1. 日常生活

生活有一定的规律性，要保证患儿有充足的睡眠时间，避免过度疲劳、紧张或兴奋激动等。患儿的饮食可以和正常儿童一样，最好给予富于营养、易于消化的食物，多食清淡含维生素高的蔬菜和水果，不食辛辣、刺激性食物，勿暴饮暴食。保持良好的生活习惯，注意头发不宜过长，衣领不可过高过硬。有部分抽动障碍患儿可因抽动给其生活带来不便，在生活上必须给予照顾，如喂饭、协助穿衣、协助大小便等。抽动障碍患儿可以按时进行常见传染病的疫苗预防接种。

2. 居室环境

抽动障碍患儿的居室环境除了要注意开窗通风、湿度、温度以外，最重要的是要求环境安静，减少噪声。

3. 管教

对抽动障碍患儿的管教，应当像普通小孩一样正常进行，不要娇惯。管教方式应该是耐心地说服教育，不要打骂或体罚。关于游戏活动，不要让患儿玩电子游戏机或者电脑游戏，禁止看一些惊险、恐怖的影片或电视节目，对于武打片或枪战片要少看甚至不看，以避免精神过度紧张而诱发抽动症状加重。对于秽语患儿，要正确引导使用文明语言。

4. 入学

由于抽动障碍患儿的智力一般不受影响，故可以正常上学，但要注意患儿的学习负担不要过重，家长更不要对患儿提一些不切实际的要求，不要过分强求患儿课外学习。患儿通常可以参加学校组织的各种活动和体育活动，至于参加哪种体育活动，可以根据患儿的年龄及兴趣选择，但要注意运动不要过量，有一定危险的活动应有人在旁边照看。但是当患儿抽动发作特别频繁、用药不能控制或同时伴发比较严重的行为问题时，就需暂时停学一段时间，待临床症状明显减轻或基本控制后，再继续上学。

（三）心理护理

抽动障碍心理护理十分重要。首先应向抽动障碍患儿家长、老师和同学进行本病的特点、性质的解释与宣教工作，争取全社会对本病的了解及对患儿的理解和宽容。再来医护人员应对抽动障碍患儿进行精神安慰与正面引导，建立良好的护患关系，以友好的方式去主动接触患儿，耐心地了解患儿的心理活动。患儿发脾气时，不要激惹患儿，更不能训斥，而要耐心劝导，尽可能不谈及患儿不愉快的事情。在与患儿接触和交谈过程中，要树立医护人员的威信，为患儿办事认真求实，说一不二，答应的事一定办到。对年长患儿还要辅以奖励的正强化方法，以增强患儿的自知力，从而达到治疗的目的。在心理护理中另一不可缺少的环节是争取家庭和社会配合，以保证患儿的情绪稳定性。家长应给患儿以耐心和关怀，平时要多关心照顾，合理安排生活。当患儿犯错误时，不能辱骂、殴打或大声吵闹。要细心开导，耐心说服，以使患儿的情绪平稳顺从。要与学校老师取得联系，老师多给以正面引导，同学多给予帮助，其目的在于不要让同学或周围人对患儿有歧视，让患儿觉得到处都是温馨和安全的环境，从而消除自卑心理，降低心理防御水平，缓解抽动症状。

知识链接

儿童抽动障碍心理评估——CBCL 量表

Achenbach 儿童行为量表（Child Behavior Checklist, CBCL）系美国心理学家 Achenbach 编制的父母用儿童行为评定量表，苏林雁等在 1991 年版的基础上制定了湖南常模，用于评定儿童行为和情绪问题。CBCL 包括社会能力和行为问题两部分，社会能力包括活动情况、社交情况、学校情况，并计算社会能力总分，得分高表示社会功能好；行为问题共 120 项，按 0、1、2 分 3 级评分。4~11 岁男或女为 9 个分量表：退缩、躯体主诉、焦虑或抑郁、社交问题、思维问题、注意问题、违纪行为、攻击性行为、性问题；12~16岁为8个因子（为除"性问题"分量表外其余8项），并计算内化性行为问题和外化性行为问题及行为问题总分。间隔3个月的重测信度，社会能力总分为0.79，行为问题总分为0.77，对儿童行为障碍和情绪障碍有较好的鉴别能力。

来源：卢大力，苏林雁.儿童抽动障碍心理评估及心理治疗［J］.中国实用儿科杂志，2012，27（7）：494-499.

第六节 健康教育

对于抽动障碍患儿，在进行积极治疗的同时，应对患儿的学习问题、社会适应能力和自尊心等方面予以必要的教育干预，这不仅能够促进疾病的康复，更有利于患儿回归社会。就教育干预的策略而言，涉及家庭、学校和社会的诸多方面。

一、家庭教育

（一）家庭角度

当小孩患抽动障碍被确诊后，家长要尽量保持平静的心态，与医生做好配合。不要频繁更换医生，因为本病是一种病程长易于反复的疾病，在治疗期间，要克服急于求成的心理，配合医生寻找一种合适的药物和剂量。不要在患儿面前讲此病的难治性，更不要不时在患儿面前过多提及或过分关注其所表现的症状。患儿所表现的抽动症状为病理情况，并非患儿品质问题或坏习惯，家长不要认为是小孩故意捣乱，进而责骂甚至殴打。夫妻吵架、激烈动画片及电影、紧张惊险的小说等均对儿童不利，家长要尽量避免此类因素对患儿的影响。个别患儿有自残及伤害他人行为，家长要把利器、木棒等放在适当位置，不让孩子容易拿到。不要认为小孩有病就过分溺爱、顺从，以免促使患儿养成任性、固执、暴躁或不合群等不良性格。

（二）患儿角度

为了促进病情的康复，建议儿童要做到以下几点：

1. 树立战胜疾病的信心，了解自己的病是有可能治好的，积极主动地配合家长和医生的治疗。

2. 了解自己的不可控制症状是因疾病而致，就像头痛时捂头一样自然，同学们是可以理解的，不要自己看不起自己，主动和同学交往，以增进友谊。

3. 当影响学习使成绩下降时，要知道是暂时的，通过加倍努力是可以追上或超过别人的。

4.避免情绪波动，平时少看电视，不玩游戏机，不看恐怖影视片。与同学和睦相处，不打架斗殴。

二、学校教育

（一）针对教师

当上课本应聚精会神时，有的同学挤眉弄眼，咧嘴耸鼻，或有不该有的肢体动作时，先不要批评，应认真观察，如频繁无规律地交替进行，或有异常发声时，要考虑到该学生可能是病态，提醒家长及时带患儿到医院就诊。当确诊为抽动障碍后，老师要出于爱心，对患儿更加爱护，并提醒同学们不要因患儿的怪异动作而哄笑、讥讽、看不起。要主动与患儿接触，帮助其解决由于疾病带来的学习和生活上的不便。在学习上有所进步时，要及时鼓励。家庭和学校社会的温馨对患儿心理健康发育非常重要。老师还应了解患儿在不同的环境状况下所表现出的抽动症状会有差异。了解患儿随环境不同而呈现抽动发生变化的特点，将有利于消除父母和学校之间的不信任，避免相互之间发生误解或矛盾。

（二）针对同伴

需要患儿家长与学校老师进行耐心交谈，让老师能够了解患儿所患病情，必要时临床医生也可以出面向老师加以解释。然后再通过老师去教育同学们，营造出良好的学习氛围，以达到消除歧视，并有利于减轻患儿父母的压力。告诉同学们抽动障碍不是一种传染性疾病，本病不会在同学之间传染。应让患儿本人知道抽动障碍不是一种致死性的疾病，当他（或她）长大成人后，症状会有明显好转，甚至完全缓解。

（三）关于学习问题

在明确抽动障碍患儿伴发有何种行为异常后，试图给予相应的教育干预措施以利于减轻或缓解患儿的行为障碍。对于伴有强迫障碍的患儿，允许患儿有更多的时间完成学习任务。另外，老师可负责适当减轻抽动障碍患儿的学习负担，消除歧视、惩罚等不正确教育方法，建立一个理解和支持的环境。一旦发现患儿在学习上取得了进步，应及时给予鼓励，以增强其自尊心和自信心，并能改善患儿社会和教育适应能力。

三、社会教育

（一）医生态度

临床医生应为抽动障碍患儿提供及时正确的诊断和治疗，要耐心细致地向患儿及其家长解释病情。医生也要倾听患儿的谈话，然后用一种正确认识这种疾病及其治疗措施的方式同他们交谈。需要注意的问题：临床医生在对抽动障碍患儿做出正确诊断及提供及时治疗信息的同时，要尽量帮助家长开始适应他们这种变化了的家庭生活，接纳家长的愤怒和倾听他们诉说的犯罪感，使他们从日益增加的失望–愤怒–犯罪感的循环中解脱出来。对患儿的学习能力和神经心理问题进行评估，当发现有异常后，要及时与家长取得沟通，做出相应的矫正对策。帮助家长关注患儿的全面发展，包括自尊、自信、自我保护能力，积极参与活动的能力，离开家庭结交朋友的能力，还应该考虑对抽动障碍患儿的同胞兄弟或姐妹提供帮助。

（二）社会交往

对抽动障碍患儿来讲，在积极治疗的同时，要鼓励患儿多与周围人进行正常交往。当病情较轻、抽动症状不重及行为基本正常时一般不影响与周围人的正常交往与相处。家长应鼓励患儿多出外玩耍，多交朋友，期望形成外向性格，以最大限度减少抽动障碍可能带给患儿的不良影响。当病情较重，多组肌肉频繁抽动，伴有怪异发声及行为异常时，家长应发挥亲情关系的优势，主动亲近患儿，还要与学校老师及同学取得沟通，并主动找医生进行治疗，大部分患儿通过用药及心理行为治疗，其病情是可以控制的。患儿出现心理不健康的症状时，要主动找心理医生治疗，并鼓励患儿大胆与周围人交往，家长和周围人的爱心可给患儿创造一个温馨的环境，将有利于患儿病态心理的康复。

（三）帮助机构

抽动障碍协会可以为父母们提供患儿的诊治信息，并对参加协会的父母们定期组织聚会，通过对患儿病情的相互交流，能够达到彼此理解与宽慰。抽动障碍协会通过举行夏令营或其他形式的聚会，为那些新近诊断的患儿与抽动障碍老患儿提供见面的机会，对那些觉得没有朋友和被社会拒绝的抽动障碍患儿，可使他们觉得自己其实能被社会所接受，对未来有积极的态度。

（王杰）

第七章　学习障碍

　　儿童处在身体发育和心理发展的重要阶段，学校学习是个体社会化的主要途径之一。学习技能不仅仅是现阶段学校学习的核心内容，也是今后社会生活的基本技能。导致学习困难和学习障碍的原因复杂，表现形式多样，通常产生广泛的功能损害，不仅影响儿童的交流沟通和学习，也会影响其家庭关系和生活质量，有些可持续至成年期。至今，关于学习障碍的概念和界定仍存在争议，教育心理学和医学的界定有所不同。无论如何，学习障碍是最常见的童年期的功能障碍，易对儿童本人的学习生活质量造成诸多负面影响，也可对其家庭及职业走向产生深远影响。

第一节　学习障碍概述

一、学习障碍的概念

　　目前在学术界影响较大、运用较广的是美国联邦教育署及学习障碍委员会的两个定义。美国联邦教育署（1977）提出，学习障碍（Learning Disorder, LD）是指在理解和使用语言、说话或写作过程中所涉及的一个或多个基本心理过程存在障碍。障碍可能表现为听、说、读、写、思考、拼写或者数学计算方面能力的不完善。学习障碍包括知觉障碍、创伤性脑损伤、轻微脑功能失调、失语症和发展性失语症。不包括由于视觉、听觉、运动障碍、智力落后、情绪障碍或者环境、文化、经济的不利因素所造成的学业问题。

　　美国全国学习障碍委员会（1981）认为：学习障碍是一个概括性的术语，涉及一系列异质性障碍，表现为在习得和运用听、说、读、写、推理或数学能力方面存在显著性的困难。这些障碍对个体来说是内在性的，且被认为是由于中枢神经系统功能失调造成的，而且有可能发生在生命的各个阶段。自我规范行为、社会认知、社会互动方面的问题常常与学习障碍同时存在，但是这些问题本身并不导致学习障碍。

二、学习障碍的流行病学特征

　　学习困难的发生率在不同文化背景、社会环境和教育条件下存在差异，据美国教育部估计，约 20% 的儿童在校学习期间发生学习困难，常见原因为精神发育迟滞、原发性情绪障碍、认知功能异常所致学习障碍。国内调查小学生中的发生率为 13.2%～17.4%。

　　20 世纪 70 年代，英国伦敦大学 Rutter 在 Wight 岛取得的里程碑式的研究显示，医学界已经广泛地接受将有特殊阅读困难或精神发育迟滞的儿童与具有落后阅读学习问题的儿童区分开来的观点。特殊阅读困难的患病率取决于诊断阅读障碍所采用的划界分。Yule 等（1974）报道，按照期望值以下的 2 个标准差作为划界分，在 10 岁儿童中根据智商和阅读准确性进行研究后发现，特殊阅读能力迟滞的患病率在 3.1%~6.3% 不等，而在阅读理解方面存在困难的患病率为 3.6%~9.3%。因此，患病率呈现出地域（内陆城市人口的发病率高些）和测试方法的差异性。

美国教育部统计，在校儿童学习无能患病率为 4.73%；国家疾病控制中心报道认为在 5%～10%；英国 Rutter 调查 White 岛 10 岁儿童特殊阅读迟滞为 4%；伦敦市区则高达 8%，男女比例为（1.5～4）∶1。美国按 DSM-Ⅳ 标准诊断的学习障碍为 5%，阅读障碍为 4%。发育性计算障碍的研究起步较晚，以 DSM-Ⅳ 为诊断标准，计算障碍学龄儿童患病率为 1%。德国的一项调查发现，城市人口和农村人口中计算障碍的患病率大致相同，分别为 6.6% 和 6.59%。在不同的语言文化人群中，以 DSM-Ⅳ 为诊断标准，学龄儿童特殊学习障碍的患病率为 5%～15%，成人中约为 4%。Morsanyi K（2018）应用 DSM-Ⅴ 诊断标准对 2421 例小学生进行调查，学龄儿童特殊学习障碍检出率为 5.7%，且该部分患儿共病孤独症、注意缺陷多动障碍等比例较高。

20 世纪 70 年代，阅读障碍（Reading Disabilities，RD）在西方国家已经日益受到重视，但由于中文不同于西方拼音文字系统，中文国家和地区认为自己的文字系统不会产生 RD。郭为藩通过教师访谈和问卷调查的方式调查中国台湾地区 RD，发现患病率是 2.9%，这个早期的调查研究似乎表明，汉语 RD 的发生率极低。研究者将 RD 比例上的差异归因于文字系统的不同。直到 1982 年 Stevenson 的跨语言研究结果发表以后，人们对阅读困难与语言文字间的关系才有了新的认识。Stevenson 使用标准化的阅读测验和十个认知测验分别在日本、中国台湾地区、美国的五年级学生中进行了大规模的调查研究。他们的研究中 RD 的操作定义为，阅读测验分数位于正常低值的 10%，十个认知测验的平均 Z 分数低于平均值 1 个标准差以上。结果显示，日本、中国台湾地区、美国的发生率分别是 5.4%、7.5% 和 6.3%，RD 的发生率在三地并无显著差异。这个研究结果得到了后继研究的证实。Lee、Wee 和 Wang 以在新加坡长大、从小接受双语教育的华人为对象，使用与 Stevenson 的研究相同的阅读与认知测验，加上 3 个在当地已经标准化的认知测验，得到了与 Stevenson 大体一致的结果。1984 年，苏淑贞、宋维村、徐澄清等发表了对阅读障碍儿童的临床研究，显示中国台湾地区确实存在 RD，其发生率并不低于西方国家。20 世纪 90 年代，张承芬等采用自编的阅读测验在山东进行了调查，她们使用不一致定义和低成就定义，观察到 RD 儿童的检出率分别是 7.96% 和 4.55%，舒华等采用调查与个案研究的方法也观察到汉语儿童存在阅读困难。杨志伟等（1998）在长沙调查发现，在排除共患的 ADHD（Attention-deficit Hyperactivity Disorder，ADHD）后，汉语儿童阅读障碍患病率为 3.25%，男女性别比为 2.5∶1，单纯数学计算障碍不到 0.5%，约 95% 的学习障碍儿童在初小阶段（即小学三年级以前）就已出现学习困难。

第二节　学习障碍发生的可能原因

儿童学习障碍一般存在出生前后潜在的生物学背景，除遗传因素外，可能还有出生缺陷、神经发育落后、语言发育迟缓等情况。诸多研究显示，LD 儿童存在不同程度的出生缺陷和

"创伤性体验"等问题，如母孕期感染、胎儿营养不良、母亲物质依赖、胎儿脐带绕颈、宫内窘迫、早产、低出生体重、产伤、母亲养育排斥（产后抑郁）、亲子依恋不足、虐待、寄养等。LD 原本存在某种神经生物学基础，儿童胎儿期、出生时或出生后不良处境与遭遇可能诱发或加重原有问题。

一、学习障碍相关的遗传因素

LD 单卵双生子患病率明显高于双卵双生子或对照组，50%~75% 特殊性语言发育障碍儿童具有阳性家族史，许多 LD 儿童的父亲或母亲幼时也有过学习问题或其他类行为问题。以阅读障碍为例，阅读障碍的家系和双生子研究调查表明，阅读困难的主要病因是遗传因素而不是环境和发育因素，候选基因为 *DYX1C1*、*ROBO1*、*KIAA0319*、*DCDC2*。研究发现，1 和 6 号染色体某些片段与音韵识别功能关联，15 号染色体则与语句认知关联，主要影响儿童对某些语音的解码发生困难，即"时间加工缺陷"（Temporal Processing Deficits）。研究还发现，LD 较多出现自身免疫缺陷疾病和过敏性疾病，且左利手者居多。左利手儿童矫正为右利时较多出现口吃、阅读和书写困难等现象，精神发育迟滞儿童中左利手的比例高于正常儿童。

二、学习障碍相关的语音学缺陷

西方多数研究认为，语音学是儿童学习储存语音的能力，也是将声音组合成有意义词汇或单元法则；婴幼儿期的语音意识（Phonological Awareness）薄弱或缺陷将导致语言发育落后。从年幼儿童牙牙学语起，就逐渐会辨别分解音素（如 ba、ma、wu、ka、qi 等），进而组合音素构成词句、名词、概念，这就需要发音连接；大约 80% 儿童在 7 岁前能够将单词和音节分割成合适的音素，其余 20% 的儿童会显出延迟或落后，这些儿童中即可发展出典型的 LD。影像学研究发现，语言功能大多定位于大脑左侧颞叶，语言接受和表达发展中，会在此构成语言环路不断得到语言的重复强化；儿童对口头语言的理解越好，其自我表达也越好；得到自己发音反馈，利于儿童进一步发展语言能力；反之，理解和反馈缺乏可减少言语输出，进而妨碍清晰发音技能的发展。

知识链接

语音意识

语音意识是指口语中影响语意的音节、首尾音、音位等语音成分进行辨识、分析和操作的能力，反映着个体对语音系统的敏感性以及语音表征的质量，是影响个体阅读发展的核心技能。研究发现，45% 的汉语阅读障碍儿童存在着语音意识缺陷，即语音意识缺陷是汉语阅读障碍儿童的核心认知缺陷，它也与语言表达能力高度相关。语音意识不良的儿童，后期学习符号与读音连接也会困难，从而发展为文字的读和写困难。语音意识缺陷还会导致区分归类音素、检索普通事物和名词、将语音编码储存于短时记忆以及发出某些语音方面出现困难。如果儿童学习语言时解码能力缓慢而不准确，其阅读理解和口头沟通均会出现困难。

来源：沈丹丹.语音意识和正字法意识对汉语发展性阅读障碍儿童的阅读能力的影响［D］.南京：南京师范大学，2017.

三、学习障碍相关的脑神经解剖特征

研究发现，LD 大脑半球存在异位（Ectopia）现象，且存在两半球对称性改变等异常。异位可能发生在神经元向皮质移行前或移行期间（妊娠 6 个月时终止）。异位通常发生在神经胶质细胞及其软膜分化时期，导致神经元排序紊乱，此现象尤以大脑外侧裂、额叶中下回为多，且左侧为多。异位使大脑神经通道改变，并影响脑整体功能。有些典型阅读障碍者可见两侧大脑外侧裂周围的功能损害和逆行性内侧膝状体病变，左右颞叶底部对称性异常明显，左前额叶发育不全等改变。颞-顶联合区（角回及其周围脑区）功能活动的变异是阅读障碍的主要神经基础，但其他脑区也起一定的作用。研究发现，阅读障碍者小脑结构以及对称性也存在异常，正常人小脑前部与后部都具有不对称性（右侧>左侧），而阅读障碍者只有小脑后部具有不对称性（右侧>左侧）；正常被试的小脑双侧灰质明显不对称（右侧>左侧），而成年阅读障碍者的双侧小脑灰质却非常对称。

四、学习障碍相关的影像学研究

主要有正电子发射断层扫描技术（PET）、功能磁共振（fMRI）、近红外成像、单光子计算机断层扫描（SPE-CT）。

（一）PET

PET 研究发现，阅读障碍患者的大脑非对称性现象异于常人，正常阅读者的大脑通常是左额叶与后脑区占优势，阅读障碍者却有很高的对称性或者相反的后脑非对称，皮质功能障碍主要集中在左脑颞叶和顶叶。另外，阅读障碍儿童在语音任务和单个词阅读过程中颞叶和顶下皮质区局部脑血流减少，推测左颞顶联合区的低激活反映了儿童在形音转换上的困难，而左额下回的超激活则可能对语音加工困难是一种视觉上的补偿机制。

（二）fMRI

fMRI 发现有些 LD 患者左右脑半球前部形态无差别，或右侧反而小，而后部与正常人无异，有些 LD 儿童表现第三脑室扩大现象，左右脑室不对称，右侧间脑灰质和左脑后侧部语言中枢以及双侧尾状核体积缩小。有研究用 fMRI 在临床上检测用于分析物体之间的关系和运动的"短时系统"（Transient System）功能，提出这一系统的视觉激活模式可作为 LD 的诊断特征。听觉方面 fMRI 发现，LD 存在快速听觉加工脑区-左额叶的功能损伤。

（三）近红外成像

该技术研究发现，正常右利手被试的语言优势脑区主要是左侧额下回，而 LD 在语言加工（命名、交谈、数数）时脱氧血红蛋白的增加值高于正常人。国内学者用近红外技术发现汉语阅读语音加工时，LD 组儿童氧合血红蛋白和总血红蛋白呈下降趋势，前额叶普遍激活不足，尤其布罗卡氏区和左侧额叶背外侧激活明显不足，推测汉语阅读障碍儿童同样存在语音加工缺陷，左前额叶是产生汉语阅读障碍的异常脑区之一。

（四）SPE-CT

LD 儿童双侧脑半球外侧裂区域及尾状核部位血流偏低。对其施加视觉负荷检测时发现，在单词范畴分类刺激下其左半球脑血流量增加倾向较正常人显著；在画线和角度判断负荷下其右半球前部和后部血流量差异减少。研究还发现，右半球优势的阅读障碍儿童其右前额叶血流量减少，发育性 Gerstman 综合征则左颞上回和右前额叶血流量减少，发育性失用者右前额叶血流量减少。

五、学习障碍相关的神经心理因素

国内学者对汉语阅读障碍儿童的系统研究发现，语音加工能力、正字法技能及快速命名技能对儿童阅读发展具有预测作用。汉语阅读困难儿童普遍存在语音技能、快速命名速度和正字法意识等的缺陷；且在图形刺激下的眼动实验发现，LD 儿童的视觉空间即时加工的眼跳幅度小和眼跳距离短，他们阅读文章时具有异常的眼动模式。诸多研究还发现，LD 儿童在视知觉、视觉运动协同能力、听知觉、意义理解、书写技能、口语能力、书面表达、阅读习惯、注意力方面均较落后于正常儿童，且存在感觉统合失调，主要表现为好动、注意力不集中、平衡能力差、手脚笨拙等。

知识链接

正字法技能

正字法是指某种文字拼写形式的抽象表征。正字法技能一般包括特定文字的正字法模式的建构和正字法规则的抽取，是影响阅读的重要因素之一，尤其是对无形音对应规则的汉字。测试常通过真字和假字、真字和非字之间词汇判断的反应差异来体现正字法加工过程，但由于进行比较的两类刺激的使用频率不同（真字有字频，而假、非字都是"零"字频），"熟悉性"对研究结果的影响不可避免。而对于假字和非字，两者均无实际字频，假字符合正字法规则，非字不符合正字法规则，假、非字之间的反应差异则更能反映出个体的正字法加工技能。

来源： 赵婧，毕鸿燕，杨炳．汉语发展性阅读障碍儿童的快速命名与正字法加工技能［J］．中国心理卫生杂志，2012，（1）：36-40.

六、学习障碍相关的神经电生理学因素

研究发现 LD 主要表现基础脑波型异常，甚至个别表现发作性脑波异常，但这些异常脑波不具特异性。脑波定量分析和频谱分析发现，阅读障碍儿童 α 波活动性偏高或正相反，低频功率相对增加，β 波频率减少，这些特征主要表现在左脑半球和顶枕区域。视觉诱发电位研究认为，在文字信号刺激下左侧顶部出现晚期成分的低振幅，各波型潜伏期延长，波型分离偏少等。研究发现，在呈现低对比度棋盘格时，LD 的视觉电位波幅低于对照组，推测是大细胞系统损伤所致，对其外侧膝状体解剖学研究也证实了此观点。事件相关电位（Event Related Potential，ERP）中常呈现振幅降低、潜伏期延长表现。

七、母语和文字特性影响

有研究认为儿童阅读障碍的发生与其母语的文字特性有关，依据是使用表音文字（如英语）国家儿童阅读障碍的发生率较使用表意文字（如汉字）国家儿童高。有关研究认为，汉字具有图形特征，文字具有形音义为一体特点，音节单一，读音与书写一致性强，易于解码识记，并且汉字的认知加工需依赖较强的视觉空间认知能力。这对主要由听觉音韵辨别困难所致英语阅读障碍儿童而言是个合理的解释。因为，表音文字音素或音节多，阅读时需要解码音素或音节，有时口语与书写一致性差，增加了儿童学习和阅读识记时的辨认困难。

八、学习障碍相关的环境因素

（一）家庭环境

家庭环境对儿童的影响是深远而广泛的，从父母自身素质到对子女的教育、关心和期望，从经济条件等物质水平到情感支持等精神水平，都会对儿童的身心健康产生影响。有报道显示，受虐待儿童中发生 LD 频率较高，这些儿童自幼遭受父母的忽略、排斥，父母养育中对儿童有过多禁止或过度要求现象。社会经济条件差的家庭，LD 儿童较少受到补偿教育，其预后

较家庭条件好的 LD 儿童要差。LD 易出现焦虑、注意困难、适应困难和学业失败，可导致挫败感和不良自我意识，还易招致父母教师训斥、体罚和排斥等，从而削弱儿童学习动机。此外，研究发现学习困难儿童的父母文化素质较低，提供给儿童的生活、学习条件较差，给予爱护、关心和情感支持较少，尤其是单亲家庭中的儿童得到的爱护和温暖更少，承受的各方面压力更大。儿童学习困难与家庭不良环境形成恶性循环。

（二）学校环境

近几年来人们越来越重视学校在儿童身心发展中的作用及儿童在学校受教师和同学的影响。教师在小学生心目中有很高的权威，对学生的态度和期望直接影响学生的学习态度和兴趣，对学生的管教方式会使学生出现不同的行为特征。支配型管教的学生常常表现为情绪紧张，不是冷漠就是带有攻击性；民主型管教的学生表现为情绪稳定和积极，态度友好；放任型管教的学生缺乏集体意识，自由散漫。教师教学简单粗暴或教学法不当等均可导致和（或）加重儿童的学习困难。

九、学习障碍相关的生物学因素

（一）气质特点

研究者发现，儿童的学习成绩与气质特点密切相关。气质对儿童的学业可通过活动量、注意力、适应性情绪状态而影响学习过程及效果。学习成绩好的儿童气质特点为积极性高，与周围环境调适良好，会获得最佳的发展；而调适不良时易出现行为问题。虽然具有偏消极气质特点的儿童容易与环境发生冲突，但若家长、教师能够顺应儿童特点进行教育，儿童就能获得较好成绩；相反，不恰当的教育方式会增加这类儿童行为问题和学习问题的发生。

（二）脑损伤

脑损伤能够改变脑部的某些功能，继而可能影响儿童的学习和行为。引起脑损伤的因素很多，如严重的头部外伤、被撞击、意外事故、高热、脑瘤、脱水以及其他一些疾病（如脑炎、脑膜炎等）。学习困难儿童脑损伤发生率一般比正常儿童高。

（三）生理上的晚熟及早产和低出生体重儿

国外一些学者认为，生理上的晚熟是造成儿童学习障碍的一个重要因素。Katz 认为，有一些入学儿童的生理条件尚未完全成熟，适应能力较差，也容易产生学习障碍，继而导致一些情感问题的产生，形成恶性循环。对于早产和低出生体重儿的追踪调查发现，无论在注意能力、语言能力和运动能力方面，低出生体重儿童都比正常儿童差。

（四）躯体疾病

儿童在学校学习是一个艰巨的任务，而且还是一个连续的过程。有的孩子体弱多病，经常缺课，使得所学功课连续性间断，学习内容联系不起来，自然会导致学习困难；有的孩子由于患有慢性病和先天性疾病，但没有疾病的表现，容易被家长忽略，对这样不健康的儿童采取和健康儿童一样的要求自然会导致学习困难；另外，患病儿童往往由于缺课的机会多，体力又跟不上，使得在压力下引起学习情绪和精力降低。

十、学习障碍相关的智力与非智力因素

（一）智力

许多研究者发现，学习困难儿童智力水平较低，有明显的记忆力和注意力缺陷，言语理解、分析综合和类比推理能力较差。丁艳华等研究发现，学习困难儿童与同龄儿童比较，由于智能不足，在学习技能上已有较显著的落后现象。此外，有近50%的儿童存在着智力结构发展不平衡，主要表现为言语智商明显低于操作智商；学习困难儿童的获得性知识不足，计算能力以及办事速度和准确性较差，而空间能力相对完整。

（二）感觉统合失调

感觉统合失调是由于大脑对躯体感觉器官所得到的信息不能进行正确的组织和分析，以致整个机体不能有效运动的现象。智力正常甚至超常儿童由于存在感觉统合失调，其智力无法得到充分的发展，造成学习障碍和运动技能及社会适应等方面的障碍。

（三）学习动机

学习困难儿童的学习动机偏低，学习自觉性也较差。学习困难儿童往往对学习有不良态度。研究发现，学习困难儿童的学习动机与其认知水平存在着非常显著的相关性。这说明学习困难儿童的学习动机在其认知发展中占有非常重要的地位。

（四）学习适应能力

适应学习意味着能够正确对待学习，具有良好的学习动机和学习能力，掌握了适当的学习方法和学习技巧，具备克服学习过程中各种障碍和完成学习任务的意志品质，取得较好学习效果的倾向。学习的适应本质上也是一种生活适应，因而与心理健康水平的关系是极其密切的。学习适应性良好者的心理问题及其症状的表现程度普遍低于学习适应差的学生。

（五）情绪和行为问题

儿童的情绪和行为问题也是导致学习障碍的因素之一。季卫东等对学习障碍儿童进行行为问卷调查发现，学习障碍儿童的品行问题、社交障碍、冲动多动因子分与多动指数显著高于正常组儿童。他们的智力虽然正常，但在学习过程中不必要的动作过多，易受干扰，难以将注意力集中在学习上，从而影响学习效果。

知识链接

学习障碍的信息处理机制

神经心理学研究认为学习障碍是儿童在学习技能发育过程中信息处理困难的结果。具体可按信息处理过程分为信息输入、分析整合、储存和输出四个阶段。

1. 信息输入阶段　通过感觉接收信息，例如视觉和听觉。视觉困难可能引起对物体形状、位置和大小识别的障碍。可能出现与时距感觉有关的程序化问题。听觉困难时，患儿难以过滤混杂的声音，不利于集中注意专心听老师的声音。有些孩子似乎不能处理触觉的输入信息，如对痛觉不敏感。

2. 信息整合阶段　接受输入信息之后，接着就是对信息的整合、分类，并按一定的顺序储存或与先前的学习相关联。这个阶段的障碍可能表现为患儿不能按正确的顺序讲述故事，不能记住序列的信息，诸如一周中的某一天；能理解新的概念，但换一个环境就无法对这些概念进行概括；或能够学习某些个别材料，但不能将这些材料整合在一起形成有机的整体。

3. 信息储存阶段　记忆的问题可能发生在短时记忆/工作记忆或长时记忆。许多记忆困难发生在短时记忆过程，患者只有通过超常规的反复多次重复来加强记忆，否则难以学习记忆新材料。视觉记忆困难可能会妨碍拼读学习。

4. 信息输出阶段　大脑信息的输出通过词汇即语言输出或肌肉活动来实现，诸如书写或绘画。语言输出障碍可以表现为言语问题。例如，要求患儿按要求回答问题时，这个过程本身包括从储存中抽取信息，组织自己的思维，并将这种思维在回答问题之前组织成词句。同样的原因也可以引起书写语言的问题。运动技能困难可以表现为粗大或精细运动的问题。粗大运动困难时患儿的行动笨拙，容易绊倒、摔跤，也可能表现为跑步、攀爬或学习骑自行车时明显的不协调。精细运动障碍可表现在如扣纽扣、系鞋带或书写等精细动作上。

来源：https://en.wikipedia.org/wiki/Learning_disability#cite_note-1.

第三节　学习障碍的临床表现

一、学习障碍的早期表现

出生时具有高危因素的儿童高发 LD。这类儿童往往较早就表现好动、好哭闹，对外刺激敏感和容易过激反应。建立母子情感关系困难，如养育困难、不愿被母亲拥抱、喜欢独玩。有的可能走路较早但步态和动作让母亲不放心。亲子关系不良导致母子语言和情感沟通减少，进而影响儿童的语言发展和情绪分化。好动和易兴奋会使许多母亲感到哺育棘手，因而容易招致母亲的情感忽略或/和虐待。进入幼儿期有些发生不同程度的语言发育问题，说话偏迟、揪头发、啃咬指甲、扔东西、哭闹、攻击倾向、动作缺乏目的性、对刺激过激反应、伙伴交往不良、语言理解和表达欠缺等。这使 LD 儿童出现团体适应困难，并且认知发展不平衡或对某些狭窄领域的东西感兴趣，而对他人的活动缺乏关注。到了学龄前期出现更明显的认知偏异，如视觉认知不良、协调运动困难、精细动作笨拙、沟通和书写困难等。

二、学习障碍入学后的表现

（一）语言理解困难

语言理解和语言表达不良，有的即使能说出少许单词，但构音明显困难。若伴有音乐理解困难则同时缺乏节奏感，常表现"听而不闻"，不理睬父母或老师的讲话，易被视为不懂礼貌。有的机械记忆字句较好，而且能运用较复杂的词汇，但对文章理解低劣，不合时宜地使用语词或文章，或"鹦鹉学舌"般。常表现喋喋不休或多嘴多舌，用词联想奔逸，使人难懂在讲什么。喋喋不休是患儿为了寻求社交、企望他人理解而又难实现时的表现。智力测验操作智商高于言语智商。

（二）语言表达障碍

会说话较迟，开始说话常省略辅音，语句里少用关系词。言语理解良好而语言表达困难。可模仿说出单音，但不能模仿说出词组。有的患儿可自动反射性说出一两句词汇，但随意有目的性说话困难。有类似口吃表现、节律混乱、语调缺乏抑扬、说话伴身体摇晃、形体语言偏多等。

（三）阅读障碍

读字遗漏或增字、阅读时出现"语塞"或太急、字节顺序混乱、漏行、阅读和书写时视觉倒翻、不能逐字阅读、计算时位数混乱和颠倒；默读不专心，易用手指指行阅读；若是英语或拼音可整体读出，但不能分读音节；组词读出时不能提取相应的词汇，对因果顺序表达欠佳，并且命名物体困难。

（四）视空间障碍

视空间障碍的特征是手指触觉辨别困难，精细协调动作困难，顺序和左右认知障碍，计算和书写障碍。有明显的文字符号镜像处理现象，如把"p"视为"q"，"b"视为"d"，"m"视为"w"，"was"视为"saw"，"6"视为"9"，"部"视为"陪"等。计算时忘记计算过程的进位或错位，直式计算排位错误，抄错抄漏题，数字顺序颠倒，数字记忆不良，从而导致数量概念困难和应用题计算困难。结构性障碍使视觉信号无法传入运动系统，从而使空间知觉不良，方位确认障碍。因此，易出现空间方位判断不良，判断远近、长短、大小、高低、方向、轻重以及图形等的困难。

（五）书写困难

缺乏主动书写，手技巧笨拙（如不会使用筷子、穿衣系扣子笨拙、握持笔困难、绘画不良），写字丢偏旁部首或张冠李戴，写字潦草难看，涂抹过多，错别字多。

（六）情绪和行为

多伴有多动、冲动、注意集中困难。继发性情绪问题，如不良"自我意识"，学习动机不良，焦虑或强迫行为动作（啃咬指甲多见），课堂上骚扰他人，攻击或恶作剧，社会适应和人际关系不良，品行问题等。国外报道，LD 中左利手（左撇子）比率高并且过敏性体质者居多。未经及时干预矫治者发展为青少年违法和成年期精神人格障碍者偏多。在日本的不登校（拒绝上学）儿童中 LD 占有相当比例，而在欧美这类儿童则多发展为品行障碍和反社会行为者。

（七）神经心理特性

LD 儿童虽智力正常，但临界智力状态者占有相当比例。智力测验多表现结构不平衡，言语智商和操作智商分值差异大，单项神经心理测验成绩低下，投射测验显示不良情绪和欲求不满，神经系统软体征检测多呈阳性，手眼协调困难，视结构不良。但有报道，高功能的 LD 中有个别高创造性的儿童，可能在音乐、美术、运动、数学、物理或理论研究方面取得惊人的发挥，高创造性的个体中高功能 LD 往往占有一定比例。

典型病例

患者，男性，9 岁，小学四年级。因学习困难 2 年来诊。患儿从二年级第一学期开始学习成绩明显下降，尤其是语文成绩差。不愿开口朗读，阅读、抄写经常跳行，掉字漏字、错读，偏旁左右颠倒，听写困难，尤其文字书写表达困难，错字、别字均较多，语句不完整，作文简短不通畅。部分数学应用题阅读理解困难，但多看几遍或说给他听则自己会做。期末考试语文 30 分，英语 42 分，数学 85 分。平时较安静，内向，急躁，不主动交往。作业拖拉马虎，考试粗心，低级错误多，写错抄错答案。

患儿为独生子，母孕期妊娠反应呕吐剧烈到 5 个月，孕 2 个月时有先兆流产，注射黄体酮保胎 1 周。足月顺产，出生体重 6.5 斤。父亲中专文化，铁路技工，读书成绩中下，内向不善言辞。母亲本科文化，教师。无精神障碍家族史。

精神状况检查：神清合作，接触交谈适切，口齿清晰。未获精神病性症状。轻度焦虑，承认病史所述学习困难表现，喜欢看连环画和带图画的课外书，不喜欢朗读，尤其不喜欢写语文作业和作文。

发育异常评定量表 DAS 评分：6 分。汉语阅读技能诊断测验：符合汉字识别障碍型。

智力测验：注意记忆因子（算术、背熟、译码）偏低。尤其译码分数低。提示存在视觉运动协调准确性与速度、视觉注意记忆加工障碍。SPECT 脑扫描报告：左侧额前、双枕叶次级视皮质区局部脑血流带血 cRBF 缺血及减低。

诊断：阅读障碍伴书写表达障碍。

第四节　学习障碍的检查与诊断

诊断时首先要向家长了解儿童的出生情况、发育过程、发病过程及其表现特征。并对儿童现场行为进行观察记录，且应了解儿童在校（幼儿园）的表现。必要时进行影像学、电生理方面的辅助检查。

一、学习障碍的诊断标准

参照美国 DSM-Ⅴ，学习障碍的诊断标准如下：

1.学习和使用学业技能的困难，如存在至少 1 项下列所示的症状，且持续至少 6 个月，尽管针对这些困难存在干预措施：

（1）不准确或缓慢而费力地读字（例如，读单字时不正确地大声或缓慢、犹豫、频繁地猜测，难以念出字）。

（2）难以理解所阅读内容的意思（例如，可以准确地读出内容但不能理解其顺序、关系、推论或更深层次的意义）。

（3）拼写方面的困难（例如，可能添加、省略或替代元音或辅音）。

（4）书面表达方面的困难（例如，在句子中犯下多种语法或标点符号的错误；段落组织差；书面表达的思想不清晰）。

（5）难以掌握数字感、数字事实或计算（例如，数字理解能力差，不能区分数字的大小和关系，用手指加个位数字而不是像同伴那样回忆数字事实，在算术计算中迷失，也可能转换步骤）。

（6）数学推理方面的困难（例如，应用数学概念、事实或步骤去解决数量的问题有严重困难）。

2.受影响的学业技能显著地、可量化地低于个体实际年龄所预期的水平，显著地干扰了学业或职业表现或日常生活的活动，且被个体的标准化成就测评和综合临床评估所确认。17 岁以上个体，其学习困难受损可以用标准化测评进行。

3.学习方面的困难开始于学龄期，但直到那些对受到影响的学业技能的要求超过个体的有限能力时，才会完全表现出来（例如，在定时测试中，读或写冗长、复杂的报告，并且有严格的截止日期或特别沉重的学业负担）。

4.学习困难不能用智力障碍、未校正的视觉或听觉的敏感性，其他精神或神经病性障碍、心理社会的逆境、对学业指导的语言不精通，或不充分的教育指导来更好地解释。

注：符合上述 4 项诊断标准，基于临床合成的个体病史（发育、躯体、家庭、教育）、学校报告和心理教育评估。

二、学习障碍的心理学测量

（一）学业成就测验

侧重于听理解、语言表达、书写、阅读理解、计算和基本推理几个方面，有一项得分较年级平均值明显落后 2 级或 2 个标准差。目前国内尚无修订的学业成就测验工具。

（二）智力测验

常用韦氏儿童智力量表，如 WPPSI 或 WISC-R。目的之一是排除精神发育迟滞或孤独症；其二是了解 LD 类型及其智力结构，并为教育训练提供依据。LD 儿童常表现 WQ 与 PQ 存在较大差异（>10 分）。也可依此大致分类出言语型 LD 或非言语型 LD。

（三）神经心理测验

神经心理测验如利脑实验、Luria-Nebraska 儿童成套神经心理测验、K-ABC 测验、记忆测验、单项神经心理测验等，主要用于检测 LD 儿童的神经心理模式或探索其神经心理机制。LD 儿童往往在这类测验上表现明显的结构偏异或分值低下。

（四）学习障碍筛查量表

学习障碍筛查量表（The Pupil Rating Scale Revised Screening For Learning Disability，PRS）为 LD 筛查用，总分低于 60 分者，为 LD 可疑儿童，须进一步进行检查。

第五节　学习障碍的治疗与护理

一、学习障碍的早期干预

学习障碍会影响孩子学业成绩的提高，有些特殊技能缺陷可能持续到成年。部分患儿还可能合并或继发出现品行障碍和反社会行为等行为问题。因而防治的关键是早期预防，早发现，早治疗。加强孕产期保健，做到优生优育，防治和减少有害因素影响，正确开展早期教育。一旦有神经心理功能发育不良的征象出现，便要及时就诊。及早指导家长改进教育条件和教育方法，纠正教育偏差，防治病情发展。任何期望孩子自行缓解、"长大了就会好"的侥幸心理，以及单纯指望教育补救的做法，都是盲目、被动、有害的。大脑有内在的发育成熟规律，随着年龄增长、神经系统发育定型及前期教育基础上的损失，如果错过早期干预的时机，这些损害以后都难以弥补，并使问题复杂化。

（一）提供足够的营养

婴幼儿期是人一生中生长发育最快的阶段，对营养素的需要量相对较大，也更容易缺乏，早期发育阶段的营养不良可造成婴幼儿的发展迟缓，尤其是对脑部有影响，这和学习障碍有着间接的关系。科学喂养，平衡膳食，培养良好的饮食习惯是提供足够营养的保障，在婴儿时期应大力提倡母乳养，按时添加辅食。提倡食物来源的多样化，粗细粮搭配，荤素菜搭配，五色菜搭配，饮食定时、定量，不偏食。必要时还可以根据孩子的自身情况，在医生等专业人士指导下，补充一些营养制剂。特殊儿童可能还需要特殊的营养配置。

（二）语言能力的培养

研究表明，学习障碍常常是学龄前期言语或语言障碍的延续。所以，培养幼儿的语言能力是对学习障碍进行早期干预的重要方面。左脑真正承担语言开始于 5 岁左右，所以 5 岁以前任何一侧大脑损伤都不至于造成语言能力久性丧失，培养语言能力的时间可以早在 0 岁，因为婴儿已能感受声音刺激并做出反应，能辨别言语和非言语。为此，家长应该做到如下几点：

1. 多和孩子说话

虽然他并不了解你在说什么，但言语刺激较其他刺激对于孩子来说更是一种奖励，他可以从父母的言语中获得积极的情绪体验，有助于形成安全型的依恋关系。而且从幼儿期开始，孩子对语言中的语音差异已很敏感，多向孩子说话有利于强化这种感受力。

2. 创造语言环境

一个丰富、轻松、有趣的语言环境，能使孩子在受到足够多的语言刺激的同时，增强他的语言理解能力。例如，可以把语言文字的描述与直观形象材料的展示相结合；可以一边做一边说，以反复强化物品、动作和语言的联系；让孩子多与成人交谈等。另外，书面的读物也是一种很好的语言刺激，家长可以拿着书给孩子讲故事，亲子共读，从玩书到读书，对孩子的语言发展都很有帮助。

3. 鼓励孩子说话

通过对话可以检验和培养孩子的言语理解能力，激起孩子说话的兴趣。应鼓励孩子用语言表达自己的想法，但不要强迫；对于孩子开口说话，哪怕是一个词，父母也要给予及时的反馈，可以是语言的表扬，也可是微笑或拥抱等方式的表达。应善于用这种强化的方式有选择地奖励儿童对成人语言的模仿和语言中符合规范的部分，但不要刻意地去纠正其语言中的错误。可以通过玩游戏的方式让他模仿父母对话，如角色游戏；让孩子多和其他孩子接触，因为他们之间通常有说不完的话。

（三）动作技能的训练

儿童的动作和身体协调能力是认知的基础，如果儿童跳过某一个运动发展阶段，将来有可能产生学习问题。大多数学习障碍孩子的运动协调能力都比较差，表现得笨手笨脚。这种情况可通过早期干预得到一定程度的改善。

1. 发展身体协调技能

翻、滚、爬、走、跑、滑、跳、抓球等这类活动能提高儿童的忍耐力，能促进儿童形成积极的身体印象并提高自尊水平，使用球、圈、沙包、毽子等玩具可以引发儿童进行运动的欲望，使他们在运动中表现出主动性与积极性，使身体得到全面的锻炼。

2. 训练动手技能

训练动手技能可以在家中摆放适合的玩具，如小汽车、积木、拼盘等，吸引孩子的注意，培养儿童对操作物体的兴趣。保护孩子的破坏性，当他动手去拆卸某些物品时，父母不要横加阻拦，鼓励孩子用筷子而不用勺吃饭。手工折纸、捡豆子、画画、涂色、剪贴、拍球等活动有助于儿童动手能力的发展。

3. 培养自理能力

在日常生活中，鼓励儿童自己的事情自己做，如自己穿衣服穿鞋、系扣子、系鞋带。孩子能够独立完成的事，父母不要急于上前帮助他们，而是在旁边用言语指导和给予鼓励，即使他一开始做得不好，也不要着急，要相信孩子，一步步地来，不要急于求成，给孩子造成压力。

（四）感觉统合训练

研究表明，在学习成绩差的儿童中，51.1% 的儿童伴有轻度感觉统合失调，24.9% 的儿童伴有重度失调。感觉统合训练可使儿童的运动协调能力和注意力的集中得到明显改善。由于感觉统合训练加强了儿童的前庭功能，使儿童的中枢运动神经系统得到良好发展，尤其是前庭刺激性的不断输入，打开了通往神经系统的部分通路，促进了神经系统的发育，改善了大脑感觉的组织协调和动作过程，使神经系统有目的地去运作。同时，感觉统合训练可使儿童本体感觉与掌管这些功能的神经进行多次统合协调，改善了儿童注意力不集中、情绪不稳定、阅读困难和动作磨蹭等问题，提高了儿童的学习兴趣和效率，进而改善其学习障碍。

1. 触觉刺激

由于触觉输入与其他感觉输入相比，具有更重要、面积更广泛的性质，所以感觉治疗通常由触觉刺激开始。可使用质地不同的工具交替擦拭儿童全身的皮肤，如新毛巾与丝绸、松软的刷子与丝瓜瓤；父母用手对儿童进行全身的抚摩是最好的触觉刺激，同时这也能增进亲子交流。

2. 前庭刺激

感觉统合训练中，刺激内耳前庭是一项很有成效的方式，前庭刺激和触觉具有促进其他感觉的统合作用。由于前庭和姿势反应有密切的关系，可透过姿势反应使前庭功能趋于正常。治疗方式也分两种，即被动式治疗和主动式治疗。被动式治疗是由外力推动儿童来完成，可让儿童躺着或坐在吊床中，然后加以摇摆和旋转。一些对于前庭刺激过分敏感、容易感到威胁的儿童，则要采用主动式治疗，由儿童自己用双手在地板上轻轻推动身体，或拉着前头的绳子来摇摆自己，而不用他人推动旋转或摆动。

3. 本体感觉刺激

本体感觉又称深部感觉，是由来自身体内部的肌肉、肌腱、关节等处的刺激引起的感觉，包括位置觉、运动觉和震动觉。本体感觉刺激是促进本体感受信息输入神经系统的重要方法，而最大的感觉刺激来源于地心引力对身体的作用。让儿童俯卧，四肢高举离开地面，此时他的躯干背部、臀部和肩胛肌肉都处于反抗地心引力的状态，可提高儿童的本体感受能力。

知识链接

感觉统合

感觉统合失调是 LD 的一个重要原因, 感觉统合训练对于阻止 LD 的发生有重要的作用。感觉统合是指大脑和身体相互协调的学习过程, 指机体在环境内有效利用自己的感官, 以不同的感觉通路 (视觉、听觉、味觉、嗅觉、触觉、前庭觉和本体觉等) 从环境中获得信息输入大脑, 大脑再对其信息进行加工处理 (包括: 解释、比较、增强、抑制、联系、统一), 并做出适应性反应的能力。

来源: 尹可可. 感觉统合训练对学龄儿童学习适应能力影响的实验研究 [D]. 苏州: 苏州大学, 2016.

二、学习障碍的治疗与护理

国外的学校一般都配备有专职的学校心理学家从事问题儿童的筛查和心理卫生保健工作。另外还请有经验的临床心理学家和儿童精神科医生定期到学校巡查和指导工作。一旦发现问题, 即到专科诊治: 可酌情采取系统化治疗、训练或与假期强化治疗、训练相结合的方针, 同时要与学校一起协同配合。

由于儿童学习困难和学习障碍涉及脑功能发育、各种情绪、行为问题和心理障碍、家庭和学校的心理压力、生活环境不良、生活质量恶化等多方面问题, 一般要采取综合性治疗措施才能改善。

(一) 支持性心理治疗

支持性心理治疗是任何一种障碍形式都必须采取的方法。要让咨询对象了解患儿问题的性质、解决的必要性和方法, 给予必要的关注和理解, 给家长和孩子以知识、情感和心理上的支持, 以取得合作并使治疗得以坚持进行。

(二) 家庭干预

矫正家庭成员的不正确的认识和不良行为方式, 改善家庭心理环境, 积极帮助和协助医生安排实施诊疗计划, 恢复学习兴趣, 增强学习信心。

(三) 特殊教育和强化训练

针对学习技能上的问题和特殊困难进行强化训练, 一般要在医学干预基础上才有明显效果: ① 特殊教育计划 (Individualized Education Program, IEP); ② 特殊教育班级与个别指导计划；③ 长期目标与短期目标；④ 时间概念的教育训练；⑤ 效果评估与调整。

（四）神经心理功能矫治

治疗方法为感知觉矫正、整合治疗、感觉转换训练、感觉统合及游戏治疗等，以改善引起学习障碍症状的基本认知功能缺陷；可分小组或个别进行。训练原则：针对障碍类型水平确定训练内容与级别，兼顾承受能力和时间资源；在评估分析的指导下，治疗训练的针对性越强，效果越好。

（五）药物治疗

1. 兴奋剂

兴奋剂可使注意力集中和兴奋大脑皮质，帮助儿童投入学习，从而增加阅读词汇量，完成的作业量也增加。伴多动症的阅读障碍儿童由于注意力改善、学习行为控制增强，阅读成绩也随之改善。但目前尚缺乏兴奋剂对学业长期帮助的证据。

2. 促智药

奥拉西坦及吡拉西坦是环 3-羟基-4-氨基丁酸衍生物，可促进磷酰胆碱和磷酰乙醇胺合成，促进脑代谢，可透过血-脑屏障对特异性中枢神经道路有刺激作用，改善智力和记忆。一些生物制剂可改善脑神经营养、促进脑代谢和脑细胞发育。近年来有文献报道，此类生物制剂对脑损伤修复与发育障碍，促神经发育具有一定效果，可能与神经发育可塑性及所处阶段有关。如鼠神经生长因子肌肉注射或脑活素静脉滴注，可以试用。

3. 对症治疗

对于学习障碍合并情绪、行为障碍（如焦虑、抑郁、注意缺陷多动障碍），可参照有关章节进行对症治疗。

（六）物理治疗

1. 经颅刺激（Transcranial Magnetic Stimulation，TMS）

对动物细胞和分子水平，以及对人的神经生理、神经影像学研究证实，TMS 对调节中枢功能特别对提高皮质兴奋性并影响复杂的脑功能活动、改善大脑皮质的局部代谢、提高局部血流等方面均有积极意义。在明确大脑皮质局部目标定位的基础上，一般建议采用高频刺激。目前对 LD 儿童的治疗观察尚缺乏足够报道。

2. 脑电生物反馈

通过计算机辅助的脑电生物反馈装置进行，经给予特定刺激以期改善大脑相应的生物电活动反应。文献报告认为对 ADHD 有一定效果。

第六节　健康教育

重点是针对家长与老师，使他们正确认识疾病特征和可能的预后。父母和教师应该给学习困难儿童创造一个良好的发展环境。对于 LD 儿童，父母本应该对其有更多的照顾，但由于孩子本身学习困难，父母觉得"望子成龙"有可能成为泡影，因而对孩子的情感投入反而减少，而惩罚、干涉和拒绝否认的教养方式增多。这既影响了亲子关系，同时又加剧了孩子的学习困难，形成了一个恶性循环。过分干涉和严厉惩罚的教养方式，对 LD 儿童的各种行为会有很大影响，进而会使孩子在学习上更加困难，亲子关系进一步受到影响；而家长用情感温暖的教养方式，可以在某种程度上抑制或减少学习困难和学习障碍的问题。因此，LD 儿童家长要及时与孩子进行沟通交流，增加感情联系，建立和谐民主的家庭氛围。家长可与孩子一起建立一个有针对性的学习生活计划，并在实施过程中给予具体指导。因此对 LD 儿童，家长与教师要改变观念及教学方法，以平等、和蔼、尊重和关心的态度对待 LD 儿童，善用鼓励的方法，切忌采用指责或冷漠来对待 LD 儿童。

（王正君）

第八章　注意缺陷与多动障碍

注意缺陷与多动障碍是儿童期最常见的一种心理行为疾病，俗称多动症。该病以儿童发病为主，主要表现为与年龄不相称的注意力易分散，注意广度缩小，不分场合的过度活动和情绪冲动，并伴有认知障碍和学习困难，智力正常或接近正常。其病因和发病机制尚不清楚。其诊断主要依据病史、临床表现和必要的检查，多采用 DSM-Ⅳ 和 ICD-10 的诊断标准。在诊断注意缺陷与多动障碍时，不仅需要考虑其行为特征，同时也应从多方面，尤其是各种功能方面来综合考虑和评估，才能做出全面和准确的诊断。该病虽然以儿童发病为主，但目前仍有 50%~60% 可持续到成年期，其已成为一种全球性的慢性公共卫生健康问题。

第一节　注意缺陷与多动障碍概述

一、注意缺陷与多动障碍的概念

注意缺陷与多动障碍（Attention Deficit and Hyperactivity Disorder，ADHD）是儿童和青少年时期最常见的一种神经行为障碍，临床上以持续存在且与年龄不相称的注意力不集中、多动、冲动三大核心症状为主要表现，同时常常合并多种心理病理表现，部分可持续至成年，可对儿童学习、认知功能、社交等多方面造成不良影响。美国精神病学会的《精神障碍诊断和统计手册》第 4 版（Diagnostic And Statistical Manual Of Mental Disorders-Forth Edition，DSM-Ⅳ）将 ADHD 分为注意力缺陷为主型、冲动-多动为主型及混合型 3 种类型。

二、注意缺陷与多动障碍的流行病学特征

ADHD 的患病率一般报告为 3%~5%，男女比例为（4~9）∶1。跨文化研究发现，在不同的国家和社会经济文化阶层，不同的诊断系统，其患病率有差异。英国按 ICD 诊断系统报告的 ADHD 患病率低于 1%，一般他们把该类问题归为儿童行为问题。美国按 DSM-Ⅳ 标准，患病率为 3%~6%，法国报道的患病率为 8%~12%，荷兰报道的数据为 5%~20%，日本为 4%。我国报道的学龄儿童 ADHD 的患病率为 1.3%~13.4%，7 项大型研究的荟萃分析显示，ADHD 患病率为 4.31%~5.83%。

ADHD 的症状 9 岁时最为突出。随着年龄的增长，共患学习困难和其他精神障碍的概率明

显增加。共患疾病种类及发生率分别为：破坏性行为障碍（Disruptive Behavior Disorders, DBD）23%~64%，心境障碍（Mood Disorders）10%~75%，焦虑症（Anxiety Disorder）8%~30%，学习困难6%~92%，抽动障碍（Tic Disorders，TD）7%。总体而言，65%以上的患儿存在一种或更多的共患病。共患病的存在常导致患儿社会功能严重受损，临床疗效降低，预后不良。为了使ADHD的学业水平能与其智力能力保持一致，大约有20%的多动症儿童需要给予特殊教育，15%的多动症儿童需要提供特殊的行为矫正服务。

第二节　注意缺陷与多动障碍发生的可能原因

ADHD的病因及发病机制尚未完全明确。但众多证据提示，ADHD是一种神经发育障碍。神经心理学研究发现，ADHD患儿的转换功能水平与较其年龄小2~3岁的正常儿童相当。脑电alpha波8Hz成分增多，磁共振质子波谱（H-MRS）双侧苍白球氮-乙酰天门氨酸/肌酸比值（NAA/Cr）明显降低，均反映ADHD患儿脑发育延迟。神经影像学研究进一步发现，ADHD脑灰质的成熟较正常对照人群约晚3年，特别是前额叶皮层及颞叶皮层。静息态脑功能成像的数据显示，ADHD成人的脑功能与正常成人对照有明显的差异，而与正常青少年相似。

目前认为，ADHD是一种异质性的行为异常，还未发现单一病因，系生物-心理-社会多种因素协同作用所致。现将ADHD可能的发病原因分述如下。

一、注意缺陷与多动障碍相关的神经生理因素

通过神经解剖、生理、心理学技术研究发现，ADHD的发生与脑神经解剖和功能的改变有关。神经生理学指出，一切感觉刺激和运动功能都在前额叶进行分析、综合和调节，但前额叶发育较晚，其神经纤维髓鞘化过程比较迟，到青少年期髓鞘化才完成，从而许多部位之间的联系也更完善，这也许就是ADHD于儿童到青少年期趋向减少的理由。神经心理学研究提示，ADHD患儿存在认知缺陷。最近有研究发现，其认知缺陷的核心为执行功能障碍。执行功能指工作记忆、语音内在化、情绪控制、动机控制等。执行功能障碍能引起ADHD的各种症状，且其特殊的模式可能与ADHD各种不同的临床亚型相关联。大脑前额叶主要负责执行功能，前额叶损伤者呈现类似ADHD的症状，研究者支持大脑前额叶功能异常在ADHD发病中的作用。平衡功能失调也是导致ADHD的原因之一。从临床症状的评定看，ADHD患者多数存在感觉统合失调和运动协调障碍，特别是对前庭刺激的统合存在问题。此外，还发现ADHD患者的动态姿势控制功能也受损，注意缺陷型ADHD患者的动态姿势控制功能损害比混合型ADHD患者更严重，动态姿势的控制功能的损害程度与临床症状的严重程度相关。

二、注意缺陷与多动障碍相关的神经生化因素

对神经生化的研究表明，儿茶酚胺类（CA）在ADHD发病中起重要作用，其中与ADHD关系最密切的神经递质为多巴胺（DA）和去甲肾上腺素（NE），一些明确影响CA类神经递质

的因子能显著改善 ADHD 的症状。但是对 ADHD 神经生化的研究结果有很多不同，ADHD 的发病不能以某一递质系统解释，而是应包括 NE、DA 等在内的多递质系统的异常。

三、注意缺陷与多动障碍相关的遗传因素

大量的家系研究，寄养子、双生子研究和最近分子水平的研究均提示遗传是 ADHD 的发病机制之一，遗传度约为 60%~90%，但其具体的遗传模式尚未阐明。目前多数学者认为它是一种多基因遗传性疾病。近年来调查显示，多巴胺、5-羟色胺、去甲肾上腺素三类神经递质及这些神经递质代谢的基因可能与 ADHD 的发生有关。多项关联研究及荟萃分析表明，DRD4、DRD5、DAT、DBH、5-HTT、HTR1B 和 SNAP-25 基因可能增加 ADHD 的易感性。这些基因与 ADHD 关联的比值比（OR 值）从 1.18 到 1.46，与目前公认的观点相一致，即 ADHD 是多基因遗传的复杂疾病，通过多个微效基因的相互作用以及环境的危险因素而共同导致。

（一）多巴胺系统基因

1. 多巴胺 D4 受体

多巴胺 D4 受体（DRD4）广泛地分布于额叶-皮质下通路，多项神经影像和神经心理学研究提示该通路与 ADHD 的病理生理学有关。研究主要集中于 DRD4 第三外显子上的一个串联重复序列多态，体外研究表明该多态的 7 次重复序列等位基因降低受体对多巴胺的敏感性。Faraone 等对 DRD4 与 ADHD 的病例对照及家系关联研究结果分别进行了 Meta 分析，结果都显示 7 次重复等位基因与 ADHD 存在着一定的关联。

2. 多巴胺 D5 受体

多巴胺 D5 受体（DRD5）基因研究最多的是 5' 端位于转录起始点上游约 18.5kb 的一个二核苷酸重复多态。Tahir 等研究发现 148bp 等位基因在 ADHD 儿童中存在过度传递，而 Mill 等研究结果则与之相反，一项综合了 14 个独立样本的家系分析发现 148bp 等位基因与 ADHD 存在显著关联（OR=1.2，95%CI 1.1~1.4）。

3. 多巴胺转运体

多巴胺转运体基因（DAT，SLC6A3）作为 ADHD 的候选基因得到了多方面证据的支持。有效治疗 ADHD 的药物-中枢神经兴奋药可阻断多巴胺转运体，抑制突触前膜对递质的回摄取，提高突触间隙的递质浓度，这是其发挥疗效的机制之一。Cook 等采用家系研究，首次报道了位于 SC6A3 的 3' 非翻译区一串联重复序列多态的 10 次重复等位基因与 ADHD 存在关联。Curran 等对 9 个独立样本的 664 个可提供信息的杂合子父母进行 Meta 分析，发现较小的 OR 值（OR=1.16）。提示该基因有进一步研究的价值，不过其致病效应可能较小。

（二）5-羟色胺系统

动物实验中发现额叶皮质多巴胺（DA）和 5-羟色胺（5-HT）对注意和反应控制有重要作用。

迄今为止在此领域最具说服力的证据来自 Gainetdinov 等的研究，该项研究表明 DA 和 5-HT 都是造成多动的原因。2000 年以来，有关 ADHD 的 5-HT 递质系统功能基因的研究陆续开始，此方面研究主要集中在 5-HT 受体基因。

1. 5-羟色胺受体

两项家系研究检测了 5-羟色胺 HTR1B 受体编码基因上的一个无义 SNP（G861C）与 AD-HD 的关联。在以高加索人为主的样本中，两项研究均发现了 G 等位基因存在过度传递的趋势，但是这一结果仅在 Hawi 等综合了 4 个研究中心的结果、扩大样本量后才达到统计学显著性。Quist 等对父亲传递等位基因的情况进行分析后，也发现了有统计学意义的关联。G861C-SNP 综合后的 OR 值为 1.44。

2. 5-羟色胺转运体

4 项病例对照研究报道了 5-羟色胺转运体基因（5-HTT；SLC6A4）启动子区域一个 44bp 插入/缺失多态（5-HTTLPR）与 ADHD 存在关联。随后的两项研究也得到了类似的结果。Zoroglu 还检测了一个可变数目串联重复序列（Variable Number Of Tandem Repeats，VNTR）多态（STin2），发现其与 ADHD 存在关联。

与病例对照研究结果一致，两项家系研究也报道了 5-HTTLPR 多态的长等位基因存在过度传递，但均未达统计学显著性。Manor 在一个 98 个核心家系的样本中发现此多态与 ADHD 混合型相关。Kent 研究了另外两个多态（一个 3′非翻译区的 SNP 和一个串联重复序列），结果发现该 SNP 以及其与 5-HTTLPR 所构成的单体型与 ADHD 存在关联。综合 5-HTTLPR 的研究结果，该基因长等位基因的 OR 值为 1.31（95%CI 1.09~1.59）。

3. 去甲肾上腺素系统

去甲肾上腺素（norepinephrine，NE）是病理生理学及精神障碍的治疗中最早受到重视的神经递质之一，无论在外周组织还是中枢神经系统中都得到了广泛的研究。然而，在过去的 30 年中，在上述领域中对 NE 的重视远不及多巴胺和 5-羟色胺，甚至氨基酸和神经肽。该递质在调节包括注意及警觉在内的高级皮质功能中有重要作用，NE 失调有可能是 ADHD 病理机制的重要组成部分。

四、注意缺陷与多动障碍相关的心理社会因素

有资料表明，儿童发生 ADHD 与其双亲责任角色不当和养育方式失误有关。儿童的控制行为主要从与双亲的交流中模仿习得。若父母自身有精神或行为问题，将影响儿童的行为控制。父母和（或）教师对儿童缺乏理解，甚至经常采取粗暴处置，将会严重影响儿童行为和情绪的发展，导致注意集中困难和多动的发生，甚至产生反社会行为。在社会因素中，社会发展、生活工作节奏加快、脑力劳动加重、就业竞争激烈、学习压力增大等均可增加儿童的社会心理压力及精神紧张刺激，引起心理行为障碍。ADHD 与食物有关已得到专家共识，研究提示部分 ADHD 与食物特异性 IgG 抗体有关，但相关研究较少。

五、注意缺陷与多动障碍相关的环境因素

（一）孕产期不利因素

研究表明，母妊娠期吸烟摄入的尼古丁以及饮酒摄入的酒精，均可能会引起儿童尾状核和

额叶发育出现异常。1992年，一项较大规模的研究发现，受孕时直接吸烟或怀孕后被动吸烟，可以增加儿童行为问题的出现概率。如果受孕时和怀孕后均有尼古丁暴露，那么儿童出现行为问题的可能性就更大。研究发现，孕期吸烟的数量和孩子患ADHD的危险性之间有显著相关，甚至控制ADHD家族史后，仍有类似结果。以上研究结果表明，吸烟与ADHD的高患病危险性相关。研究表明饮酒母亲的孩子更容易出现多动和注意力不集中的问题，甚至是ADHD。母妊娠期饮酒量直接和4~7岁儿童出现注意力不集中、多动问题的危险程度相关。动物研究已经表明尼古丁和酒精能够造成特定脑区的发育异常，这些异常可以导致多动、冲动和注意力不集中。所以，母妊娠期吸烟或饮酒可以增加孩子出现ADHD的风险，尤其当母亲本人患ADHD时，这种危险性就更大。

ADHD儿童围生期异常史有一定比例，母妊娠期（尤其是妊娠早期）感染、中毒、营养不良、服药、饮酒及吸烟、X线照射以及各种原因所致婴儿脑损伤（宫内窒息、分娩时所致脑损伤）和非正常分娩（产程过长、过期产、早产）、低体重儿等均可能引起神经发育异常，出现多动和行为问题，这些也是ADHD的患病危险因素。

（二）铅暴露

一些迹象表明，儿童体内高血铅水平可能和多动、注意力不集中有关。如果儿童存在铅暴露，体内高水平的血铅有可能是ADHD的原因。研究表明，中度至高度铅暴露可以损伤大脑组织。正如酒精和尼古丁一样，铅是大脑的一种毒素，可以把它看成ADHD的潜在病因。

（三）轻微脑损伤

自从多动症被诊断以来，就有脑损伤的假说。最近一些很严格的病例对照研究表明，有明显脑损伤证据的仅有10%。

第三节　注意缺陷与多动障碍的种类及临床表现

美国精神病学会的《精神障碍诊断和统计手册》第4版（DSM-Ⅳ）将ADHD分为注意力缺陷为主型、冲动-多动为主型及混合型3种类型。ADHD的临床表现多种多样，常因年龄、环境和周围人的态度而不同。核心症状为活动过度、注意集中困难、情绪不稳、冲动任性。同时，不同发育阶段也有着不同的表现（见表8-1）。

表8-1　ADHD在不同年龄阶段的临床表现

年龄阶段	临床表现
婴儿期	不安宁，易激惹，行为不规则变化，过分哭闹，食欲差，活动度保持水平下降
学龄前期	注意集中时间短，不能静坐，好发脾气，很早入睡或很早醒来，对动物残忍，行为具有攻击性、冲动性、破坏性，参加集体活动困难，情绪易波动，遗尿
学龄期	注意集中时间短，好白日做梦（女孩），不能静坐（男孩），对挫折的忍耐性差，对刺激的反应过强，学习困难，不能完成作业，具有攻击行为，好冲动，与伙伴相处困难，自我形象不好

年龄阶段	临床表现
中学时期	接受教育迟钝，注意集中时间短暂，缺乏动力，不可靠，具有攻击性，好冲动，对刺激的反应过强，过失行为多，情绪易波动，说谎，容易发生事故，自我形象不好
成年时期	注意容易转移，好冲动，情感易爆发，与同伴关系难持久，不能放松，参加集体活动有困难，酗酒，戏剧性表现，工作不能胜任，经常与人争执或打架

来源：赵学良 . 儿童注意缺陷多动障碍[M]. 北京：人民卫生出版社，2010.

一、注意缺陷与多动障碍的核心症状

（一）活动过度

活动过度大多开始于幼儿早期，进入学校后，在学校规则的限制下，活动过度表现更加突出。特点是：多场合性、持续性、难以自控。大运动多，如奔跑、跳跃、不顾危险以致经常受伤；小动作多，如口、手、脚；语言过多，如多话、插话、好争吵。故 ICD-10 以多动综合征命名。

（二）注意集中困难

儿童注意力随年龄而发育，一般 5~7 岁儿童能集中注意 15 分钟左右，7~10 岁儿童能聚精会神约 20 分钟，10~12 岁儿童可达 25 分钟，12 岁以后能达 30 分钟。ADHD 患儿的注意力很容易受环境的影响而分散，因此注意力集中的时间短暂。由于注意力集中短暂和注意力易分散是多动症最常出现的症状，DSM-Ⅲ将其命名为注意缺陷障碍。

（三）情绪不稳、冲动任性

ADHD 患儿由于缺乏克制能力，常对一些不愉快的刺激做出过分反应，以致在冲动之下伤人或破坏东西。患儿缺少耐心，对挫折的耐受力差，爱招惹别人，容易与同伴冲突，行为鲁莽，情绪冲动，急躁。任性冲动是多动症突出而且经常出现的症状。为此，有些学者将其作为核心症状来看待。

典型病例

患者，男性，11 岁，4 年级学生。因好动、上课注意力不集中就诊。患者幼儿期活动多，喜欢与小朋友追逐打闹，经常主动挑起事端，好冒险，不顾后果，不能安静下来看图书或听故事。进入小学后上课总是搞小动作，难以专心听讲，不遵守课堂纪律，不能按时完成课堂作业，学习成绩差。家庭作业拖拉，边做边玩耍，有始无终，需要大人督促才能完成，经常遗失书本和其他学习用具。不受同学欢迎，不时与同学发生摩擦打架。出生时因母亲宫缩乏力而行产钳助产，新生儿评分7分。父亲常年酗酒，对患者训斥和打骂较多。精神检查合作，但随着交谈时间的延长，患者开始不安静，翻弄桌上的病历纸，踢翻凳子，也不能静心听医生讲话。韦氏智力测验智商102，言语智商109，操作智商89。

诊断：注意缺陷与多动障碍。

二、注意缺陷与多动障碍的心态表现

儿童患有 ADHD 后，其身心状态发生很大变化，产生许多缺陷，如注意力涣散、情绪激动或消极悲观、学习困难等，而最突出的缺陷表现在对周围事物感知缓慢、范围狭窄、分辨力弱、缺乏认知的主动性和积极性，从而心理上产生障碍、孤僻、时间观念淡化等一系列问题。

三、注意缺陷与多动障碍的共患病

ADHD 的共患病是指 ADHD 患者存在着一个以上的特定的诊断，可以是一种障碍引起另一种障碍，也可以是独立存在的两种或更多障碍。有研究资料显示，ADHD 患儿约有30%~60% 伴有对立违抗性障碍（Oppositional Defiant Disorder, ODD），20%~30% 患儿伴有品行障碍（Conduct Disorders），20%~30% 患儿伴有焦虑症（Anxiety Disorder），20%~60%患儿伴有特定学校技能发育障碍（Specific Developmental Disorders of Scholastic Skills），13%~26.7% 患儿伴有抑郁综合征（Depressive Syndrome），22% 患儿伴有双相障碍（Bipolar Disorder）。

一般来讲，ADHD 儿童的临床症状波动有时与儿童所处场合不同、从事的活动不同有关。ADHD 儿童在做作业、从事重复性或需要巨大努力的活动及做不新奇的事情时，其注意力的维持最困难。有吸引力、新的情况下或不熟悉的环境中症状可减轻。在连续而直接的强化程序下比在局部的和延迟的强化程序下，注意力的维持情况明显好转。完成任务中，在指导语进行必要重复时，注意力维持问题不大。在没有特别严格的规范和严格的纪律要求遵守的地方，AD-HD 儿童与正常儿童几乎无区别。其症状随情景而波动的现象说明 ADHD 儿童的症状严重程度受环境影响，并与其有高度相互作用。

知识链接

对立违抗性障碍

对立违抗性障碍（ODD）以持续性地针对权威的对抗、逆反、拒绝服从和敌视行为为基本特征，常在童年早期出现，青春期达高峰。

DSM-Ⅳ ODD 诊断标准：

一、一种违拗、敌意、违抗的行为模式，持续至少 6 个月，表现至少下述中的 4 条：

1. 常常发脾气；

2. 常常与大人争吵/争辩；

3. 常常有意对抗或拒绝服从大人的要求或规定；

4. 常常故意烦扰他人；

5. 常常自己做错了事却责怪别人；

6. 常常为小事生气或容易被别人惹恼；

7. 常常发怒或怨恨他人；

8. 常常怀恨在心或心存报复。

二、行为问题引起具有临床意义的社交、学业或职业功能损害。

三、对立违抗行为不是发生在精神病性障碍或心境障碍的病程中。

四、不符合品行障碍的诊断标准，如果年龄超过 18 岁，不符合反社会人格障碍的诊断标准。

来源：赵学良 . 儿童注意缺陷多动障碍 [M] . 北京：人民卫生出版社，2010.

第四节　注意缺陷与多动障碍的检查与诊断

一、注意缺陷与多动障碍的检查

（一）病史的收集

儿童 ADHD 一般认为不是单一病因所致。因此，在 ADHD 患儿病史采集过程中，不仅要详细询问家长或监护人及患儿本人 ADHD 三大核心症状，还要注意询问共病的症状及可能的致病原因。不同的病史提供者对患儿会给出不同的评价，因此需要多方面收集病史，医师对所涉及的问题进行深入的询问和观察，得出诊断意见。

（二）行为评定量表

对儿童行为的评估，传统的方法是以临床观察分析为主。为提高疾病诊断的可靠性及资料的可比性，近 30 年来在儿童心理卫生领域出现了大量评估儿童行为的评定量表，成为评估和诊断儿童行为问题的主要辅助工具。儿童行为评定量表多为他评量表，主要有父母用、教师用、专业人员用量表，年长儿则常用自评量表。有的量表用以全面评估儿童行为问题，有的仅用于评估某些症状、疾病，如：智力测定、注意力测验、记忆测验、执行功能的神经心理测验。目前，ADHD 筛查/评估常用的量表主要包括：评估 ADHD 症状或共患病量表，SNAP-IV 量表，Conners 父母症状问卷（PSQ）和教师评定量表（TRS）、Brown 量表等；心理测试包括：持续性操作测试（Continuous Performance Test，CPT）、划消测验、Stroop 测验、反应/不反应任务（GO/NOGO）等。

知识链接

癫痫共患 ADHD 诊断

基于人口的流行病调查显示，癫痫患儿中 ADHD 共患率在 13%~70%。而 ADHD 患儿中癫痫的共患率也高于普通儿童（HR=3.94）。ADHD 在癫痫患儿中共病率高，严重影响患儿的学业、社会行为和心理健康。建议尽早采用多重措施降低其对生活质量的影响。患者家长主诉中如包括注意缺陷（不能安心完成作业）、多动（老师反馈影响课堂纪律等）、围产期伤害、热性惊厥、智力较低、发育迟缓、癫痫起始年龄较早，在条件允许的情况下，应对学龄期癫痫儿童进行 ADHD 诊断（I 级推荐，A 级证据）。常用 ICD-10 诊断或 ADHD 父母评定量表（I 级推荐，B 级证据）。

来源：韩颖，张月华，肖农，等.儿童癫痫共患注意缺陷多动障碍诊断治疗的中国专家共识［J］.癫痫杂志，2018（4）：281-289.

（三）脑电图检查

儿童 ADHD 被认为是大脑调节功能失调的外在表现。ADHD 患儿的整个环路（即脑干网状结构丘脑非特异性核团大脑皮质）的调节能力不足，脑功能紊乱，适宜的调节不能被强化，不利的调节得不到抑制，从而表现出儿童 ADHD 的诸多问题，每个行为都是皮质与皮质、皮质与皮质下网络建立联系来保持一种激活状态。网络保持激活状态或抑制状态时，其刺激性与脑电图同步，且通过脑电图波谱的密度、分布、波幅、波形等可观察到皮质活动和控制情况。

（四）诱发电位检测

ADHD 患儿存在明确的认知缺陷，主要为注意缺陷和执行抑制不能，而 BEP 能客观检测这些缺陷的存在程度，有助于诊断，并能评价 ADHD 的治疗效果，有较大的临床应用价值。尤其是 BEP 技术的时间分辨率为毫秒级，且经济、无创、客观，在方法学上是一项新的突破。但是 BEP 技术的空间分辨率远不及 fMRI、PET 等脑成像技术，所以 BEP 与脑成像技术结合，应是进一步的发展方向。在未来的研究中应进一步区分各个亚型的 BEP 变化，这对将 BEP 应用到 ADHD 的诊断中是非常重要的。现有的刺激模式不能全面评价 ADHD 患儿的认知缺陷，所以设计更全面和多样化的刺激，有助于全面检测 ADHD 患儿的认知缺陷。

（五）CT、MRI、fMRI 检查

由于诊断标准、方法及病例选择等方面的差异，且 CT 检查有其局限性，从目前为数不多的报告结果看，CT 尚难以发现 ADHD 患儿与正常儿童之间有显著差异。众多 MRI 研究表明，ADHD 患者前额叶皮质纹状体苍白球环路、胼胝体以及小脑蚓部的结构异常、功能不良，这可以作为 ADHD 患者大脑解剖结构改变或缺陷的证据。有关 ADHD 的 fMRI 研究结果引起了不少学者的关注。多数学者认为 ADHD 的 fMRI 研究与目前的神经影像、神经心理、遗传学和神经生化的研究结果是一致的。额叶纹状体扣带回是目前研究的焦点，但是具体的结构还在讨论之中。对 ADHD 患者的静息状态进行 fMRI 研究，为研究 ADHD 患者的功能状态提供了一种新方法，为研究 ADHD 的发病机制提供了新方向。fMRI 在功能影像学上的研究越来越显示其优越性，它具有较高的空间分辨率，能明确地显示 ADHD 的功能缺陷，同时 fMRI 能够联系神经结构解剖学，对 ADHD 患者的病理基础进行进一步研究。但是，目前功能影像学的时间分辨率一般都不高。

（六）PET、SPECT 检查

目前 ADHD 的神经生化机制研究主要集中于多巴胺（DA）系统，特别是与 DA2 受体和多巴胺转运体有关，此外也可能与 5-羟色胺（5-HT）系统有关；结合相应的示踪剂和受体配基，PET 和 SPECT 可以很好地显示受体或各种化合物的分布及水平。ADHD 的神经解剖机制方面，PET 和 SPECT 通过反映大脑的功能活动情况研究注意缺陷的脑部基础，原理是当局部脑活动时，相应部位的脑血流增加，葡萄糖的代谢增加，PET 和 SPECT 结合相应的示踪剂可反映出这些变化，进而反映相应脑部活动状况。

二、注意缺陷与多动障碍的诊断

目前两个主要的诊断标准为美国精神病学会的《精神障碍诊断和统计手册》第 4 版（DSM-Ⅳ）和世界卫生组织的《国际疾病分类》（International Classification of Disease, ICD），这两大系统所涵盖的行为特征大致相同，主要的差异在于有无诊断亚型。

我国"ADHD 诊治指南"目前采用了 DSM-Ⅳ 的诊断标准，是因为该标准能使仅有注意缺陷、冲动-多动的儿童在早期得到诊断和治疗，也便于国际上的学术交流。DSM-Ⅳ 称本病为"注意缺陷伴多动性障碍"（ADHD）。

DSM-Ⅳ诊断标准包括：

（一）症状标准

共 18 条，分为注意障碍和多动/冲动 2 个症状群。

1. 注意缺陷

下列注意缺陷之 6 项以上，持续至少 6 月，达到难以适应的程度，并与发育水平不相一致。

（1）在学业、工作或其他活动中，常不能仔细注意细节或常发生粗心所致之错误。

（2）在学习、工作或游戏活动时，注意往往难以持久。

（3）与之对话时，往往心不在焉，似听非听。

（4）往往不能听从教导以完成功课作业、日常家务或工作（并非因为对立行为或不理解教导）。

（5）往往难以完成作业或活动。

（6）往往逃避、不喜欢或不愿参加那些需要精力持久的作业或工作（例如功课或家务）。

（7）往往遗失作业或活动所必需的东西（例如玩具、课本、回家作业、铅笔或工具）。

（8）往往易因外界刺激而分心。

（9）往往遗忘日常活动。

2. 多动

下列多动/冲动行为的 6 项以上，持续至少 6 个月，达到难以适应的程度，并与发育水平不相一致。

（1）往往手或足有很多小动作或在座位上扭动。

（2）往往在教室里或在其他要求坐好的场合，擅自离开座位。

（3）往往在不合适场合过多地奔来奔去或爬上爬下（青少年或成年人，可能只是坐立不安的主观感受）。

（4）往往不能安静地参加游戏或课余活动。

（5）往往一刻不停地活动，似乎有个机器在驱动他。

（6）往往讲话过多。

（7）往往在他人（老师）问题尚未问完时便急于回答。

（8）往往难以静等轮换。

（9）往往在他人讲话或游戏时予以打断或插嘴。

（二）病程标准

起病年龄为 7 岁前，症状持续至少 6 个月，以排除学习障碍和其他原因引起的多动和注意障碍。

（三）症状广泛性

要求症状至少在 2 种环境中出现，排除了有些儿童的情境性多动。

（四）严重标准

只有当上述症状明显，影响了患儿的社会功能时才能诊断。

（五）排除标准

须排除焦虑症、心境障碍、广泛性发育障碍、精神分裂症等多种障碍，才可以诊断 ADHD。

第五节 注意缺陷与多动障碍的治疗与护理

一、注意缺陷与多动障碍的治疗

ADHD 的病因和发病机制尚不十分清楚，因此应采取综合治疗措施，主要包括：心理治疗、合理教育、认知行为治疗、社会技能训练和必要的药物治疗等。

ADHD 的药物治疗主要包括中枢兴奋剂、中枢去甲肾上腺素调节药物和抗抑郁剂。目前中枢兴奋剂为 ADHD 治疗的首选药物。药物治疗能明显增强患儿的自控能力，主动注意力提高，注意时间延长，减少多动、冲动和发脾气等症状。中枢性兴奋剂除能改善核心症状外，还能改善其他伴随的心理行为异常，提高认知能力和学习成绩，改善人际关系，增强社会适应能力。但是尽管中枢兴奋药的治疗窗较宽，使用大剂量也要权衡获益和风险。常见的不良反应是食欲抑制、睡眠障碍（入睡延迟）、心率和血压增加、心境不稳（从爱哭到严重的抑郁样综合征）。不常见的不良反应有头痛、腹部不适、疲倦等。

（一）食欲下降

主要出现在早上和中午，多数儿童在傍晚食欲恢复。一些辅助药物如助消化药（多酶片等）、维生素 B_6 可以减轻厌食、恶心等不良反应，促进食欲恢复。适当的饮食调整，食用高热量的食物，少量多餐，提供足够的热量和营养可以减少或消除这类不良反应对生长发育的影响。饭后服药也可以减轻食欲下降的不良反应，但疗效也可能稍有下降。心率和血压的增加通常是轻微的，对多数孩子不会造成危险。

（二）入睡延迟

有些儿童服药后晚上入睡时间推迟，特别是下午服用哌甲酯片或服用哌甲酯控释片的儿童。如果出现较严重的入睡困难，应当适当调整服药剂量或方法。应该注意区别药物过量与反跳现象，两者都可能出现入睡困难，处理原则相反。

（三）神经性抽动

神经性抽动是面部或身体其他部分肌肉群的突然抖动，不受主观意志控制，如眨眼、皱眉、耸鼻子等，还有发音性的抽动，表现为短促的出声、清嗓子或尖叫。如果存在多种身体抽动并伴有异常发声则被称作 Tourette 综合征。中枢兴奋药对抽动的影响目前还不确定。起初观察到中枢兴奋药会加重 Tourette 综合征的症状，以后的研究发现有抽动家族史或个人史的患者用药后抽动发生的风险增高，但多数停药一周左右就能恢复正常。也有些病例显示服用哌甲酯后抽动可能有所好转。在目前中枢兴奋药与抽动的关系尚不明确的情况下，用药之前要询问 ADHD 儿童本人或家族是否有抽动病史。如果有，建议使用其他不影响抽动的药物或以较低的剂量服药，应就患者个体权衡利弊，与患儿及家长讨论。

（四）精神病性症状

某些患者用药中可能出现精神病性表现，特别是国外用药剂量较大，可能出现中毒性表现。另外精神分裂症患者使用中枢神经兴奋药后症状也可能加重。这两种情况应加以鉴别。中毒性精神病多表现视幻觉，出现于药物剂量快速增加或使用大剂量时，其表现与精神分裂症症状加重是不同的。

一些医生观察到使用中枢神经兴奋药治疗 ADHD 存在耐药现象。所谓耐药是指开始药物治疗有效，但经过一段时间后服用同等剂量的药物达不到先前的治疗效果，可在数日内也可在 1 年以后发生。有报告指出使用大剂量哌甲酯（>60mg/d）治疗更容易发生耐药，也有报告使用长效制剂（盐酸哌甲酯控释片）更容易出现。对于发生耐药的患者，通常可换用其他药物，如果替代药物不够有效，也可在 1 个月后重新试用哌甲酯。大多数情况下耐受可在 1 个月后消失，起初有效的药物疗效仍会恢复，并且恢复的疗效常常会像原来一样维持同样长的时间。但是在确定耐药和换药之前应注意两个问题：首先应考虑是否患者体重增加导致原来使用的药物剂量不够；此外，暂时的耐药性也可见于考试之前或遭受急性应激事件时。

心理行为矫正治疗的目的是提高患儿的自我控制能力，培养患儿的注意力，树立患儿的自信心，培养良好行为和习惯，减少和克服冲动、攻击和违抗行为，是增进学习能力和社会适应能力的主要方法。有研究通过心理行为矫正和药物治疗与单纯药物治疗比较，发现心理行为矫正和药物综合治疗，总有效人数和总有效率均明显超过单纯药物治疗。心理行为矫正对患儿不良行为的改善更明显，可巩固药物提高患儿自我控制力的作用。因此对于 ADHD 的治疗，药物治疗是有效的，如能结合心理行为矫正等综合治疗，相互协调，方能取得更好的效果。

儿童 ADHD 的心理行为治疗需要家长、学校的密切配合。儿童 6~12 岁时自我评价和自我概念开始产生，但主要还是依赖于他人的评价。ADHD 患儿在学校或在家里均会出现注意力不集中、冲动、动作过多的表现，导致学习成绩低下和人际关系不良，经常受到老师或家长的批评和训斥，对儿童造成了一定的思想压力和负担，内心容易出现退缩和恐惧，表现出社交恐惧、抑郁和焦虑性情绪障碍。因此，在 ADHD 的治疗上心理治疗实际上是对双亲同时进行，并获得教师的理解与参与。家庭和学校对患儿要给予足够的耐心、关怀和爱护，对患儿的不良行为及举动要正面地给予纪律教育，对患儿的行为治疗应以启发、鼓励为主；在患儿取得成绩时，要给予适当的奖励；不应在精神上给患儿施加压力，更不能打骂或体罚患儿，对有不良习惯和学习困难的患儿，应多给予具体的指导，制定有规律的生活制度，鼓励患儿参加有规则的活动，培养良好习惯，按时作息，保证充足睡眠和合理营养。学校和家庭训练都要有始终如一的纪律要求，帮助克服学习的困难，不断增强信心。

美国儿科学会（American Academy of Pediatrics，AAP）推荐的有效行为治疗见表 8-2。

表 8-2 美国儿科学会（AAP）推荐的有效行为治疗

方法	内容	举例
正性强化	患儿表现出目标行为时，给予奖励或优惠	患儿在规定时间完成作业后，玩喜欢的游戏
情景隔离	问题行为发生后，在预定的一段时间内，取消正性强化物	患儿与同学打架，命令在房间的角落静坐 5 分钟

续表

方法	内容	举例
反应代价	问题行为出现时，取消已获得的奖励和优惠	患儿没有完成家庭作业，被取消自由时间
标记奖励法	将正性强化和反应代价有机结合：当患儿表现出目标行为时，给予奖励或优惠；问题行为出现时，取消已获得的奖励和优惠	患儿按时完成作业，得到五角星，离开座位失去五角星。周末时这些五角星可以兑换零用钱或自由时间

来源：韩颖，张月华，肖农，等. 儿童癫痫共患注意缺陷多动障碍诊断治疗的中国专家共识[J]. 癫痫杂志，2018(4)：281-289.

脑电生物反馈治疗是近年来国内外兴起的一种非药物治疗儿童 ADHD 的方法，不存在药物治疗所致的副作用，更易被患儿接受，尤其是低年龄组的患儿，而且疗效更持久、稳定。但由于其起效缓慢，治疗周期较长，且花费高，影响了患者治疗的信心。而且其主要侧重于神经生物学方面，而个体的发展不仅包括生理发展，而且包括心理发展和社会性发展。同时，AD-HD 患儿往往存在其他情绪行为问题，单独运用脑电生物反馈治疗 ADHD 尚不能解决患儿所有问题。若能与药物治疗相结合并联合父母培训等方法综合治疗将有助于进一步提高 ADHD 的治疗效果。

20 世纪末期，感觉综合疗法首次被应用到中国儿童 ADHD 的治疗中。感觉综合最初是由美国的精神学家在 20 世纪中叶提出，认为人体各部分器官的感觉信息可以输入进大脑，经大脑的整合作用再次输出，使身体各部分器官对于相关指令做出回应，进而使个体与环境相融合。感觉综合失调主要体现在机体运动不协调、对时空的认知不协调、机体的平衡功能不协调、视觉和语言功能不协调、触觉不协调。儿童尚处于发展阶段，神经系统也在逐步得到完善，其具有可塑性，从简单的感觉协调到初步的大脑整合，然后到机体的协调和环境的融合，导致注意力和情感的稳定，以及学习能力和自我控制能力的提高。在此过程中加强训练，尤其是采用感觉综合功能训练可以有效促进儿童神经系统的完善和发育。感觉综合功能训练是通过一系列的器具游戏在游戏中培养儿童的感觉功能、运动的协调性、时空的认知、机体的平衡、触觉的灵敏性等，进而促进儿童因各种原因导致的感觉功能失调。治疗师根据患儿情况，制定科学的干预方式，让患儿在游戏的过程中通过攀爬、仰卧和侧卧、摇晃等慢慢提高自制和控制能力，进而提升感觉系统的协调性。

知识链接

沙盘游戏

沙盘游戏是一种通过深层心理来促进人格改变的心理治疗方法。在实施的过程中，治疗师给来访者提供自由与受保护的空间，欣赏和共感来访者制作的沙盘场景，对来访者的作品和感受不干预、不评价，使来访者的无意识和意识得到整合，即"无意识意识化"，最终让来访者获得自我治愈力（Self-Healing）。沙盘游戏由于其非语言和游戏的特点，治疗儿童注意缺陷多动障碍疗效显著，可有效改善患儿临床症状。

来源：赵永鑫，徐淑云，何绘敏．沙盘游戏治疗学龄前儿童注意缺陷多动障碍的研究［J］．医学与哲学（B），2017，38（2）：84-86．

二、注意缺陷与多动障碍的护理

（一）一般护理

1. 生活自理能力的护理和训练

护理人员除了协助和督促患儿做好晨晚间护理外，还应在生活自理能力方面给予指导和训练，如使患儿严格遵守作息时间，保持个人卫生，培养饭前、便后洗手，晨晚间洗漱的良好习惯等。养成良好的生活习惯，有助于增强孩子的安全感，使其逐渐养成健康向上的心理习惯。培养他们的自尊心、自信心，消除紧张惶恐的心理。

2. 安全护理

注意给患者一个安静、舒适的环境，防止因为环境的影响而分散患儿的注意力。房间里的物品应简化，避免患儿有大动作或是因动作的不协调导致受伤。预防患儿因自身的冲动行为给自己和他人带来威胁和伤害。密切观察病情，严防病情变化而发生意外，确保患儿安全。

（二）心理护理

应对患儿具有爱心，关心患儿，与患儿建立良好护患关系，提高其自尊心及价值感，并争取家长和老师的主动配合。多与患儿沟通，倾听他们的感受和委屈，取得患儿的信任和配合。帮助患儿树立战胜疾病的信心，做好持久战的心理准备，使其发挥主观能动性，加强自控力。遵医嘱对患儿进行相应的心理以及行为治疗，例如观察学习等。对患儿出现的好行为、好习惯尽可能迅速地给予表扬和奖励。

（三）社会适应能力的训练

注意患儿的社会功能训练，最好可养成患儿的独立生活的能力。针对年龄的不同，安排其能做的事情，增加体育锻炼等。

（四）注意力的训练

通过游戏比赛等形式对注意力进行训练，使集中注意力的时间逐渐延长，注意力涣散逐渐改善。例如：循环式的造句游戏，接球游戏，特殊训练工具的使用。增添不同年龄段的游戏设施，在课间或者做作业间歇期做游戏。在限定的时间内将不同的颜色、不同质地、不同形状的物品分开，安装玩具等，并且要求患儿每完成一个步骤要大声说出下一个步骤，不断强化、调节自己的行为。让患儿参加课堂的学习，若参加的时间逐渐延长，并且能够按照要求进行，遵守课堂纪律，应及时给予正性强化和鼓励。允许分段完成作业或某一计划。需给患儿一个安静的环境，避免引起其注意力的刺激源。要懂得发现患儿的优点，并给其机会让其发展自己的优点以及特长等，以获得长辈和同学的表扬。

（五）药物治疗的护理

目前治疗多动症最常用的药物为中枢兴奋剂-哌甲酯（利他林）。在服药时应注意：① 本品一般用于 6 岁以上的患者的日间使用；② 指导患儿遵医嘱服药，白天早餐后服，双休日、节假日、寒暑假不学习时应停药；③ 15：00 以后不应服药，以免影响睡眠。用药过程中定期监测患儿症状是否改善，注意观察有无不良反应；④ 有癫痫、高血压、心脏病儿童宜慎用或禁用。

第六节 健康教育

一、儿童相关的健康教育

（一）加强注意力集中的训练

患儿在集中注意力方面有进步，应及时给予表扬、奖励，并强化正确引导。

（二）改善儿童的生活环境和学习环境

对于 ADHD 患儿的一个法则是"周围的干扰越少越好"。减少看电视、玩游戏、上网时间。上课时让患儿坐前面几排，眼睛要看着老师，可随时提醒他。有时让他当老师的助手，可让他的能量得以释放，主动注意能力增强。

（三）培养患儿耐性，增强自我控制能力

可以安排躯体训练项目如健美操、游泳、棋类等活动对孩子进行训练。如遇有急躁情绪时要给予正确指导，不要激怒患儿，在条件允许的情况下让其做完一件事，并给予奖励。

二、家长相关的健康教育

患者父母的态度对其影响甚大。因此要告知患者的父母去了解自己的孩子，并学会与之相处。给父母提供良好的支持性环境，让他们学会解决家庭问题的技巧，学会与孩子共同制定明确的奖惩协定，有效地避免与孩子之间的矛盾和冲突，掌握如何使用阳性强化方式鼓励孩子的良好行为，如何使用惩罚方式消除孩子的不良行为等。选择适当的方式建立起他们之间的关系。父母的行为要学会前后一致。家长要充分认识儿童多动症是一种病态心理，并不是孩子顽

皮，有意要多动，而是缺乏注意力、缺乏自我控制能力的结果。家长应逐步培养孩子静坐集中注意的习惯，可从看书、听故事开始。培养规律的生活习惯，按时饮食起居，保证充足的睡眠。父母应该根据患儿的智商特点，充分发掘其潜能，提高患儿学习兴趣和成绩。另外，父母还需要帮助孩子安排复习内容，使其学业水平与其智力水平能保持一致。

三、教师相关的健康教育

在学校教育上应逐渐从听力、视力方面培养 ADHD 儿童注意集中能力，如用看有趣图书、听故事、看电视等，集中注意做有意思的游戏以引起 ADHD 儿童的有意注意，久而久之，就可以加强有意注意能力。老师应注意管教要宽严结合，赏罚分明，表扬为主，批评为辅，切忌打骂。进行每周半天的特殊教育，包括培养学习兴趣，增强自信心和学习动机，改进学习方法，进行教育补习和强化训练等；结合对家长的集体咨询，开展家庭治疗与适当的心理治疗，少数配合适当药物，疗效较好。结合开展有趣的文娱竞赛等集体治疗方法，使之扭转。利用一些可以发挥其积极一面的游戏等进行训练，要避免消极的一方面。帮助和训练患儿与他人沟通应对，例如谦让别的小朋友等。

（王杰）

第九章　品行障碍

品行障碍是儿童青少年时期一个相对独立的诊断类别，主要包括攻击性、破坏性行为、违抗、不服从、说谎、偷窃、逃学、离家出走、纵火、虐待动物、性虐待、身体虐待等一系列行为。品行障碍发展至青少年时期，可转化为青少年违法。

第一节　品行障碍概述

一、品行障碍的概念

品行障碍（Conduct Disorder，CD）是指儿童青少年时期反复、持续出现的反社会性、攻击性或对抗性等行为，这些行为是个体社会化不良的结果，违反了与该年龄相适应的社会行为规范和社会道德准则，影响了其自身的学习和社交功能，也损害了他人或公共利益。

二、品行障碍的流行病学特征

由于民族、文化、年龄、诊断标准及调查方法等诸多因素的不同，品行障碍发病率的报道差异很大。Rutter 等报道英国怀特岛 10 岁儿童的患病率为 3.2%，城市 10~11 岁儿童群体患病率为 4.5%。2010 年全球流行病学调查的系统综述显示，男性品行障碍的发病率约 3.6%，女性约 1.5%。2008 年潘雯对辽宁省 6~17 岁在校儿童青少年精神障碍的流行病学调查显示，品行障碍的患病率为 5.77%；其中城市（5.47%）显著高于农村（4.82%）、男性（7.78%）显著高于女性（3.83%）。2010 年饶延华等对武汉市 2188 名 4~16 岁儿童青少年调查发现，男性注意力缺陷障碍合并品行障碍发生率为 4.74%，女性注意力缺陷障碍合并品行障碍发生率为 1.83%，其性别差异有统计学意义（$p<0.001$）。目前报道年龄最低者为 5 岁，但通常起病于学龄期以后，16 岁以后往往发展为青少年违法或反社会性人格障碍。品行障碍明显高发于男童，男女患病率之比为（3~12）∶1。

第二节　品行障碍发生的可能原因

目前，品行障碍的病因及发病机制尚不完全清楚，一般认为该病可能与遗传、生物因素、心理因素及社会文化因素等多种因素的共同作用有关。其中，遗传和生物学因素决定了儿童先天的身心发育状况，而儿童所生活、学习、娱乐的家庭和社会环境等因素则与品行障碍的发生有明显的关联。

一、品行障碍相关的遗传因素

人的行为是受遗传、种族等先天因素制约的。研究发现，品行障碍的发病与遗传因素有一定的关系。品行障碍有较明显的家族高发性，遗传度约在 20%~80% 范围。攻击行为是品行障碍的主要行为异常，大多数研究都表明攻击行为与遗传有关。

（一）双生子、寄养子研究

有学者发现，单卵双生子品行障碍的同病率（35%）明显高于异卵双生子（13%）。Crowe 等进行了一个有关在早年分开抚养的单卵双生子的研究发现，结果显示品行障碍的遗传度为42%。Maughan 等研究了 8298 名 5 岁和 7 岁的同性别双生子家庭，发现品行障碍患儿有 2/3 的变异由遗传因素决定，其中 5 岁时遗传度为 68%，7 岁时遗传度为 73%。Crowe 等对寄养子研究显示，父母有反社会性行为的儿童会更多地出现反社会性行为，亲生父母之一有犯罪史的儿童犯罪危险性是其他人群的 1.9 倍。Bohman 等对瑞士的寄养子研究显示，生物学父母没有反社会史的寄养子，在低危险家庭中成年犯罪率为 3%，在高危险家庭中为 6%；生物学父母有犯罪史的寄养子，在低危险家庭中成年犯罪率为 12%，在高危险家庭中为 40%。在丹麦进行的 1 项涉及 14427 名非家庭收养的寄养研究中，发现亲生父母（特别是父亲）的犯罪次数与被寄养的儿子的犯罪率之间有显著的联系。

（二）遗传基因研究

研究发现，染色体异常，如 47XYY 的男性特征明显，容易出现攻击行为，其犯罪率是其他人的 3 倍。通过对基因组学的研究发现，19 号和 2 号染色体同位点的基因与乙醇依赖障碍有关，因而有学者推测一些与成人乙醇依赖相关的基因可能也与儿童品行障碍有关。有学者认为多巴胺 D2 受体基因可能与品行障碍的易患个体有关，与注意力缺陷与多动障碍（ADHD）儿童相比，父亲携带 7-重复多巴胺 D4 受体等位基因的患儿，品行障碍的症状更加明显；母亲携带 10-重复多巴胺受体基因的患儿，注意缺陷症状更加明显。徐莉萍等检查了 88 例品行障碍的 5-羟色胺转运体（5-HTT），结果品行障碍患儿 5-羟色胺转运体启动区（5-HTTLPR）的 L/L 频率较正常对照组显著升高，等位基因 L 的个体 5-羟色胺（5-HT）活性较低，提示与品行障碍的发病有一定关系。

二、品行障碍相关的生物学因素

（一）生化研究

对品行障碍的生化研究多集中在单胺类神经递质，如去甲肾上腺素、多巴胺和 5-HT 及其两种代谢酶多巴胺 9 羟化酶（DβH）和单胺氧化酶（MAO）以及其他一些生化指标上。

1. 5-羟色胺（5-HT）

许多研究发现，5-HT（特别是抑制性递质5-HT）功能降低与冲动性暴力攻击行为密切相关，中枢5-HT功能降低的个体对冲动的控制力下降，容易出现违抗和攻击行为，中枢5-HT功能低下可能是攻击行为的生物学基础。Casrellano发现品行障碍和对立违抗性障碍男童脑脊液5-HT与攻击性行为呈负相关，脑脊液5-羟吲哚乙酸（5-HTAA）水平与ADHD儿童的攻击行为呈正相关。动物实验发现雄猴脑脊液中5-羟吲哚醋酸（5-HIAA）水平降低时，冲动的控制能力下降，易出现违抗和攻击性行为。临床发现具有攻击性行为儿童的脑脊液中5-HIAA水平也降低，脑脊液中5-HIAA水平低与其进攻和暴力有关。Kruesi等研究了29例6~17岁的青少年破坏性行为障碍患者，发现脑脊液的5-HIAA含量与其针对他人的攻击行为或情绪呈负相关。Virkkunen等对43例暴力犯罪、15例非暴力犯罪和21例健康志愿者进行研究，发现冲动犯罪组脑脊液中的5-HIAA水平较对照组低。在人格障碍、暴力性罪犯、物质滥用、情感障碍和自杀未遂等人群中，均发现攻击行为与5-HT系统的反应性降低有关。

2. 血浆胆固醇

研究发现，低胆固醇水平可能通过降低5-HT活性而使冲动性增加，患品行障碍的危险性增加，可能胆固醇和脂肪通过改变细胞膜或神经递质的分泌、再摄取或代谢影响大脑功能与个体行为。有研究发现血浆总胆固醇（TC）水平降低与儿童辍学有明显相关性，而超2/3的辍学或被开除儿童有躯体攻击行为。

3. 可的松

有学者发现攻击性更强的品行障碍患者唾液中可的松含量较其他人少，认为可的松可能与反社会行为有关。有学者对15~17岁的女孩研究发现，品行障碍者可的松水平低于对照组，且可的松浓度越低其症状越重。伴攻击行为的品行障碍比不伴攻击行为者与低可的松水平相关性更强。但也有人对未婚母亲进行研究，并未发现可的松与品行障碍的相关性。

（二）临床研究

有学者发现母孕期异常与儿童行为问题有关。Wakschlag对448例男孩进行队列研究显示，母孕期母亲吸烟组（暴露组）儿童注意缺陷和行为问题明显，患品行障碍的危险性显著增高，出现严重违纪行为的平均年龄比非暴露组儿童早，暴露组儿童母亲更多为单身、较少受过高等教育、常常与警察打交道、常进行体罚，而且在孕期常应用乙醇和非法药物等。他认为怀孕期间暴露于乙醇和可卡因会损害胎儿脑的发育，其出生后易冲动、智商低下，易出现反社会行为。

多项研究证实，早产儿长大后存在更多的行为问题。Cardner调查了一组15~16岁儿童（早产儿组），结果显示早产儿组儿童比对照组儿童更易出现多动、同伴关系问题和情感问题。此外，低出生体重儿、精神发育迟滞及注意缺陷、患神经系统软性体征的儿童品行障碍的发生率均高于正常对照组。国外研究发现，有睡眠呼吸障碍的儿童比对照组儿童更容易出现注意缺陷与多动攻击行为、情感问题和同伴问题等。在排除了性别、种族、母亲受教育水平、母亲婚姻状况和家庭收入的影响后，发现睡眠呼吸障碍与行为问题有显著的相关性。因此，推测缺氧可能导致行为受损，易引起冲动、攻击行为。

三、品行障碍相关的家庭因素

（一）家庭环境

许多研究表明家庭环境差与青少年违法、行为问题等的发生密切相关。品行障碍患儿的家庭往往存在父母婚姻不和、家庭暴力、冲突多、情感表达低、拒绝和否认较多、父母有犯罪史、家庭社会经济状况差等。父母离婚是品行障碍的一个危险因素，如果离婚双方家长持续性的敌对、仇恨、嘲讽，儿童就更容易出现适应不良行为。母亲被配偶虐待的儿童，无论自己是否也被虐待，其外化性行为和行为问题更为明显。儿童在混乱、被忽视的环境中长大会变得愤怒、苛求、具有破坏性，无法形成成熟的人际交往所必须面对挫折的耐受力。这样的儿童被塑形的社会角色不健全，而且常常变化，他们的理想和道德感往往是缺乏的，没有遵从社会准则的动机。

（二）教养方式

家长的教育方式、对待儿童的态度等，对品行障碍的发生和发展也起着非常重要的作用。儿童长时间暴露于虐待，特别是躯体虐待，常常会表现出攻击行为。这种儿童常常表现为较低的语言表达感受能力，逐渐倾向于用行为表达自己的感受。受严重虐待的儿童青少年过度警觉，在某些情况下，他们可能会对安全的情境做出错误的判断，而做出暴力反应，容易侵犯他人权利。

（三）父母状况

家庭成员有无精神病史、文化程度高低、父母职业等都与儿童行为问题有关。家长的心理变态、酒精依赖、物质滥用、虐待孩子、忽视孩子常常导致儿童品行障碍，有精神障碍的家长可能是将某种精神病性的素质直接遗传给了后代，也可能是缺乏对孩子的教育、照顾能力差而导致了孩子的各种行为问题。另外，产后母亲抑郁会导致母子之间关系的紊乱，也影响儿童行为、认知和身体发展。Ramchandani 等研究发现，产后父亲抑郁也与儿童出现不良情绪及不良行为有关，父母抑郁对儿童早期行为情绪发展有特殊且持久的伤害。另外，行为问题在一定程度上与母亲的职业状况也有关，母亲职业差易使儿童患品行障碍。

（四）地区文化差异

不同地域的儿童行为问题的发生率不同，可能与地区文化差异有关。郭兰婷对中国香港2673 名、成都 858 名 6~18 岁少年儿童进行评定，结果显示，除违纪行为、躯体主诉外，中国香港儿童其他因子得分均高于成都儿童。国外研究显示，移民儿童比本土儿童存在更多的行为问题。在不同的民族文化背景中，教养因素对行为问题的影响是不同的，如经常被家长打骂的白人儿童进入学校后更容易出现行为问题，但在黑人儿童中这种相关性并没有统计学意义。在孤儿院成长的儿童更容易存在躯体、情感上以及精神发育的缺陷，最常见的有依恋障碍、排泄问题、注意缺陷与多动障碍、对立违抗性障碍和情感问题。

四、品行障碍相关的心理因素

（一）气质特点

儿童早期在心理与行为发展上的一些偏离可能导致儿童晚期发生品行问题。人们发现，早年具有困难气质的儿童行为问题发生率明显增高，他们常常哭闹、很活跃、易激惹，在饮食、睡眠等方面缺乏规律性，婴儿期常常对其母亲表现出敌对性，这些都与其童年期的反社会行为有关。某些特定的气质类型则与纪律问题、适应困难有关。

（二）认知因素

在有攻击性的儿童青少年中，可见明显的认知归因偏见，他们对他人常持怀疑、轻蔑的态度。通过视觉刺激对情感反应的研究发现，品行障碍儿童对情感刺激的再认识和对情感行为的认知控制能力偏低。具有攻击性的儿童往往存在错误的归因和应对方式，如果一个处于模糊情境中的个体在原有知识经验的影响下，将挑衅性的情境线索解释为敌意的，那么就会出现敌意的归因，然后到经验系统中去搜索应对敌意的行为反应，以至于最后做出敌意或攻击性的行为。Crowley 对有品行障碍和物质滥用的青少年进行了类似于给气球充气的试验：结果显示在给前几个气球充气时，品行障碍及物质滥用组青少年比对照组点击鼠标的次数明显增多，品行障碍的儿童青少年更具冒险性。

（三）智力水平

研究发现，早期发病的品行障碍儿童比对照组智商平均低 8～10 分。品行障碍儿童的认知能力、词汇记忆、语言能力及视觉空间能力均低于对照组，高智商是品行障碍的保护因素。临床发现，在品行障碍儿童和问题青少年中，语言障碍者的比例明显增高。Brownlie 研究发现，语言 IQ 分低的男孩违纪行为要多于对照组，语言能力受损的男孩犯罪率高于对照组，而有违纪或进攻行为的女孩和对照组在语言 IQ 方面没有差异。

五、品行障碍相关的社会因素

学校和社会环境因素对品行障碍的形成也有显著的关系。有研究认为，学业失败可以预测后来的品行问题。虽然智力与学业成就有着显著的相关，但小学时期的学业失败比智力更强地预示着后来的行为。不良的班级环境和恶劣的学校环境对于品行障碍的形成都有影响。另外，儿童周围的伙伴、文化等都对其行为发展有很大的影响。

（一）亚文化因素

西方理论认为文化因素对品行障碍的形成有相当重要的作用，即亚文化影响。青少年所具有的局部文化特征更具有反叛性和冲动性，在一些青少年团体或生活阶层中，违法行为已被同化到他们的一般行为当中，以至于那些缺少机会接受正常健康教养的青少年很容易融入这类行为氛围中去。在这种文化氛围中，青少年违法行为变得司空见惯或一过性发生都被看作是正常的一种类型，这类行为带有普遍性或甚轻微时很难断定其具有本质上的变异。

（二）伙伴影响

团体对青少年的行为和态度有着重要影响，如在衣着、发型、流行音乐、讲话方式上表现得最明显。班杜拉的社会学习论认为：儿童的不良行为是在与他人交往的过程中学会的，这种学习主要是在与他本人最要好的知己范围内发生的。学习的主要方面有简单或复杂实施不良行为的目的、动机、力量、技术和方式等，同伴之间接触的次数越频繁，则影响的强度越大。Reiss 报道，少年出现不良行为的可能性与其同伙和朋友出现同类行为之间有较高的相关，与违纪青少年为伍者亦容易成为违纪者。

（三）标签作用

儿童一旦有过数次违纪行为，周围人们很容易形成定势看法，并给这类儿童贴上"标签"。那些有前科的青少年特别容易受到他人的注意以及对违法行为的严厉处置和社会的拒绝、排斥等，容易使这些青少年再度回到不良团伙中去，导致违纪行为重复发生。相反，周围的人们如果对他们的过失行为表示极大的忍耐和宽容，其异常行为就可能会降低和减少。

第三节　品行障碍的种类及临床表现

在 DSM-V 中，品行障碍归于"破坏性、冲动控制及品行障碍"。该精神障碍分类包括：对立违抗障碍、间歇性暴怒障碍、品行障碍、反社会型人格障碍、纵火狂、偷窃狂，及其他特定和未特定的破坏性、冲动控制及品行障碍。临床常见的类型包括对立违抗性障碍、间歇性暴怒障碍及品行障碍。

一、对立违抗性障碍

（一）概念

对立违抗性障碍（Oppositional Defiant Disorder，ODD）是指儿童在发育过程中出现持久的对抗、不服从、消极抵抗、易激惹、挑衅和敌对等行为为特征的一类障碍，属于破坏性行为障碍。随着年龄增长，ODD 的行为问题会逐步加重，部分患者可以转化为品行障碍，甚至反社会性人格障碍。进入青春期后，ODD 常与逆反心理交织在一起，使得他们更加难于管理，严重地影响了儿童少年的身心健康和社会适应，对个人、家庭、学校和社会均可造成很大的影响，已越来越引起父母、教师和全社会的广泛关注。

ODD 的平均患病率在 3.3%，在各个年龄段的发病率在 1%~16% 不等，但以 2 岁和 13~15 岁的时候最容易发作。学龄前的孩子里，男孩比女孩更多发，青春期后则男女发病比例相差不大。值得注意的是，ODD 的发作环境是判断严重程度的一个重要依据：如果 ODD 的发作还只在家里、在家庭成员之间出现，说明此时症状还处于轻度。而如果症状已经超出了家里的情境，出现在 2 个以上的场合，就说明症状更加严重。

典型病例

　　患者，男性，9 岁，小学生。患儿出生后，父母经常吵架，对他要求严，天天批评管教他，导致他产生逆反心理。表现为经常为了逃避父母的惩罚而说谎。好发脾气，常暴怒，与父母吵架。常对父母规定与要求不理睬、不服从。对自己的过错不仅不认错，反而推给他人，责怪他人。但患儿从不偷钱或偷别人东西，也从不伤害他人。无反社会性品行障碍、无躁狂发作、无注意缺陷与多动障碍，智商正常。

　　诊断：对立违抗性障碍。

（二）临床表现

ODD 的临床表现多变，取决于患儿的年龄、性别、早年经历、气质和父母心理状态以及这些因素之间的相互作用。ODD 外化性行为突出的特征为攻击性行为；内化性行为突出表现为怨恨和嫉妒等。ODD 的对立违抗行为几乎可以表现在其生活的各个方面，极少在某一特定方面表现得过分突出。

1. 对立违抗的行为

ODD 患者在童年早期就特别容易出现腹痛、烦躁不安、脾气大等现象，虽然父母或照料者百般哄劝和安慰，也常常无济于事。父母或照料者经常抱怨这种孩子难应付、不好带、令人厌烦，甚至预言这种孩子长大之后也会令人厌烦和难以驾驭，成不了大器。ODD 儿童很难服从管理，常对抗或拒绝服从学校、家庭的要求和规定，他们以隐蔽的方法或公开的方式表达他们对权力的挑战和敌对情绪。他们常常以故意的、令人厌烦的行为频繁地表达对父母兄弟姐妹及老师的反抗和挑衅，他们易对同龄人产生敌对意识、对成人不尊重，并同时对他人怀恨在心。一般来说，ODD 男性较女性更容易出现冲动和攻击行为，具有更强的破坏性。

ODD 的对抗、挑衅行为有一个循序渐进的发展过程，开始他们试探着通过不理睬指令或发脾气、争论，迫使父母改变家庭对他的"限制"，由于父母的经常退让，从而使其行为得到强化而愈演愈烈。一般来说，学龄期以前的儿童往往在其不如意时出现这种行为，当要求得到满足或经过一段时间后会自然恢复。学龄期以后的儿童会经常与老师对着干，不服从管教。而青少年时，当受到批评时，总是强调客观，常因一点小事而发脾气，与成人争辩；开始冲突常发生在与母亲和照顾者之间，青春期后由于父亲也加入对他的管教而和父亲也产生冲突，由于身体发育和冲动性增加，冲突更为激烈，更加难于管理。他们在与人发生纠纷时，不能通过谈判、让步而和成人或同伴达成妥协，往往采用挑衅、攻击的方法对待他人。由于他们的行为不断受到父母、老师、同伴的批评和阻止，会激发他们的敌对情绪，更加对成人不尊重、对同伴充满敌意，通过故意的打扰、语言攻击来对待他人。

2. 对立违抗的情绪

由于 ODD 儿童的行为常常不符合社会的要求和规范，经常受到父母、老师、同伴的批评、阻止，因而激发他们的敌对情绪，常因一点小事而发脾气，与大人争吵。大人们常常在吃饭、睡觉或上厕所等方面对孩子提出严格的要求，如果孩子未按照执行，便会对孩子进行严厉的批评或惩罚，此时 ODD 孩子可能迫于压力，不会公然反抗，但常常会以出现进食或睡眠障碍、遗尿或遗粪等予以反抗。他们时常为逃避批评和惩罚而把因自己错误造成的不良后果或自己所做的坏事归咎于别人，常常责备他人。他们内心里时常也感到无助，自尊心受挫，一切难以适应。他们对挫折耐受力差，常因一点小事而发脾气，有时曲解别人的意思，一句善意的话也容易惹得他恼怒。发脾气时怨恨他人，把一切不顺利都归咎于他人，对他人怀恨在心、心存报复。因而常与父母、老师、同伴产生冲突，甚至出现攻击行为，这种攻击是由于愤怒或挫折激发的冲动性攻击，过后又会内疚和悔恨。通常青少年不认为自己有心理问题，而认为自己的行为是对无理要求或境遇的正当反应。部分人表现情感冷漠、缺乏恐惧与荣誉感，对其行为问题很少懊悔。一般来说，ODD 女生较男生有更多的情绪和躯体化问题，有时心情更不快乐，对她们自己的社会损害也更大。

3. 学业及社会功能受损

ODD 患者通常智力正常，有研究发现 ODD 儿童在单词记忆、社会认知、口头语言表达能力等测试中得分并不比正常儿童低，但他们却常常出现学习问题，如对学习无兴趣、难以接受新知识、学习成绩差等。他们经常故意拖延和浪费时间，找各种借口，如常以"忘记了"或"没听到"不做作业，常常忘掉老师留的作业或晚交作业，焦虑的父母和老师试图通过增强孩子的努力程度来弥补，却常以失败告终。他们强烈追求校外活动，易出现逃学行为。他们的学业失败与管教者批评和严格要求结合在一起，常导致恶性循环，使 ODD 儿童的症状不断强化和加重。

ODD 患儿的对立违抗症状也不同程度地影响了其社会功能。由于患儿常有烦扰、怨恨、敌视他人，他们与同伴相处困难、孤傲、不合群、不愿或较少参加集体活动，与父母、教师等缺乏交流，亲子关系、师生关系受损，社会适应不良，社会成就低。ODD 儿童随着年龄的增长，常有可能合并或发展为焦虑症及情感性精神障碍，少数还可能发展为人格缺陷等。近年来发现 ODD 儿童在某些执行功能方面也存在许多缺陷，如临床上发现 ODD 患者意志力薄弱、行为缺乏目的性和计划性、工作学业无效率、无上进心等，都与执行功能低下有关。执行功能障碍也是受冲动和好斗行为影响结果。

二、间歇性暴怒障碍

（一）概念

间歇性暴怒障碍（Intermittent Explosive Disorder，IED）是指当达成意愿的努力受到阻碍或行为受到限制时，出现频繁、不恰当的愤怒暴发，如哭闹、喊叫、哭泣、打滚、扔东西或毁坏物品，甚至用头撞墙、拍打脑袋，短时间内无法通过劝说而终止的行为。本病是冲动控制障碍（Impulse-control Disorder，ICD）的一种，也是在儿童中最常见的冲动控制障碍表现形式。

> **典型病例**
>
> 　　患者，女性，9岁。由学校咨询师带到精神科急诊室就诊，咨询师称该女孩的行为逐渐失控。平时对老师和学校工作人员很不尊重，有咒骂行为及破坏行为。心理咨询师称该生"诡异善辩"，总是把自己的错误行为责怪于他人。母亲称她在家也很无礼，不守规矩。母亲否认女儿曾受威胁或对她实施暴力，无偷窃、纵火、虐待动物及毁物史。患者饮食及睡眠良好，能集中于感兴趣的游戏活动。
>
> 　　既往史：足月顺产，母亲妊娠或分娩时无并发症，各发育阶段正常。2岁时，做常规检查发现铅水平增高和小细胞性贫血。经铁剂治疗，监测铅水平并查明家里铅的来源后，恢复正常，未再进一步治疗。自从6岁起，该患者就出现破坏性行为，最初表现不能遵守起居的时间。直到1年前，患者才开始上学，因为行为问题改为特殊教育。2年来一直看学校心理咨询师，学校推荐患者看精神科医生，但一直未能就诊。患者的亲生父亲因斗殴目前被监禁，与父亲接触很少。母亲单身，与其他三个孩子住在外祖父家里。患者放学后由邻居看护，偶有打架。
>
> 　　精神检查：衣着整齐，年貌相符，主动接触，问答自然，言谈切题。诉心情好，情感反应协调，但有时不适应现实环境。整个检查过程中，患者平静地坐在椅子上，摆弄自己的头发。未引出自杀观念和认知障碍，否认有伤害老师或杀人的想法。意识清楚，定向力准确。问一些简单的数学计算时，很不耐烦，出口不敬，称检查者以及询问的问题简直是个"白痴"。
>
> 　　辅助检查：学校的神经心理测验记录IQ值正常，常规实验室检查（血细胞分析、生化全项、甲状腺功能检查）均在正常范围内。
>
> 　　诊断：间歇性暴怒障碍。

　　患有间歇性暴怒障碍的儿童，表现为无法控制自己的攻击性冲动，会有反复的行为暴发，包括言语和行为攻击等。间歇性暴怒障碍的诊断必须是在6岁以后，多发于6~18岁；在人群中的发病率为2.7%左右，男性比女性患病率高（2.3∶1.4）。

（二）临床表现

　　暴怒发作多有受到挫折、个人要求与欲望得不到满足的前提。发作时大哭大闹、口头威胁、坐在地上或躺在地上打滚；伴自我伤害行为，如打自己的头或头撞墙；同时，也可有毁坏物品的表现，如摔东西、破坏玩具、撕衣服或剪衣服等。劝阻或关注常常变本加厉。当自己的要求或愿望得到满足，暴怒发作才能自行停止，久而久之，发作频率增加与发作程度加重。儿童愤怒暴发下的潜在感受常是抑郁、焦虑和不安全感，愤怒失控的问题最终会对孩子的心理功能造成很大的影响，情绪调控能力差，亲子关系不和，同伴关系紧张，社会适应能力下降。

三、品行障碍

品行障碍（Conduct Disorder，CD）是指儿童青少年时期反复、持续出现的反社会性、攻击性或对抗性等行为，这些行为是个体社会化不良的结果，违反了与该年龄相适应的社会行为规范和社会道德准则，影响了其自身的学习和社交功能，也损害了他人或公共利益。

> **典型病例**
>
> 　　患者，男性，13 岁，初二学生，主因不听管教，经常违反学校纪律，频繁与人发生冲突 2 年来就诊。患者父母忙于做生意无暇管他，从小由奶奶养大，视之为心肝宝贝，给很多零花钱，整日零食不断。父母觉得他读书还可以，花钱多点无所谓，养成了爱花钱的恶习，小学时经常因为父母给的钱不够花而有小偷小摸的习惯。进入初中以后，开始经常说谎，好发脾气，经常暴怒，不易接受父母老师的批评，多为自己辩护；而且，越来越以自我为中心，好支配和指责同学，自私，缺乏同情心，甚至有一次班级扫除，他故意将水泼到清扫过的地面，还哈哈大笑，同学都远离他，他几乎没有朋友了。家族史阴性。母孕期正常，足月剖宫产。1 岁半会说话、走路。既往无重大病史。躯体和神经系统检查无异常。脑电图结果无异常。
>
> 　　精神检查：神清，接触被动，称学习没意思，看到别人不顺眼就来气，总想打人。觉得这样活着才过瘾，对自己的行为没有丝毫悔意。仇恨父母从小不管自己的事。不认为自己有问题。
>
> 　　诊断：品行障碍。

攻击性行为和反社会性行为是儿童青少年品行障碍最主要的表现，部分患儿在此基础上伴有注意力不集中、活动过度等 ADHD 的表现，有些伴有烦恼、愤怒、抑郁等情绪异常，多数品行障碍患儿自尊心降低，自我评价差。

（一）攻击性行为

攻击性行为又称侵犯行为，是指基于愤怒、敌意、憎恨和不满等情绪，对他人、自身或其他目标所采取侵犯和攻击的行为，可以表现为躯体攻击和厌恶攻击。患儿在 2~3 岁时常表现为暴怒发作、屏气发作、大声吵闹等；以后渐渐变为违抗或拒绝服从成人的命令，推拉或动手打其他小朋友，咬人、咬物，难以合作。到了学龄期后攻击性行为的表现更加明朗化，常以言语伤人，惹是生非，破坏物品，扰乱课堂纪律，对抗老师，恃强欺弱，威胁、恐吓弱小儿童，索要钱物，或强迫他们为自己做事。他们常与同伴发生争吵、斗殴，甚至发展为团伙打群架及械斗。这类不良行为如不及时纠正，易与社会上流氓结成团伙，聚众斗殴或进行违法犯罪活动。

(二) 破坏性行为

主要表现为破坏他人或公共财物的行为。年幼儿童最初多半是出于好奇而摆弄、砸坏东西，多破坏自己家中的物品。学龄期后则表现为故意破坏家中或别人的东西，破坏公物或公共场景。破坏行为部分是出于报复心理，部分是发泄自己的不满情绪，而另外一些是属于冲动性行为，也有少数患儿以破坏他人的物品为乐。

(三) 违抗性行为

主要指故意违抗和不服从他人，常伴有强烈的情绪反应。学龄期以前的儿童往往在不如意时出现这种行为，当要求得到满足或经过一段时间后便会自然恢复。学龄期以后的儿童则经常故意与老师或父母对着干，不服从管教，当自己的要求没有得到满足或遭到冷落、委屈时，违抗行为会变得更加明显。

(四) 说谎

主要表现为经常有意地说假话。开始时是由于幻想希望获得家长或老师的表扬而撒谎，或做错事后为逃避父母的处罚而撒谎，或为了寻求他人的关注，以编造谎言来显示或标榜自己。由于能从说谎中得到益处，通过说谎常可以达到自己的目的和愿望，以后就经常有意说谎，渐渐发展为说谎成性，以至于父母对儿童平时所说的话也难辨真假，说谎则成为一种待人接物的行为模式。皮亚杰研究发现，7岁前儿童大多把撒谎视为某种淘气行为，甚至把偶然的差错也当作撒谎。7~10岁的儿童一般把撒谎看作不真实的东西，错误的陈述也被视为谎言。只有在10岁之后，儿童才开始认识到撒谎与动机之间的关系，才把撒谎当作一种错误的道德行为。

(五) 偷窃

不同年龄的儿童偷窃的动机不完全相同。幼儿园儿童处于好奇，常常把自己喜欢的玩具带回家玩，逐渐养成了为满足自己愿望随意拿别人东西的习惯，这种"偷窃"是自我意识和自我控制能力发育尚未成熟的缘故。偷窃行为往往开始于学龄期，此时偷窃可能是在占有欲望的支配下发生的，也可能是受到挫折后的一种发泄或报复行为。最初是拿家中的钱物或把家中的东西拿到外面去。当被父母询问时，怕受处罚，只好否认、说谎。有时也能承认，表示以后会改，但过后很快又会重犯。逐渐发展为将别人的东西占为己有，有意地去偷别人的学习用具或钱物，明知故犯。少年期以后主要表现为外出行窃，可为单独行窃，或为团伙行窃，走向犯罪的道路。有些患儿通过行窃来寻求刺激，或以偷窃为乐，把偷来的东西当成战利品保存起来，或用偷来的钱请客、招待同学。

(六) 逃学或离家出走

这是指未成年儿童离家出走、在外游荡不归，可发生于不同年龄的儿童。有些刚刚学步的儿童就常常喜欢一个人离开妈妈、躲藏起来；有些学龄前的儿童可能是对外界好奇而不愿回家；年龄较大的儿童可因家长态度粗暴、在家得不到父母的关爱、自尊心受到挫伤而出走；或因学习成绩不好、厌恶学习，怕受到父母和老师的处罚而出走。到青少年期以后，儿童外逃的原因和手段更为复杂，为了冒险、自暴自弃、认为流浪生活比离家自由、恋爱与性问题、对家庭歧视和虐待的反抗、不良影视榜样和坏人的引诱等都会使他们多次出走，四处流浪。第一次出走后常获得满足，以后则会多次离家出走。他们常常背着书包离家后，在外面游荡或与其他儿童玩，不去上学。而外出游玩的刺激会给他们带来愉快和满足感，因而逃学和离家出走极易形成习惯。倘若此时父母不及时管教，或者管教方法简单粗暴，这些儿童便会渐渐发展为经常逃学、离家出走甚至到外地游玩。这些现象可以是单个出现，也可以是与他人结伴而行，易被社会上流氓勾引，结成团伙进行违法行为。

（七）恶作剧

往往编造一些出人意料的、不可理喻和胆大妄为的恶作剧来捉弄同学、老师和家长，其程度远超过他人的承受能力，并从他人的恐惧或喊叫中获得刺激感和满足。

（八）纵火

这种行为在我国比较少见，但危害性大。年幼儿童由于好奇而玩火柴、烧纸片、燃爆竹，以玩火为乐，此时玩火往往发生于家中，较少有其他反社会性行为。年长儿童则在工地、野外玩火，把玩火柴、燃烧废轮胎、草木等作为游戏，烧毁的往往是别人的或公共的财务，严重者发展为纵火违法。纵火的原因可能是恶作剧或在受到挫折批评后发生的，纵火动机是消除过分强烈的焦虑、愤恨的情绪，此时如未能及时纠正，则会愈演愈烈，儿童会将纵火视为一种寻求精神上刺激与满足的方式，或者是其他破坏性行为的一种表现形式，因报复进行放火者少见。纵火行为可以单独进行，也可以是以集体的形式进行，常常伴有其他反社会性行为。如果出现多次的纵火行为，甚至造成严重的火灾，这类行为常常会发展成违法行为。

（九）物质滥用

吸烟、酗酒和吸毒等反复使用成瘾性物质行为，在国外多见，近年在国内也开始出现。主要发生于青少年时期，开始时多为出于好奇或受人引诱、利用，一旦成瘾后就长期反复使用，并不择手段地获取毒品，甚至发展为参与贩毒。常常伴有其他反社会性行为，形成少年违法。

（十）性攻击

在国外较多见，近年来国内也有报道。多发生于青年期以后的男性，最初出于好奇心或恶作剧，对异性进行猥亵行为，在黄色电影及小说影响下也可发生强奸、集体淫乱等性行为。女性一般不出现性攻击行为，但在受诱骗初次发生性行为后，能够获得物质上的满足，逐渐发展为卖淫和淫乱行为。

第四节　品行障碍的检查与诊断

一、对立违抗性障碍的检查与诊断

DSM-Ⅴ提出的诊断标准如下：

（一）一种愤怒/易激惹的心境，争辩/对抗的行为，或报复的模式，持续至少6个月，以下列任意类别中至少 4 项症状为证据，并表现在与至少 1 个非同胞个体的互动中。

1. 愤怒的/易激惹的心境

（1）经常发脾气；

（2）经常是敏感的或易被惹恼的；

（3）经常是愤怒和怨恨的。

2. 争辩的/对抗的行为

（1）经常与权威人士辩论，或儿童和青少年与成年人争辩；

（2）经常主动地对抗或拒绝遵守权威人士或规则的要求；

（3）经常故意惹恼他人；

（4）自己有错误或不当行为却经常指责他人。

3. 报复

在过去 6 个月内至少有 2 次是怀恨的或报复性的。

注：这些行为的持续性和频率应被用来区分那些在正常范围内的行为与有问题的行为。对于年龄小于 5 岁的儿童，此行为应出现在至少 6 个月内的大多数日子里，除非另有说明（诊断标准 A8）。对于 5 岁或年龄更大的个体，此行为应每周至少出现 1 次，且持续至少 6 个月，除非另有说明（诊断标准 A8）。这些频率的诊断标准提供了定义症状的最低频率的指南，其他因素也应被考虑，如此行为频率和强度是否超出了个体的发育水平、性别和文化的正常范围。

（二）该行为障碍与个体或他人在他或她目前的社会背景下（例如，家人、同伴、同事）的痛苦有关，或对社交、教育、职业或其他重要功能方面产生了负性影响。

（三）此行为不仅仅出现在精神病性、物质使用、抑郁或双相障碍的病程中，并且，也不符合破坏性心境失调障碍的诊断标准，并标注目前的严重程度，① 轻度：症状仅限于一种场合（例如，在家里、在学校、在工作中、与同伴在一起）；② 中度：症状出现在至少 2 种场合；③ 重度：症状出现在 3 个或更多场合。

二、间歇性暴怒障碍的检查与诊断

DSM-V 提出的诊断标准如下：

（一）代表一种无法控制攻击性冲动的反复的行为暴发，表现为下列两项之一：

1. 言语攻击（例如，发脾气、长篇的批评性发言、口头争吵或打架）或对财产、动物或他人的躯体性攻击，平均每周出现 2 次，持续 3 个月。躯体性攻击没有导致财产的损坏或破坏，也没有导致动物或他人的躯体受伤。

2. 在 12 个月内有 3 次行为暴发，涉及财产的损坏或损毁，和/或导致动物或他人躯体受伤的攻击。

（二）反复暴发过程中所表达出的攻击性程度明显与被挑衅或任何诱发的心理社会应激源不成比例。

（三）反复的攻击性暴发是非预谋的（即它们是冲动的和/或基于愤怒的），而不是为了实现某些切实的目标（例如，金钱、权力、恐吓）。

（四）反复的攻击性暴发引起了个体显著的痛苦，或导致职业或人际关系的损害，或是与财务或法律的结果有关。

（五）实际年龄至少为 6 岁（或相当的发育水平）。

（六）反复的攻击性暴发不能用其他精神障碍（例如，重性抑郁障碍、双相障碍、破坏性心境失调障碍、精神病性障碍、反社会型人格障碍、边缘型人格障碍）来更好地解释，也不能归因于其他躯体疾病或某种物质的生理效应。6~18 岁的儿童，其攻击性行为作为适应障碍的一部分出现时，不应考虑此诊断。

注：在诊断注意缺陷与多动障碍、品行障碍、对立违抗性障碍，或孤独症谱系障碍时，当反复的冲动的攻击性暴发超出这些障碍通常所见的程度且需要独立的临床关注时，需做出此诊断。

三、品行障碍的检查与诊断

DSM-Ⅴ的诊断标准如下：

（一）一种侵犯他人的基本权利或违反与年龄匹配的主要社会规范或规则的反复的、持续的行为模式，在过去的 12 个月内，表现为下列任意类别的 15 项标准中的至少 3 项，且在过去的 6 个月内存在下列标准中的至少 1 项：

1. 攻击人和动物

（1）经常欺负、威胁或恐吓他人；

（2）经常挑起打架；

（3）曾对他人使用可能引起严重躯体伤害的武器（例如，棍棒、砖块、破碎的瓶子、刀、枪）；

（4）曾残忍地伤害他人；

（5）曾残忍地伤害动物；

（6）曾当着受害者的面夺取（例如，抢劫、抢包、敲诈、持械抢劫）；

（7）曾强迫他人与自己发生性行为。

2. 破坏财产

（1）曾故意纵火企图造成严重的损失；

（2）曾蓄意破坏他人财产（不包括纵火）。

3. 欺诈或盗窃

（1）曾破门闯入他人的房屋、建筑或汽车；

（2）经常说谎以获得物品或好处或规避责任（即"哄骗"他人）；

（3）曾盗窃值钱的物品，但没有当着受害者的面（例如，入店行窃，但没有破门而入；伪造）。

4. 严重违反规则

（1）尽管父母禁止，仍经常夜不归宿，在 13 岁之前开始；

（2）生活在父母或父母的代理人家里时，曾至少 2 次离开家在外过夜，或曾 1 次长时间不回家；

（3）在 13 岁之前开始经常逃学。

（二）此行为障碍在社交、学业或职业功能方面引起有临床意义的损害。

（三）如果个体的年龄为 18 岁或以上，则需不符合反社会型人格障碍的诊断标准。

知识链接

冷酷无情特质

冷酷无情特质（Callous Unemotional trait，CU）是对他人冷漠、缺乏罪责感、低共情的一种人格倾向。目前，DSM-V已经将CU纳入品行障碍的诊断标准，并提出符合原有CD诊断标准的个体如果表现出CU特征则程度更严重，并且在矫治中也应区别对待。CD表现为持续和反复地发生侵害他人（如攻击、破坏、偷窃）或者违背社会规范做出与年龄不符的行为。他们对他人的悲伤和恐惧反应的敏感性低，对惩罚线索不敏感，以追求利益为目标，喜欢刺激和从事冒险行为、低恐惧性等。这些特点使他们对自己的越轨行为无所顾忌，对待惩罚无动于衷，因此更容易产生犯罪行为，对其干预的难度也加大，值得引起临床关注。

来源：Conduct disorder and callous-unemotional traits in youth [J]. The New England Journal of Medicine，2014，371（23）：2207-2216.

第五节　品行障碍的治疗与护理

品行障碍的治疗是一个比较棘手的问题，许多方法都已经在品行障碍的治疗中得到了应用，每种方法可能在相应的不同方面发挥功效，也形成了不少干预的理论，但目前还缺乏特异性的治疗方法。一般认为，单一治疗方法治疗品行障碍的效果较差，应采用个体化教育、药物治疗、心理治疗和行为治疗为主的综合治疗模式。

一、品行障碍的行为矫正

这是较常用的治疗方法，也是直接对患儿进行治疗的方法，治疗目的是改变患儿的不良行为。在行为矫正前，要了解患儿不良行为的原因，针对不同的原因进行行为矫正。首先，要耐心地听取患者诉说，全面了解其对自己不良行为的看法、认识及有否纠正的愿望；要与患儿一起讨论目前存在的主要问题、分析这些问题可能的原因；还应阐述不良行为的危害及为何要进行治疗的理由。如患儿的认识不够或没有纠正的愿望，则需进行诱导与启发，促使其产生正确的认识及强烈的纠正愿望。取得患儿的理解和配合是心理行为治疗的第一步，也是重要的一步。

儿童和青少年的行为矫正是一个复杂的系统工程，家庭、学校和社会各个方面、各个部门都应当按照统一的目标行动，协调一致地进行，才能收到良好的效果。

问题解决技巧训练

近年来发展了一种称作"问题解决技巧训练"的治疗方法。其原理是认为品行障碍患儿存在认知缺陷，因此可通过训练其交流技巧、解决问题的技巧、冲动和情绪控制的技巧等方面，来帮助他们提高各种能力。这种方法包括四个步骤：①帮助患儿理解问题，将问题在头脑中以恰当的形式再现出来；②制订出获得结果的计划；③实施计划；④检验结果。该训练鼓励品行障碍者对口头的、身体的和行为的社会线索通过解析进行较精确分类，从而选择无攻击性的反应，而同伴作用是为了提供给品行障碍青少年榜样的作用，鼓励青少年加入正常的社会团体。该方法在降低反社会性行为和增强亲社会行为方面有较好的治疗效果。

来源：陈立民，张卫，姚杜鹃，等.西方儿童和青少年品行障碍的干预研究评析［J］.中国健康心理学杂志，2007，（6）：562-565.

二、品行障碍的家庭治疗

本治疗以全体家庭成员作为治疗对象，因此，治疗的成败与家庭成员的合作程度有关。其中家庭功能治疗和父母管理训练是近年发展起来的两种具有代表性的方法。

（一）家庭功能训练

这种方法的理论基础来源于系统论和行为心理学理论，从家庭功能的整体上来分析存在的问题，增加家庭成员之间的直接交流和相互支持，帮助家庭成员找到新的方法来解决他们的人际关系。通过对家庭成员就某一个问题或某一个观点提出循环式询问，使每一个人从不同的角度看问题，然后从他人的反馈意见得到信息，从而认识自己、得到启迪，而不是对问题或观点直接提问或直接评论。通过家庭治疗，从根本上打破原有的不能适应家庭正常功能的成员之间的关系、交往方式和规则，重新构建起能解决问题、改善关系的新型家庭关系，从而达到治疗目的。这种方法需要依赖于家庭成员的积极参与和配合，因此，对于那些问题多和功能明显紊乱的家庭，因为家庭成员难以合作、相互之间很难保持一致，因而治疗效果相对较差。

（二）父母管理训练

据报告该方法对于品行障碍具有良好的效果，尤其是对于 12 岁以下的儿童。此训练方法的理论假设是品行障碍儿童的父母责任角色不当，不能注意和培养儿童的适当行为，或者采取过度粗暴的惩罚来处理孩子的不当行为，从而不知不觉中反而强化了儿童的不良行为。因此，治疗以改变父母和儿童之间异常的相互作用方式为目的。首先要了解父母对患儿存在问题的看法、曾经采取的措施及成效，向他们有针对性地介绍儿童少年时期心身发育特点及自己在儿童少年时期心身特点之间的差异。征求他们对治疗计划的意见，请求配合治疗。治疗上直接训练父母在管理孩子时采取亲社会行为方式，改变父母和儿童之间异常的相互作用方式，用外显的积极行为示范，为品行障碍儿童提供社会学习依据。采用阳性强化的措施奖赏儿童的亲社会性行为，必要时采取一些轻微的惩罚措施消退不良行为。本方法对处理攻击型品行障碍效果最好，治疗效果受治疗时间的长短、家庭功能紊乱的严重性及社会支持强度等因素的影响。

知识链接

家庭治疗

家庭治疗将整个家庭视为一个功能系统，而不仅仅是将焦点集中在儿童身上，通过家庭成员之间关系的互动来改变体现在患儿身上的不适当交流方式，从而达到解决现实问题的目的。家庭治疗是治疗品行障碍的重要方法，目的是协调家庭成员之间（特别是亲子间）的关系，强调父母角色的重要性，端正对品行障碍儿童的态度，纠正不正确的教育方式和教育内容，改变家庭功能，继而改变患儿的行为。在各种家庭治疗方法中，以行为模式、结构模式、策略模式和交流模式的方法较为有效。许多研究显示，家庭治疗比其他方法更为有效，特别是对应激性较高的家庭更为实用。

来源：杜亚松．儿童心理障碍诊疗学［M］．北京：人民卫生出版社，2013：378.

三、品行障碍的社区治疗

由于各种原因，许多品行障碍儿童的家庭不愿意采用家庭治疗形式，一些家庭功能严重紊乱的患儿也不适合使用家庭治疗形式。因此，应当发起一些社区干预计划，借助社会的力量来帮助这些患儿，是品行障碍治疗的另一个基本途径。借助各种力量包括社区内的干预援助中心、大学生、同伴、家庭、学校至街道办事处和行政单位等，能够启动这样的社会系统力量，则其效果会非常显著。可雇用一些大学生或成人志愿者作为品行障碍儿童少年的伙伴，与他们建立朋友关系，作为行为榜样引导他们改正不良行为。另外，可以实施一些学校干预计划，如社会技能训练计划和学习技能训练计划，以改善伙伴关系，提高学习成绩，增加患儿的自尊心，进一步改善患儿的不良行为。有些国家设立一种称之为"治疗性收容所"的机构，被关进监狱的年轻人被分配到经过特殊训练的治疗者，他们能提供日常安排和支持，建立个体化的治疗计划，确保更密切地监督个体与同龄人的关系，提供持续性的非躯体性约束，并通过每周一次的心理治疗建立"社会技巧建设"行为模式。据报道，经过治疗培养中心治疗的个体，发现在释放 12 个月的随访中重新犯罪率有明显降低。

四、品行障碍的技能训练

据报告，各种技能训练对于品行障碍也有一定的效果。训练的焦点是针对品行障碍儿童各种影响人际关系的言语和非言语行为。训练策略包括提供指令、治疗者示范、由儿童进行练习、矫正反馈以及对适当行为的社交性强化等，并且这种训练要求与父母、同伴或兄弟姊妹之间进行互动。该方法派生的一种形式是心理剧，由以下步骤组成：感受转变、注视自我、潜抑转移、榜样模仿、学会理解等。近年来，国外有学者报道沉思脚掌的专注力训练对于品行障碍患儿有一定的效果。

知识链接

沉思脚掌

"沉思脚掌（meditation on the soles of the feet）"是一种基于专注力的干预措施，可用于对攻击行为的自我控制。它使个体将注意力从引起激动或焦虑情绪的情境或事件，转移到平静情绪的身体部分（脚掌）。通过这种转移，个体可以客观而冷静地看待引发事件，关注此时此刻的感受，从而减少口头的或身体的攻击反应。专注力训练程序简单易学，可用于各种消极的、高唤醒的情境中，可对攻击行为进行长期而有效的自我控制。

来源：刘瑞华，徐江. 儿童和青少年品行障碍的干预研究进展［J］. 社会心理科学，2010（4）：25-28.

五、品行障碍的药物治疗

目前，儿童品行障碍尚无特效的药物治疗，因此单用药物治疗是无效的，药物治疗只能作为辅助治疗，主要是用来缓解其伴随症状。

药物治疗的理由主要建立在假设的理论和临床印象上。由于患儿常常伴有偏执或一过性的知觉障碍，可给予小剂量的抗精神药物。对伴有活动过度、注意力不集中或冲动表现者，可用哌甲酯或右旋苯丙胺等中枢兴奋剂或托莫西汀治疗伴随的 ADHD 表现，据报告对患儿的对立违抗、攻击性行为也有一定的疗效。另外一些药物，如小剂量的氟哌啶醇、普萘洛尔（心得安）和利培酮等对抑制攻击性行为和暴怒发作有一定的效果，可以作为严重攻击性行为的辅助性治疗。Ercan 等报告应用利培酮治疗 21 例品行障碍患儿，16 例（80%）取得了满意的效果，认为该药治疗品行障碍效果好，不良反应少。碳酸锂可以治疗情感症状，三环类抗抑郁剂可以治疗抑郁症状。有报告可乐定对改善品行障碍的症状也有一定的作用，不过安定类镇静药物往往会加重症状，应避免使用。

第六节　健康教育

通过教育使家长认识到家庭环境对患儿发病的重要影响，讲解疾病的性质，使患儿和家长对病态的行为有正确的认识。同时掌握正确的教育方式，引导患儿学会正确的社会规范和行为准则，确立正确的是非观念和道德观念，学会正确处理个人与他人、个人与家庭、个人与社会的关系。

（王正君）

第十章　焦虑障碍

　　儿童青少年在日常生活中常可体验到焦虑情绪，一般正常的焦虑情绪有助于提高其警觉性、适应能力及应对技巧。而焦虑障碍是指儿童青少年出现的一种病理性焦虑情绪，主要表现为对同龄人不会引起焦虑反应的事物或情境产生过分且反复发生的焦虑、恐惧等情绪障碍，焦虑持续时间过长或焦虑程度过于严重，超过了同龄儿童的正常情绪反应范围，明显影响其社会功能。近些年，国内外对儿童焦虑障碍的研究趋于深入，约有 1/3 的儿童青少年于成年之前患有焦虑障碍，病情不仅有持续趋势，更有逐渐恶化的倾向，导致成年期抑郁症发生风险大大增高，严重影响其心理健康的正常发展。

第一节　儿童焦虑障碍概述

一、焦虑障碍的概念

　　焦虑障碍（Anxiety Disorder，AD）是儿童期最常见的心理障碍之一，过去又称为儿童神经官能症、儿童神经症。它以过分焦虑、担心、害怕为主要体验，伴有相应的认知、行为改变和躯体症状，包括广泛性焦虑障碍、惊恐障碍、强迫障碍等与成人相同的焦虑障碍，以及分离性焦虑障碍、恐惧性焦虑障碍、社交焦虑障碍等起病于儿童期的焦虑障碍。

二、焦虑障碍的流行病学特征

　　儿童焦虑障碍的患病率为 10%~20%，在儿童精神障碍中居第二位，仅次于儿童行为障碍。因各研究对儿童研究对象的年龄界定、评估手段、信息来源（如自评、家长评价等），以及诊断系统不同等，各流行病学研究所得出的患病率存在约 3.1%~17.5% 的差异（见表 10-1）。

　　在儿童和青少年中最常见的诊断为分离性焦虑障碍，其患病率约为 2.8%~8%。其次为特殊恐怖症和社交恐怖症，患病率分别为 10% 和 7%。广场恐怖症和惊恐障碍于儿童期的患病率较低，仅为 1% 或更低，但在青少年期的患病率分别为 3%~4% 和 2%~3%，显著高于儿童期。另外，通过对焦虑障碍儿童及青少年的持续随访发现，80% 患者的焦虑症状有缓解趋势。但女性焦虑障碍患者的患病率显著高于男性，且该性别差异在儿童期即开始，并随年龄增长而趋于明显，到青少年期焦虑障碍患病率的男女比例达到 2：1 到 3：1。相关纵向研究也表明，一旦确诊儿童焦虑障碍，则患有精神障碍的风险大大增加。患焦虑障碍的学龄前儿童常常有共患的疾病，包括抑郁障碍、注意缺陷多动障碍、对立违抗障碍或品行障碍，这不仅增加疾病诊断的困难，同时导致治疗方案的金标准难以确定。

表 10-1　儿童青少年期各类焦虑障碍的流行病学特征

诊断	患病率	首发年龄	平均/高峰患病年龄
分离性焦虑障碍	0.7%~3.5%	青春期前，峰值年龄为 7 岁	平均发病年龄为 7.5 岁，并随年龄增长呈下降趋势；发病高峰期是 6~11 岁
选择性缄默症	发病率较低，仅为 0.8‰（7 岁）	—	多于 3~5 岁起病，且多表现为短暂性缄默，持续性缄默则较少见
特定恐怖症	2%~4%	5 岁以后	—
社交焦虑障碍	0.22%~7.1%	11~15 岁	5 岁前及 13 岁是发病高峰期
惊恐障碍	5%	青春后期	患病高峰年龄为 15~19 岁
广泛性焦虑障碍	2.4%~3.7%	在青春期增加	平均起病年龄为 10~14 岁
强迫障碍	1%~5%	—	平均起病年龄为 6~11 岁，儿童期、青春期早期是发病高峰期

第二节　焦虑障碍发生的可能原因

虽然有些理论可解释焦虑障碍的发病原因，但确切病因及发病机制至今尚未完全阐明，可能与以下因素有关。

一、焦虑障碍相关的遗传因素

家系研究发现，受遗传、环境等因素影响，焦虑儿童父母发生焦虑、抑郁障碍的患病率较非焦虑儿童的父母高。焦虑障碍成人的子女患焦虑障碍的比率也较高。即儿童焦虑障碍具有家族聚集性，其遗传度为 30%~66%，且单卵双生子的患病率显著高于双卵双生子。此外，寄养子研究也发现，寄养先证者血亲的情感障碍发病率与其他双相障碍先证者血亲的发病率接近，明显高于正常及寄养子的血亲和养亲，即说明患病父母的亲生子女即使寄养到基本正常环境中仍具有较高的情感障碍发生率。而患病父母寄养到其他家庭亲生子女的患病率与未寄养亲生子女的患病率基本接近，也显示环境因素对疾病发病率的影响不如遗传因素更为直接和重要。

二、焦虑障碍相关的生物学因素

分子遗传学研究也发现，多巴胺转运体基因、5-羟色胺转运体基因及去甲肾上腺素转运蛋白与儿童的内向性行为问题有关，但均无特异性；但对从出生到青少年期儿童的连续追踪调查，却并未发现 5-羟色胺转运体基因多态性与青少年焦虑症状的相关性，即提示 5-羟色胺转运体基因是焦虑症状发生的必要但非充分条件。

另外，多巴胺等儿茶酚胺类递质对认知和情绪加工有重要的调节功能，而调节多巴胺、肾上腺素等儿茶酚胺类递质代谢的物质是儿茶酚胺转移酶（COMT）。研究发现，儿茶酚胺基因的遗传差异使 COMT 对儿茶酚胺类递质的降解能力降低，导致个体更易出现情绪失调，发生强迫障碍等精神障碍。

三、焦虑障碍相关的心理社会因素

（一）行为抑制气质

行为抑制气质（Behavioral Inhibition，BI）是指儿童对新奇或不熟悉的情境过分害羞、害怕和退缩的行为特征。具有 BI 气质的儿童是发生焦虑障碍的高危人群。研究表明，BI 与儿童及其家族成员的焦虑障碍均有密切关系。BI 可作为焦虑（尤其社交焦虑障碍）的易感标记或预测信号。

（二）依恋

依恋理论认为焦虑倾向与儿童早期的依恋模式有关。追踪调查发现，婴儿期不安全的依恋模式会增加儿童青少年期焦虑障碍的发生率，建立和保持稳定的安全依恋模式是儿童健康发展的保护性因素。另外，不安全型的依恋儿童，因其基本心理需求常常得不到满足，所以较安全型依恋儿童相比具有更高的焦虑水平。

知识链接

儿童依恋及其发展

依恋是一种持久的人与人之间跨时空的情感联系。依恋对象是安全感的来源，进而允许儿童自信地探索和熟练地掌控环境，也是压力和危险时的安全港湾，有助于个体在困难和焦虑情境中的自我调节。国外学者根据儿童在重聚情境中指向目前的行为模式将母婴依恋分为回避型依恋（分离时很少哭泣、重聚时不欢迎或躲避母亲，甚至刚重聚时还会忽视母亲）、安全型依恋（重聚时会欢迎或接近母亲；感到不安或哭泣时会通过与母亲拥抱来寻求安慰）、矛盾型依恋（分离时会极度痛苦，重聚时有很矛盾，既想寻求与母亲接触，又在与母亲接触时生气地拒绝和反抗）、混合型依恋（一系列矛盾行为，且行为方式也互相矛盾；无目的、不完整、不连续的活动表现；刻板动作、不对称、不适宜的运动和异常姿势；直接面对父母时的恐惧；缺乏组织和方向性）。

研究显示，在典型的、无临床特征的中级阶层家庭样本中，安全型依恋约占

62%，回避型占 15%，矛盾型占 9%~10%，混乱型占 15%。在低收入、有临床特征和高危家庭样本中，不安全型、混乱型所占比例更大。

来源：卫生部妇幼保健与社区卫生司，中国疾病预防控制中心妇幼保健中心．儿童心理保健与咨询（培训教程）[M]．北京：人民卫生出版社，2011：63-66.

（三）家庭环境及教养方式

在儿童早期社会化过程中，人格的形成与塑造易受到父母抚养态度、教养方式及情绪变化的影响。焦虑儿童父母多采用拒绝和控制的教养方式约束儿童的自主性，对孩子的理解、接受远多于指导、强制和否定，甚至主张儿童采取回避态度应对抉择问题。另外，父母的焦虑情绪投射到儿童身上，导致其表现出情绪不稳定，遇事多疑敏感，焦虑不安，多愁善感，易紧张，做事优柔寡断，胆怯、孤僻、固执，不善于表达自己的意见等。

（四）应激

焦虑、抑郁的发生常与负性生活事件相关，但此类应激因素在正常儿童也很常见，它不是焦虑发生的必要条件，仅在易感气质的基础上产生了促发作用。研究发现，车祸、地震等急性应激事件发生后，儿童对事件的负性认知是导致其产生焦虑的主要因素。但家庭经济贫困、父母社会地位低下等慢性的环境应激因素对儿童和父母的焦虑也可产生促发作用。

四、其他

磁脑共振成像的研究发现，广泛性焦虑障碍青少年对恐惧、愤怒表情比愉快表情右侧杏仁核激活增强，且与焦虑的严重程度相关；进一步功能连接分析发现，在愤怒表情时，右杏仁核和右腹外侧前额叶皮质出现特有的负性连接，提示儿童青少年焦虑障碍杏仁核存在功能异常，情绪调节环路功能失调。

第三节　焦虑障碍的种类及临床表现

在 DSM-Ⅴ中，将焦虑障碍分类广泛性焦虑障碍（包括童年过度焦虑障碍）、特定恐怖症（又称单纯恐怖症/恐惧性焦虑障碍）、社交恐怖症、强迫障碍、惊恐障碍、创伤后应激障碍、急性应激障碍等。而 DSM-Ⅳ与 DSM-Ⅲ-R 相比，儿童焦虑障碍的分类发生变化，保留分离性焦虑障碍，过度焦虑障碍则被划归至广泛性焦虑障碍，回避障碍并定义为社交恐怖症。这有利于学者把研究的注意力集中于儿童和成人所共有的障碍类型。

一、分离性焦虑障碍

（一）概念

分离性焦虑障碍（Separation Anxiety Disorder，SAD）是儿童期最常见的焦虑障碍之一，是当儿童与所依恋的对象分离或者离开熟悉环境时，产生与其发育水平不相称的压力，表现出不现实的担心和过度焦虑情绪，症状持续超过 4 周，明显干扰其日常的正常生活、娱乐活动和学习。依恋对象多是患者的母亲，也可是其祖父母、父亲、其他亲密抚养者或照管者。

分离性焦虑障碍多发生于学龄前幼儿，3~5 岁幼儿的焦虑程度较高。虽受文化背景、喂养条件等因素影响，但分离焦虑首次出现的时间都具有显著一致性，其超越了喂养条件并相对独立于儿童的经验，具有跨文化一致性。研究还表明，对 3~5 岁儿童分离性焦虑的诊断尚不稳定，多数儿童在学龄前期可表现出不同程度的分离焦虑症状，但随年龄增长而趋于缓解。7~8 岁儿童初入学时期则是分离焦虑障碍的另一高峰时期。而 DSM 系统认为 18 岁以后也可诊断分离性焦虑障碍，但拒绝上学等临床症状在 13 岁以后发生常提示其他精神问题的并存。

> ### 典型病例
>
> 患者，女性，4 岁。围生期及幼年生长发育正常，3 岁入园，起初每天上午都会哭泣 1 个多小时，持续 2 个月后逐渐好转。2 个月前，母亲因肺炎住院治疗，患者被带到大姨家 2 周。回家后开始出现每当母亲出门，都要反复询问"妈妈，你还回家吗？什么时候回来？"并要得到数次肯定回答后才得以安心。再到大姨家做客时，患者表现出紧张不安，紧随母亲身后且寸步不离，害怕被遗弃。午睡前反复叮咛母亲不要忘了带自己回家，并因担心父母回家时会忘记自己而不能入睡。在幼儿园经常哭泣，诉说担心母亲又生病住院或者死亡。母亲必须每天中午到幼儿园看望后，患者的焦虑情绪才能略微缓解。患者无精神疾病家族史，内科及神经系统检查均无阳性表现。
>
> 诊断：儿童分离性焦虑障碍。

（二）临床表现

分离性焦虑障碍的核心症状是与主要依恋对象分离后表现出过分担心、害怕等焦虑情绪，以及继发的行为异常或躯体症状。年龄越小，症状越复杂。

与依恋对象离别前，患者常表现出过激的情绪及行为反应，诸如：烦躁不安、哭闹、反抗、随意发脾气；伤心、痛苦、无助、失望；反复恳求与依恋对象拥抱、交谈，渴望他们早点回家。患者还可反复出现胃痛、头痛、恶心、呕吐等躯体症状，但并无相应的器质性疾病存在。

与依恋对象离别后，患者又表现为淡漠或社会性退缩，过分担心依恋对象可能遭遇到伤害或灾难，甚至一去不返；过分担心自己在依恋对象离开后可能会走失、被拐骗、被绑架、被杀害或生病住院等不良情况。

依恋对象回来后，患者又为了能与其在一起而不愿外出，甚至完全拒绝上学。无依恋对象陪同时，绝不外出，夜间拒绝上床就寝，或多次起床查看依恋对象是否在家或在自己身边，或反复出现与离别有关的噩梦而多次惊醒。

部分患者可同时患有其他精神障碍，其共病率为：抑郁障碍 30%，恐惧性焦虑障碍 29%，强迫障碍 10%。往往共病患者的临床症状更重，预后更差。

二、选择性缄默症

（一）概念

选择性缄默症（Selective Mutism，SM）是小儿神经官能症的一种特殊形式，曾被称为失语症（Aphasia Voluntaria）或拒言症（Elective Mutism）。该疾病多于 3~5 岁起病，言语功能正常的患者因受惊吓、生气、恐惧等神经因素刺激后所出现的一种保护性反应，表现为患者说话的场合及对象具有明显的选择性，且受情绪制约，即在特定场所（学校、陌生环境）保持沉默不语，但在其他场所保持正常或接近正常的语言能力。症状通常持续数月，甚至数年。女性患SM 较男性多，尤其多见于身体虚弱以及伴有显著气质特点的儿童，如社交焦虑、胆小、退缩、敏感或违抗。作为儿童焦虑障碍的罕见分类，SM 的患病率较低，流行病学调查显示选择性缄默症的终生患病率仅为 7‰~8‰。

另外，国外报道显示 66% 的患者存在显著的焦虑症状（如：分离性焦虑障碍），而外向行为障碍的共病明显减少，如对立违抗、攻击或多动障碍的共病率均低于 15%。除焦虑障碍外，SM 与其他儿童期障碍常有共病，如：广泛性发育障碍、发音障碍、语言表达障碍、语言理解障碍等。

典型病例

患者，女性，2 岁半，失语 1 周入院治疗。患者于半个月前因上呼吸道感染在社区卫生所行抗生素治疗，用药方法为臀部肌内注射。患者因害怕极为抗拒并大声哭喊，家长强行制服完成穿刺，这也是患者第一次接受肌内注射的治疗。自此以后，患者表现为言语减少，甚至完全沉默，不哭不笑，与亲属交流时仅以点头或摇头示意。入院后第 2 天，患者母亲外出返回病房门口，听到其自言自语地说话，吐词清晰，言语流利，母亲走近后闭嘴不语。患者父母均为教师，非近亲结婚，足月顺产，出生时体重为 3.5kg，11 个月开始说话，发病前言语能力正常。体格检查：体温 36.6℃，呼吸 27 次/min，脉搏 90 次/min，体重 13.5kg。发育营养良好，自动体位，表情抑郁，咳嗽有声。神经系统检查、心脑电图检查及听力检查均无异常，四肢肌张力正常。

诊断：选择性缄默症。

（二）临床表现

选择性缄默症的实质是社交功能障碍，而非语言障碍。患者智力发育正常，主要表现为在某些场合拒绝说话，而在另一些场合则能进行正常的语言交流。缄默时，患者常用手势、点头、摇头、推、拉、拽等躯体语言或只说"嗯、是、好、不"等单音节字词与他人交流。除了上述"选择性不语"这一典型特征外，部分患者还表现出极端羞怯、社会性孤独/社会隔绝、过度依赖父母、强迫特质、喜怒无常、爱发脾气、支配欲强等行为特征。患者的社交能力和学习成绩普遍较差，常常成为同伴所取笑的对象，疏远同伴并被同伴疏远。患者常伴有严重的焦虑症（如：社交恐怖症），还伴随出现心理和行为障碍，如：遗尿、大便失禁、强迫性特性、抑郁症、发育障碍或发育滞后（占患者总数的 68.5%）、阿斯伯格氏（Asperger's）孤独症（占患者总数的 0.3%），而总体健康人群中阿斯伯格氏孤独症的患病率仅为 0.3%。

5 岁前是儿童选择性缄默症的高发期，但由于大多患者在家中与父母交谈时不存在任何语言抑制的现象，而仅在陌生情境中或与陌生人交往时才产生缄默。直到入学（幼儿园或小学）后，与同伴或老师无法进行正常的言语交流时，才引起注意。另外，鉴于该疾病的患病率较低，易让家长或老师误解为"性格内向、适应困难"，进而延误了早期诊断和治疗，影响儿童的身心健康、社会适应和人际交往能力。

知识链接

转学对治疗儿童选择性缄默症是否有益？

性格内向、羞怯的孩子进入陌生环境或遇到陌生人，难免紧张焦虑，说话减少。少数儿童焦虑过度，大脑出现"战斗或逃跑"反应，导致完全失语，易被人误解为故意作对或"自闭症"。其实，这些孩子可能患有选择性缄默症，在特定场合不说话是社交焦虑和恐惧的一种特殊的外在性表现。该疾病的症状表现至少要持续一个月以上，但排除孩子入学的第一个月。孩子在家可正常交流，因而家长并未察觉，但在学校却因无法交流，表现为行为退缩，很难与他人保持眼神接触、表达自己、过度敏感、易受惊吓，严重影响其学习而逐渐受到关注。由此，多数家长考虑转学，但如果新的学校与原先学校相比没有更加包容、友好的环境，患者还因为转学失去原来相熟的小伙伴，那面对全新的陌生环境就更不愿意说话了。而选择性缄默症一般不会随年龄增长而自行好转，如未尽早诊断和规范治疗，则病情会逐步加重，持续到青少年和成年阶段就会变成习惯性沉默，严重的还会出现慢性抑郁、焦虑加剧等情绪障碍。

　　来源：郭静.选择性缄默症与孤独症不是一回事［N］.广东科技报，2017-08-15（A7）.

三、特定恐怖症/恐惧性焦虑障碍

（一）概念

　　特定恐怖症（恐惧性焦虑障碍）（Phobic Anxiety Disorder，PAD）是儿童持续性或反复发生对日常生活中某些客观物体事物和情境（如黑暗环境，昆虫等动物）产生异常的恐惧情绪，并竭力回避这些事物和情境。恐惧程度超过了与患者心理发育年龄相当同龄儿童的害怕程度，严重干扰其日常生活和社会功能。受语言发育、表达能力影响，年幼儿童常无法用语言表达其恐惧体验，而主要以恐惧表情、动作行为以及显著的生理反应予以呈现，年龄较大的儿童或青少年则可使用恰当的语言进行表达，或对恐惧情境或事物表现出明显的回避行为。恐惧性焦虑障碍在女性儿童中的患病率高于男性，并随年龄增长趋于降低。

典型病例

　　患者，女性，10岁。半年前患者跟朋友一起看了一部恐怖电影，被电影中厉鬼随女主人公入室的场景惊吓过度，情绪紧张、害怕。以后每天傍晚还未天黑，便要将家中所有灯全部打开，甚至睡觉也不关。若父母顺手关灯，患者便会立即大声喊叫"打开"，并感到非常害怕，全身颤抖。有一次，母亲未留意患者在厕所，不经意关了灯，患者突然大声尖叫，冲出厕所，一边大哭一边捶打、埋怨母亲，持续近一个小时才逐渐平息。临近冬天，患者晚上下自习回家时，若父母未下班回家，绝不敢独自先回家，必须在小区门卫处等待父母，并且要求父母将家中所有灯全部打开后再进门。每次出门要求家人陪伴，但即使有家人陪同也仍担心猫狗会突然出现。

　　诊断：特定恐怖症/恐惧性焦虑障碍。

（二）临床表现

多发生在学龄前儿童，表现为患者过分害怕某些物体、情境或活动。临床表现主要包括恐惧情绪、回避行为、急性焦虑反应和社会功能损害。

1. 恐惧情绪

患者对某种物体/人、情境或活动本身产生异常激烈、持久的恐怖体验。但导致患者害怕或恐惧的通常不是物体，而是随之可能发生的后果，如：恐惧出血是害怕死亡；恐惧坐电梯是害怕坠落等。其他的恐惧对象还有自然环境中的猫狗等动物、蜘蛛等昆虫；雷电、暴风雨等自然现象；黑暗、高处、隧道、电梯、飞机等特殊场景/情境；流血、受伤、细菌感染、注射等特殊事件。但实际上这些事物、情境或活动并不具有危险性，或虽具有一定危险性，但患者所表现出的恐惧反应远远超过其客观存在的危险程度。

患者还常常会对恐惧对象产生预期性焦虑，提心吊胆，害怕这些物体/人会出现，情境或活动会发生。但年龄较小的儿童，受发育水平的限制，患者不会明确意识到自己的恐惧情绪和行为是过分、不合理的。

2. 回避行为

患者为减轻焦虑情绪、躯体不适，总会竭力回避或逃离这些特定物体、情境或活动。年龄较大的青少年患者能意识到自己的恐惧程度有些过分、不合理，但并不能减少他们的恐惧反应及回避行为，例如不敢去医院看病、晚上不能熄灯睡觉、不敢在公园的草地上行走等。

3. 急性焦虑反应

当患者不得不面对或暴露于恐惧对象或恐惧情境时，即会产生显著的焦虑反应（类似惊恐发作），立即表现出极度恐惧表情，或大声哭闹，大发脾气，表情惊呆或紧紧抓住父母，四肢发抖或软弱无力。还可伴有呼吸急促或喘息、心跳加速、胸闷、面色煞白或潮红、全身出汗、小便不能自主控制等自主神经功能紊乱的症状和体征，并竭力迅速远离恐惧对象。

4. 社会功能损害

患者因持久回避恐惧对象，且会出现预期性焦虑，严重的时候会显著干扰其正常的学习、生活、社交能力。年龄较大的儿童或青少年还因自己反复发作的这种恐惧体验，心理上明显感到痛苦、烦恼。

知识链接

学校恐怖症

学校恐怖症（school phobia）是儿童恐怖症的特殊类型，是指儿童对学校表现恐怖、强烈拒绝上学的一种情绪障碍。病因可能是由于儿童患有分离性焦虑，惧怕与依恋对象分离；个性脆弱，过分依赖父母，生活、学习缺乏自理能力，缺乏自信，或因在学校被人讥笑、歧视，自尊心受到伤害，异常的亲子关系，双亲中患有神经症者，患儿性格不健全等。

最突出的临床表现即为拒绝上学，不愿去学校。起初借口头晕、头痛等躯体不适而让家人带其频繁就医，但诊疗后均未发现任何异常。家长哄劝、许诺，甚至暴力打骂，强迫其进入学校，患者仍拒绝进入校门或教室，歇斯底里大哭大闹，最终冲出教室。但在家中并不拒绝学习、看书、写作业，成绩尚好，表现正常，仅不能提到上学一事，一般不伴有行为品德问题。

发病年龄有三个高峰，依次为：5~7岁，可能与分离性焦虑有关；11~12岁，可能与升中学、转学、功课增多、压力增大、竞争激烈有关；14岁，可能与少年特征性发育，如青春期身体生理变化有关，多见于女性。

来源：李曼．学校恐怖症的成因、表现与矫治[J]．校园心理，2011，9（6）：396-397.

四、社交焦虑障碍

（一）概念

社交焦虑障碍（Social Anxiety Disorder，SAD）又称社交恐怖症（Social Phobia，SP）。在ICD中，儿童社交焦虑障碍仅指起病于6岁以下儿童的社交焦虑障碍，是指对社交场合或在人前表演/操作时存在显著、持续的担忧或恐惧，担心自己会面临窘境，且一旦暴露于这些场合会不可避免地引起焦虑反应，焦虑程度远远超出患者年龄所应有的正常界限，从而妨碍其正常生活和社交活动，是一种常见的损害社会功能的慢性疾病，主要包括赤面恐怖、视线恐怖、表情恐怖、异性恐怖、口吃恐怖、露丑恐怖、被洞悉恐怖等。由于诊断标准及调查人群不同，不同国家流行病学研究资料证实，SAD的终身患病率为3.8%~14.4%。且女性患者数多于男性，男女之比为1∶1.4。而国内对大、中学生的大样本调查显示，社交焦虑障碍总患病率为8.15%，女性患病率为8.35%，男性患病率为7.62%。

典型病例

患者，女性，11岁，小学五年级。因父母外出打工，从小跟随祖父母生活。性格较为内向、胆怯、不善表达，与家庭以外的人交往时表现得更为腼腆、害羞和情绪紧张。上课时，因害怕老师提问，自觉紧张，咬手指。被老师点名后，双腿紧张发抖，不敢直视老师，回答问题声音非常低沉，满脸涨红。下课后，因为害怕别人看见自己解手而不敢上厕所，或上厕所时碰到有人就排不出小便。上课如未能按时进入教室，因为害怕老师、同学看自己而不敢入内。不敢参加班级或学校组织的体操比赛，甚至为了躲避而谎称生病在家休息。患者主诉自知不该如此过分害羞、胆怯，但一遇到这些场合便无法克制。近一年来，症状趋于严重，尤其上课因持续害怕老师提问而无法集中注意力，学习成绩由优秀降至中等。患者足月顺产，正常体重。围生期及幼年生长发育正常。内科及神经系统检查未发现其他阳性症状。

诊断：社交焦虑障碍。

（二）临床表现

1. 过度焦虑、恐惧

儿童患者进入新环境或与陌生人（包括同龄人）交往时，产生焦虑、恐惧情绪和回避行为。具体表现为：患者自觉持续性紧张不安，过分害羞、不主动说话、喜欢独处，或过分纠缠尾随父母、与父母寸步不离，或表现为哭喊、发脾气、不语、退缩、冷漠。但与熟悉的亲友或同伴交往时可表现出良好的社交关系。患者常常意识不到自己的紧张恐惧是过分、不合理的。

年长儿童或青少年则表现为在特定的社交场合（特定异性、特定同学/老师、陌生人或家庭以外的所有公共场合等）感觉异常紧张、恐惧。如上台发言、表演、上体育课、人多的地方，感到窘迫、尴尬；被人注视或审视时，不敢抬头、不敢与人对视，沉默寡言，或过分关注自己的行为，甚至觉得无地自容，严重者时可诱发惊恐发作。部分患者还伴有面红耳赤、心悸、四肢或全身震颤、出汗、腹泻、尿频等躯体焦虑，或头痛、身体不适等躯体症状。因此患者极力回避所害怕的社交场景，拒绝面对陌生人。

2. 回避行为

患者不情愿或拒绝面对自己害怕的陌生人和社交场合。儿童可表现为拒绝上幼儿园或走亲访友。年长儿童或青少年则表现为不愿参加抛头露面的校园或班级活动，因害怕同学关注自己而不去上体育课或上课拒绝回答老师的提问，甚至因学校厕所人多担心受到关注而憋尿/便，少数患者为回避面对同学而完全拒绝去学校。因为害怕在小区、马路、商场等地方偶遇特定的人而拒绝外出。如果患者被强制要求去面对自己害怕的社交场合，则会竭力尽早离开。

五、惊恐障碍

（一）概念

惊恐障碍（Panic Disorder）又称急性焦虑障碍或惊恐发作，是一种突然发作的、不可预测的、反复出现的、强烈的焦虑、躯体不适和痛苦体验，常见症状包括心悸、胸痛、喉部哽咽感、非真实感（人格或现实解体）、濒死感或失控感等。惊恐障碍的发作不局限于任何特定场合或特定环境，发作后约10分钟达到高峰，持续时间短暂（约5~20分钟），发作频率变异较大，发作期间患者对于再次发作有显著的恐惧和预期焦虑。在女性患者中，惊恐障碍的终生患病率为4.8%，约为男性的2~3倍。起病年龄呈双峰模式，第一个高峰期是青少年晚期或成年早期，第二个高峰期为45~54岁的中年期，且儿童期发生惊恐障碍往往不易被确诊或表现出与教育相关的回避行为。另外，多数成年惊恐障碍患者回忆其症状首次发作的时间是在青少年期。

（二）临床表现

儿童青少年期起病的惊恐障碍，其主要症状及伴随症状、病程，以及共患的其他精神障碍（如：广场恐惧症、抑郁障碍等）与成人惊恐障碍类似。基本特征是无任何预兆地突发惊恐，起病急骤，终止迅速，缓解后不久又可再次突发，间歇期出现预期焦虑，但始终意识清晰，部分患者还有回避行为。

典型病例

患者，女性，15岁，初二走读生。2个月前某一天，晚自习结束后，独子自一人回家，被一群混混拦截，抢走钱包和手机。当时出现头晕、心慌、胸闷、腿软、濒死感。经呼救被路人送到医院，心电图检查显示心动过速。约半小时后，症状缓解。2周后在公交车上，因看到男性乘客较多再次发作，到医院急救后，血清心肌酶检查正常，症状持续20分钟后缓解，24小时动态心电图也未见异常。自此以后，患者逐渐害怕出门，亦不敢独自在家或乘坐公交车。上学要父母接送，担心再次发作时无人救助而死亡。家中自备吸氧装置、速效救心丸。独自在家时又发作过一次，每次均出现头晕、心慌、胸闷、四肢发软、手脚麻烦、濒死感，紧急吸氧并服用救心丸后，拨打急救电话。经急诊科医生建议，来精神科就诊治疗。

诊断：惊恐障碍。

---

1. 惊恐发作

患者在无任何特殊的恐惧性处境时，突然感到紧张、害怕、恐惧，甚至是惊恐，最常见的伴发症状包括肢体颤抖、喉部堵塞感、心慌、气促、胸闷、腹部不适、恶心、出汗、四肢麻木、皮肤刺痛等自主神经症状和躯体不适感。惊恐障碍的儿童患者无论任何年龄阶段都害怕且避免与主要依恋对象分离。由于过分担心，儿童更易诉说害怕死亡，失去控制，甚至觉得要发疯了；青少年区别于儿童，还会主诉现实解体或人格解体。

2. 预期焦虑

发作后的间歇期，患者仍心有余悸，担心再次发作。但此时患者的焦虑体验趋于缓解，自觉虚弱无力，需数小时到数天才能恢复。

3. 回避行为

儿童青少年期惊恐发作的另一重要特点是常与SAD共病。由于患者在发作时常体验到害怕和自主神经症状的不断增加，致使患者急于离开当时所处场景，如果这些情况发生于公交车、广场等特定情境，患者以后可能会回避此类场合，甚至害怕独处。

六、广泛性焦虑障碍

（一）概念

广泛性焦虑障碍（General Anxiety Disorder，GAD）是一种以焦虑为主要临床表现的精神障碍。患者常有不明原因的提心吊胆、紧张不安，并有显著的自主神经功能紊乱症状、肌肉紧张及运动性不安。患者往往能够认识到这些担忧是过度和不恰当的，但不能控制，因难以忍受而感到痛苦。病程不定，但趋于波动并成为慢性。患者过分、广泛地担心自己的社交、学业，需要家人一再安慰和保证。在儿童期常共患分离性焦虑，青少年期共患抑郁症。病程呈慢性，常持续到成年。

典型病例

患者，女性，14岁。自幼在农村长大，刻苦学习，很少有机会外出玩耍。母亲对其要求严格，经常批评，极少鼓励；父亲外出打工，回家次数较少。因学习成绩优异被招录至市级重点初中，并免收全部学费。但入学后，上英语课回答问题时，因方言口音较重而被同学嘲笑。由此，害怕上课回答问题，课下也不敢与同学、老师交流，成绩降至中等水平，母亲对其非常不满意，常批评教导。半年前，因月经弄脏衣服而被邻座男同学嘲笑，出现上课无法集中注意力，任何事情都担心做不好，常自觉胸闷、心慌、气促、出汗、手抖、坐立不安、尿频等症状。在一次英语月考时，因过于紧张阅读理解没有做完。自此，无法再坚持上学，入院就诊时非常紧张、忐忑不安，力图表达自己的问题，但又总是卡壳哽噎，很是着急，深吸气后，身体急剧起伏，肌肉紧张，难以完成语言表述。精神科检查后未发现其他精神症状。

诊断：广泛性焦虑障碍。

（二）临床表现

儿童广泛焦虑障碍的临床表现与成人患者相似，有典型的焦虑表现，症状涉及的器官系统较为广泛，病程多持久。包括不切实际的担心和焦虑、运动性不安、自主神经功能紊乱等躯体症状。

1. 焦虑体验

患者的担心和焦虑很难控制，持续时间较长，症状涉及范围较广。GAD儿童经常担心生老病死、经济、战争、自然灾害等成人才考虑的问题。这些孩子在未对外界环境进行认真评估的情况下，对自己的表现和能力过分担心，如学业失败、交友遭到拒绝。患者反复思考过去曾犯的错误，对未来存在的潜在威胁过度担心，进而导致成绩下降。当青少年自觉自身的期望值与现实水平存在显著差距时，常常会出现抑郁症状。

2. 运动性不安

GAD 儿童容易出现粗心大意、焦虑不安、静坐不能、易烦躁，甚至与同学/老师发生冲突。由于儿童的语言发育尚未完善，难以很好地表达内在的不安体验，有些儿童青少年诉说自己记忆力下降了，其实是由于注意力不集中所导致的。年幼儿童往往表现为发脾气、爱哭闹、经常需要抚慰，家长多评价其为"难以安抚的孩子"。

3. 自主神经功能紊乱

患者常表现出心悸、胸闷、头晕、口干、出汗、上腹不适、恶心、四肢发凉、便秘和眩晕等，往往伴随食欲下降、入睡困难、易醒、排便习惯紊乱、易疲倦等症状和体征。许多儿童由于肌肉紧张表现为坐立不安、四肢颤抖，头、肩、背部肌肉疼痛。GAD 患者常因主诉较多躯体不适的症状，而被家长带到医院接受治疗。

此外，GAD 患者还常伴随其他精神障碍。最常见的是抑郁障碍，年龄更小的一些儿童会伴有分离性焦虑障碍或注意缺陷多动障碍。

七、强迫性障碍

（一）概念

强迫性障碍（Obessive-Compulsive Disorder，OCD）是以无法控制的强迫观念与强迫行为为主要特征的神经症性障碍。早期发病的患者多见于男性、有家族史并伴有抽动障碍，患者会努力控制这些强迫的想法和行为，这经常引起他们焦虑不安。强迫行为占据患者大量的时间和精力，受症状影响而难以集中注意力，时间变得紧迫，使他们不能按时完成家庭作业和日常生活起居。同时，因不能很好地管理自己的生活，患者经常感到挫败感和自卑，增加对环境及他人的不安全感。

国外调查青少年人群的终身患病率为 1.9%，1/3~1/2 的成人强迫症症状可出现在 15 岁以前，甚至是学龄前。儿童强迫症具有遗传易感性，研究显示，患者 20% 的一级亲属可诊断为强迫症。起病越早的儿童，其家族聚集性越高。青春期前男孩患病率稍高，青春期后男女患病率差异不明显。另外，多发性抽动症与强迫症之间可能存在遗传相关性，甚至有学者认为两者是同一基因的不同表现形式。研究发现，5~9 岁起病的强迫症患者中，家庭成员患抽动症的比率更高。

儿童强迫障碍的症状与成人较为类似，包括强迫观念与强迫行为两类主要表现。但较年幼儿童中，症状以强迫性行为为主，强迫性思维不明显。

典型病例

患者，女性，11岁。父亲是个体经营者，平素交流较少；母亲是中学教师，对其管理较为严格。患者的自我约束能力也较强，从小做事认真，一丝不苟，学习成绩优异。小学三年级时，转学来的一位男同学排到她的后座，上课经常拽她的头发，捅她的后背或踢她的椅子，周围同学也因为此事而笑话她。虽感到气愤，但一直未表达，压抑在心中。在学校无其他异常表现，回家后心情不好，爱发脾气，感到头发、衣服不干净，反复清洗后，内心舒服些。平时与同学交往甚少，几乎所有时间都用来学习。近半年来，清洗头发、衣物的习惯越发明显，每天洗2~3个小时，父母全家上阵协助，疲惫不堪，自己也感到没有必要，但又控制不住，十分苦恼。近半个月以来一直未去上学，洗头、洗衣服的次数减少，但内心仍感到不愉快。食欲较差，睡眠尚可。体格检查发育营养中等，精神状态一般，表情自如，接触可，有自知力，定向力完整，思维基本正常，无幻觉、妄想，内心矛盾冲突，认为清洗能缓解痛苦，但又觉得没必要，行为无其他异常。

诊断：强迫障碍。

（二）临床表现

1. 强迫观念

强迫观念是本症的核心症状，最为常见。表现为患者意识中反复持久地出现一些观念、思想、印象或冲动念头等，对其正常思维过程造成干扰，患者也明知道这些东西不该出现，但却无力摆脱，为此感到苦恼与不安。临床常见的表现形式为：

（1）强迫怀疑或担心。患者对自己言行的正确性产生反复怀疑，并导致反复检查的行为后果，无法控制。放学后怀疑铅笔是否放到文具盒里等，并因不能确定是否妥善而反复检查，但检查后仍不能确信，为此感到焦虑不安。儿童患者最常见的表现是担心被细菌感染或脏东西污染，因此反复洗涤或回避去公共场所，其次是担心自己或父母是否安全，是否伤害了别人的感情等症状。

（2）强迫性穷思竭虑。患者反复思考日常生活中的琐事或自然现象，明知毫无实际意义，却无法控制和摆脱，致使食而无味、卧不能眠，十分痛苦。

（3）强迫回忆。患者不由自主反复回忆过去经历过的某件或某些事情，无法终止。如反复回忆1个月前数学考试时，做第二道几何题的过程等。

（4）强迫联想。患者看到或大脑里出现一个词或一句话时，便不由自主联想到意思完全相反的词语，但因其主观意愿被违背，常感到苦恼万分。如反复想象自己踩死了一只老鼠，但实际从未发生。

（5）强迫意向。患者反复体验一种强烈的冲动要采取某种违背内心意愿的动作或行为，但实际未付诸行动。明知是错误的或本身也不会去做，但仍无法克制内心的冲动。如一走到桥上就有跳下去的冲动。

2. 强迫动作

通常发生于强迫观念，是为减轻强迫观念所致的焦虑而出现的不自主的顺应或屈从性行为。临床常见的表现形式为：

（1）强迫检查。为减轻强迫性怀疑引起的不安，而采取的干预措施。如出门后反复检查门是否锁好、灯和水龙头是否关好等。

（2）强迫计数。患者对某类物品反复清点计数，虽知毫无必要，但仍欲罢不能。如看书时反复计数某页的字数等。

（3）强迫询问。反复向他人询问同一个问题，即使已得到明确回答，仍不断要求他人做出解释和保证。如担心自己说的话伤害了朋友，反复询问"我的话伤害你了吗？"

（4）强迫洗涤。为消除强迫情绪造成的担心，反复洗涤，有时与其同住的人也被要求反复清洗双手、身体、衣物等。

（5）强迫性仪式动作。患者为自己的行为严格设定了一套复杂、他人看来可笑的仪式或程序，执行过程中稍有偏差或被打断，即需要从头来过，否则就会感到紧张、焦虑不安。强迫障碍儿童的仪式行为往往需要家人配合，他们会要求家人重复某些动作或按照某种方式回答问题。

知识链接

强迫症首次发病儿童的认知功能损害特点

研究发现，30%~50%的成人强迫障碍起病于儿童或青少年时期。与成年起病的强迫障碍相比，儿童强迫障碍共患病多，治疗效果及预后更差。强迫障碍患者的认知功能可能与其症状表现、预后及社会功能的恢复密切相关。为进一步分析强迫症首次发病儿童认知功能损害的特点，研究者采用中国韦氏儿童智力测验量表、Stroop测验、精神分裂症认知功能成套测验共识版为测评工具和方法，从言语理解能力、记忆与注意能力、知觉组织、处理速度、视觉学习、语言学习、推理和问题解决能力等方面对强迫症首次发病的儿童患者进行测评。

结果发现，强迫症患者组木块、排列和拼凑能力较弱，提示患者的认知功能缺损主要影响其操作功能，这些操作能力主要体现在视知觉及分析能力、空间定向及视觉-运动综合协调能力等方面。强迫症患者的图形排列能力较差，也提示其存在组织能力受损。强迫症患者的简易视觉空间记忆测验和霍普金斯词语学习测验结果不佳，提示其在视觉记忆、保持的能力、再认以及延迟后再认的能力均存在障碍。连线测验及Stroop测验中单词、颜色、色词结果较差，提示患者存在注意的选择、记忆、反应速度、色彩知觉、集中注意等能力受损。词语流畅性测验和迷宫测验结果较差，提示患者提取信息能力、推理和解决问题的能力差。

来源：李玉玲，张海三，梁颖慧，等. 强迫症首次发病儿童认知功能调查 [J]. 中国学校卫生，2016，37 (11)：1641-1643.

第四节　焦虑障碍的检查与诊断

一、焦虑障碍的评估

（一）儿童焦虑性情绪障碍筛查表（SCARED）

由 Birmaher 于 1997 年制定，用于 8～18 岁儿童青少年焦虑障碍的自评。1999 年修订后，保留躯体化、惊恐、广泛性焦虑、分离性焦虑、社交恐怖、学校恐怖 6 个维度，共 41 个条目。后续研究制定了中国城市儿童常模，该量表可平行于 DSM-IV 对焦虑障碍的分类，是一种有效筛选、信效度较好的评价工具，可为临床儿童焦虑障碍的诊断提供帮助。

（二）儿童青少年精神障碍诊断检查手册

以儿童情感障碍与精神分裂量表（K-SADS-PL）半定式诊断检查与 DSM-IV 诊断标准为基础，心理专家编制了儿童少年精神障碍诊断检查手册，可用于评定儿童和青少年当前的精神障碍。该诊断检查手册包括内容为：① 筛查；② 补充检查完成清单；③ 适当的诊断补充检查；④ 终身诊断归总清单；⑤ 儿童总评问卷（C-GAS）的评定。检查分别从各知情者开始，之后综合所有数据并解决有分歧的知情者报告后，完成终身诊断归总清单和 C-GAS 评分。疾病诊断时功能损害的评定依据为 C-GAS<60。其中，补充检查的六大模块为：行为障碍、发育障碍、焦虑障碍、情感障碍、精神病性障碍与物质滥用及其他障碍。

对焦虑障碍的筛查内容包括：① 焦虑不安，烦躁易怒，杞人忧天或惶惶不可终日；② 无故害怕、恐惧不安，影响日常生活和学习；③ 经常反复想一些无意义的事或做一些重复的动作；④ 经历或目击亲人遭受严重的精神刺激，反复回想这些痛苦事件，并回避与精神刺激有关的活动，做噩梦等。如有上述情况，需进一步筛查。

二、各类焦虑障碍的诊断

（一）分离性焦虑障碍的诊断

第 3 版《中国精神障碍分类与诊断标准》（Classification and Diagnostic Criteria of Mental Disorders in China-Third-Edition，CCMD-3）的诊断标准如下：

1. 症状标准（至少应包括 3 项）

（1）过分担心依恋对象可能遇到伤害，或者害怕依恋对象一去不复返；

（2）过分担心自己会走失、被绑架、被杀害或住院，以致与依恋对象离别；

（3）因不愿离开依恋对象而不想上学或拒绝上学；

（4）非常害怕一个人独处，或没有依恋对象陪同绝不外出，不愿待在家里；

（5）没有依恋对象在身边时，不愿意或拒绝上床就寝；

（6）反复做噩梦，内容与离别有关，以致夜间多次惊醒；

（7）与依恋对象分离前过分担心，分离时或分离后出现过度的情绪反应，如烦躁不安、哭喊、发脾气、痛苦、淡漠或退缩；

（8）与依恋对象分离时反复出现头痛、恶心、呕吐等躯体症状，但无相应躯体疾病。

2. 严重标准

日常生活和社会功能受损。

3. 病程标准

起病于 6 岁前，符合症状标准和严重标准至少已经 1 个月。

4. 排除标准

不是由于广泛性发育障碍、精神分裂症、儿童恐怖症，以及具有焦虑症状的其他疾病所致。

（二）选择性缄默症的诊断

对选择性缄默症的准确诊断相当困难，需要一个全面的检查评估，包括神经系统检查、精神心理检查、听力检查、社会交流能力检查、学习能力检查、语言和言语检查以及各种相关客观检查。目前，专家所认为临床诊断依据为：

1. 在需要言语交流的场合"不能"说话，而在另外一些环境说话正常；

2. 无言语障碍，没有因为说非母语或不同方言引起的言语问题；

3. 受入学或转学、搬迁或社会交往等因素影响到患者的生活。

病程标准：持续时间超过一个月。

排除标准：不是由于自闭症、精神分裂症、智力发育迟缓或其他发育钟爱等发育或心理疾病所致。

（三）特定恐怖症/恐惧性焦虑障碍的诊断

依据美国第 4 版《精神障碍诊断与统计手册》（Diagnostic and Statistical Manual of Mental Disorders，DSM-Ⅳ）修订版（DSM-Ⅳ-TR）进行诊断。

1. 症状标准

（1）对日常生活中的一般客观事物和情境产生过分的恐惧情绪，出现回避、退缩行为。

（2）显著而持久的、过分或不合理的恐惧体验，其触发是由于某个特定物体或场景（如：飞机、动物、接受注射等）的出现或预期出现。

（3）暴露于恐惧刺激时几乎总是引起即刻的焦虑反应，以一种场景捆绑式的活动场景易感式的惊恐发作。

注：儿童可以用哭泣、发脾气、呆住或紧抓不放来表达焦虑。

（4）患者承认恐惧是过分或不合理的。

注：年龄较小的儿童可能不能像成人那样意识到。

（5）回避令其恐惧的场景，否则就会产生强烈的焦虑或痛苦忍受。

2. 严重标准

对恐惧场景的回避，与其焦虑或痛苦显著干扰个体的日常生活、学习、社交活动或人际关系，或者因患有恐怖症而感到极大的痛苦。

3. 病程标准

18 岁以下患者符合症状标准和严重标准的病程至少要 6 个月。

4. 排除标准

与特定物体或场景相关的焦虑、惊恐发作或恐惧性回避不能用另一种精神障碍来更好地解释，如：强迫性障碍、创伤后应激障碍、分离性焦虑障碍、社交焦虑障碍等。

（四）社交焦虑障碍的诊断

CCMD-3 的诊断标准为：

1. 症状标准

（1）与陌生人（包括同龄人）交往时，存在持久的焦虑，有社交回避行为；

（2）与陌生人交往时，患儿对其行为有自我意识，表现出尴尬或过分关注；

（3）对新环境感到痛苦、不适、哭闹、不语或退出；

（4）患儿与家人或熟悉的人在一起时，社交关系良好。

2. 严重标准

显著影响社交（包括与同龄人）功能，导致交往受限。

3. 病程标准

符合症状标准和严重标准至少已经 1 个月。

4. 排除标准

不是由于精神分裂症、心境障碍、癫痫所致精神障碍、广泛性焦虑障碍等所致。

（五）惊恐障碍的诊断

CCMD-3 对惊恐障碍症状的诊断标准为：

1. 符合神经症的诊断标准

2. 惊恐发作符合以下 4 项标准

（1）在没有任何客观危险的环境下发作，或者发作无明显固定诱因，以至发作不可预测；

（2）两次发作中的间歇期，患者除了害怕再次发作外，没有明显症状；

（3）发作表现为强烈的恐惧，伴有显著的自主神经系统症状，还往往有人格解体、现实解体、濒死恐怖、失控感等痛苦体验；

（4）发作突然，10 分钟内达到高峰。一般不超过 1 个小时，发作时意识清晰，事后能回忆发作的经过。

3. 病程标准

1 个月内至少有 3 次惊恐发作，或者首次典型发作后继之以害怕再次发作的焦虑持续 1 个月。

4. 排除标准

排除恐怖性神经症、抑郁症等继发的惊恐发作。

（六）广泛性焦虑障碍的诊断

儿童与少年广泛性焦虑的主诉及自主神经症状均较成人少，CCMD-3 的诊断标准为：

1. 症状标准

（1）以烦躁不安、整日紧张、无法放松为特征，并至少有下列 2 项。

① 易激惹、常发脾气、好哭闹；

② 注意力难以集中，自觉脑子里一片空白；

③ 担心学业失败或交友遭到拒绝；

④ 感到易疲倦、精疲力竭；

⑤ 肌肉紧张感；

⑥ 食欲缺乏、恶心或其他躯体不适；

⑦ 睡眠紊乱（失眠、易醒、思睡却又睡不深等）。

（2）焦虑与担心出现在 2 种以上的场合、活动或环境中。

（3）明知焦虑不好，但无法自控。

2. 严重标准

社会功能明显受损。

3. 病程标准

起病于 18 岁以前，符合症状标准和严重标准至少已经 6 个月。

4. 排除标准

不是由于药物、其他躯体疾病或精神障碍所致。

（七）强迫性障碍的诊断

儿童强迫障碍早期很难识别，很多儿童会因为感到害羞而隐藏症状，使得父母难于发现。有些儿童的强迫症状甚至在诊断前数月甚至数年前就已经存在。根据 DSM-Ⅳ、ICD-10、CC-MD-3 等诊断标准进行诊断。

1. 症状标准

以强迫观念和（或）强迫行为为主要临床表现；患者认识到这些症状是过分与不现实的，虽竭力抵制，但不能奏效。但若症状长期持续，自我抵制行为减少。因症状反复出现，患者无法摆脱而苦恼不安（在年幼儿童可能不具备这一特点）。

2. 严重标准

症状影响日常生活、工作、学习、社会活动或交往等功能。

3. 病程标准

符合症状标准已经 3 个月。

4. 排除标准

排除精神分裂症、心境障碍及其他神经精神障碍或强迫症状，或不能以其他精神障碍解释。

医生还需详细了解患者的焦虑障碍家族史、既往病史、社会和家庭背景与症状强化的关系、儿童的气质与依恋特征、可能引起焦虑的躯体疾病与用药史、日常生活中焦虑引起回避的程度等。一旦发现儿童的害怕或焦虑程度超越其年龄或发育水平，照顾者或医生应更深入地了解其症状。但年幼儿童较少能准确描述其痛苦，也认识不到自己的害怕反应是过度的，并常以苦恼、发脾气或各种躯体不适等区别于成人的方式进行表达。综合以上判断后，予以明确诊断。

第五节　焦虑障碍的治疗与护理

儿童焦虑障碍能引起严重的困扰和损害，早期识别和早期治疗能够显著改善其症状和功能。但其治疗目标并不是要完全消除焦虑的主观症状，而是减少/减轻患者的焦虑及其相关症状，减少或缓解症状对患者社交及学业功能、家庭功能及正常生长发育的干扰；改善患者和家庭识别、处理不必要担心情绪的能力。

一、焦虑障碍的治疗

（一）药物治疗

主要用于改善患者的主观焦虑。

1. 选择性 5-HT 再摄取抑制剂（SSRIs）

常用药物为舍曲林、氟伏沙明等。因 SSRIs 不良反应小，服用方便，已成为儿童焦虑障碍靶症状的首选药物。但受年龄、体重等因素影响，儿童用药的个体剂量差异较大，具体用药时需综合考虑其病情及体质因素，从小剂量开始，逐步调节到疗效最好、不良反应最小的用药剂量。儿童应持续用药至少 1 个月后再评价其药物治疗效果，症状缓解后持续服用 1 年，再逐渐减少剂量，停药时至少用超过 1 周的时间来逐渐减量，避免发生头昏、恶心、腹痛、睡眠过度、震颤等撤药反应。另外，患者开始服用 SSRIs 或增加 SSRIs 的用药剂量时，可能会引发短暂的焦虑情绪加重和精神激动，严重时还可诱发躁狂发作。但多数患者可逐步耐受，很少被迫停药，由此从低剂量开始服药可减少此类不良反应。

2. 苯二氮䓬类药

常用药物为地西泮、艾司唑仑等。该药物对消除焦虑、改善情绪、缓解躯体症状及睡眠障碍有很好的效果，还可在应用 SSRI 类药物的同时短期合并服用苯二氮䓬类药，以加快 SSRI 类药物的治疗水平。但易产生药物依赖，且存在药物滥用的隐患，因此以尽快减轻焦虑症状为目的的持续用药时间不要超过 2 周；需长期用药时，可遵医嘱换用相同治疗效果的不同药物类型。但用药后一旦监测患者症状未减轻时，可考虑停药。

3. 丁螺环酮

此药是 5-HA 受体激动剂，抗焦虑效果明显，一般用药 2 周后即可出现明显疗效，并能有效消除伴发的抑郁症状。研究还证实，丁螺环酮对于以躯体症状为主诉的广泛性焦虑障碍患者疗效确切。该药不良反应较小且药性温和，虽可出现轻微头痛、胃部不适、头昏无力等反应，但患者易耐受，无镇静及认知功能抑制的作用，停药后无戒断反应，适用于不耐受抗抑郁药或对苯二氮䓬类药物有依赖作用的患者。

4. β-受体阻断剂

常用药物为普萘洛尔等，可有效阻断焦虑的生理症状。儿童用药后常见的不良反应为：镇静作用、轻度低血压、心率减慢、支气管收缩、低血糖、头晕等。需对服药患者的脉搏和血压进行严密监测。

（二）心理治疗

心理治疗是治疗儿童焦虑障碍的重要手段，部分患者仅通过系统的心理治疗不需服药即可治愈。但多数研究发现，单一治疗能够改善焦虑症状，少数研究通过比较不同干预手段，认为采用认知治疗、行为治疗、家庭治疗、精神分析治疗等综合治疗方法能够达到最好的治疗效果。

1. 认知行为治疗（Cognitive Behavior Therapy，CBT）

CBT 宗旨是矫正认知失调和继发的行为改变，帮助儿童监测其不适当、不合理的信念，协助儿童获得新的体验，并发展新的应对技能。具体包括的内容为：①心理教育，即包括儿童和家庭提供焦虑形成原因、维持及治疗方面的信息；②暴露任务，为儿童构建导致其焦虑、恐惧反应发生的模拟场景或实物，使儿童获得控制感；③躯体管理，即向患者传授放松技巧；④对"恐惧/焦虑"的认知重构，即帮助患者改变不良认知，并采取有益性的态度和行为去认知"恐惧事件、不良结果"等；⑤激发并评估解决问题的特定行动，即在认知行为治疗中使患者认识和了解情感及躯体对焦虑的反应，帮助患者在焦虑状况下明确内心想法和感受，制定有效应对和治疗措施，及时评估疗效，并给予自我强化。CBT 常用的治疗技术包括模仿、角色扮演、暴露和反应预防、放松训练、强化技术等。

2. 行为治疗

行为治疗是年幼患者主要的治疗方法，常用于治疗恐惧障碍、分离性焦虑、强迫障碍等。常用的方法为暴露疗法、系统脱敏法等。

暴露疗法（Flooding Therapy）也称为冲击疗法或泛滥疗法。治疗师首先与患者共同建立焦虑等级，评估各等级所感受到的困扰。但会发现儿童参与制定焦虑等级后，会出现短暂的焦虑反应，并于 15~20 分钟内恢复至原来水平。之后，父母可配合治疗师让患者暴露于一个中等焦虑等级的情境中，旨在集中患者注意力于焦虑场景或事物所带来的感受，并逐渐替代因焦虑所产生的竭力回避行为。实施治疗方案时，需从易实现成功的初始目标开始，由此可使患者早期获得成功体验。患者及其父母还需注意，暴露常会暂时性增加患者焦虑的主观体验，并会持续一段时间，但随后再次暴露于焦虑刺激后会逐渐减轻焦虑反应程度，患者忍受焦虑的能力逐渐提高，也逐渐建立了面对不同焦虑刺激时的自控感。但年龄较小的儿童患者，其认知水平较低，需用暴露后的即刻奖赏来维持治疗动机以及坚持治疗的意愿。

系统脱敏疗法（Systematic Desensitization）又被称为抗条件疗法、交互抑制法等，是行为治疗中应用最早的治疗技术之一，主要是诱导患者缓慢地暴露出导致焦虑或恐惧的情境，并通过心理放松状态来对抗这种焦虑情绪，逐渐消除过度焦虑或恐惧反应。具体实施步骤为：① 制定焦虑等级，即评估者发生异常行为的刺激情境，根据其自我感受，将对刺激情境所产生的焦虑反应由强到弱依次排列。② 放松训练，即引导儿童学习自我放松，并保持轻松。③ 系统脱敏，即基于两种截然相反的情绪或行为不能同时共存、但可相互抵消的交互抑制理论，让患者学习用放松的身心状态克服焦虑、恐惧。实施过程中，可依照与儿童共同设定的焦虑等级表，由最低级情境开始，进行想象脱敏或实地、实物脱敏，使患者对该级别情境不再感到焦虑或恐惧。之后，再依次上升至高一级焦虑等级进行脱敏治疗。最后，逐步过渡至患者在最高焦虑等级时，也不会感到焦虑或恐惧。④ 现场脱敏，即患者在心理治疗室完成治疗后，还需在患者父母、治疗师的指导下，于实际生活中再次进行脱敏的巩固治疗。

3. 家庭治疗（Family Therapy）

以家庭为单位进行治疗，焦点应聚集在家庭成员之间的关系上，而非过分关注个体内在的心理状态。具体可通过家庭访谈，了解各家庭成员，尤其患者父母的各项心理特征、心理健康水平、教育方式等，分析其行为、情绪反应方式对患者的影响，在去除家庭内造成儿童情绪异常的因素前提下，促进其情绪及社会功能的恢复。

二、焦虑障碍的护理

（一）护理评估

1. 健康史

询问患者既往健康状况，是否易于罹患某些疾病。

2. 生理功能

评估患者生理功能的状况，是否存在饮食、睡眠障碍，或患有其他躯体疾病；评估患者是否存在焦虑、恐怖的躯体表现，如胸闷、心悸、出汗、口干、尿频等自主神经系统紊乱的症状。

3. 心理功能

评估患者的情绪特征，是否发生焦虑、恐惧障碍，具体水平分级；患者的恐怖、焦虑反应是否属于正常范围，是否符合其年龄发展水平。

4. 社会功能

患者家庭成员的关系是否和睦，父母的教养方式是否合理，以及导致患者发生恐惧或缓解其焦虑、恐惧情绪的家长相关行为；患者与同伴的交往、学习能力及学业成绩。

5. 其他

患者是否共患或伴发其他精神障碍，如注意缺陷多动障碍、品行障碍等。

（二）常见护理诊断/问题

1. 焦虑：与父母或其他亲属分离有关。

2. 恐惧：与对客观事物的恐惧有关。

3. 有对自己/他人施行暴力行为的危险：与异常情绪有关。

4. 应对无效：与不能进行有效沟通有关。

5. 活动无耐力：与坐立不安、做事有始无终等焦虑症状有关。

6. 社会交往障碍：与对社交产生的焦虑情绪有关。

7. 知识缺乏：与缺乏疾病相关知识有关。

（三）护理目标

1. 患者的焦虑、恐惧等异常情绪反应逐步缓解或消失。

2. 患者自身未受伤或未发生伤害他人的行为。

3.患者能掌握积极的应对方式。

4.患者的社交功能逐渐恢复或改善。

5.患者及其父母或其他亲属掌握疾病的相关理论知识及护理技能。

（四）护理措施

1.保护患者安全，避免意外事件发生

当患者严重焦虑、惊恐发作时，应将其安置在安静舒适的环境中，周围设施尽量简单、有序，并有一定防护，最好能有专人守护。密切观察其躯体变化情况，严密监测生命体征，待其情绪稳定后，及时给予心理支持和劝慰。

2.创造良好的训练环境

尽量消除环境中的不利因素，避免过多的环境变迁与刺激，提前告知患者环境中可能发生的变化。通过联系学校内的教师或相关领导，了解患者是否存在学习困难、怕考试等问题，取得校方理解，共同为患者建立一个良好的学习环境。尽可能解除患者的精神压力，促进其自尊心和自信心的建立与恢复。

3.鼓励参与活动

由于焦虑情绪、躯体不适、注意力不集中等原因，患者常不能安心做事情或完成一些简单的工作。护理人员可在全面评估患者情绪状态、躯体机能的基础上，鼓励其参与活动计划的制定；在考虑患者兴趣爱好的基础上，尽量选择简单、轻松、趣味性较强的活动项目（年龄较小的儿童可由家长陪同），并在完成短期活动目标的基础上，逐步丰富活动内容、增加活动量。通过解释，让患者能接受躯体活动无耐力的症状，但通过少量活动的参与，可有效改善躯体症状，缓解焦虑情绪。

4.心理护理

以耐心、关爱、同情及温和的态度接触患者，与患者平等互信，使其愿意主动倾诉痛苦与烦恼。耐心倾听患者诉说内心体验，同情和理解其痛苦，指导他们适应环境的同时，增强克服焦虑障碍的信心。情绪缓解期，注意倾听患者主诉，允许患者进行适当的情绪宣泄，避免恶劣情绪爆发而影响躯体健康。

5.治疗过程中的护理

当惊恐发作或严重焦虑时，患者会产生失控感，甚至是濒死感，认为一切治疗护理措施都无任何意义。也有患者在行药物治疗时产生不良反应（如：加重焦虑体验），导致治疗依从性降低、甚至拒绝接受服药、注射、参加活动等。护理人员首先要与患者建立良好的治疗性护患关系，取得信任；预先向患者解释药物治疗过程中可能发生的不良反应，并遵医嘱予以及时处理。对顽固拒绝治疗，且劝解无效的患者，取得家属同意配合后，遵医嘱进行必要的强迫治疗。

第六节　健康教育

一、掌握正确的教育方法

向患者家长解释并宣传儿童焦虑障碍与家庭因素及不良教育方式的密切关系，避免以离别要挟孩子、打骂和责怪孩子、过分溺爱或恐吓等不良因素。充分肯定和认可儿童的微小进步，锻炼其独立社交能力。

二、培养健全的人格

鼓励孩子多参加集体活动，增进交谈。送适龄儿童入学接受教育，增加与社会接触的机会。切勿当众训斥孩子，避免逆反心理的产生和增强。切忌将患者独自关闭在家中而与社会隔绝。

三、用药指导

对遵医嘱服药治疗的患者，要指导其家属掌握具体用药知识，能观察并正确判断各种药物的不良反应，并能及时对症处理。

四、确保营养

依据患者生长发育、疾病治疗的需求，医护人员指导患者家属准备富含钙、镁等微量元素、B族维生素及色氨酸的食物，以有效抑制中枢神经兴奋度、促进身心放松，调节新陈代谢，使患者产生困倦感，促进睡眠。

五、减轻分离性焦虑

对待年龄较小，经劝慰或治疗后刚刚恢复上学的儿童，初期最好不要由母亲或主要依恋者陪伴入学，以减轻分离时的焦虑、恐惧情绪。

六、配合医生进行心理治疗

　　患者家属必须与心理治疗医生建立良好的医患关系，并充分予以配合。治疗开始前向医生提供患者详细的病史及症状，以及与发病有关的心理因素。治疗过程及结束后，配合医生进行效果评价。

（段莉）

第十一章　儿童精神分裂症

精神分裂症（Schizophrenia，SZ）是一种致残性、复发率、发病率都很高的慢性精神障碍，目前病因不明确，在全世界人口中的终身患病率约为1%。精神分裂症在儿童的各种精神病中占据第二位，易使患儿产生严重的社会功能损害。与成人精神分裂症相比，儿童精神分裂症具有复发率、致残率更高的特点，并且由于病因的特点，儿童精神分裂症患者比成年精神分裂症患者的精神残疾发生率更高。

儿童精神分裂症（Childhood Onset Schizophrenia，COS）是指一种病因未明，发生于青春期前，临床以基本个性改变、特征性思维障碍、感知觉异常、情感与环境不协调、孤独性表现为主要特征的精神障碍，在儿童精神障碍中较为常见，儿童精神分裂症的患病率较成人低。因中国精神障碍诊断标准CCMD-3未对儿童精神分裂症这种亚型进行具体年龄限制，故国内文献报道多不统一，有的以13岁或15岁为上限标准；有的将年龄未满18岁的患者称之为儿童精神分裂症或儿童青少年精神分裂症；此外还有将13岁前起病的患者称为"儿童期起病的精神分裂症"，起病年龄在13~18周岁的称为"青少年期起病的精神分裂症"。

第一节　儿童精神分裂症概述

一、儿童精神分裂症的概念

儿童少年精神分裂症（Childhood-Onset Schizophrenia，COS）是指一组病因未明，起病于18岁以前，以个性改变、特征性的思维、情感和行为等多方面异常，思维、情感、行为与环境不协调为主要表现的精神障碍。患者意识清晰，智能正常，部分患者可出现认知功能损害。由于儿童精神分裂症患者词汇量有限及对内心体验描述的困难，导致其不能很可靠地描述自己的内心体验及感受。相对成人起病的慢性化和衰退过程，儿童精神分裂症患者少部分保持痊愈或基本痊愈状态。20世纪初Kraepelin观察一组起病于儿童期的精神病，称为"早发性痴呆"，相当于目前所指的儿童少年期精神分裂症。

二、儿童精神分裂症的流行病学特征

儿童精神分裂症的患病率较成人低，据国外文献报道 15 岁以下精神分裂症的患病率约 0.14‰~0.34‰，国内文献报道儿童精神分裂症患病率为 0.05‰~0.08‰，男女比率相差不多，起病于 10 岁以前者较少；10 岁以后起病者显著增多，起病年龄最小者为 3 岁，一般以 12~14 岁少年占多数。

第二节　儿童精神分裂症的发病原因

儿童精神分裂症的确切病因及发病机制尚未完全阐明，可能与下列因素有关。

一、儿童精神分裂症相关的遗传因素

（一）家族中高发病率

Bender 等 1956 年报道儿童少年精神分裂症患者的双亲患精神病比例较高，母亲为 43%，父亲为 40%。Wery 等 1994 年报道美国 11~12 岁 24 例儿童少年精神分裂症患者中有精神分裂症家族史者占 17%。Gottesman 等 2010 年报道父母有一方患有精神分裂症，其后代终生患精神分裂症的风险为 7%。南京 1963 年统计的 72 例儿童少年精神分裂症患者中有 20 例（占 27.8%）有阳性家族史。成人精神分裂症有阳性家族史的比例也较高，上海为 22.1%，南京为 22.2%。以上数据显示，儿童少年精神分裂症有阳性家族史比例比成人高。

（二）双生子高同病率

在双生子研究中发现，同病率很高，单卵性双生子比双卵双生子同病概率高。Kallmann 等 1956 年报道，单卵双生子的同病率为 88.2%，而双卵双生子的同病率比单卵双生子的低得多，为 2.3%。Alan 等 2011 年提出单卵双生子的同病率为 45%~60%，异卵双生子的同病率比单卵双生子的低，为 10%~15%。

（三）寄养子研究

Heston1966 年将精神分裂症患者的子女从小寄养出去，设立对照组。实验组 47 人，其生母均为精神分裂症患者，对照组 50 人其父母均无精神病病史。结果显示，实验组在成年后有 5 人患精神分裂症，4 人智力低下，而对照组无 1 人患病。

（四）遗传基因的缺陷与遗传方式

1.基因缺陷

目前对儿童少年精神分裂症患者染色体进行了很多研究。1988 年美国报道，精神分裂症是由第五对染色体中的基因缺陷所引起的。美国（National Institute of Mental Health, NIMH）研究结果显示 G72/G30、GAD（Glutamate decarboxylase）和 NRG（Neuregulin）的基因多态性与儿童青少年精神分裂症相关性最高，同时该研究发现，10% 的儿童少年精神分裂症患者存在大量的基因缺陷，其中 14 例患者为 3Mb22q11.21 缺失，3 例患者为性染色体异常，2 例患者在 16p11.2 上出现 500-kb 基因重复。

2. 遗传方式

1953 年 Kallen 提出精神分裂症是单基因隐性遗传的假设，1965 年 Shield 则提出精神分裂症是单基因显性遗传伴有外显率低的假说。多基因遗传的研究也不少，认为多基因遗传是由许多基因的积累作用造成的。1967 年 Gottesman 和 Shield 指出精神分裂症的发生是遗传的易感素质和环境因素共同作用所致，这一观点受到较多学者的认同。1983 年曾有学者对我国辽宁铁岭和黑龙江大庆地区做有关精神分裂症研究，依据 Falconer 遗传度计算公式，发现铁岭地区精神分裂症的遗传度为 70%~80%，大庆地区为 75.7%。

遗传因素与环境因素存在相互作用的关系。一般认为家族中有明显遗传缺陷带有遗传素质，即遗传度高，即使环境因素不明显也可引起发病，因此推测精神分裂症是以一定的遗传因素为基础，在机体内外环境因素的影响下发病的。

许多学者认为儿童精神分裂症产生的原因与遗传因素有关的同时，也有人对遗传因素持怀疑或否定的态度。有学者认为双生子同病率之所以偏高，是因为他们围生期出现产伤的危险率比单胎高，所以并不能由同病高低评价作遗传因素。此外，多数精神分裂症患者家族中无精神病史。上海、南京的统计数据显示，有家族史者分别为 32% 和 27.8%，无家族史者还是占多数。因此，病因中有关遗传因素的问题需要继续探讨。

上述研究资料充分说明遗传因素在儿童少年精神分裂症发病中的作用。

二、儿童精神分裂症相关的生物学因素

（一）中枢神经系统损伤假说

Shepherd 等 2012 年报道精神分裂症患者的大脑灰质体积和白质体积的异常是首发精神分裂症特征性的神经系统损伤的表现。Alexis 等 2012 年研究发现 9~12 岁的精神分裂症患者与正常发育同龄儿童比较，其大脑的灰质和白质体积出现明显异常。Chua 和 Whitford 分别在 2007 年的研究中报道在首发精神分裂症患者的大脑额叶、颞叶、扣带回、顶叶、枕叶和皮质下区域存在广泛的大脑白质体积减小。Fuser 等 2011 年研究发现，超高风险患精神障碍儿童青少年的大脑白质体积明显减小区域表现在大脑左侧海马和岛叶及右侧颞上回和前额叶区域；而在成人精神分裂症患者中海马体积的减小尤为明显，其原因可能在于随着年龄的增长海马与精神障碍的关系才开始显现出来。因此，海马体积的减小与成人精神分裂症明显相关，而在儿童青少年中可能表现不突出。

（二）生化代谢异常假说

1. 多巴胺活动过度

研究发现精神分裂症组中脑的边缘系统通路（伏隔核、嗅结节、前穿质等处）多巴胺含量比对照组高。从患者尸检的脑标本研究多巴胺及其代谢产物含量时发现，边缘系统的尾状核、伏隔核、隔部及壳部多巴胺及其代谢产物含量比常增高。神经影像学的发展更有利于进一步了解精神分裂症患者的神经生化的变化，如正电子发射断层摄影（Positron Emission Tomography，PET）则为研究者检测神经系统的功能状态提供了方便。而多项 PET 与精神分裂症相关的多巴胺功能失调研究则更加证明了多巴胺的神经生化假说。Abi-Dargham 等 2000 年研究提出大脑纹状体 D2 系统的多巴胺增高可以增加阳性症状的发生。

2. 单胺氧化酶活性下降和 5-羟色胺代谢障碍的假说

1973 年 Wyat 等对慢性精神分裂症患者血小板氧化酶（MAO）活性进行测定，发现较健康者明显为低，同时还发现患者的孪生同胞兄弟血小板 MAO 活性也降低。故认为酶活性的下降可能与精神分裂症遗传有一定的关系。北京 1979 年对 50 例精神分裂症患者血中 5-羟色胺含量观察，发现患者 5-羟色胺平均含量较健康人为低（前者 53mg/ml，后者 68mg/ml），随病情缓解而恢复正常。湖南 1982 年对精神分裂症脑脊液的 γ-氨基丁酸和谷氨酸含量测定，发现比健康对照组低。而 γ-氨基丁酸功能不足可致抑制性神经活动不足，多巴胺功能亢进，从而导致精神分裂症的发生。

三、儿童精神分裂症相关的环境因素

（一）家庭环境

家庭不和、父母关系紧张、家庭破裂、父母双方或一方性格怪僻或患精神障碍等，对儿童无疑会产生不良影响。Cannon 等 1993 年报道儿童长期在托养机构而与父母分离时，其发生精神分裂症的风险明显增高。Callagher 等 2013 年研究发现，儿童青少年期经历负面的生活事件和家庭缺乏沟通容易诱发精神分裂症症状的出现，其中精神分裂症的阴性症状的发生则与儿童青少年的被忽略有关；与此相反，阳性症状的发生则与儿童青少年的躯体虐待和性虐待有关系。

（二）环境因素

环境因素包括子宫内感染、母孕期剧吐、产科并发症、童年期受虐、随父母迁移、缺乏亲密朋友及社会适应能力不良等，也是儿童青少年精神分裂症发病的重要因素。

四、儿童精神分裂症相关的心理社会因素

（一）人格因素

本病患儿病前性格特征多为内向。在性格偏异或不健全基础上，受到环境因素的影响，增加发病的危险性。有学者报道儿童精神分裂症中有轻度异常人格者新西兰为 21%，美国为 30%，其中中度或轻度人格异常者新西兰为 52%，美国为 57%。

知识链接

精神分裂症与强迫症的关系

研究发现强迫障碍或强迫症状是精神分裂症的一个高危因素，强迫性是精神分裂症患者人格特征之一，精神分裂症患者中强迫障碍的发生率是24%，强迫障碍或症状往往出现在精神分裂症发生之前或早期阶段，研究者推测强迫与精神分裂症可能有共同的生物病因学基础。也有学者建议精神分裂症诊断上应分强迫亚型，但没发现足够的证据支持，伴和不伴强迫的精神分裂症有更多共同的实质特征。强迫人格特征对精神分裂症精神症状的严重程度及预后联系不明显，但患者往往有更多情绪问题，治疗效果和社会功能差，而精神衰退程度较轻。

来源：Devi S，Rao NP，Badamath S，et al. Prevalence and clinical corre-lates of obsessive-compulsive disorder in schizophrenia [J]. Comprehensive psychi-atry, 2015 (56): 141-148.

（二）社会心理应激

儿童受到强烈精神创伤，如父母离异、亲人死亡、升学未成等生活事件诱发精神分裂症者较为常见，而且心理社会因素对于病程的延续及预后也有重要影响。

知识链接

儿童精神分裂症与家庭环境的关系

儿童精神分裂症患者大多与不良家庭环境有关系，如家教方式、家庭成员关系等，长期生活在不健康家庭环境下，子女人格会出现分裂，产生严重的精神性疾病，如人格障碍、精神分裂症等。如果一个家庭内部有融洽的氛围，家庭成员相互关心支持，将会大大改善儿童心理发育境况。如果父母能够给予子女足够的关爱、信任和理解，子女会形成较高的自尊、自信，孩子心态也会更加健康，更容易感到幸福和成功，产生积极向上的心态。相反，如果父母一直使用负面惩处方法，缺乏正向鼓励和引导，儿童会在成长过程中承受过度的挫折和打击，容易产生自卑、抑郁、焦虑的情绪，长期下去必然会产生精神性疾病和心理障碍。

来源：曹娜娜，严芳，郭东梅. 儿童精神分裂症与家庭环境关系分析 [J]. 中国学校卫生，2018，39（4）：546-553.

第三节　儿童精神分裂症的临床表现

儿童精神分裂症往往潜隐起病，缓慢进展，症状不典型，诊断比较困难，尤其年幼的患儿，故须细致检查和深入观察，并须与儿童孤独症、精神发育迟滞、多动障碍、品行障碍以及器质性精神障碍等相鉴别，以免误诊或漏诊。

> **典型病例**
>
> 　　乖巧的小尹在就读三年级的时候，开始出现上课时注意力不集中，时有喃喃自语、东张西望，成绩直线下降，老师教导过多次均无明显改善。小尹的心情也随之一落千丈，家人稍予教育则发脾气哭闹，看到家人跟别人说话则认为他们在议论她、说她坏话，还经常听到有人在耳边讲话，却不见人影。家人觉得小尹行为有异常，便带其到当地精神病医院检查，却没查出问题来。
>
> 　　随后小尹的症状自行有所缓解，学习成绩也稍稍稳定了些。但依然上课注意力不集中，小动作多。平时表现也很任性，在家里想要得到的东西一定要得到满足，否则哭闹不停。当时家人并未予以重视，只当是孩子小任性些而已。直到学校老师打电话反映其在学校有怪异行为：乱服从家中拿来的药物，而且拿着剪刀在同学面前扬言要自杀。这时家长才意识到小尹的问题严重性，遂带其到广东某脑科医院心理行为医学诊室进行就诊。
>
> 　　对小尹行精神检查：接触被动，年貌相称，多问少答，检查欠合作，交谈过程中持续低着头，一会儿玩手指、一会儿玩塑料杯，对幻觉、妄想体验不愿提及。可疑存在被害妄想，称"学校的同学对我不好，反正就是不好，他们说我坏话，踢我屁股，还把我的东西扔到垃圾桶里面"。问其乱服药缘由时称"我心情不好"，情感反应与思维内容及周围环境欠协调，对自身疾病无认识及批判力，自知力缺乏。
>
> 　　诊断：儿童精神分裂症。

一、儿童精神分裂症的临床表现

（一）起病形式

缓慢起病为多，随年龄增长，急性起病逐渐增多。

（二）早期症状

儿童精神分裂症早期症状主要为情绪、行为改变，睡眠障碍，注意力不集中，学习困难等，部分病例早期出现强迫观念和强迫行为。个性明显改变：绝大多数患儿有精神运动内向性倾向，呈进行性加重趋势。原为天真活泼、待人热情变得冷淡不合群；既往讲卫生爱清洁，患病后变得生活懒散、被动，甚至生活不能自理；以前学习认真，做事勤劳，患病后变得学习偷懒、任性执拗。有的患者个性古怪，独自关在房间里不许外人或者父母入内；有的患者时刻不肯离开父母，否则大哭大闹纠缠不休，甚至破坏东西；有的患者对父母冷淡，视双亲如他人，无亲切感，对过去心爱的玩具感兴趣，显得孤僻、退缩、主动性极差。

1. 出现类似于焦虑症的症状

儿童精神分裂症发生在年龄较小的学龄前儿童，主要表现为害怕亲人离开后再也不回来，与所爱的人分离时过度焦虑或担心。担心亲戚会发生什么，害怕失去所爱的人。总是喜欢待在家里，不想上学，不想和孩子们玩。

2. 可出现恐惧

有些孩子会在日常生活中对常见的事情产生恐惧，害怕做事情。有些孩子害怕上学，不想上学。

3. 适应不良

最常见于 5 至 7 岁左右的儿童，主要表现为接触周围的环境，重复过于敏感和神经质的恐惧，胆小，害羞，后退，不想去陌生的环境，甚至害怕去公共场所或学校。

4. 强迫症出现

患儿也知道一些想法和行动不需要做，但是他们不能控制自己，并不断地思考或做一些动作。反复检查自己的行为，如反复洗手，反复检查门窗是否关闭，一遍又一遍地做一些毫无意义的事情。

5. 抑郁症的表现

患儿总是不高兴，对什么都不感兴趣，不愿玩耍，食欲不振，容易哭等。

6. 行为异常

常激动不安，行为障碍，没有目的，也可能出现奇怪的运动或姿势，模仿动作或刻板的动作出现。

7. 可能存在幻听

幻听包括语言或非语言，幻想性幻觉和全面的意识障碍，如幻想自己突然变形，变得丑陋，这类认知功能障碍在青少年中普遍存在。

早期症状对精神分裂症的诊断意义不大，因为这些情绪、行为问题没有特异性，可能是对一些不良事件的应激反应，也可能仅仅是反映了某些家庭及学校问题如亲子关系、同伴关系。儿童是家庭的一面镜子，家庭成员间的关系、互动模式出现问题时，也会以儿童的情绪、行为间接表现出来；还有可能是儿童期其他精神障碍如注意缺陷多动障碍、双相情感障碍、破坏性情绪失调等的表现，只有当有意义的精神症状出现以后，才能考虑精神分裂症的诊断。与成人相比，从前驱期症状出现到诊断明确需要一个较长时间的观察、随访过程。

（三）基本症状特征

1. 临床症状与年龄因素密切相关

年龄小者症状不典型，单调贫乏；青少年患者基本症状与成人相近似。

2. 情感障碍

大多表现孤僻、退缩、冷淡、与亲人及小伙伴疏远或无故滋长敌对情绪、无故恐惧、焦虑紧张、自发情绪波动等症状。

3. 思维和言语障碍

儿童少年精神分裂症患者常重复单调言语，含糊不清或自言自语，别人难以听懂。有的出现模仿言语，如问他"你几岁了"，患者回答"你几岁了"，再问"你叫什么名字"，患者也答"你叫什么名字"。有的表现缄默不语，对他说什么均不回答。

（1）思维形式障碍。年龄稍大儿童可出现逻辑倒错、思维散漫、思维破裂等。如问患者叫什么名，患者回答"这边倒，那边倒，流水哗哗响，你是一个大坏蛋，春天的花儿多么好"，如患者行为怪异，时有到厕所捞大便吃的行为，其理由是"大便为庄稼的肥料，能肥田，既能肥田就能肥人，为加强营养而要吃"。

（2）思维内容障碍。妄想是常见的精神症状，年龄较小患者，妄想内容简单，缺乏系统性。以被害妄想和关系妄想常见。其内容也较简单，主要是患儿的日常活动和自己所关心的事情，常见内容为妖魔鬼怪动物等。如患者姓"花"，看花仙子电视后，以为电视暗示自己是花仙子，周围人羡慕嫉妒自己，为此要防范他人，做事处处小心，行为诡秘。也有患者坚信自己不是人，而是别的某种动物，动作行为均模仿动物，称为"变兽妄想"。有时候患者会发出一些奇怪的哭叫声，有时候会呆呆地盯着一个点看。有的患者生活在自己的世界当中，对周围发生的事情漠不关心。Bleuler将患者的自闭症状形象地描述为：在患者的想象空间和他不喜欢的现实之间有道沟壑将两者隔开。患者沉浸在自己的世界里，并且坚定不移地认为自己的世界才是真实的，而对现实世界的感知为零。

4. 感知障碍

儿童精神分裂症感知障碍多较生动鲜明，以恐怖性和形象性为特征，可有幻视、幻听（言语性或非言语性）、幻想性幻觉以及感知综合障碍（如认为自己变形、变丑等），尤以少年患儿为常见，如患者每晚看见从窗外伸进一个鬼怪的头，张嘴瞪眼。还有的患者常双手捂眼喊叫，问其原因，说看见一条大花猪迎面向他跑来。听幻觉多是一些使患者不愉快、恐吓性内容，如听到月亮上亲人呼唤患者的名字，或听见邻居在咒骂自己。常有错觉出现，如把许多小黑点看成蝴蝶，看到天花板上的壁纸，说每个花格都是骷髅头像，坚决要揭掉。

5. 运动和行为异常

常表现兴奋不安，行为紊乱，无目的跑动，或呈懒散，无力迟钝，呆板少动，或出现奇特的动作或姿势，常有模仿动作或仪式性刻板动作，少数患儿表现紧张性木僵和兴奋、冲动，伤人和破坏行为。

6. 智能活动障碍

精神分裂症对儿童智能损害的程度与患病年龄有关。年龄小者，其言语思维发展不完善，缺乏生活常识，病后智能受损明显，表现为言语功能的削弱，待人接物的能力丧失，已养成的生活习惯、掌握的技能也随之消失。多项针对儿童期精神分裂症的生物学和心理学研究发现，精神分裂症患儿在疾病发展期会有智力下降，多为联想障碍、注意力涣散或不能继续学习的结果。但是，有的研究结果显示 13 岁以后发病的儿童少年期精神分裂症患者和成年期精神分裂症相类似的是：在不存在慢性进行性灰质皮层改变的情况下，在经过 1.7~2 年的智力水平下降期后，儿童少年期精神分裂症患者的智力水平趋于稳定。

二、儿童精神分裂症的临床亚型

精神分裂症有偏执型、青春型、紧张型、单纯型和未定型等 5 种亚型。偏执型以妄想为主要临床症状，常伴有幻觉，以听幻觉较多见。青春型（又称瓦解型）以思维、情感、行为障碍或紊乱为主。例如，明显的思维松弛、思维破裂、情感倒错、怪异行为或愚蠢行为。紧张型主要表现为紧张综合征，特别是紧张性木僵较常见。单纯型的临床特点是思维贫乏、情感淡漠，或意志减退等阴性症状，而无明显的阳性症状，社会功能严重受损，趋向精神衰退，起病隐袭，缓慢发展，病程至少 2 年。未定型有明显阳性症状，但都不符合其他 4 种亚型的经典临床表现，有时未定型是偏执型、青春型或紧张型的混合形式。儿童精神分裂症以单纯型、青春型和未定型为多，很少见偏执型和紧张型。

第四节　儿童精神分裂症的病程及预后

一、儿童精神分裂症的病程

儿童精神分裂症典型病程分为以下几个阶段。

（一）前驱期

前驱期指起病到出现明显的精神病性症状以前的阶段。急性起病者前驱期持续数天到数周，慢性起病者可持续数月至数年。多数患者表现为正常功能的减退，也可能表现为病前不良人格特征或行为的加重，如社会性退缩、思维怪异或偏执、学习能力减退、个人卫生或自我料理能力下降、情绪烦躁、行为怪异。部分患者有攻击性行为、物质滥用或其他行为问题。这些前驱症状使诊断的难度增加，特别是当起病非常缓慢，或者年龄在 13 岁以下者，很难将病前的人格缺陷和认知等发育异常与疾病发生后的前驱症状做出截然划分。

（二）急性期

以阳性症状为主，伴有明显功能减退。在治疗过程中也可能阳性症状减轻，逐渐出现阴性症状。急性期多数持续 1~6 个月，少数达 1 年，持续时间与治疗有关。

（三）恢复期

患者继续保持明显的功能减退状态，以阴性症状为主，也可保留一些阳性症状，还可能发生精神分裂症后抑郁，恢复期持续数月。

（四）残留期

阳性症状完全消失，仅有阴性症状及阴性症状所致的某些功能缺陷，持续数月以上。少数患者尽管经过合理的治疗，但精神症状仍延续多年而不能缓解，一般都有严重的功能缺陷需要更强有力的治疗。极少数患者病程达 10 年之久，在此期间每发作 1 次，功能缺陷的严重程度在上一次发作的基础上加重，发作间歇期病情时有波动，主要表现为阴性症状。临床上也发现极少数 13 岁以前发病的患者，终身仅有 1 次发作。

知识链接

急性而短暂精神病性障碍

急性而短暂的精神病性障碍在《国际疾病统计分类》第十版（International Classification of Diseases, Tenth Revision, ICD-10）中作为一个独立的诊断类别，具有急性起病（2 周或更短）、症状多变、病程短暂（通常 1 个月以内）及预后较好的特点，尽管后续研究提示其诊断稳定性差，但就其发病特点来看很大程度反映了某一地区短期内急性新发的病例数量水平，其发病受环境影响也较明显。

来源：任衍镇，杜宝国，劳钊明. 急性而短暂的精神病性障碍发病与季节及气象要素的相关性 [J]. 中国当代医药，2018，25（13）：57-59.

二、儿童精神分裂症的预后

随访发病年龄为 7~13 岁患者 16 年共 57 例，其中 50% 明显衰退，30% 社会适应能力良好，20% 完全缓解，其中 11 例 10 岁前发病者的预后均差；对这些患者 42 年后再随访，结局基本相同。预后不良的因素有：14 岁以下出现症状者，病前人格不健全或社会功能差、慢性起病、青春型。若发病年龄较晚、病前社会功能良好、智商高于平均水平、急性起病、症状明确、有情感性症状以及偏执型，则预后较良好。WHO 调查发现，在发展中国家，急性起病较多见，社会支持系统较好，预后比发达国家好。

第五节　儿童精神分裂症的检查与诊断

一、儿童精神分裂症的检查方法

儿童精神分裂症的检查方法一般包括神经系统检查、脑电图检查、头颅 CT 扫描、磁共振影像（MRI）检查等，主要是排除脑器质性改变引起的精神障碍。

二、儿童精神分裂症的诊断标准

儿童精神分裂症诊断的主要指征如下：

（一）症状标准。具有精神分裂症的基本症状，以思维联想障碍、情感障碍为主要特征，并与相应年龄行为的活动表现有明显异常和不协调，同时至少有下列症状之一：

1. 思维贫乏，联想散漫或破裂，思维内容离奇，有病理性幻想和妄想；

2. 情感淡漠，孤独退缩，兴趣减少，自发情绪波动，无故哭笑或焦虑恐惧；

3. 意识清晰情况下，出现有感知障碍，行为紊乱，精神运动兴奋，作态、违拗或迟钝少动。

（二）严重标准。适应能力明显受损，与大多数同龄正常儿童相比明显异常，包括在家庭、学校各种场合下的人际关系、学习表现、劳动和自助能力的变化和缺陷。

（三）时间标准。病程至少持续 1 个月。

（四）排除脑器质性精神障碍、躯体疾病所致精神障碍、情感性精神障碍和发育障碍。

儿童精神分裂症往往潜隐起病，缓慢进展，症状不典型，诊断比较困难，尤其年幼的患儿，故需细致检查和深入观察，并需与儿童孤独症、精神发育迟滞、多动障碍、品行障碍以及器质性精神障碍等相鉴别，以免误诊或漏诊。

三、鉴别诊断

（一）儿童孤独症

可有或伴有一些精神症状，两者有时容易混淆。鉴别要点：孤独症发病年龄在 3 岁以下，以语言发育迟缓、人际交往障碍、刻板行为和兴趣狭窄为主要临床表现，药物治疗无效。精神分裂症幼年期发育正常，起病年龄多在童年期以后，主要以幻觉等感知障碍、思维破裂、词的杂拌及妄想等思维障碍为核心症状，抗精神病药物可以明显改善临床症状。若过去已经诊断孤独症或其他广泛性发育障碍，目前出现明显的幻觉、妄想等精神病性症状，持续一个月以上，符合精神分裂症标准，应同时做出两种诊断。

（二）心境障碍躁狂发作

心境障碍躁狂发作的患者情感活跃，语言生动具有感染性，且与思维内容一致，与环境协调，思维内容也不荒谬离奇，病程反复发作。精神分裂症患者的幻觉和妄想内容比较怪异，为持续性病程，有精神分裂症家族史。两种疾病的这些特点是鉴别诊断的依据。

（三）精神发育迟滞

精神发育迟滞的患者从小心理发育迟缓，重度者有先天性发育异常或畸形，有神经系统体征，韦氏智力测验智商低于 70，可与精神分裂症区别。

（四）脑器质性精神障碍

可出现精神运动性兴奋或抑制，以及幻觉及妄想，易误诊为精神分裂症，但脑器质性精神障碍必然出现如定向力障碍、意识障碍、记忆减退等相应特征性症状，并有神经系统症状和体征、脑电图和脑 CT 异常等，可与精神分裂症鉴别。

（五）创伤后应激障碍

儿童会出现闯入性体验、人格解体或行为障碍，这些不切实际或焦虑的表现易误认为精神病性症状。因此，需要详细询问病史。PTSD 具有强烈的创伤性事件，起病较急，患儿的体验都与创伤性事件密切相关，伴有明显的情感反应，随着时间的推移或患儿改变生活环境，精神症状可逐步减轻，易与精神分裂症相鉴别。

（六）强迫症

部分强迫症患儿的强迫观念和仪式性行为带有荒谬性，常常难与精神病相区分（如怕脏，坚信自己上街别人会把口水吐到自己嘴里，过度担心细菌的污染会被认为是妄想），但通常强迫症患儿能认识到强迫思维是不合理且不必要的，具有自知力，但也有一些儿童对症状认识不够则鉴别有困难，需要追踪观察以明确诊断。

（七）疑似精神分裂症

对于疑似精神分裂症的儿童青少年需要更加仔细地评估以排除其他相关临床状况和（或）相关问题，包括企图自杀、伴发疾病、物质滥用、发育障碍、心理社会应激源和躯体问题。疑似精神分裂症的儿童青少年需要接受全面的精神和医学评价，包括评估合并的问题，如物质滥用或认知障碍。对于活跃的、威胁生命的症状如自杀、攻击性行为应作为首要的治疗。对于逐渐退化的认知、运动能力，神经症状、谵妄等非典型的临床表现也要进行紧密的评估和随访。迄今为止，关于神经影像学、生理学、实验室检查不作为精神分裂症的诊断指标，但仍需要做医学检查，重点是排除器质性精神因素及作为治疗前的基线实验室参数。有些特殊儿童青少年需要进行特殊的医学检查或指征评估，如有神经系统症状时需做神经影像学检查，有癫痫史需做脑电图检查，有物质滥用史或可能时要进行毒理学筛查，有相关畸形或综合征要采用遗传学或基因检测、特殊试验检查（如用于先天性代谢缺陷的氨基酸筛查、肝豆状核变性病的血浆铜蓝蛋白及急性间歇性卟啉病的胆色素原检查等）。

在首次诊断时，需做常规实验室检查，包括评估血及肝肾功能、代谢参数和甲状腺功能，这样可以提供总体医学筛查，并作为药物监测的基线评估。

第六节　儿童精神分裂症的治疗与护理

一、儿童精神分裂症的治疗

（一）治疗原则

1. 根据每个患者的具体情况制定个体化的治疗方案；
2. 治疗目的不仅要减轻或消除精神症状，还要促进患者的心理发育；
3. 参与治疗者不仅是医生，还需要护士、家长、教师的积极配合；
4. 治疗方法以药物治疗为主，同时调动心理治疗等其他服务资源；
5. 治疗前要做好必要的准备，如治疗方法应获得患者和家长的同意，充分了解患者的生理和心理发育情况，与患者接触中使用的语言和术语都应适合患者的相应年龄，确认治疗方案未违背法律条款。

（二）药物治疗

儿童少年精神分裂症主要采用抗精神病药物。虽然儿童患者使用的药物与成人患者一样，但儿童患者与成人患者的药动学，如神经递质-受体的敏感性不完全相同，因此药物治疗的过程中要考虑到儿童的特点。

1. 用药前的准备

首先做血常规、肝脏和肾脏功能、血电解质、心电图和脑 CT 等检查。其次还需要全面的神经系统检查，评估患者是否存在神经系统疾病，特别是运动障碍。其目的是掌握患者的基本情况，便于在药物治疗的过程中随时鉴别和判断患者所表现的神经系统症状和体征是不是药物所产生的副作用，特别是迟发性运动障碍或恶性综合征。

2. 急性期治疗

急性期治疗的目的是减轻症状和基本控制症状 4~6 周，虽然各种抗精神病药物有一定的相应靶症状，但目前还没有研究来证实某种药物的总体疗效明显优于另一种药物，所以选择药物除了考虑到患儿的精神症状以外，主要是根据患儿对药物副作用的耐受性、躯体情况、过去用药史和家族成员的用药史。以往的常规方法是首选经典药物，无效情况下再换用非经典药物。但最近几年很多研究证实了非经典抗精神物在儿童和少年患者中使用的有效性和安全性，因此很多儿童精神科医生将非经典抗精神病药物作为首次发作的儿童少年期精神分裂症患者的首选药物或"一线"药物，而将经典抗精神病药物作为次选药，或在过去已确定药物对患者有效的情况下才使用。

用药剂量必须个体化。如果从未使用过抗精神病药物，开始剂量宜低；若以前有过治疗史，应参考过去的用药情况。因为抗精神病效果往往需要用药后 2~3 周才出现，用药早期快速增加剂量只会是欲速而不达，反而容易产生患者难以耐受的药物副作用。最好每周加量一次，最多一周加量两次，每次不要超过增量前药物剂量的 50%。儿童少年患者的常用治疗剂量相当于氯丙嗪 0.5~9.0mg/kg 体重，或氟哌啶醇 2~10mg/d。不提倡大剂量用药，因为研究已经证实大剂量不比常规剂量效果好，药物副作用却会明显增加。

绝大多数儿童青少年精神分裂症患儿需要持续的药物治疗以改善社会功能、降低复发率。许多儿童青少年在持续发生某种程度的阳性或阴性症状时，需要接受持续治疗。因有些患者可能再次发作或出现其他的精神问题，需要维持治疗。一项国际调查研究显示，诊断为精神分裂症相关疾病的青少年中，约 75% 的患者在治疗 18 个月之内不能坚持服药。有些患者虽然坚持治疗，仍然有一些认知的慢性损害。在患者长期维持治疗过程中需要定期监测精神症状、药物不良反应、躯体变化及治疗依从性。长期治疗的目标是将药物维持在最低有效剂量，药物不良反应最小，尽最大可能提高儿童和青少年社会功能。

用药初期一般都会出现一些副作用，这时要耐心倾听患者和家长的诉述，更重要的是告诉他们经过一定时间以后副作用可缓解。但如果出现急性肌张力障碍、体位性低血压及过敏反应等副作用则必须及时处理。若出现急性肌张力障碍，最好将药物剂量减小，或换用非经典抗精神病药，对儿童患者尽量减少使用或不使用抗胆碱药或（及）β 受体阻断剂，以减少肌张力障碍、体位性低血压及过敏反应等副作用。

3. 巩固治疗

巩固治疗的目标是巩固已经获得的治疗效果，同时使治疗措施更合理化、个体化，为长期药物治疗奠定基础。并且，还要开始积极的康复措施，使患者尽快重返学校。若能正确掌握治疗剂量，在这阶段的数周至数月内症状将还会继续好转。巩固治疗一般需要 6~12 个月。在没有明显药物副作用的情况下，这一阶段的初期应维持急性期的药物剂量，才能巩固治疗效果。但是，医生常迫于家长和患者的要求，在病情初见改善后即予减量，这样容易致使症状加重或复现。

病情巩固 4~8 周后，治疗方案可稍做修改以便患者能更好配合治疗。具体方法一是尽可能单一用药，特别是对于在控制急性症状时采用了合并用药者；二是将药物调整到合理剂量，既要能充分维持疗效，同时又没有或仅有很少药物副作用。

临床经验和研究表明，急性期后的复发较原来的发作更难治疗，往往需要更大剂量、持续更长时间才能再控制症状。因此，减量是否过多？是否有复发？医生对此特别需要掌握分寸，做出判断。对大部分患者而言，药物减量 25%~30% 后症状不会复发，并且可能进一步好转。但是，更改剂量的频率不要过快，最好一两周调整剂量一次。判断复发的最早、最敏感的指标往往不是精神病性症状，而是一些非特异性症状的再现，如焦虑、激越、易怒、睡眠问题等。如果出现这些症状，应将药物恢复到减量以前的剂量，维持一两个月以后，再做进一步调整。

如果在急性期使用较大剂量的经典抗精神病药物，巩固阶段减少剂量后副作用仍然比较严重，可以换用药物副作用较小的精神病药物来长期维持治疗，以提高长期治疗的依从性，防止迟发性运动障碍的发生。

4. 维持治疗

这一阶段的目标是保持患者良好的治疗效果和社会功能，一般需要 12~24 个月。维持期治疗与巩固治疗的着重点不相同，维持期重点是药物剂量尽可能小却能保持患者的最佳状态至更长时间。要避免不必要地使用较高维持剂量而产生神经系统的长期副作用。许多患者在维持期可能要大幅度减量，但须是渐进达到。如果不减量，医生就无从得知最小维持需要量。

在维持治疗后期，医生、患者及家长都会考虑到停药的问题。首次发病的患者可能有三种情况：约 25% 患者疗效不好，因而不可能停药；另有 25% 患者不会复发或数年后才会复发，并且在未复发期间一直保持良好的社会功能，在充分维持治疗以后可停药随访；其余 50% 患者的病程为复发与缓解不停地交替，若不继续维持治疗多数会在停药 12 个月内复发，需要长期维持治疗。

以往曾有过疾病发作的患者需要长期维持治疗，但难以确定维持治疗的时间，其中部分患者将终生服药。很少部分患者的每次复发程度轻，或发作间歇期较长且缓解完全，可以在病情完全缓解后停药，当精神症状出现时才开始用药。另外，精神分裂症每次发作的形式一般与第一次发作相同，若家长对患者的发作形式熟悉，可以在每次发作的前驱症状出现时立即开始药物治疗，能成功地遏制疾病的进一步发展。对这些患者可以在发作间歇期停药。

不管患者是以上哪一种情况，医生都应将精神分裂症的预后、维持治疗的利弊等知识告诉家长或患者，与他们一起商量，共同做出是否停药的决定。

（三）住院治疗指征

有的患者在急性期需要住院治疗。住院治疗的优点在于患者可以接受全方位医疗服务，尽快控制症状。儿童少年精神分裂症患者的住院治疗指征如下：

1. 行为对他人构成危险；
2. 严重抑郁、绝望、自杀观念；
3. 明显愤怒、敌意等情绪；
4. 存在伤害患者本人或他人的命令性幻听；
5. 明显的行为紊乱；
6. 对治疗的依从性不好；
7. 诊断有疑问，需要临床密切观察和评估，明确诊断；
8. 选择最佳药物或换用药物；
9. 伴有躯体疾病。

（四）电抽搐治疗

适合于少数年龄 15 岁以上患者，表现为极度兴奋躁动、冲动伤人，木僵或亚木僵，精神症状所致拒食、出走，精神分裂症疾病过程中或病后严重的抑郁情绪、自杀等情况。但要向患者和家属详细介绍电抽搐治疗的利与弊，获得他们的签字同意。疗程一般为 6~8 次。治疗期间适当减小抗精神病药物的剂量，治疗过程中密切观察疗效和不良事件。

（五）心理治疗

心理治疗适用于精神分裂症巩固期维持治疗期的患者。针对患者的支持性心理治疗主要解决患者因精神症状、学业问题、人际关系问题引起的抑郁和焦虑情绪。针对家长的支持性治疗主要解决家长面对一系列心理应激所产生的抑郁和焦虑情绪。这些心理应激有：患者的病态表现对患者自身、家长、邻居和同伴造成的伤害和不良影响，让患者服从就诊和治疗等安排，处理药物的副作用，疾病的不良预后，患者学业和前途的担忧、经济困难等问题。医生帮助患者和家长分析问题和现状，给予鼓励和指导，帮助他们建立正确的应付方式，达到尽量消除他们的焦虑和抑郁情绪，有利于患者康复的目的。对于年龄较小的患者可通过绘画治疗、音乐治疗、游戏沙盘治疗、叙事治疗、团体心理治疗等以吸引患者的兴趣，从而达到治疗的目的。

1. 叙事治疗

心理治疗师通过倾听患者的故事，运用适当的方法，帮助患者找出遗漏片段，使问题外化，从而引导其重构积极故事，以唤起其发生改变的内在力量的过程。外化强调的是将人与问题分开，即人不等于问题，问题才是问题。当心理治疗师将患者的问题与患者本人分开后，患者本人及其家长则更容易接受治疗，减少给患者贴标签所带来的病耻感，更有利于精神分裂症的进一步治疗。

2. 绘画治疗

受词汇量的限制，儿童在语言表达方面本身就存在问题，而且很多因为疾病本身的原因，更是存在语言交流的困难。因此，精神分裂症的患者不能很好地用语言来描述自己的内心体验，在这个时刻，语言往往显得苍白无力。而儿童青少年则是擅长于视觉记忆的，更擅长于用绘画来表达自己内心的感受及想法。因此，绘画治疗对于年龄较小的患者无疑是首选的心理治疗方法。让患者用绘画来宣泄自己想要攻击和敌意的感受，对于情绪激烈而控制困难的儿童而言，绘画让患者有自我控制的主动权，也就是自我增强的行为，绘画的作品及其绘画的过程，可以促进患者成长并且让其有成就感，因而可提升患者的满意度和自我的价值感。

（六）康复训练

适用于维持治疗期的患者。内容有：植树、除草、种花、浇水、手工编织、泥工、折纸、打扫卫生、饲养小动物、制作工艺品等劳作训练或职业治疗（Occupational Therapy）；欣赏音乐、参加卡拉 OK 演唱会、看电影或电视、听广播、组织游戏、跳舞、旅游、参加体育比赛等娱乐活动；以小组形式，采用模仿、预演实践、反馈及社会强化等方法的人际交往技巧训练。通过康复训练让患者掌握日常生活能力和人际交往技巧，防止社会功能的衰退。

二、儿童精神分裂症的护理

（一）一般护理

儿童少年期精神分裂症患儿往往生活自理能力、安全意识较差。因此，做好日常生活护理和安全护理非常重要。首先，应做好入院介绍，让患儿尽快熟悉病房环境，适应患者角色；另外对年龄小的患儿在饮食、起居、个人卫生上给予关心和帮助，使其感受到家庭、父母的温暖，逐渐适应住院生活。统计资料显示：36.78% 的患儿行为紊乱，66.67% 的患儿情绪不稳，29.87% 的患儿意志增强。所以，患儿有冲动伤人、毁物的危险，故应做好患儿的安全护理，注意服务态度及接触患者的方式。因此，应避免激惹患者，加强危险物品及病房安全设施的管理，防止意外事故的发生。

（二）家庭和社会关怀

培植健全的家庭：给儿童一个温暖的成长环境、赏识和鼓励儿童、与儿童建立平等关系、倾听孩子的心声、帮助他们分析问题并提出解决问题的途径和方法，倡导年轻的父母都要学习精神卫生常识，懂得家庭教育的重要性，使儿童能在一个和谐、稳定、愉快的家庭中健康成长。改善社会环境：对于有心理问题的儿童，老师在接触时态度诚恳、言语温和，批评时应注意态度和方式，多进行启发式教育，少用生硬的态度、恶性的语言刺激，使他们尽快走出困境。同时进行针对性的心理疏导，改善心理环境。

（三）心理护理

儿童少年期是人一生中身心发展变化最迅速、最重要的时期，也是心理脆弱，依赖性、自尊心强的时期，也是个性逐渐形成的时期，因此对儿童少年期精神分裂症患者实施心理护理，应抓住其心理、个性特点，与其建立良好的护患关系，这是进行心理护理的前提和保障；另外还必须掌握患儿的病情、兴趣、爱好，充分运用语言沟通技巧，取得患儿的信任，鼓励患儿参加喜爱的活动，满足其合理的要求；同时主动接触患儿，态度要和蔼、可亲，利用非语言沟通技巧给患儿以安慰和爱抚，消除患儿的恐惧心理，提高患儿的治疗依从性。

（四）特殊护理

统计资料显示：42.53% 的患儿存在幻听，47.13% 的患儿存有各种幻想，其中以被害妄想和关系妄想为主，患儿受此症状的支配，易出现自杀、自伤、外走行为。所以，护理人员应了解患儿病史中存在的精神症状，密切观察患者的病情，加强巡视，及时发现自杀、自伤、外走行为；加强防范措施，对各种冲动等过激行为不轻易迁就，注意规范患儿的行为。由于患儿受幻觉、妄想的支配，易与病友发生冲突，应注意保护患儿的人身安全；当患者外出时，严格执行陪伴制度，防止一切意外事故的发生。

知识链接

精神分裂症暴力攻击行为的风险评估

精神分裂症患者的暴力攻击行为的风险评估是预防暴力攻击行为的措施，病前相关评估指标包括不稳定型神经质人格特征、精神病遗传史、无耐受性、既往暴力史、早期不良家庭环境等，病中指标包括伤害家人及朋友的企图、自杀企图、拥有伤害性物品、吸毒、酒精成瘾、明显言语性幻听、被害及关系妄想、怪异动作等。目前最常见的评估措施包括精神检查评估和量表评估，相对而言，量表评估更具有客观性，目前常用的评估量表包括：修订版的外显攻击量表（Modified Overt Aggression Scales，MOAS）、阳性和阴性症状量表（Positive and Negative Syndrome Scale，PANSS）、临床总体印象量表（Clinical Global Impression，CGI）、行为活动评估量表（Behavioural Activity rating Scale，BARS）等。

来源：宋建鹏，刘传新. 精神分裂症患者暴力攻击行为［J］. 济宁医学院学报，2017，40（2）：148-152.

第七节　健康教育

对儿童青少年精神分裂症患儿在药物治疗的同时，要有计划、按步骤地针对患者的心理活动、个性特征或心理问题开展心理咨询、心理疏导以及心理治疗。目前关于青少年精神分裂症心理治疗的研究较少。儿童心理治疗需关注儿童发育水平，要在儿童的理解和表达水平上与他们进行对话和互动。治疗中既要让儿童了解自己的困惑，激发治疗动机，又要照顾到家长的关心和期待，以得到家长的配合，使治疗顺利进行。了解家长的特点，改变养育态度和养育方式，充分利用父母或养育者的能力来改变儿童的问题至关重要。急性住院期间，在病房内要求患儿遵守病房统一作息制度，可培养患儿的组织性、纪律性，克服生活懒散并纠正其他不良习惯。以患儿为中心组织开展文化知识学习（尽量与学校的学习内容保持一致）、娱乐活动及锻炼、社会技能训练，提高他们的知识水平和社会适应的能力，培养他们团结互助的精神和良好的品质。当他们有微小的进步时，应及时给予鼓励以帮助他们建立信心。精神分裂症患儿大多沉湎于病理幻想中，要尽量诱导他们投入集体游戏，或饲养小动物，或利用排戏，或以鲜艳图画、玩具、提问问题等引导他们与环境发生联系，恢复正常的人际交往和社会适应能力。掌握患儿与家长之间互动的情况，开展系统家庭心理治疗，针对家庭成员对患者及家庭成员中出现的各种可能对病情产生影响的生活事件进行心理干预，如学习成绩不良、家庭气氛紧张等。帮助家属处理好与患者关系，增进互相了解和支持可减少家庭应激的冲击及保护患者免受外来生活事件的影响。家庭治疗中，激励家人去关注未来，尽量淡化缺点，强调好处。帮助家长积极参与综合干预措施，配合治疗，学习科学养育技能和照管，促进患儿身心健康发展。行为治疗中强化以精神鼓励为主，物质奖励为辅，如父母高兴地与其拥抱、抚摸其头顶、口头表扬鼓励等。通过游戏、故事、造句等方式使儿童成为心理治疗积极、主动的参与者。同时教会家长及时识别和评价患儿的想法和行为，共同探索合理性信念，帮助患儿解决问题。通过电话、网络等平台建立沟通渠道，定期随访，出现问题及时联系和解决，干预服药依从性（科普知识普及和健康教育）、家庭干预等心理干预措施能有效提高儿童精神分裂症患儿的预后。儿童青少年精神分裂症患者应该可以从旨在矫正疾病和促进治疗依从性的辅助心理治疗中获益。用于患者的策略包括关于疾病和治疗方案的心理教育、社交技能训练、复发预防、基本生活技能训练以及解决问题的技能或策略。有些青少年需要专门教育计划和职业培训计划，以便解决与疾病相关的认知和功能缺陷。

患儿病情缓解、自知力恢复后，给患儿讲解疾病的一般知识及健康教育内容，帮助患儿树立重返学校的信心和能力。统计资料显示，66.67% 的患儿病前性格内向，这说明患儿在发病前即已存在一些特殊的个性特征，如内倾、敏感、思维缺乏逻辑性、好幻想等；65.52% 的患儿慢性、潜隐起病；100% 的患儿存在早期非特征性症状，而患儿的性格改变、早期症状大多最先被老师和家长发现。因此，应指导患儿家长及老师注重从小培养患儿健全的性格和良好的适应能力，把家庭、患儿、学校视作一个互相关联的整体，对出现的性格、行为问题，及时给予心理疏导和行为矫正，注意克服患儿性格中的缺点，关心孩子，营造一个和睦的家庭环境，争取早发现、早诊断、早治疗，更好地预防儿童少年期精神分裂症的发生，提高治愈率。

（苏红）

第十二章　儿童心境障碍

　　随着社会的发展，越来越多儿童青少年受到心理问题的困扰。其中，情绪及情感问题因发生率最高，影响范围广泛而备受关注。心境障碍作为最常见的精神障碍，被认为是常见的慢性疾病，是指由各种原因引起的以显著而持久的情感或心境改变为主要特征的一组精神障碍，常伴有相应的认知、情绪、行为的改变，使患者感到痛苦，社会功能受损或增加死亡、残疾等危险。世界卫生组织预测，心境障碍将成为21世纪全球首位的公众健康问题。儿童青少年情感障碍的临床表现与成人的基本症状相同，但受儿童心理、生理发育和年龄特点等因素影响，其症状又具有不典型、不稳定、不规则等特征，往往易被家长所忽略，因得不到及时治疗，问题可持续到青年甚至成年。

第一节　儿童心境障碍概述

一、儿童心境障碍的概念

　　心境障碍（Mood Disorders，MD）常见于精神科及内外科，是一种以心境紊乱作为原发性决定因素或者成为其核心表现的病理心理状态，原称为情感性精神障碍（Affective Disorders）。强烈的悲伤或高涨情绪持续了很久，并超过患者对生活事件应激反应的程度。临床表现为躁狂发作、抑郁发作、躁狂和抑郁交替或混合发作，可有精神病性症状。多为间歇性病程，具有反复发作的倾向，发作间歇精神活动基本正常，预后一般良好，部分可有残留症状或转为慢性病程。

二、儿童心境障碍的流行病学特征

　　儿童心境障碍的患病率随年龄增长而不断增加，不同临床类型的患病率均有所差异。儿童抑郁症的患病率约为2%，青少年约为4%~8%。儿童期男女患病率差异较小，但青少年期女性患病率呈显著上升趋势，男女比约为1∶2~1∶3。调查显示，社区中学龄前儿童、学龄儿童及青春期重性抑郁障碍的患病率分别为0.3%、1%~2%及5%；而医疗机构中学龄前儿童、学龄儿童及青少年重性抑郁障碍的患病率分别为0.9%、20%及40%，较社区显著增高。学龄儿童、青春期恶劣心境障碍的患病率分别为2.5%及3.3%。儿童青少年躁狂症多于青春期起病，患病率为 0.6%~1%；双相情感障碍多起病于青少年期，青春期前较少见，患病率约为 1%，与成人类似，且无显著性别差异。

第二节　儿童心境障碍发生的可能原因

心境障碍的病因及发病机制尚不清楚，可能与遗传、生物学、心理社会等多因素有关。

一、儿童心境障碍相关的遗传因素

家系研究和双生子研究表明，遗传因素在青少年抑郁症的发病中起着重要作用。其中，家系研究显示，儿童青少年心境障碍具有家族聚集性；双生子研究也表明，单卵双生子的同病率远大于双卵双生子；寄养子研究还发现，寄养子亲生父母患病率为 31%，养父母仅为 12%。

另外，儿童青少年双相情感障碍较成人有更高的阳性家族史，抑郁、焦虑障碍的遗传度在儿童 3 岁时最高（约 76%），但随年龄增长，受共享家庭环境影响逐步增大，遗传度趋于降低，至 12 岁时约为 48%。应激-易感模型还提出，遗传、负性认知、家庭因素等决定个体的易感性，抑郁障碍的发生则是易感性与生活事件交互作用的结果。

二、儿童心境障碍相关的生物学因素

分子遗传研究方面，儿童青少年抑郁障碍的候选基因主要集中于 5-HTTLPR、DRD2、COMT、BDNF、TPH 等，但各研究结论存在较大差异，且后续重复研究的可行性也较低。儿童青少年抑郁患者的 5-HT 系统调节功能紊乱，主要表现为功能低下；而儿童青少年躁狂患者的 NE 系统调节功能紊乱，主要表现为功能亢进。同时，破坏性情绪失调障碍与双相障碍都存在信息加工缺陷，如面部情绪识别缺陷、难以做决定、认知控制缺陷等。进一步神经影像学研究结果也显示，阳性家族史患者对父母情绪的恐惧面孔刺激表现出杏仁核和伏隔核增大的激活反应，但对高兴面孔刺激则表现出伏隔核减小的激活反应。另外，重性抑郁患者的前额皮质活动增强，反应患者可能需要更多的认知负荷来执行对皮质下区域的有效控制。

三、儿童心境障碍相关的心理社会因素

（一）气质

研究发现，幼儿时期行为抑制气质的儿童在其少年时期更易发生抑郁障碍。心理学家还发现，儿童早期的行为抑制气质与儿童后期/青少年时期所发生的抑郁实际上是以社交焦虑为媒介，并提出行为抑制气质-焦虑-抑郁的理论模型。

知识链接

气质及其发展

气质是指由生物或基因基础决定的，具有跨情境性、决定个体注意和动作反应，并在随后的社会互动和社会功能中起着某种作用的个体特质。国外学者将气质看作是人格的基本成分，认为在婴儿各种个体心理特征中，气质是最早出现但变化最为缓慢的心理特征之一。Thomas 与 Chess 将婴儿的气质类型划分为容易型、困难型、迟缓型，并提出 35% 的婴儿往往具有两种或三种气质的混合，应属于中间型。大量有关儿童天生内在品质对后期行为影响的研究尝试构建对这些品质的测量模型，并概括了积极情绪、活动水平、恐惧/抑制、生气/激惹性、注意定向、主动控制六个维度。

研究还显示，气质特性在个体发展过程中具有稳定性特征，例如：自控力较差的幼儿（急躁、易怒、冲动性强）在青春期会表现出更多行为问题，他们在气质评定中，攻击性、冒险性、冲动性等项目得分较高；反之，被评为一致性的幼儿在 18 岁进行气质测定时往往被评为小心谨慎和克制的。另外，气质在一定程度上也是可变的，主要原因为：气质随年龄增长而发展，早期行为会被整合到新的、更复杂的系统中；某些行为的含义会随年龄增长而发生变化，而这些行为也反映了气质的特点；环境（父母的抚养实践等）对气质也具有一定的塑造作用。

来源：卫生部妇幼保健与社区卫生司，中国疾病预防控制中心妇幼保健中心. 儿童心理保健与咨询（培训教程）[M] . 北京：人民卫生出版社，2011：60-63.

（二）认知因素

儿童的认知与行为方式可成为导致抑郁障碍发生的风险因素。受父母亡故、同伴排挤、老师批评等负性生活事件的刺激，负性的自我认知模式逐渐建立，导致儿童易采用消极的态度看待、评价周围的人、物和事件，甚至认为自己是一事无成的"失败者"。同时，受其他应激因素影响，负性的自我认知模式被激活而诱发抑郁障碍，而抑郁发作又进一步强化该负性认知，形成恶性循环。

社会认知是指个体洞察他人内心世界、预测他人行为，并在社交交往过程中对他人的情感表达和社交信息做出适当反应的能力。心理学家应用标准化面部表情识别测验的研究发现，抑郁障碍的青少年患者易将悲伤和恐惧的表情识别为愤怒，并且与其交往问题和敌对行为密切相关，该类患者的社会认知功能存在严重缺陷。

（三）家庭环境因素

研究发现，父母婚姻关系不和谐或破裂、童年遭遇不幸的悲伤经历、丧失父母或被迫与父母分离、对儿童过度地惩罚、亲子关系不良、虐待和被虐待等不良的家庭环境是导致儿童及青少年心境障碍发生的另一重要因素。另外，双亲中，尤其母亲的抑郁发作与孩子患抑郁障碍之间密切相关，双方相互影响，即父母抑郁可能导致儿童的家庭教养方式出现问题、未来婚姻关系不良以及对孩子产生敌意，同时发生抑郁障碍的孩子对其父母也是一种严重的负性应激。

第三节　儿童心境障碍的种类及临床表现

根据 DSM-Ⅳ 的分类，心境障碍包括双相障碍、重性抑郁障碍、心境恶劣障碍和未定型抑郁障碍。其中，心境恶劣障碍和重性抑郁障碍又被列入抑郁障碍范畴。DSM-Ⅴ 又新增加了破坏性情绪失调障碍的疾病名称，并将其归于抑郁障碍的诊断类别中。

一、破坏性情绪/心境失调障碍

（一）概念

破坏性情绪/心境失调障碍（Disruptive Mood Dysregulation Disorder，DMDD）是以慢性、严重而持续性的易激惹为特征，伴有严重的、反复的脾气爆发，平均每周至少发作 3 次，与其发育阶段完全不一致。DSM-Ⅴ 出版前，有学者曾将儿童的非发作性易激惹命名为严重心境失调（Severe Mood Dysregulation，SMD）和伴有心境恶劣的脾气失调障碍。DMDD 常起病于 10 岁前，男性较女性多见，青春期前儿童患病率高于青少年期。调查发现，该疾病 3 个月的时点患病率为 0.8%~3.3%，6~12 个月的时点患病率为 2%~5%，部分患者还共患抑郁障碍、对立违抗性障碍等精神障碍，严重影响其学习、生活及人际交往。

典型病例

患者，女，15 岁。两年前，患者无明显原因每天因为一些琐事即会发脾气、大哭 2 个小时。之后，每天发脾气的频率越来越高。因家离学校较远，寄宿在学校，但总觉得同寝室同学嫌弃、孤立自己，因而常发生口角，在一次争执中，将下铺同学的手机扔到窗外。之后搬回家住，由父母接送。上周一早起，因为天冷穿风衣，嫌其母亲给她扎的腰带不好看而大哭大闹，把衣服脱下来扔到地上，使劲踩，坐到地上，揪自己头发，打自己巴掌，甚至因为太过激动而尿裤子。最近一个月，父母发现其每天做作业都要做到凌晨一、两点钟，而且一边做，一边哭，还一边骂老师，激动失控的时候，把书桌上的电脑、台灯都扔到地上。之后，自诉作业太多，想退学，并已经连续半个月不去学校，遂被家长带到心理科就诊。入院后，躯体检查无异常。精神检查，发现患者脾气暴躁，出口伤人，行为易失控，心情总是不愉快，难以接受生活及学习上的挫折。

诊断：破坏性情绪/心境失调障碍。

（二）临床表现

1. 脾气爆发

患者常在受挫折后大发雷霆，言语方面表现为骂人、恶语伤人；行为方面表现为失控，如摔打桌椅、毁坏贵重物品、打人。以上行为表现在家中最为明显，但也可在学校发作，攻击谩骂同学，公然与老师顶撞，发作次数极为频繁，其强度和持续时间与所处环境及所发生事件明显不相称。

2. 不愉快的心情

不发脾气时，患者的心情仍不愉快，常主诉自感烦恼、自我评价过低，爱生气，觉得周围人对自己都不善意，可能突然离开周围环境而独处。病程为持续性，无完全缓解期。患者还可有自杀意念和自杀行为。

3. 社会功能严重受损

由于患者对挫折的耐受性极低，不能通过参加活动而获得成功的快乐，学习方面也同样不能获得成功，家庭生活严重混乱。并由于经常发脾气、易激惹，也无法维持良好的伙伴关系，甚至交不到朋友。

二、重性抑郁障碍

（一）概念

重性抑郁障碍（Major Depressive Disorder，MDD）与成年期起病的抑郁患者相比，早发抑郁障碍的发病次数多，持续时间长，自杀风险高，多需入院规范治疗。另有更多的躯体和精神共患病，生活质量更差，社会功能受损也更加明显。儿童青少年可于学龄前期起病，但多数患者起病于学龄期和青春期，并随年龄增长，受一定心理社会因素影响，发病率呈增高趋势。研究表明，青春期前儿童的患病率无显著的性别差异，青春期女性患病率则高于男性。抑郁障碍经规范治疗后效果显著，但其复发率极高。重性抑郁障碍 1 年内、2 年内、5 年内的复发率分别为 25%、40%、70%；还有近 30% 的重性抑郁障碍患者会在 5 年内发展为双相障碍。

40%~90% 的重性抑郁障碍患者共患其他精神障碍，并且至少 20%~50% 的患者可有 2 个及以上的明确诊断，具体为焦虑障碍的共患率为 20%~75%；注意缺陷与多动障碍的共患率为 10%~80%；物质滥用的共患率为 20%~30%。其中，女性多发生焦虑症、进食障碍；男性多发生破坏性行为障碍、品行障碍及物质使用障碍等。

典型病例

患者，女，13岁。因心情不好，1个月内发生自杀行为2次未遂而入院治疗。患者半年前无明显原因出现心情不好，觉得活着不快乐，没什么意义，不愿意跟朋友或家人说话。自诉总是觉得很心烦，容易发脾气，经常哭泣，常常抱怨老师不喜欢自己，同学不愿意跟她交朋友，家里人不关心自己。总认为自己很笨，脑子反应慢，老师布置的作业做不完，让背诵的东西都记不住，上课时总是开小差，对从小喜欢的绘画习惯也难以再提起兴趣，总是觉得活着没意思，生命没有任何意义，想要结束一切，解脱自己。在学校常与同学吵架，学习成绩下降明显。睡眠不好，入睡困难，易醒，尤其早醒。前几天又是凌晨3点就醒了，醒后自己头疼而难以忍受，在屋里走来走去，最终拿起水果刀割腕，被家人发现及时送入医院救治。入院苏醒后，一直反复说要早点死，不想成为父母和家人的负担，觉得是社会的蛀虫，如果自己死了，所有人都会幸福。躯体检查无异常。精神检查，发现患者意识清楚，感知觉正常，思维迟缓，情绪低落，意志活动减退，并有很强的自杀观念，无妄想。自知力缺乏。

诊断：重性抑郁障碍。

（二）临床表现

儿童重性抑郁障碍的核心症状与成人相同，具体可表现为情绪低落、兴趣下降、精力减退、精神运动迟滞、自罪自责、失眠、早醒或嗜睡等。受生长发育等因素影响，儿童重性抑郁障碍与成年患者临床表现的不同主要体现在：① 儿童难以识别和准确描述内心的抑郁心境和体验，常主诉烦躁，但很少主诉抑郁；② 患者头痛、腹痛、肢体疼痛等躯体化症状较成人多样化，且年龄越小，躯体抱怨越多；③ 患者恐惧、分离性焦虑等显著焦虑障碍的症状较成人多样化，且年龄越小，越易发生焦虑；④ 患者常伴发多动障碍、违拗、易受挫、易激惹、发脾气、冲动、攻击行为、打架、逃学或离家出走等不良行为/品行问题；⑤ 患者常发生幻觉（尤其幻听），但受认知发展程度等因素影响，与成人相比较少出现妄想；⑥ 与成人相比，患者较少出现联想困难、疑病障碍、食欲下降、体重下降等表现。

知识链接

儿童青少年自杀

近些年，儿童青少年自杀的报道逐年增加。自杀已成为10~15岁年龄段青少年第四位死因，15~25岁青少年的第三位死因。但与成人相比，精神障碍与青少年自杀行为的相关性较小。而家庭冲突、与同伴相处困难则是导致儿童青少年自杀的重要危险因素。但对年龄较大青少年而言，人际冲突和丧失自尊可有效预测其自杀行为。

虽然大多数儿童的抑郁发作最终都会康复，但复发可能性相当大。且有相当数量儿童的抑郁逐渐发展为慢性复发性抑郁障碍，甚至持续到成年期。儿童青少年时期自杀率在升高，尤其对青少年男性患者而言，自杀已成为第二位死因，仅次于事故。因此，对儿童青少年自杀促发因素（失去自尊、失去熟悉环境等）的评估，自杀动机的分析（常见的尝试自杀的动机是用自杀来操纵或惩罚他人）以及早期、预设性干预措施的制定和实施非常重要。

来源：宋修丽．精神疾病临床诊疗新进展［M］．西安：西安交通大学出版社，2015：334-335．

三、心境恶劣障碍

（一）概念

心境恶劣障碍（Dysthymic Disorder，DD）以前还称为抑郁性神经症或神经症性抑郁症，是一种以持久的心境低落状态为主的抑郁状态。多表现为轻度或中度抑郁，但从不出现躁狂。但恶劣心境障碍的儿童患者常表现为易激惹，而不是心境低落。病程迁延，至少持续1年，部分患者诊断为心境恶劣障碍2~3年后容易出现重性抑郁障碍。研究显示，1年总有5%~20%的患者发展为重性抑郁障碍，被称为"双重抑郁"，因而认为心境恶劣障碍是重性抑郁障碍的先兆，也是复发性心境障碍的敲门砖。恶劣心境与生活事件、患者的性格有密切关系。儿童恶劣心境障碍患者的终身患病率为6%，无显著性别差异。但常常因为找不到明确的器质性并发而延误诊治。

典型病例

患者，女，14岁。从小性格内向，不善表达，总是一副闷闷不乐的表情。近1年来，每天上学时，表情沮丧，垂头，无精神，跟母亲诉说觉得外边的天总是灰蒙蒙、阴沉沉的，就像自己的心情一样，对学校所教授的学习内容没什么兴趣，认为自己不会在考试中取得特别优异的成绩，将来也不会如愿考个好高中、好大学，未来的一切没什么值得期待的。母亲询问其具体原因时，患者即不耐烦、烦躁、起身在屋里走来走去，但未见情绪激动而类似躁狂的表现。嗜睡，但睡眠质量较差，白天总是自觉头痛、背痛，但都可以忍受。尽管如此，患者还会每天早起去上学，从不迟到，也能按时完成作业，学业成绩中等水平。家长会时，老师也仅评价说患者性格沉闷，比较听话，不惹麻烦，但从不积极主动回答问题或参与活动。患者也知道自己总是这样郁闷、低沉的状态不好，遂随母亲一同入院接受治疗。入院后，躯体检查未见异常；精神检查发现，患者持久心境低落 2 年多，但未见躁狂，有头痛、背痛的躯体不适感，入睡困难为主要特点的睡眠障碍，但无体重减轻等生物学症状，亦无其他精神病性症状。

诊断：心境恶劣障碍。

（二）临床表现

1. 情感障碍

患者呈显著、持续、普遍轻度或中度抑郁状态，可从轻度心境不佳到忧伤、悲观、心情沉重，郁郁寡欢，生活没意思，度日如年，痛苦难熬，但不符合重性抑郁障碍的诊断标准。部分患者还表现为不安、焦虑、紧张和激越。

2. 认知损害

患者的注意力困难、记忆力减退、脑子迟钝、思路闭塞、言语量减少，语速变慢，声音低沉。

3. 丧失兴趣

患者丧失既往生活、学习的热忱和乐趣，对任何事都提不起兴趣，对既往所热衷的爱好也不屑一顾，常闭门独居，疏远亲友，回避社会。

4. 精力改变

患者常自觉疲乏无力、行动迟缓，即使完成日常生活的小事也觉得困难费劲，力不从心。

5. 自我评价过低

患者往往过分贬低自己的能力，以批判、消极和否定的态度评价自己的过去，审视自己的现状，预见自己的将来，认为前途一片黑暗。

6. 躯体或生物学症状

躯体不适症状较常见，患者可出现头痛、背痛、四肢痛等慢性疼痛症状，或胃部不适、腹泻、便秘等自主神经功能失调症状。睡眠障碍多以嗜睡为特点，无显著早醒、昼夜节律改变、体重减轻等生物学方面的症状改变，且无显著的精神运动性抑制或精神病性症状。

7. 社会功能受损

社会功能即个人执行社会的能力。以往认为心境恶劣患者仅表现为轻度抑郁状态，对生活质量影响较小。但研究发现，心境恶劣对患者学习、生活等社会功能带来显著、广泛、持久的损害。虽通过药物治疗能予以缓解或消除增长，但社会功能的损害仍持续存在，如不及时干预，将导致预后恢复较差。

四、双相障碍

（一）概念

双相障碍（Bipolar Disorder，BPD）是既有躁狂或轻躁狂发作，又有抑郁发作的一类心境障碍。其临床特点为反复（至少 2 次）出现心境和活动水平的明显改变，有时表现为心境高涨、精力充沛和活动增加，有时又表现为心境低落、精力减退和活动减少。发作间歇期通常完全缓解。最典型的形式是躁狂和抑郁交替发作。

研究发现，约 2/3 的成年双相障碍患者首次发病于儿童期和青少年期，29% 的首发年龄早于 13 岁。受生长发育等因素影响，儿童双相障碍的症状多不典型、常重叠于其他儿童期心理障碍，导致临床误诊率和漏诊率均较高。患者很难达到完全缓解的标准，病程迁延，复发率高，对药物治疗的反应更差，自杀风险更高。国外学者将儿童青少年双相障碍分为窄表型（典型双相障碍）、中间表型和宽表型双相障碍（严重心境障碍）。其中，严重心境障碍是指慢性非发作性，临床特点以易激惹为主而非心境高涨。儿童双相障碍起病年龄越小提示其首次缓解后复发更早，情感正常的间歇期更短，功能受损更严重，心境障碍等症状趋于慢性化，严重影响其生长发育。

儿童双相抑郁障碍与其他精神障碍的共患率高达 80%，具体为：13 岁前及青少年期共患焦虑障碍的患病率分别为 69.2%、53.9%；与注意缺陷多动障碍的共患率为 22%；儿童及青少年共患品行障碍的患病率分别为 22%、18%。

典型病例

患者，男性，14 岁。因间歇性少语、少动以及兴奋、多语持续半年，严重时殴打家人、摔家具半个月，被家人携入院治疗。患者于半年前，无明显诱因突然经常发呆，家人或朋友与其说话，好像没听见一样而不搭理。放学后安排值日，慢慢腾腾，好长时间打扫不完或扫不干净。邻居来串门时，说话时不抬头，声音还特别小，随即躲到自己屋里不敢再出来。每天愁眉苦脸，唉声叹气，对什么事都提不起兴趣，食欲及体重减退明显，学习成绩直线下降，以致后来无法再继续上学。患者以上情绪及行为表现有晨重晚轻的特点。

3 个月前，患者又无明显原因突然变得心情豁然开朗，极为兴奋，整天有说不完的话，使不完的劲，每天拖地、洗衣服、看书、读报、唱歌，一直到晚上都停不下来。主诉非常有信心，将来一定能做受人民尊重的好官（起码得是个北京市市长），凭借个人的能力干一番轰轰烈烈的大事业。当朋友说他有点不切实际时，突然暴跳如雷，甚至要殴打对方。随即又和好，跟父母要钱请好多朋友去吃大餐，称自己有能力带领他们都过上好日子。近几日，患者彻夜不眠，打人摔东西，家人无法说服，遂强制带其入院治疗。入院后，躯体检查正常，精神检查，意识清楚，感知觉正常，但出现明显思维奔逸，语速快，音调高，谈话内容多，但很肤浅，有夸大观念，易激惹，意志活动病理性增强，无自知力。

诊断：双相障碍。

（二）临床表现

儿童双相抑郁障碍与成人的基本症状相似，但症状不典型、不稳定、不规则，多伴有多动障碍、注意力不集中或好冒险等行为问题，易与其他常见的儿童期行为障碍以及正常青少年发育过程中的情绪波动、行为轻率相混淆。

躁狂发作的患者可表现为兴奋、幽默、喜笑颜开，急躁、易激惹、争强好胜。患者的语速较快、夸夸其谈、言语华丽、内容空泛、不易被打断，常主诉"好像思维在飞驰"。夸大主要表现为对自己的能力、身份、学业成绩过高估计。上课时多动、注意力不集中，在书上乱写乱画，在家随意搬动家具、频繁打电话，挥霍钱财；常有冒险行为；性欲亢进，对女同学，甚至女老师有不礼貌的言语、行为，并频繁手淫；青少年还可在躁狂症状的影响下出现违法乱纪的行为。

50% 的患者还常伴有精神病性症状，主要表现为与情绪不协调的幻觉、妄想，明显的思维障碍、情绪不稳定以及怪异行为。

年幼儿童情绪高涨及夸大行为很难被辨识，青少年快速波动的病程、混合性症状、临床及亚临床抑郁表现、精神病性症状以及严重抑郁所导致的自杀行为较常见。

第四节　儿童心境障碍的检查与诊断

一、儿童心境障碍的心理评估

以患者及其父母为测评对象，使用量表/问卷对其进行心理测量，可获得较多患者的内心体验，协助辅助诊断。

（一）儿童抑郁问卷

儿童抑郁问卷（Children's Depression Inventory，CDI）为自评问卷，用于测量儿童及青少年的抑郁情绪，因对儿童阅读水平的要求很低，方便被试者于约 15 分钟内完成测评。适用年龄在 7~17 岁之间。27 个条目均来自重性抑郁障碍的诊断标准，但未包含对精神运动性激越和精神运动性迟滞的评价指标。此外，该问卷还增加了不顺从和躯体忧虑两项症状，能有效区分抑郁障碍和其他行为问题或畏食症等心理疾病。

（二）儿童抑郁障碍自评量表

儿童抑郁障碍自评量表（Depression Self-Rating Scale for Children，DSRSC）虽是依据成人抑郁症诊断标准而编制的，但可用于对儿童抑郁障碍的临床评估，为儿童精神障碍疾病的诊断提供帮助。国内学者以 8~16 岁儿童为研究对象建立常模，所包含的 18 个条目，内容简单，易于理解，适用于儿童患者对自身抑郁症状的自评，并在焦虑障碍、创伤后应激障碍及抑郁障碍等研究中被广泛应用，具有较高的灵敏度和特异度。

（三）流行病学调查用儿童抑郁量表

流行病学调查用儿童抑郁量表（Children's Depression Rating Scale，CDRS）主要用于流行病学调查，以诊断患者当前的抑郁症状，着重评价其抑郁心境而非抑郁障碍的诊断。患者完成自评时，需对最近1周内抑郁症状出现的频度进行客观选择。评价结果仅能对其1周内的心情变化进行评价，并区分其抑郁程度，但不能用于临床上对抑郁障碍患者接受治疗过程中病情变化的持续监测。

（四）学龄期儿童情感障碍和精神分裂症问卷（The Kiddie Schedule for Affective Disorders and Schizophrenia，K-SADS）

该问卷依据 DSM-Ⅲ-R 和 DSM-Ⅳ-R 的诊断标准，对 6~18 岁儿童青少年进行目前和过去精神疾患的评估。完成评估时，以儿童青少年患者和（或）其父母为对象，采用半结构化诊断性访谈的方法，完成对 20 个常见的儿童青少年精神障碍进行筛查和补充诊断。即各项筛查包括对每个疾病诊断的核心症状，如对其中一个核心症状的筛查结果为阳性，就需继续完成补充诊断。评价结果有助于识别符合重性抑郁障碍标准的儿童患者，并在评估抑郁症状的起病时间、严重程度、持续时间、相关损害等方面具有较高的精准性。

知识链接

中文版简化情绪量表

中文版简化情绪量表（Short Mood and Feeling Questionnaire，SMFQ）是国内学者程培霞等将 Angold 等人于 1995 年所编制的简化情绪量表进行跨文化调试修订后确定的，该测评工具共包括 13 个条目，可从抑郁心境和自罪自责两个维度评估儿童青少年的抑郁情绪。总量表的 Cronbach' α 为 0.89，重测相关系数为 0.84，具有好的内部一致性信度。量表按 1~3 级评分方法计分（0=无；1=有时；2=经常），总分越高，即个体的抑郁水平越高。因该量表条目数量少，内容精炼，评分简便，主要适用于 8~16 岁儿童青少抑郁情绪的流行病学调查和临床量性研究，在抑郁症儿童青少年患者中具有较好的诊断效度。具体条目内容如下：

1. 感到沮丧或不高兴　　　　　　　　2. 对任何事情都不感兴趣
3. 感到很疲乏，什么事也不想干　　　4. 感到不安
5. 觉得自己再也不会变好　　　　　　6. 经常哭泣
7. 思考问题或集中注意力很困难　　　8. 憎恨自己
9. 觉得自己是一个坏人　　　　　　　10. 感到孤单
11. 认为没有人真正爱自己　　　　　　12. 认为别人都比自己好
13. 感觉自己把所有事情都做错了

来源：程培霞，曹枫林，苏林雁. 简化情绪量表中文版用于中学生的信度和效度 [J]. 中国心理卫生杂志，2009，23（1）：60-62.

二、儿童心境障碍的诊断

儿童心境障碍患者与成年患者最大的区别在于，儿童很少主动寻求帮助，因此多方面收集和评估患者的信息和资料对疾病的诊断非常重要。患者父母作为重要监护人，通常可最早提供与疾病直接相关的信息（如：精神病家族史、既往病史、用药史、物质滥用史等）。但父母往往会忽视其子女在生活中所表露出的多种明显的抑郁或躁狂症状。由此，医患间"一对一，面对面"的直接询问至关重要，双方需建立在充分相互信任诊疗关系的基础上，患者可真实倾诉其内心体验。此外，其他重要监护成员（如爷爷、奶奶等）、教师、患者同伴等也可提供与疾病相关的外部表现信息（如：整体功能评价、学业表现、社会支持、异常行为等）。

医护人员在判断患者症状及功能状况时，还需综合考虑其发育水平。由于抑郁/躁狂症状是患者内在性体验的心境障碍，考虑年少儿童认知和语言表达能力发育不完善等因素，医护人员可通过观察儿童个人或与其父母互动（如：一起完成游戏等）过程中的言行反应来进行客观评估。最后，依据 DSM-Ⅳ 诊断标准做出明确诊断。

（一）破坏性情绪/心境失调焦虑障碍

1. DSM-Ⅴ 的诊断标准

（1）频繁地脾气爆发，其激烈程度与情境或受到的激惹严重不相符，可以是言语（如：怒骂）和/或行为上的（如：对身体或物品的攻击）；

（2）脾气爆发与发育水平不相符；

（3）脾气爆发平均每周发作至少 3 次；

（4）在发作期间，每天的大部分时间，几乎每天情绪都是出于持续易激惹或愤怒状态，且能被周围人（如：父母、老师、同伴）所感知；

（5）标准（1）~（4）持续至少 12 个月，期间完全没有（1）~（4）症状的持续时间不超过 3 个月；

（6）标准（1）~（4）至少在以下 3 个情境中的 2 个存在（如：家里、学校、与同伴一起），且至少在 1 个情境中有严重发作；

（7）首次诊断不适用于年龄小于 6 岁或大于 18 岁者；

（8）病史及观察评估发现，标准（1）~（5）首次年龄小于 10 岁；

（9）发作期间，存在完全符合躁狂或轻躁狂诊断标准症状（不考虑病程）的时间不超过 1 天。

注：与发育水平协调的情绪高涨，如有极其让人兴奋的事件或期待，不能视为躁狂或轻躁狂症状。

（10）这类行为不仅限于抑郁症发作时存在，也不能被其他精神障碍所解释，如：孤独谱系障碍、创伤后应激障碍、分离性焦虑障碍、心境恶劣障碍。

注：此诊断不能与对立违抗障碍、双相障碍等同时诊断。但可与抑郁障碍、注意缺陷多动障碍、品行障碍和物质滥用等同时诊断，如果儿童的症状符合破坏性心境失调障碍，又符合对

立违抗障碍，则只能诊断为破坏性心境失调障碍。如果儿童曾出现过躁狂或轻躁狂发作，也不能再被诊断为破坏性心境失调障碍。

（11）症状的存在不是由于物质、躯体或神经系统疾病的生理效应所致。

（二）重性抑郁障碍

1. DSM-Ⅳ的诊断标准

（1）患者于2周内表现出下述症状（排除明显由于躯体疾病，或心境协调的妄想幻觉所导致的症状）中至少5项，但不一定是持续的，并应是原有功能状况的改变，其中至少有一项症状表现为：心境抑郁；对日常生活失去兴趣或愉快感。

（2）患者几乎每天大部分时间都有心境抑郁，可是主观体验（如：感到悲伤或空虚等）或是来自他人的观察（如：哭泣等）。儿童或青少年患者情绪则表现为易激惹。

（3）患者几乎每天大部分时间对所有或几乎所有日常活动的兴趣或愉快感显著降低（主观体验或被他人所观察到）。

（4）患者虽未节食，但体重明显下降或明显增加（1个月内体重变化超过5%），或几乎每天都有食欲减退或增加的现象。儿童或青少年患者则表现为未达到预期应增加的体重。

（5）患者几乎每天失眠或睡眠过多。

（6）患者几乎每天都有精神运动性激越或精神运动性迟滞（不仅主观感到坐立不安或迟滞，而且其他人也能明显观察到）。

（7）患者几乎每天感到疲倦乏力或精力减退。

（8）患者几乎每天都感到自己无用，或不恰当地或过分地内疚，甚至达到罪恶妄想的程度（不仅因患病而自责或内疚），这在游戏主题中更为明显。

（9）患者几乎每天都感到思维能力或注意力集中能力减退，或者犹豫不决（主观体验或被他人所观察到）。

（10）患者反复想到死亡（不仅是怕死），想到没有特殊计划的自杀意念，或者想到某种自杀企图，或一种特殊计划以期实施自杀。自杀或者自我破坏的主题仅在游戏中持续明显。

2. 这些症状并不符合混合性发作的标准。

3. 这些症状导致患者在临床上产生了明显的痛苦烦恼，在社交、学业或其他方面的功能缺损。

4. 这些症状不是由于物质（如：使用成瘾药物或处方药物）或其他情况（如：甲状腺功能减退）的直接生理效应所致。

5. 这些症状不能用居丧反应（所爱亲人离世后的反应）来解释，症状持续2个月以上，或症状的特征为显著的功能损害，病态地沉浸于自己的无用感、自杀观念、精神病性症状或精神运动性迟滞中。

（三）心境恶劣障碍

1. DSM-Ⅳ对心境恶劣障碍症状的诊断必须符合以下7条症状中的至少2条：食欲降低或增加；失眠或睡眠增加；精力差或无力；注意力不集中或难以做出决定；自尊心下降（低落的自我意象）；感觉无望与悲观；过度肌肉疼痛，上背与脚部尤甚。

注：如为儿童和青少年，可能表现为易激惹的情绪，病程至少为1年，而不同于成人诊断至少需要2年，并从未消失连续2个月以上。

2. 以上症状开始的前2年，患者并非已处于重性抑郁障碍发作期。

3. 患者没有出现任何轻躁狂、躁狂发作或混合症状的发作。

4. 患者的症状从未符合情绪交替违常的标准。

5. 症状应该是独立存在的，而非其他慢性精神障碍症状的一部分，例如精神分裂症或妄想症的部分症状。

6. 症状大多不是直接由生理疾病或物质使用/滥用引起，包括处方类药物。

7. 症状可能已经给患者在社会、学习以及其他生活方面造成了重大困扰。

（四）双相障碍

DSM-Ⅴ以循证依据为指导并遵循临床应用最优化原则对DSM-Ⅳ予以修正，将双相及其相关障碍从心境障碍中分离出来，具体包括的诊断类型为：双相Ⅰ型障碍、双相Ⅱ型障碍、环性障碍、物质/药物引发的双相及其相关障碍、其他躯体疾病所致双相及其相关障碍、其他特定的双相及其相关障碍、未特定的双相及其相关障碍。现将对双相Ⅰ型障碍、双相Ⅱ型障碍及环性障碍的诊断标准予以详细介绍。

1. 双相Ⅰ型障碍

（1）达到至少一次躁狂发作的标准；

（2）躁狂发作和抑郁发作都不可能归于分裂情感性障碍，也不是叠加于精神分裂症、分裂样精神障碍，或其他未注明的精神分裂症谱系和其他精神病性障碍。

2. 双相Ⅱ型障碍

（1）至少1次轻躁狂发作和至少一次抑郁发作；

（2）既往没有过躁狂发作；

（3）轻躁狂和抑郁的发作不能以分裂情感性障碍、精神分裂症、分裂样精神障碍、妄想性障碍、其他特定为未定的精神分裂症谱系及其他精神障碍解释；

（4）抑郁症状以及不可预测性的躁狂抑郁症状的频繁转换明显损害社会、学业/职业或其他重要领域的社会功能。

3. 环性障碍

（1）儿童和青少年至少有1年反复出现周期性轻躁狂症状，但未达到轻躁狂发作的诊断标准以及反复出现周期性抑郁症状但未达到抑郁发作的诊断标准；

（2）在上述1年时间内，轻躁狂和抑郁周期至少占一半时间，且其上述症状的缓解期每次都不超过2个月；

（3）不符合抑郁、躁狂或轻躁狂发作的诊断标准；

（4）诊断标准A中所述症状并不能以分裂情感障碍、精神分裂症样精神障碍、妄想性障碍或其他特定/非特定的精神分裂症谱系及其他精神障碍解释；

（5）上述症状不能归因于某种物质（如：药物滥用/吸毒、药物治疗等）的生理效应或某些躯体疾病（如：甲状腺功能亢进等）的影响；

（6）上述症状对其社会功能、学业/职业行为或其他重要领域造成了具有显著临床意义的苦恼或损害。

知识链接

双相障碍误诊原因分析

双相障碍是一组既有躁狂发作又有抑郁发作的重性精神障碍，由于发作严重程度不同，不同发作期临床表现各异，尤其对轻躁狂识别困难，极易发生漏诊和误诊。

国外研究显示，双相障碍的误诊率为 41.1%~69%，其首次发作的误诊率高达52%，易被误诊为单相抑郁障碍、精神分裂症、边缘性人格障碍、焦虑症及物质依赖等。国内相关研究显示，双相障碍的误诊率高达 70.85%，易被误诊为单相抑郁障碍、精神分裂症、边缘性人格障碍、焦虑症及物质依赖等。其中，最常见的误诊精神障碍疾病为单相抑郁障碍，其次为精神分裂症。大部分双相障碍以抑郁发作起病，容易被误诊为单相抑郁障碍；若忽视患者的情感症状，过于注重精神病性症状，则易被误诊为精神分裂症。另外，临床无严格遵循诊断的标准，病史收集不全，医生忽视纵向病程特点及间歇期社会功能情况，对轻躁狂诊断过于严格或忽略轻躁狂症状，或患者因处于抑郁状态而较难回忆起既往的轻躁狂发作，都会导致临床发生误诊和漏诊。

来源：林康广，陈玲玉，陈琨，等.双相障碍误诊及患者求医轨迹［J］.四川精神卫生，2016，29（5）：419-423.

第五节　儿童心境障碍的治疗与护理

儿童青少年心境障碍的治疗方法包括躯体治疗（药物治疗以及其他躯体治疗方法，如电抽搐治疗）和心理治疗。治疗方式包括门诊治疗及住院治疗，但对有自杀观念及自杀行为的患者，住院治疗是较安全且最佳的方式。

心境恶劣障碍的治疗目的是消除抑郁症状，加强心理和社会功能，降低将来发展为其他心境障碍（如重性抑郁障碍）的危险性。心境恶劣属于慢性抑郁症，是难治性疾病，故治疗药物的剂量偏高，治疗时间偏长，有效率中等。有效定义为临床恢复，DSM-IV-R 适应功能 70 分以上，如此持续 6 个月以上。

双相情感障碍的治疗需注意不要加速由抑郁状态向躁狂状态或躁狂向抑郁状态的转换。因为这种转换将会导致双相循环的加快，使治疗更加棘手，疗效也会更差。

一、儿童心境障碍的治疗

（一）药物治疗

目前对抑郁和躁狂症状的治疗均有安全有效的药物治疗，不但解除患者的痛苦，有效预防自杀悲剧的发生，同时也显著减少了因情感障碍给社会和家庭带来的沉重负担，帮助患者恢复学习、生活的能力。

1. 选择性 5-羟色胺在摄取抑制剂（SSRIs）

常见的 SSRIs 药物包括氟西汀、舍曲林、氟伏沙明等，是目前临床治疗儿童青少年抑郁障碍应用最广泛的药物。尤其氟西汀作为第一个获准用于治疗儿童青少年抑郁障碍的药物，被公认为是治疗效果最佳且临床首选的药物。欧美药品监督管理局推荐氟西汀可用于治疗 8 岁以上儿童和青少年中度至重度抑郁障碍的治疗。舍曲林治疗儿童青少年抑郁障碍的有效率可达 69%；氟伏沙明除可改善儿童青少年患者的情绪症状外，还可提高其睡眠质量，并对伴有强迫症状的患者疗效更好。另外，SSRIs 类药物的安全性较高，胃肠道反应等药物不良反应都是一过性的，患者一般能耐受而不影响治疗；较三环类抗抑郁药物而言，大大减少了心血管副作用和过量服用药物后引发致死的风险。因此，临床建议有自杀和（或）冲动倾向的患者选用 SS-RIs 而非三环类抗抑郁药。美国儿童青少年精神科学会（American Academy of Child and Adolescent Psychiatry，AACAP）也建议将 SSRIs 作为治疗未共患其他精神障碍、抑郁障碍的一线药物。但基于相关研究结论，即服用抗抑郁药物后患者自杀观念和行为（包括企图）增加 4%（显著高于安慰剂对照组的 2%），美国食品药品管理局（Food and Drug Administration，FDA）要求在所有 SSRIs 类说明书上采用黑框警告，抗抑郁药物（包括 SSRIs）可能增加青少年患者自杀意愿和自杀行为的风险。

2. 5-羟色胺和去甲肾上腺素再摄取抑制剂（SNRIs）

文法拉辛是 SNRIs 的代表药物，能显著抑制 5-HT 和 NE 的再摄取，能同时激动中枢 5-HT 能系统和中枢 NE 能系统，因此其治疗的双重作用比单一作用药物的抗抑郁疗效更好。另外该类药物的安全性能较好，恶心、嗜睡、眩晕等不良反应较少。且不良反应的发生与服用剂量有关，随着治疗用药时间的延长，不良反应逐渐减少，并于用药 2 周后显著减轻。但对伴有肝功能损害的患者，需注意联合用药禁忌，尤其不能与单胺氧化酶抑制剂（MAOIs）类药物合并使用。

3. 三环类抗抑郁药（TCAs）

常见的 TCAs 药物包括丙咪嗪、阿米替林、氯丙咪嗪等。临床发现，该类药物对抑郁发作的疗效为 60%~70%，持续用药 4~6 周后的疗效较安慰剂对照组高一倍。但因其抗抑郁疗效需持续用药 3~4 周才能达到高峰，医护人员对初期疗效不明显的患者需严密监护，提高其用药依从性的同时，防止自杀行为的发生。但考虑该类药物安全性能较差（如增大自杀风险等），心血管毒性、过度镇静、抗胆碱能副作用、体重增加、记忆力和注意力一过性下降等药物不良反应较多，过量使用时致死率较高等原因，TCAs 药物不是治疗儿童抑郁障碍的首选药物。但对抑郁障碍与注意缺陷多动障碍、遗尿症或发作性睡眠的共病患者，TCAs 疗效较显著。

4. 心境稳定剂

心境稳定剂是治疗双相障碍的主要药物，可用于躁狂发作及双相障碍的维持治疗，但目前对儿童青少年使用心境稳定剂治疗的相关研究较少。锂盐被 FDA 批准可用于 12 岁及以上年龄双相障碍的治疗，研究证实，锂盐对儿童肢体、语言攻击等品行障碍的行为治疗，急性躁狂及双相障碍伴物质滥用的青少年治疗均有效，且耐受性良好，还可显著降低情感性精神障碍患者的自杀风险。用药后出现的胃肠道不良反应、影响生长发育、糖尿病等不良反应均有报道，且年龄越小的儿童用药后的不良反应更多，故需严密监测。

抗惊厥类药物也归属于心境稳定剂，常用药物为丙戊酸、卡马西平、拉莫三嗪等。研究显示，8~18 岁躁狂急性期患者应用丙戊酸盐治疗的有效率为 40%，与锂盐 46% 及卡马西平 36% 相比无显著差异。常见不良反应为过度镇静、恶心、呕吐、肝脏毒性、月经变化等。致命肝毒性仅见于 2 岁以下儿童使用多种药物联合用药后被引发。临床考虑卡马西平可影响机体自身代谢以及其他药物代谢，并产生严重的药物相互作用，故儿童青少年患者较少使用。

另外，快速发作的抑郁伴发/不伴发精神运动迟滞和（或）有精神病性症状的重性抑郁障碍患者可能有躁狂发作的风险，对这些儿童患者应考虑预防性服用心境稳定剂，如单用心境稳定剂效果不佳，还需加用抗抑郁药物。临床实践也证实，抗抑郁药物合用碳酸锂可使相当一部分单用抗抑郁药物治疗无效的患者获得满意疗效。对双相障碍的患者进行抗抑郁药物及碳酸锂联合用药尤为恰当，但其疗效常于用药后 7~14 天才可显现。

5. 非典型抗精神病类药物

常见药物为利培酮、阿立哌唑、奥氮平、喹硫平等，该类药物疗效显著，且患者的耐受性较好。其中，利培酮由 FDA 批准可用于 10~17 岁双相障碍-躁狂发作/混合发作患者的治疗；阿立哌唑由 FDA 批准可单一或合并碳酸锂/丙戊酸钠治疗 10~17 岁双相障碍患者躁狂发作及混合发作的治疗。

知识链接

心境图对心境障碍患者药物治疗选择的指导

心境图是在一条时间横轴上将患者各次心境障碍的发作采用向上或向下的曲线为代表进行描绘。对双相情感障碍患者，尤其病程较长的患者，可通过画心境图来指导临床用药的选择。心境图中，向上的曲线代表躁狂，向下的曲线代表抑郁。曲线距离时间横轴的长度代表心境障碍的程度。在心境图上再采用各种带有标记的直线标识出药物治疗的品种、剂量和时程。如有必要，还可将对心境障碍具有重要意义的生活事件在心境图上采用特定标记予以标识。根据心境图及所绘药物治疗标识，医生可明确了解患者所患心境障碍的发作频率、程度、障碍发作与季节的关系、药物治疗种类以及对某种特定治疗药物的反应。因此，心境图对病程较长且反复发作患者的药物治疗选择具有非常重要的参考价值。

来源：沈渔邨. 精神病学 [M]. 4 版. 北京：人民卫生出版社，2005：448.

（二）心理治疗

1. 认知行为治疗（Cognitive-Behavior Therapy，CBT）

CBT 是一种主动、直接、限时、结构性的方法，对治疗轻中度抑郁障碍的疗效可相当于抗抑郁药物的治疗，已成为轻中度抑郁障碍标准的治疗方法，也是儿童青少年抑郁障碍首选的治疗方法，并有助于双相障碍恢复期的发展。其治疗旨在教会患者用正性的自我陈述来取代以往负性的自我陈述，以改变其负性的认知曲解和行为缺陷，通过掌握并正确运用情绪调节技巧，改善当前的心境状态，预防将来抑郁发作。CBT 的治疗计划包括概念化、技巧训练和运用技巧、预防复发三个阶段。

（1）治疗前 CBT 应建立在医患双方良好治疗关系的基础上，治疗师与患者之间是合作性并赋予实践的。治疗室、患者及其父母需全面收集有助于治疗的信息资源，并针对患者的抑郁症状，帮助患者理解抑郁障碍的认知-行为模式，并以改变导致抑郁的想法及相应行为为目的构建有效策略。

（2）治疗中治疗师应帮助患者发展应对抑郁障碍的策略及技巧，并协助其将每项技巧运用到现实生活。同时，鼓励患者的父母、老师及同伴帮助患者将所学技巧恰当运用到治疗以外的场合。

（3）治疗后帮助患者及其父母熟练、灵活应用所学策略，并不断巩固从治疗中所得收获。治疗师与患者能有效识别各项潜在应激源并制定应对策略。同时，考虑应激源的不可预测性，需兼顾该应对策略的普遍适用性。治疗师还需帮助患者及其家庭共同早期识别抑郁障碍的复发迹象，并适时运用所构建策略调整情绪，症状加重时及早寻求专业救治。

2. 人际关系治疗（Interpersonal Psychotherapy，IPT）

IPT 是一种有效、具有时限性、结构化的心理治疗方法，基于人际关系理论，强调积极人际关系对心理健康重要性的影响。青少年人际关系治疗则被认为有益于青少年抑郁障碍的治疗，因每周 1 次，连续 12 周，因此治疗具有时限性。一般以个别治疗为主，但也需要父母积极参与，通过对青少年患者及其父母的心理教育，明确目前人际关系所存在的问题，分析抑郁障碍发生的原因（如人际关系）、疾病对患者的影响，可有效减少患者的抑郁症状并改善其人际关系。

3. 家庭治疗（Family Therapy）

父母关系、虐待、亲子冲突等糟糕的家庭关系是儿童青少年抑郁发作的重要因素。家庭治疗则可帮助家庭成员应对抑郁障碍，改变个体的心理状况，调节家庭成员之间的关系。其治疗目的就是要阻断家庭成员之间无效的互动模式，在患者与其家人之间打开有效沟通的渠道，增加父母与孩子之间积极正性的互动，能让双方拥有更好的互动经历，重建家庭关系，并提高家庭成员对抑郁障碍的认知，减少风险因素，增加有利的保护性因素。

此外，患者发生精神障碍后所产生的愤怒攻击、自杀企图及不可预测的行为也会使父母感到紧张、困扰、愤怒，需对家庭予以支持和干预。向父母解释疾病的性质，对抑郁、躁狂症状的识别，用药后所出现的不良反应，因共患疾病所导致注意力不集中、焦虑或强迫等问题，积极配合治疗师，提高患者对治疗的依从性，促进康复。

4. 动力性心理治疗（Dynamic Psychotherapy）

动力性治疗的目的在于解决儿童青少年患者潜在的个人冲突和伴随的生活困境，而这被认为是引起或维持抑郁障碍的重要原因。区别于传统针对成人的动力性治疗模式，对儿童患者而言，该治疗模式需儿童和父母共同参与，并倾向于短程焦点式治疗，治疗方式可通过参与游戏来完成。治疗师需保持共情、非判断性的态度，对患者的愤怒、痛苦等负性情绪予以包容，双方建立相互理解、相互信任治疗关系的基础上，选择在患者感到舒适，能够并愿意配合的时机，鼓励表达其内心情感。患者通过理解抑郁产生的根源，发展出更成熟的适应性防御机制和表达方式。

（三）心理治疗与药物治疗联合应用

对患重度心境障碍，特别是处于抑郁发作期的患者，单独接受心理治疗的疗效不佳，在临床可考虑应用心理治疗联合药物治疗的方法。研究显示，认知行为治疗联合 SSRIs 治疗的方式对儿童青少年抑郁障碍的疗效显著优于单独使用认知行为治疗或药物治疗的方法。由此，认知行为治疗联合药物治疗的方式已被公认为是治疗儿童抑郁障碍最主要的方法。

（四）电抽搐治疗（Electroconvulsive Therapy，ECT）

目前，公众对电抽搐治疗仍存有顾虑，也有学者提出 15 岁以下儿童应避免使用。但研究显示，通过应用适量电流刺激中枢神经系统，造成大脑皮层的电活动同步化，虽可导致患者的记忆力、注意力等认知活动能力下降，损害机体免疫功能等副作用，但对严重抑郁障碍以及难治性抑郁障碍而言仍可作为最佳的治疗选择之一。由此，电抽搐治疗仅可用于难治性心境障碍青少年患者，国外报道其治疗有效率为 50%~100%。另外，美国儿童少年精神病学会所发布的有关青少年抑郁障碍使用电抽搐治疗指南中还提出，该治疗方式限用于严重躁狂、药物治疗无效和不能耐受药物治疗的儿童青少年心境障碍患者的治疗。

二、儿童心境障碍的护理

（一）护理评估

1. 健康史

询问患者的成长发育史、既往疾病史、家族史、过敏史、生活方式、特殊嗜好等。

2. 生理功能

评估患者生理功能的状况，包括营养状况及体重变化，是否存在食欲增大或减退；睡眠状况，是否存在入睡困难、早醒、醒后难以入睡、嗜睡等；生活自理程度，衣着或身上是否清洁无异味；有无蓄意自伤、自杀观念或行为等导致的躯体损伤。

3. 心理功能

评估患者的情绪特征，是否发生焦虑、恐惧障碍，具体水平分级；患者的恐怖、焦虑反应是否属于正常范围，是否符合其年龄发展水平。

4. 社会功能

患者家庭成员的关系是否和睦，父母的教养方式是否合理，以及导致患者产生抑郁或躁狂情绪的家长相关性行为；患者与同伴的交往、学习能力及学业成绩等。

5. 精神状况

在对心境障碍临床表现进行全面、客观、正确认识的基础上，检查患者的外表与行为、言谈与思维、情绪状态、感知、认知功能与自知力等精神状况，并评估是否有易激惹、情绪高涨、夸大、自负或抑郁等情感认知特点。抑郁障碍患者需评估是否有自杀企图和行为，是否有沉默寡言、烦躁不安、失眠等自杀先兆症状，还可应用儿童抑郁自评或他评量表/问卷对疾病性质及严重程度进行客观评估；躁狂发作患者需评估是否有冲动、伤人毁物的企图和行为等。

（二）常见护理诊断/问题

1. 与抑郁障碍相关的常见护理诊断/问题

（1）有自伤的危险。与抑郁、悲观，自罪自责，自我评价过低等情绪和观念有关。

（2）营养失调：低于机体的需要量。与抑郁导致食欲下降、失眠乏力及自罪妄想内容有关。

（3）睡眠形态紊乱：早睡、入睡困难、嗜睡。与悲观情绪、疲乏无力等因素有关。

（4）保持健康能力改变。与沟通技巧缺乏或改变、个人应对无效及躯体症状有关。

（5）自我认同紊乱。与抑郁情绪、无价值感等因素有关。

（6）个人应对无效。与角色期望得不到满足、精力不足、无助感等因素有关。

（7）社交孤立。与悲观情绪、社会行为及社会价值被拒绝及健康状况不佳有关。

（8）卫生/穿着/进食自理缺陷。与精神运动性迟滞、兴趣减退、无力料理自己有关。

（9）便秘。与活动减少、胃肠蠕动减慢有关。

（10）焦虑。与自罪自责、无价值感、疑病等因素有关。

2. 与躁狂发作相关的常见护理诊断/问题

（1）有对自己或他人实施暴力行为的危险。与易激惹、社会控制能力降低等因素有关。

（2）营养失调：低于机体需要量。与兴奋躁动、进食无规律有关。

（3）睡眠形态紊乱：入睡困难、早醒。与持久兴奋、活动过多、交感神经亢进有关。

（4）思维过程改变。与精神运动性兴奋，与情绪不协调的幻觉、妄想思维，意识障碍等因素有关。

（5）个人应对无效。与自知力受损、情绪不稳、易激惹等因素有关。

（6）社交障碍。与易激惹、极度兴奋、有暴力行为危险等因素有关。

（7）卫生/穿着/进食自理缺陷。与极度兴奋、无暇料理自我有关。

（8）便秘。与日常生活起居紊乱、饮水量不足有关。

（三）护理目标

1. 与抑郁障碍相关的常见护理诊断/问题

（1）通过护理，患者能积极配合治疗，缓解抑郁情绪，住院期间不发生自伤或自杀行为；

（2）建立和维持正常良好的营养、水分、排泄、休息和睡眠等方面的生理功能；

（3）患者在不服药的情况下，每晚可维持 6~8 小时不中断的充足睡眠；

（4）患者的抑郁情绪得到缓解，可在医护人员指导下，采用恰当方式排解悲观等负性情绪，减轻无力感；

（5）患者自我价值观增强，能正向、积极、客观地评价自我、过去成就，并充满希望地展望未来；

（6）与患者建立良好的护患关系，并协助患者主动与家人、病友及其他人员积极活动，自愿参与各项社交或力所能及的娱乐活动；

（7）在护理人员的指导和协助下，患者的生活自理能力显著改善；

（8）患者及家属能正确认识疾病，叙述与抑郁障碍的相关知识，恰当表达自我需求，处事方式妥当，治疗依从性较高，并可有效辨识复发迹象。

2.与躁狂发作相关的常见护理诊断/问题

（1）通过护理，患者能控制自己的情感与行为，减少或避免患者住院期间伤害自己或他人；

（2）减少患者过度活动及过量体力消耗；

（3）建立和维持正常的生理功能，具体包括营养及饮水量充足、便秘缓解或消失、休息与睡眠节律正常；

（4）在护理人员的指导和协助下，患者的生活自理能力显著改善；

（5）患者及家属能正确认识疾病，叙述与躁狂发作的相关知识，恰当表达自我需求，处事方式妥当，治疗依从性较高，并可有效辨识复发迹象。

（四）护理措施

1.与抑郁障碍相关的护理措施

（1）预防患者实施自伤或自杀行为。受悲观厌世、自罪自责等抑郁情绪影响，多数患者在疾病早期、发展期及恢复好转期均存在蓄意自伤、自杀观念及自杀行为的潜在危险，严重危及其自身安全。因患者常常计划周密、行动隐蔽，甚至伪装病情以躲避医务人员及家属的注意，所以采取积极措施，加强安全防护对保护其安全，避免意外事件发生至关重要。

一方面，护理人员应与患者建立良好的治疗性人际关系，对其言语、行为等情况予以密切观察，并通过与父母、老师及同伴的及时沟通，动态观察患者病情变化，鼓励其表达内心悲观情绪、厌世思维、自伤自杀冲动的想法等，明确采取自杀意图的强度及可能性。另外，考虑部分重性抑郁患者在接受药物治疗时，随病情缓解出现自杀风险显著增加的现象，医护人员需高度警惕患者所表露出的自杀先兆症状，若出现明显情绪改变，交代后事，书写遗嘱，反复叮嘱银行卡密码等重要问题，需加倍防范。

另一方面，护理人员可鼓励或陪伴患者参加团体活动，或积极取得家属的配合，由其协助对患者的心理疏导并适时给予心理支持，减少或避免意外发生。妥善安置患者于设施安全、光线明亮、空气流通、舒适整洁，且易于观察巡视的治疗环境中，并切勿让急症期患者独居一室。室内环境以明快色彩为主，以调动患者积极良好的情绪，激发对生活的热情。加强对室内设施的安全检查，严格规范对药品及危险物品的管理。另外，严格执行整体护理管理制度，护理人员秉承高度责任感，重点观察持有消极意念的患者，尤其在夜间、凌晨、午睡、饭前、交接班及节假日等病房人力配置不足时，加强巡视和防范工作。

（2）做好躯体症状的护理，维持正常生理活动。

① 饮食护理方面。受精神症状、不思饮食、负性情绪等因素影响，患者常出现食欲不振，甚至拒绝进食的现象。护理人员应全面评估患者食欲降低的原因，给予劝慰和解释，依据患者喜好尽量选择高蛋白、高热量、富含维生素的食物种类，安排多人陪伴用餐的环境，改善食欲。如患者坚持拒绝进食或体重持续降低，应遵医嘱进行肠内或肠胃营养护理，以维持机体日常水分及营养需求。

② 改善睡眠质量方面。睡眠障碍是抑郁障碍患者最常见的症状之一，常见的有入睡困难、早醒、嗜睡等。改善睡眠对消除患者抑郁情绪、减少意外事件发生有积极促进作用。白天尽量避免或减少卧床时间，通过参与各项娱乐活动（如：打球、下棋、跳舞等）消耗体力和精力；晚上入睡前督促患者热水泡脚或洗澡，避免会客或讨论病情，创造舒适安静的睡眠环境，必要时遵医嘱给予药物治疗。

③ 排泄护理方面。由于情绪低落、食欲不振、活动减少，患者常出现便秘、腹胀、尿潴留等问题。护理人员应指导患者多吃富含纤维的蔬果、少食多餐、多饮水、常活动，每天定时询问并记录患者的排泄情况，发现异常及时处理。遵医嘱给严重便秘患者进行缓泻剂治疗或灌肠护理；对尿潴留患者，诱导排尿护理无效时，遵医嘱给予用药或导尿护理。

④ 日常生活护理方面。患者常主诉疲乏无力、难以料理日常生活，甚至连基本的起居、梳理都倍感吃力，大部分时间都静卧不动。护理人员应鼓励并主动陪伴患者参加各项力所能及的娱乐活动，通过与周围环境、人群的互动，改善其消极状态，重新建立生活的信心。

（3）鼓励患者抒发内心的想法。严重抑郁障碍患者常表现为思维过缓、内容减少且空洞，易产生罪恶妄想。护理人员对不愿进行语言表达或主动倾诉的患者，应适当采用非语言沟通的技巧，耐心、缓慢地以目光、抚摸等方式支持、关心、安抚患者。并逐渐引导患者注意外界，利用治疗性沟通技巧，鼓励表述内心所想。

（4）阻断负性思维。抑郁障碍患者的认知常局限于"负性定式"模式，对自己或外界事物总是不自觉地予以否定，即负性思维。面对生活中暂时的挫折或失败，总是习惯性认为是由于自己的无能和无力所造成的，该结果对自己极为不利。护理人员应帮助患者改变这些负性、消极、片面的想法，引导其发现自身优点、所获成就，以增加或重建正向思维。协助患者客观审视自己认知、逻辑与结论的正确性，修正不切实际的目标，逐步完成某些建设性的工作内容以及积极参与社交活动，提高自我认同感。

（5）学习新的应对技巧。为患者积极创造和利用各种人际接触的机会，以协助患者改善处理问题、增强社交的能力。护理人员还需实施对患者父母或其他照顾者予以宣教，协助其加强对患者适应性行为反应（如控制情绪等）的鼓励和支持，忽视患者的不适应行为（如大声哭泣、辱骂他人等），进而改变患者的应对方式。

（6）指导药物治疗并保证用药安全。心境障碍患者接受药物治疗后，一般需连续服用 2~3 周甚至更长时间才能获得显著疗效，但药物不良反应却可在用药后很快出现。医护人员于患者服药后，仔细检查口腔并陪伴片刻，严防藏药、蓄积后一次性吞服或离开后催吐。用药期间，严密观察药物不良反应的发生（如：口干、胃肠道反应、便秘、自杀风险增大等），耐心向患者解释不良反应发生的原因、持续时间以及应对措施；关注患者是否出现自伤行为、自杀观念等，做好安全防护，避免意外发生。如患者拒绝服药或不能耐受不良反应时，遵医嘱停药或更换处方。

2. 与躁狂发作相关的护理措施

（1）保证患者安全，防止意外发生。患者因精神活动异常高涨、激越、自控能力降低等，对周围环境中的易感因素较为敏感；还常受夸大意念支配做出超乎自己能力的反应，发生伤人、毁物、自我伤害等冲动暴力行为。

一方面，护理人员需在全面评估患者发生攻击等冲动行为的主客观因素，预先确定其发生暴力行为的风险等级，及早识别潜在暴力行为的先兆表现（如：情绪激动、无理要求增多、有意违背正常秩序等），制定安全防护措施。对急性期患者所提出的不合理要求，护理人员要始终保持平稳心态，避免直接、简单地予以拒绝，结合当时所处场景耐心给予解释和疏导，并采取引导、暂缓或转移的方法缓解、稳定患者的激越情绪。

另一方面，环境中的噪声、温湿度、颜色等物理因素，也可能会导致躁狂患者躁动不安、情绪激动。由此，护理人员应尽量给患者提供安静、舒适、宽敞的休息环境。病室内通风良好，物品陈设简单、安全以避免患者毁物伤人；色彩装饰淡雅、整洁，常具镇静作用以保证患者情绪稳定。加强巡视观察，当发现患者出现难以控制的暴力行为时，护理人员应保持镇静，尽快疏散周围人群，竭力分散其注意力，并在其他医务人员的配合下，有组织地阻止暴力行为升级，遵医嘱予以保护性隔离或保护性约束护理。

（2）做好躯体症状的护理，维持正常生理活动。

① 饮食护理方面。患者由于过度忙碌于自己所认为有意义的活动而忽略其最基本的生理需求。护理人员需主动为其提供充足、高营养，且容易携带进食的食物和水，还可结合患者病情，无须限定于固定时间进餐，以少量多餐的方式满足其营养需求。但应避免患者因抢食或进食过快发生噎呛等意外。

② 改善睡眠质量方面。患者常自觉精力旺盛、急躁不安、自控能力差等，导致睡眠需要量少且睡眠质量较差。护理人员可鼓励患者多参与无竞争性的工娱活动（如：擦地板、健身器运动、慢跑等），并对其活动过程中的表现以及活动后所取得的成效予以肯定，在发泄其过剩精力的同时，还可稳定情绪，培养并提高其自控能力。另外，为患者提供安静舒适的睡眠环境，保障其休息和睡眠质量。

③ 排泄护理方面。患者受疾病、治疗等因素影响，常发生便秘。护理人员需指导患者多饮水、多吃富含维生素的蔬果、粗粮，必要时遵医嘱进行药物或灌肠护理。

④ 日常生活护理方面。患者受疾病症状影响，对自己的言行、穿着等缺乏合理的判断。护理人员应引导并督促患者选择适当的穿着，维持良好的个人卫生。

（3）学习新的应对技巧。患者因习惯于负性思维模式，对自己常持否定态度，不愿倾吐内心真实的想法。护理人员应保持友善的态度，接纳患者，积极与其建立良好的治疗性人际关系，通过有效的沟通，鼓励患者采用"画"或"写"的方式描绘自己内心的想法，提高在生活、学习、社交中的应对能力。

（4）协助患者维持用药。病情反复的患者常需遵医嘱持续用药。护理人员需全面了解其无法坚持服药的原因，耐心解释持续用药对巩固疗效、减少复发的重要意义，针对个体予以解决和克服。另外，药物治疗过程中，护理人员还需密切观察、客观评估患者所发生的不良反应，耐受性及依从性，遵医嘱予指导和处理。

第六节　健康教育

指导青少年患者及家属掌握所患疾病病因、临床特征、治疗手段、复发先兆症状的识别等理论知识，协助制定有效预防措施。指导家属学会识别和判断疾病症状的方法。向青少年患者及家属解释药理学特点，提高用药依从性，并指导家属督促和协助患者按时服药、定期随诊复查。指导患者及家属掌握药物用药后反应的临床表现，具体包括药物不良反应的不可避免性以及用药后依次出现的治疗效果。例如：SSRIs 在起效之前，患者可能会出现激越情绪增高、胃肠道反应等症状，但随着治疗时间的延长可能逐渐缓解甚至消失。而采用三环类传统药物治疗时，患者初期表现为睡眠改善、食欲增大，精力恢复，最后才过渡为情绪改善。指导青少年患者及家属理解精神障碍症状的治疗不能完全依赖于药物，积极发挥自身主观能动性配合医生进行心理治疗，可有效提高治疗效果。教会家属为患者创造良好的家庭环境，锻炼患者的日常生活和工作能力，并在掌握疾病相关知识的基础上，与患者共同学习新的应对技巧。

（段莉）

第十三章　儿童器质性精神障碍

儿童精神疾患可分为器质性精神病和功能性精神病。前者指脑部有明显病理改变，包括各种原发于脑部疾患，继发于躯体疾病或中毒伴发的精神障碍。后者指根据目前科学技术水平，还未能发现脑部有明显形态改变或肯定的生理生化改变的精神疾患。器质性与功能性的区分只能看作是相对的、有条件的，随着科学技术的发展，如分子生物学和正电子发射断层扫描技术等的应用，使过去无法发现的脑部病理改变能够逐渐明确。精神病学发展史也表明，过去曾被认为是功能性的许多疾患，有一部分如麻痹性痴呆、癫痫、小舞蹈病等，已被列入器质性疾患之中。因此，所谓功能性精神病的范围必然会日益缩小，最后功能性与器质性的区分也将会趋于消失。但在临床实践中沿用器质性精神障碍这一概念，对于诊断及治疗仍有实用意义。

儿童器质性精神障碍因为就诊情况不同，又可分成两组：一组是有明显的精神症状和器质性疾病的病史、症状及体征，这组患者常去儿科或神经科诊治，比较容易进行诊断，治疗重点是针对原发病灶；另一组是以精神症状为主，但病因及体征均不明显，这组患者常到精神科诊治，不易诊断，治疗以对症为主。鉴于两组患者分散在各科诊治，至今仍无法统计出儿童器质性精神障碍的正确发病率或患病率。

第一节　儿童器质性精神障碍概述

一、儿童器质性精神障碍的概念

器质性精神障碍（Organic Psychosis，OP）是指由于脑部疾病、躯体疾病以及中毒等原因所引起和（或）代谢改变所致的精神障碍。

在DSM-V中，神经认知障碍主要包括谵妄、重度和轻度神经认知障碍。神经认知障碍所涉及的病因、病理、生物学标记等可以是明确的也可以是不明确的，例如创伤性脑损伤所致的神经认知障碍（明确的病因）、未特定的神经认知障碍（不明确的病因），神经认知障碍的诊断基于受损的认知领域及其程度。急性起病的以谵妄多见，缓慢起病的可表现为慢性认知功能受损，由于伴有各种精神异常，需要儿童精神科医生和儿科医生协同处理。

二、儿童器质性精神障碍发生的可能病因

（一）原发于脑部的各种疾病

包括颅内感染、颅脑外伤、脑肿瘤、脑变性等。精神症状主要因脑部原发性病变引起。有人将具有中枢神经系统病理变化的患者与周围神经系统有病理变化或畸形的患者进行对比研究发现，虽然各组病残程度几乎相等，但前组出现的精神障碍比后组多两倍。可见脑部有病理变化时，极易发生精神障碍，而且脑部发生病理变化的部位不同，表现的精神症状也各不相同。

（二）继发于各种躯体疾病

各种躯体疾病包括各脏器疾患、内分泌疾患、营养和代谢紊乱、急性感染性疾患、结缔组织疾患、血液病及手术后或烫伤等。这类患者可以通过躯体疾病的直接或间接作用发生各种精神症状。

（三）中毒或药物引起精神障碍

如误服毒物、药物过量或食物中毒等。

器质性精神障碍除了与上述三种原因直接有关外，还与患者的病变进展的速度、脑损害的广泛性和严重性以及脑损伤部位有关，也与患者的病前性格、年龄、家庭环境及社会心理因素有一定关系。有人认为一些导致器质性精神病的病因，只是加深了人格中早先存在的易损伤性。有些学者经研究提出，正在发育的脑是最易受损伤的，如果感染发生在两岁之前，神经和智能方面的残疾就比较严重。婴儿期慢性饥饿和代谢紊乱预后比年长儿童差。在头部受伤程度相同的外伤患者中，年龄小于 4 岁的患者比大龄患者预后差。

三、谵妄（急性脑病综合征）

谵妄（Delirium）又称急性脑病综合征，是一组急性、一过性、广泛性的神经认知障碍，以意识障碍或注意力障碍为主要表现，伴随基线认知的改变。常见于急性起病、病情发展变化迅速的感染、中毒、脑外伤等疾病。在儿科急诊、病房和小儿外科病房常见。

（一）流行病学

谵妄在社区中的患病率约为 1%~2%，患病率随着年龄而增加。住院个体的患病率约为 14%~24%。需要儿童精神科医生进行会诊的综合医院住院患者中有 10% 存在谵妄的问题。国外报道，谵妄占所有住院患者会诊-联络精神科服务的 17%~66%。

（二）病因和发病机制

1. 病因

导致谵妄的因素众多，谵妄状态是器质性精神障碍的特征性症状，特别是在外伤、感染、

中毒、缺氧、中枢系统疾病、内分泌疾病、代谢紊乱、药物作用、戒断反应（如酒精）、术后等状况下容易出现。因此，当患者出现谵妄状态时，必须认真探索其潜在的器质性疾病以及外界的影响因素。在发病人群中，儿童比较容易发生谵妄状态。

2. 发病机制

（1）有研究认为，一些重要皮层及皮层下区域的结构或神经生理状态的改变可以引起谵妄，这些脑区有丘脑、前额叶和基底节；

（2）与神经递质紊乱有关，如胆碱、多巴胺、5-羟色胺、γ-氨基丁酸、去甲肾上腺素、谷氨酸、组胺、阿片类物质，主要机制可能是胆碱能功能下降，多巴胺功能亢进；

（3）各种原因引起的脑细胞缺血缺氧也是一个重要机制，例如发生脓毒血症时出现的谵妄与血管内皮损伤、血脑屏障破坏、毒素造成的脑细胞缺血缺氧损伤有关；

（4）亦有研究认为，各种原因引起的中枢神经递质的改变导致第二信使功能紊乱而造成谵妄。

（三）临床表现

谵妄病情进展迅速，通常在数小时至数天内进展，在一天中病情也会波动，通常在傍晚或夜晚加重。主要有以下临床表现。

1. 意识障碍

在谵妄发生前几天，有些患者有前驱症状，如疲乏、焦虑、对声光过敏、恐惧、失眠、噩梦等。谵妄的主要表现为意识障碍，患者意识清晰度下降，轻者意识混浊、思睡，重者出现环境定向障碍，以时间、地点定向最易受损，严重者则丧失人物定向（从不认识不熟悉的人到不认识亲人）。急性脑衰竭导致注意力改变，可以表现为注意指向性、专注性、稳定性及注意转换能力的降低。

2. 认知改变

如记忆缺陷（尤其是近期记忆）、定向障碍（尤其是时间和地点定向障碍）、语言的改变、知觉扭曲或知觉运动障碍。常见知觉障碍包括误解、错觉、幻觉，这些障碍通常以视觉形式出现，也可以其他形式出现；可以从简单的、一致的到高度复杂的形式。

3. 障碍行为改变

表现为焦虑、抑郁、恐惧、易激惹、愤怒、欣快或情感淡漠。可能出现从一种状态到另一种状态的快速转换。儿童的情绪障碍常以行为异常作为表现，如呼喊、大叫、谩骂、咕哝等，这些行为在夜间或在缺乏刺激和环境因素的状况下特别容易出现。

4. 病程波动

谵妄的一个最明显的特征是波动性病程，症状在一天之中有变化，精神状态也随时在改变，认知缺陷发生和消失均很快速，患者可能在一段时间情感淡漠，短时间后又变得不安、焦虑或易激惹。在躯体情况无明显变化时，也会出现激越或幻觉。症状和知觉障碍的模糊化，可能反映了非优势皮质受累。谵妄会引起睡眠-觉醒节律紊乱，常表现为白天嗜睡、夜晚失眠伴有精神症状，称"日落现象"。当睡眠被扰乱或情绪不稳定时，谵妄常持续更长时间，这可能与脑干网状激活系统上行通路有关。当基础疾病得到控制后，这些症状常很快消失。

5. 睡眠-觉醒周期障碍

表现为日间困顿、夜间激越、入睡困难或夜间清醒。有些个体会出现完全的睡眠-觉醒周期的反转。

6. 类功能性精神病症状

某些患者在躯体疾病起病后并无明显的意识和认知障碍，而表现出类似功能性精神病的症状，如类精神分裂样症状（幻觉、妄想等）；类躁狂或抑郁症状，可伴有轻度认知损害、恐怖、易激惹等，常见于内分泌疾病如甲状腺、肾上腺功能障碍或服用某些药物后。有些儿童出现焦虑、烦躁、睡眠障碍、头痛等，常见于脑病的恢复期。

（四）病程及预后

谵妄的病程可以是急性或持续性的。大部分个体都可以完全康复，早期识别和干预可以缩短谵妄的病程。但部分谵妄患者的病情发展可能出现木僵、昏迷、癫痫甚至死亡。存在谵妄的住院患者死亡率可以高达40%，特别是合并恶性肿瘤或其他严重躯体疾病的患者。重度和轻度认知障碍可以增加谵妄的风险并使其病程复杂化。与成年人相比，由于皮质发育的不完善婴儿期和儿童期对谵妄的易感性也较高。在儿童期，谵妄可能与发热性疾病和特定的药物相关。

知识链接

儿童谵妄的危险因素

儿童谵妄是一种急性的大脑机能障碍状态，多发生在儿科重症监护。发生谵妄的患儿通常对周围环境的意识减弱，多并存定向混乱、记忆力与语言障碍以及幻觉等不良的临床表现。一旦儿童谵妄的发生被诊断识别，采取一定的治疗措施（这里指药物治疗）可以取得较好的治疗结果。国内外研究结果显示：儿童谵妄患者主要危险因素包括，年龄小于3岁、男性、大脑发育延迟、曾发生过儿童谵妄、有家族史、先前存在进行性认知损害或情绪和行为表现异常；同时住院治疗、身体约束状态、住院环境（噪声超标、光照不足、窗户缺乏、照护人员频繁改变及高病死率）也有可能使住院患儿发生谵妄。2017年一项涉及25个不同国家PICU的多中心研究显示，年龄小2岁、使用血管加压药物及抗惊厥药物的患儿更易发生谵妄，可以避免的潜在危险因素包括身体约束、麻醉药品、镇静药物和类固醇药物。

来源：何珊，左泽兰.镇静镇痛状态下危重症患儿谵妄评估研究进展 [J].中华危重症医学杂志，2018，11（1）：55-59.

（五）诊断与鉴别诊断

1. 诊断

谵妄的诊断需满足以下条件：

（1）注意（即指向、聚焦、维持和转移注意的能力减弱）和意识障碍（对环境的定向减弱）。

（2）该障碍在较短时间内发生（通常为数小时到数天），表现为与基线注意和意识相比的变化，以及在一天的病程中严重程度的波动。

（3）额外的认知障碍（例如记忆缺陷、定向障碍、视觉空间能力或知觉障碍）。

（4）诊断标准（1）和（3）中的障碍不能用其他已患的、已经确定的或正在进行的神经认知障碍来更好地解释，也不是出现在觉醒水平严重低下的背景下，例如：昏迷。

（5）病史、体格检查和实验室发现的证据表明，该障碍是其他躯体疾病、物质中毒或戒断（即由于滥用的毒品或药物）或接触毒素或多种病因的直接的生理结果。

2. 鉴别诊断

（1）功能性精神障碍。谵妄需要与其他伴有认知障碍的功能性精神障碍（如精神分裂症、短暂精神病性障碍、伴有精神病性症状的双相障碍）相鉴别，鉴别的要点是谵妄的患者还存在意识障碍和注意障碍，谵妄时出现的幻觉通常是生动形象的，在导致谵妄的因素去除后精神症状会迅速消失，而功能性精神障碍无意识障碍及精神症状长期存在可用于鉴别。

（2）急性应激障碍。急性应激障碍的诊断必须具备应激事件，且应激事件在时间及因果关系上与患者的疾病必须符合。

知识链接

儿童 ICU 谵妄评估量表

儿童 ICU 谵妄评估量表（Pediatric Confusion Assessment Method for the ICU, pCAM-ICU）最早由 Smith 等于 2011 年提出使用，在儿科患者的基础上根据成人 ICU 谵妄评估量表改进而来，共分为 4 个条目，每个条目有各自的得分，条目 1 和 2 再加上条目 3 或 4 显示为阳性结果便可诊断为儿童谵妄。由于 CAM-ICU 根据美国第 4 版《精神障碍诊断与统计手册》（Diagnostic and Statistical Manual of Mental Disorders, DSM-IV）标准设立，因此 pCAM-ICU 具有较好的诊断性，但要求评估人员接受一定的精神科专业知识培训。pCAM-ICU 仅适用于 5 岁以上儿童（不包括本身患有发育或精神方面疾病的儿童），并且需要儿童配合。一项在 PICU 中进行的谵妄检查得出敏感度和特异度分别为 83%、98%。学龄前儿童 ICU 谵妄评估量表（Preschool Confusion Assessment Method for the ICU, psCAM-ICU）是基于 CAM-ICU 和 pCAM-ICU 的基础上改进而来的针对学龄前患者评估使用的量表。研究纳入 6 个月到 5 岁的患者，使用 psCAM-ICU 进行评估，显示特异度为 91%，敏感度为 75%。

来源：何珊，左泽兰.镇静镇痛状态下危重症患儿谵妄评估研究进展［J］.中华危重症医学杂志，2018，11（1）：55-59.

（六）治疗与护理措施

1. 治疗

最重要的是寻找导致谵妄的原因并治疗。同时进行必要的对症支持治疗，保持水电解质、酸碱平衡。对于兴奋激越者可小剂量使用抗精神病药，短期氟哌啶醇肌注是较常用的方法，起始剂量 0.15~0.25mg/次，总量 0.05~0.5mg/（kg·d）；也可口服非典型抗精神病药利培酮，起始剂量 0.1~0.2mg/次，总量 0.2~2.0mg/d。奥氮平、唑硫平也可以小剂量开始逐渐加量使用。以上药物在症状控制后需要及时停药。

2. 护理措施

（1）家属支持护理。定期向患者及其家属进行健康宣教，让其了解当前状况；每天根据患者病情情况，合理安排一定数量家属探视患者，指导患者家属持续鼓励患者，增强患者康复信心。

（2）定向沟通。实行定向沟通方法，告知患者护士名字、目前地点和时间、目前康复程度、今日的治疗和护理方法及其完成时间等。

（3）防止患者感知剥夺。主要指入住 ICU 的患者，应尽快协助其熟悉周围环境，帮助其缓解对陌生环境的恐惧心理，对于活动性义齿并且需要行经口气管插管患者，在拔管治疗后应及时协助其佩戴义齿；对于部分听力和视力不佳者，应协助其佩戴助听器、眼镜。

（4）排便护理。指导或协助患者行腹部按摩，或者穴位贴敷中药或穴位按摩，有助于排便顺利，防止腹胀。

（5）饮食护理。对于气管插管患者，在拔管治疗后应限制进食量、进水量，注意保持少量多次进食进水原则，有效地减少心脏负荷量，且此种做法可防止患者重度口渴，维系平衡的出入液量。

（6）活动受限护理。指导患者依据循序渐进原则，每天行适当的锻炼；对于术后切口疼痛者、机械通气者、多管道留置者或者烦躁不安无法很好地配合护理治疗者，应该采取约束带限制患者活动；若患者部分活动受限，无法自行床上活动者，应当每 2 小时帮助其行一次翻身护理；在气管插管期间，应该每日实施定期唤醒、呼吸训练，尽可能早地拔出气管插管；手术后尽可能早地拔除患者留置导管。

（7）失眠护理。严格执行疼痛管理护理，规范护理工作，有效地降低疼痛对睡眠的负面影响；严格管理午休时间、夜间 ICU 的居住环境，保证病房噪声水平小于 45dB，夜灯光应在治疗允许下方可使用，且应避免长时间使用；巡视 ICU 时间是每晚 23：00，若部分患者未能入睡，应及时询问其原因，并采取相应措施，降低发生谵妄的危险因素。

（8）并发症预防护理。密切监控患者体征变化，定期指导患者有效咳嗽、深呼吸等胸部体疗，预防出现肺部感染等并发症；实行氧饱和度监控、血气分析，若存在低氧情况，应积极纠正；注意防范发生电解质紊乱。

四、重度和轻度神经认知障碍

神经认知障碍主要临床表现为认知功能缺陷，且是获得性的而非发育性的。重度和轻度神经认知障碍通常根据已知或假设的病因/病理的实体或引起认知衰退的实体来划分亚型。这些亚型通过时间、病程、受影响的特征性功能领域和有关症状的组合进行区分。对一些病因学的亚型，其诊断主要基于潜在的病因。对一些其他病因学亚型，如神经退行性疾病，其诊断主要基于认知行为和功能症状。这些不同的亚型包括由下列疾病所致的重度或轻度神经认知障碍：阿尔茨海默病、额颞叶变性、路易体病、血管病、创伤性脑损伤、物质/药物使用、HIV 感染、帕金森氏病、亨廷顿病、其他躯体疾病。其中与儿童关系密切的是创伤性脑损伤、物质/药物使用所致的重度或轻度神经认知障碍。尽管认知缺陷在很多精神障碍中出现，如精神分裂症，但只有其核心特征为认知障碍的疾病才被包括在神经认知障碍的类别中。尤其需要注意的是，神经认知障碍认知功能的损害并非自出生后或在早年生活中就存在，特指先前已经获得的功能水平的衰退。DSM-Ⅳ中的"痴呆"被继续使用，但往往被用于老年人的痴呆。而重度神经认知障碍的应用范围则十分广泛，它往往被用于描述那些影响年轻个体的疾病，如继发于创伤性脑损伤或 HIV 感染的损害；DSM-Ⅳ中的"记忆障碍"不再使用，而被诊断为由于其他躯体疾病所致的重度神经认知障碍。

（一）流行病学

目前尚缺乏儿童青少年神经认知障碍的患病率数据。只有在老年人群的患病率调查，重度认知障碍的患病率在 65 岁时约为 1%~2%。

（二）病因

遗传、外伤、感染、中毒、缺氧、中枢系统疾病、内分泌疾病、代谢紊乱、物质/药物作用都与神经认知障碍有关。部分神经认知障碍已被认为与遗传有关，如亨廷顿病所致的神经认知障碍被发现是染色体显性遗传疾病（在 4 号染色体上 HTT 基因 CAG 三核苷酸的重复扩张）。肝豆状核变性所致的神经认知障碍是常染色体隐性遗传性疾病。主要与下列因素有关：

1. 缺血缺氧损伤

在脑外伤等发生后，脑细胞的缺血缺氧状态造成脑细胞的损伤或外伤引起直接的脑细胞损伤。若损伤发生在关键功能区（如额叶）更容易发生神经认知障碍。

2. 细胞因子

在炎症或某些躯体疾病中，机体释放的细胞因子对脑细胞有毒性作用，例如白介素 1β、肿瘤坏死因子 α，继而发生神经认知障碍。

3. 代谢及毒素

包括叶酸及维生素 B_{12} 缺乏，药物、毒物、重金属中毒，患躯体疾病时机体产生的毒素均会对脑细胞造成间接影响继而发生神经认知障碍。

4. 神经变性

神经变性如帕金森病的多巴胺能及胆碱能神经元的退行性改变与相应的神经认知障碍密切。

5. 神经递质

神经递质如胆碱、多巴胺、5-羟色胺、γ-氨基丁酸等神经递质的改变引起神经细胞功能紊乱继发神经认知障碍。

6. 其他

如神经营养因子缺乏、下丘脑-垂体-肾上腺轴功能紊乱等。

（三）临床表现

1. 认知衰退

认知衰退是神经认知障碍的核心症状。其认知衰退表现为在一个或多个领域中原先已经获得的认知的衰退（例如原先正常的记忆能力下降），且这种认知衰退必须同时具有主观及客观两方面的证据支持，主观证据是个体、知情人和临床工作者对其认知方面的担心，客观证据是在进行客观评估时其表现低于预期水平或被观察到随着时间的推移而衰退。个体、知情人和临床工作者对其认知方面的担心需要仔细询问特定的症状才能引出，例如记忆的担心包括难以记住短的购物清单或电视节目。有时这些症状在轻度神经认知障碍的患者身上容易被患者及家属忽视或视为正常，需要仔细收集病史才能获得。还必须确定这些症状是与认知相关而不是与运动或感觉的局限性相关。客观证据方面，神经心理测评及一些简短的评估是有效的、关键的方法。神经心理测试的结果需要结合患者的年龄、教育程度、文化背景、常模、患者先前的表现来综合考虑。另一些简短的评估也可以提供客观证据，如要求患者说出故事中所有孩子的名字、按大小排列物品后再按颜色排列物品。

2. 日常功能的独立性

重度神经认知障碍患者存在日常功能独立性的严重损害，需要他人的帮助才能完成患者以前可以独自完成的任务。轻度神经认知障碍患者存在日常生活独立性的轻微损害，需要比以前更多的努力或更多的时间来完成任务。

3. 精神症状

精神病性症状、抑郁、焦虑、情绪高涨、激越、情感淡漠、睡眠障碍在神经认知障碍中是常见的。视幻觉、偏执、被害妄想是较常见的精神病性症状。年幼儿童的精神症状可能难以询问，一些异常的行为、紊乱的言语、波动的情绪可以作为线索。情感淡漠的典型表现是动机减少、目标导向行为减少并伴有情绪反应。

（四）病程及预后

神经认知障碍的不同病因学亚型决定了其病程及预后。由创伤或脑出血缺血引起的神经认知障碍起病迅速，此后很长一段时间保持稳定状态。由变性疾病引起的神经认知障碍则可以隐匿起病逐渐加重。儿童青少年期的神经认知障碍可能对其智力发育产生广泛及终身的影响。有些神经认知障碍的病因是无法去除的，如某些基因遗传病，故预后不佳。

（五）诊断与鉴别诊断

1. 诊断

（1）重度认知障碍。① 在一个或多个认知领域内（复杂的注意、执行功能、学习和记忆、语言、知觉运动或社会认知），与先前表现水平相比存在显著的认知衰退，其证据在于：个体、知情人或临床工作者对认知功能显著下降的担心；认知功能显著损害，最好能被标准化的神经心理测评证实或者当其缺乏时能被另一个量化的临床评估证实；② 认知缺陷干扰了日常活动的独立性（即最低限度而言，日常生活中复杂的重要活动需要帮助，如支付账单或管理药物）；③ 认知缺陷不仅仅发生在谵妄的背景下；④ 认知缺陷不能用其他精神障碍来更好解释（如重型抑郁障碍、精神分裂症）。

（2）轻度认知障碍。① 在一个或多个认知领域内（复杂的注意、执行功能、学习和记忆、语言、知觉运动或社会认知），与先前表现的水平相比存在轻度的认知衰退，其证据在于：个体、知情人或临床工作者对认知功能轻度下降的担心；认知功能轻度损害，最好能被标准化的神经心理测评证实或者当其缺乏时能被另一个量化的临床评估证实；② 认知缺陷不干扰日常活动的独立性（即日常生活中复杂的重要活动仍能进行，如支付账单或管理药物，但可能需要更大的努力、代偿性策略或调节）；③ 认知缺陷不仅仅发生在谵妄的背景下；④ 认知缺陷不能用其他精神障碍来更好解释（如重型抑郁障碍、精神分裂症）。

2. 鉴别诊断

（1）正常认知。需要仔细收集病史进行客观地评估，使用量化的评估工具是发现轻度神经障碍的有效方法。

（2）谵妄。轻度和重度认知障碍可能很难与持续性谵妄区分，它们可能同时出现，对注意力和觉醒的仔细评估将有助于区分。

（3）重型抑郁障碍。区分轻度神经认知障碍和可能与神经认知障碍同时出现的重型抑郁障碍是有难度的，此时明确特定的认知缺陷模式是有助于诊断的。例如，非特定的或变化的认知缺陷见于重型抑郁障碍患者。也可以结合患者的病情发展情况及对抗抑郁治疗的反应来观察。

（4）特定学习障碍与其他神经发育障碍。仔细明确患者的基线状态有助于区分神经认知障碍与特定学习障碍或其他神经发育障碍，特定学习障碍或其他神经发育障碍患者的认知缺陷是出生后即存在的，而神经认知障碍的认知衰退表现为在一个或多个领域中原先已经获得的认知的衰退。神经认知障碍特定病因学亚型的确定也有助于鉴别。

（六）治疗与护理措施

1. 治疗

神经认知障碍是一组由不同病因学亚型组成的障碍。治疗方案首先需要根据不同的病因学制订，如果病因是可去除的，要尽早去除或进行针对病因的治疗。可适当使用改善脑功能的药物，常用药物有吡拉西坦，0.4~0.8g/次，总量1.2~2.4g/d，但其疗效并不确切。对于有精神病性症状的患者可小剂量使用抗精神病药，口服非典型抗精神病药利培酮，起始剂量为0.1~0.2mg/次，总量为0.2~2.0mg/d。奥氮平、喹硫平也可以小剂量开始逐渐加量使用。对于有焦虑抑郁症状的患者可以予以舍曲林口服，起始剂量25mg/次，总量25~150mg/d。积极进行康复训练以帮助患者恢复可以挽回的功能、学习新的技能。

2. 护理措施

（1）生活护理。患者安全是护理工作的重中之重。病房保持清洁、安静，避免暴力、烦乱的电视节目。物品摆放固定，杜绝可能导致伤害的危险物品。重点监护患者用药情况，保证疗程和剂量，方能更好地发挥药效。对长期卧床患者，皮肤护理、口腔护理等尤为重要。优质生活护理，可增强患者对疾病的抵抗力，预防患者发生压疮、肺部感染、尿路感染、营养不良、深静脉血栓等并发症，改善生存质量。

（2）心理护理。做好患者的心理护理尤为重要。首先，建立良好的护患关系，维护患者尊严。主动宣教，鼓励倾诉，勤观察患者的言行变化。有计划、有目的地与患者交谈，护理中的鼓励和赞赏有助于提高患者的自信心和成就感，帮助患者解除精神负担，以促进疾病的稳定与缓解。帮助患者减少孤独感，增加安全感，及时准确地把握其思想动态，进行必要有效的心理护理或行为干预。帮助患者建立自我概念，从而增强自我认同感和接纳感。

（3）饮食护理。合理安排患者的饮食结构，综合制定科学饮食计划。膳食坚持高纤维素，充足脂肪酸、低脂、低盐、适量蛋白质和富含多种维生素的原则，同时以清淡、易消化的营养食物为主，禁食油腻或煎炸食物。鼓励患者自己进食，增强吞咽功能，以保证机体营养均衡及热量的供给，从而维持身体的新陈代谢，增强抗病能力。除科学饮食外，必要时可使用开塞露等辅助患者排便，减少便秘的发生。

第二节　常见儿童器质性精神障碍

一、颅脑损伤所致精神障碍

每年脑外伤的发病率约为 1.8‰。严重颅脑损伤的死亡率接近 50%，在脑外伤存活者中出现颅脑损伤所致精神障碍的人数超过 25%。

（一）病因

颅脑遭受直接或间接外力后造成脑组织损伤所致的精神障碍，分为开放性和闭合性损伤。外力可以造成脑挫裂伤、脑震荡、直接的脑组织损伤、脑水肿或脑血肿。颅脑损伤所致精神障碍与颅脑损伤的程度、部位、急性期的病理生理变化和修复期的后遗病变等多种因素有关。

（二）临床表现

外伤所致精神障碍主要表现为意识丧失、创伤后遗忘、定向障碍、意识错乱、神经认知障碍。神经认知障碍必须在脑损伤发生后立即出现，或者必须在患者脑损伤恢复意识后立即出现且在急性创伤后阶段持续存在。神经认知障碍可以表现为复杂注意力、执行能力、学习和记忆领域出现困难，也会出现信息加工速度缓慢和社会认知障碍。严重的脑外伤还会出现其他神经认知缺陷，如失语和失用。

此外，还可伴随人格改变，如多疑、攻击性、情感淡漠；情感功能障碍，如易激惹、紧张焦虑、情绪不稳定、易受挫；躯体症状，如头痛、疲劳、眩晕、头昏、睡眠障碍、耳鸣、对声音敏感、对光敏感、失嗅、对精神活性药物的耐受性降低。

婴儿或儿童与脑外伤相关的持续性的损害可能反映在达到发育标志性事件的延迟（如语言习得）、不良的学业表现、社交发展损害。年龄较大的青少年，持续的症状可能包括不同的神经认知缺陷、易激惹、对光和声音的敏感、易疲劳、情感淡漠、焦虑、抑郁、敌对等。

典型病例

患者，男，9 岁。玩耍时从二楼阳台摔落，致头部重伤，当即昏迷不醒。受伤后立即送医院急诊科诊治。头部 CT 显示：右侧额颞叶脑挫裂伤伴血肿，蛛网膜下腔出血，颅骨骨折。经开颅手术清除血肿保住了生命。但自受伤后，语言表达能力严重下降，吐词不清，伴随智力倒退，原来会做的习题现在无法理解、原来会的英语单词也不认识了，情绪不稳定，常突然大哭大闹，有时有自伤行为，用手抓自己的脸，说话时经常重复几遍，重复做同样的动作，有时会喃喃自语、似乎在和他人对话。很少和以前的同学朋友接触，长期独自待在家中，无法进行有效的社交，喜欢和3~4岁的小朋友玩耍，游戏内容多简单幼稚。

诊断：颅脑外伤所致精神障碍。

（三）病程及预后

颅脑外伤所致精神障碍的病程及预后是多样化的，不仅取决于特定的损伤，也取决于颅脑损伤的部位、程度、患者的年龄、机体状况及其他因素（如救治的时间早晚等）有关。神经精神症状往往在刚发生脑外伤后最严重，大部分患者随着时间的推移，其相应的精神症状会逐渐得到完全或显著的改善，当然少部分非常严重的脑外伤者例外。与轻度脑外伤有关的神经认知症状常在受伤后数天至数周内恢复，通常在3个月后完全恢复。其他的一些症状，如躯体症状、情感症状、睡眠障碍也常在轻度脑外伤数周内恢复。在这些方面后续的显著的恶化应该考虑额外的诊断。重复的轻度脑外伤可能与持续的神经认知紊乱有关。中度及重度脑外伤除了神经认知缺陷，还可有与外伤有关神经生理、情绪行为症状。尤其是在外伤后的第一年，可以出现光敏感、听觉敏感、易激惹、攻击性、抑郁、疲劳、情感淡漠、睡眠障碍、无法恢复到受伤前的职业和社交功能水平，人际关系恶化。

（四）诊断

诊断明确的颅脑外伤病史，存在下列1项或多项症状：意识丧失、创伤后遗忘、定向障碍和意识紊乱、神经系统体征和精神症状在发生的时间上及因果关系上与脑外伤相关，结合影像学检查结果（CT或MRI）不难诊断。但需注意，有时颅脑外伤的病史并不明确，尤其是低龄儿童自己不能准确回忆损伤经过时，此时诊断的难度较大。因此，进行详细与完善的体格检查与实验室检查十分重要。

（五）治疗

早期诊断、早期治疗是十分重要的，并决定着其治疗效果与预后。颅脑损伤随时可能威胁患者的生命，且病情急、变化快。因此首先应由急诊科及神经外科联合进行救治，及时评估手术指征。对颅脑损伤所致精神障碍，用药需十分谨慎。对于有精神病性症状的患者可小剂量使用抗精神病药，口服非典型抗精神病药利培酮，起始剂量0.1~0.2mg/次，总量0.2~2.0mg/d。对于有焦虑抑郁症状的患者可以予以舍曲林口服，起始剂量25mg/次，总量25~150mg/d。因颅脑外伤后的患者对药物的耐受性很差，可能出现许多少见且严重的药物副作用。应避免使用降低抽搐阈值（如氯氮平、奥氮平、三环类药物）及锥体外系副作用大（如氟咪啶醇）的药物或使用相应对抗副反应的药物（如小剂量使用苯海索治疗急性肌张力障碍）。尽量减少联合用药，以减少酶诱导等药物相互作用所引起的不良反应，对慢性恢复期患者应及早进行康复训练及支持性的心理治疗，经过康复训练，部分神经功能有望恢复。

二、癫痫伴发精神障碍

既往报道 30%~58% 的癫痫患者伴发精神障碍。我国调查有 12.6% 的患者伴有持久的精神障碍，其中颞叶癫痫最常见；其次是额叶癫痫，其精神障碍比以前认为的更多见，患者可以有短暂的抽搐发作、情绪变化以及复杂的自动症而类似颞叶癫痫发作。

（一）病因

癫痫性精神障碍的发生与癫痫潜在的病因如基础脑部病变、癫痫发作本身的脑损害、心理社会因素的影响、抗癫痫药物使用不当有关。

（二）临床表现

癫痫伴发精神障碍可分为发作前、中、后和发作间期的精神障碍。

1. 发作前精神障碍

也称先兆或前驱症状。可表现为感知运动障碍（不适感、似曾相识感）、思维（幻觉妄想等）、情绪（抑郁焦虑、淡漠）、行为（冲动攻击等）和自主神经功能障碍（胸闷、心悸、腹胀、恶心、出汗、面色改变等）。前驱症状可持续数小时或数天，其预示着将会有发作的到来。

2. 发作时精神障碍

可有意识障碍、幻觉、感知综合障碍、似曾相识感、抑郁焦虑、淡漠、冲动攻击和自主神经功能障碍。

3. 发作后精神障碍

可出现短暂意识混浊、自动症或朦胧状态，伴幻觉、偏执、情绪行为症状。

4. 发作间期精神障碍

可出现性格改变、智能缺陷、抑郁焦虑、类精神分裂症样精神病。

典型病例

患者，女，7 岁。3 天前开始行为冲动，打骂父母，说同学故意针对自己，显得十分气愤，在家中哭闹，晚上也不睡觉。反复诉说同学过去对自己所做的"事"，对着窗户大骂。晚上企图跑出家中，要到谋害自己的同学家去找其算账，被父母强行拉回。第二天父母问起昨晚发生的情况，其完全否认，称并没有做过上述行为。父母认为其是"心理问题"，带其入院就诊。入院后，其在病房到处走动，不听从医护人员招呼，显得难以接近，不配合精神检查。入院当天下午，称其母亲是妖怪、开始抓扯母亲的头发，情绪十分激动。

诊断：癫痫所致精神障碍，精神运动性发作（朦胧状态）。

（三）病程及预后

在癫痫发作减少或停止后伴发精神障碍仍可长期存在，这与癫痫发作所致的脑损害、抗癫痫药物副作用、癫痫继发的心理问题等密切相关。癫痫患者自杀风险较常人高 4 倍，是特别需要关注和预防的精神问题。部分儿童期良性癫痫患者可以自然缓解或经治疗后不再复发，其精神症状也不再出现，预后较好。

（四）诊断

诊断精神症状呈发作性出现，既往有癫痫病史，有中枢神经系统疾病，脑电图提示有癫痫家族史均可为诊断提供依据。

（五）治疗与康复

在控制癫痫的基础上，可使用精神药物控制患者精神症状，如口服利培酮，起始剂量 0.1~0.2mg/次，总量 0.2~2.0mg/d；对于兴奋激越者可短期肌注氟哌啶醇，起始剂量 0.15~0.25mg/次，总量 0.05~0.5mg/（kg·d）。需注意精神药物大多具有降低癫痫阈值的副作用，使用时可能诱发癫痫发作，以氯氮平、三环类药物、锂盐较为常见，应避免使用。除了药物治疗以外，支持性的心理治疗对患者及家属也是十分重要的。后期进行认知康复训练也有助于患者的康复。

三、颅内感染所致精神障碍

儿童因其免疫系统发育尚不完善，容易发生颅内感染。常见的感染类型有流行性乙型脑炎、病毒性脑炎、亚急性硬化性全脑炎、结核性脑炎等。感染源有病毒、细菌、真菌、结核杆菌、梅毒螺旋体立克次体、寄生虫等。

（一）病因

病原体或其代谢产物直接或间接侵犯脑组织导致脑细胞损伤，最终导致精神障碍的发生。颅内感染时机体释放的细胞因子或毒素对脑细胞有毒性作用，例如白介素、肿瘤坏死因子。颅内感染引起血管内血流动力学改变，可造成脑细胞缺血缺氧而引起继发的脑细胞损害。颅内感染的发生与机体的免疫力关系密切，在免疫力低的情况下容易发生颅内感染。

（二）临床表现

一般情况先出现前驱症状，如头痛、发热、乏力、鼻塞、咳嗽等。而后部分患者可出现大小便失禁、癫痫发作、自主神经症状（多汗、面部潮红等）。逐步可出现精神症状，如意识障碍、幻觉妄想、注意力障碍、记忆力障碍等，也有部分患者首先以精神症状起病。神经系统体征可有脑膜刺激征及其他病理征。临床表现的形式与疾病的时期、严重程度有关。

> **典型病例**
>
> 　　患者，女，14 岁。2 周前有"感冒"症状，曾发热达 38.5℃。家人予以其服用"感冒清"后好转。此后出现头痛、乏力。3 天前开始出现言语紊乱，神情紧张，诉心慌不适、担心紧张。上课注意力不集中、记忆力下降、夜间睡眠差，曾有呕吐 2 次，晚间显得"糊涂"，刚说过的事很快就忘记了。1 天前开始出现凭空看见有"白衣人"在跟踪监视自己，为此不愿去上学。听见耳边有人在议论自己的所作所为。患者认为这些都是有人在设局陷害自己。向父母要求不上学了，要弄清这些事情。至医院行脑电图检查示：全导联弥漫慢波出现。头部 MRI：正常。血常规：中性粒细胞总数稍高。腰穿结果：细胞总数增高，查见较多淋巴细胞。
>
> 　　诊断：病毒性脑炎所致精神障碍。

（三）病程及预后

颅内感染所致精神障碍与感染源类型、机体抵抗力强弱、治疗的时机及时与否、机体对治疗的反应好坏密切相关。大部分患者预后较好，但也有病情凶险可能危及生命的（如部分单纯疱疹病毒性脑炎）。部分患者可有后遗症，如智能障碍、性格改变等。

（四）诊断

脑电图是诊断颅内感染十分重要、敏感的检测手段。约 90% 的患者在疾病早期（大约在发病的第一周）即可出现脑电图的异常。而此时 CT、MRI 等影像学检查可能没有阳性发现。脑脊液检查是十分重要的区分感染源的检查，如脑脊液病毒免疫学可发现 lgG、lgM 升高，涂片培养可发现所感染的细菌、真菌等。梅毒螺旋体感染所致麻痹性痴呆需要采取例行的梅毒初筛实验及确诊实验予以诊断。各种感染所致精神障碍在症状学层面无明显特异性，因此病史的询问、体征、实验室检查对于诊断及鉴别诊断十分重要。

（五）治疗与康复

颅内感染所致精神障碍的治疗首先应明确感染源，进行有针对性的治疗。在此基础上使用小剂量精神药物进行精神症状的治疗。可口服利培酮，起始剂量 0.1~0.2ng/次，总量 0.2~2.0mg/d；对于兴奋激越者可短期肌内注射氟哌啶醇，起始剂量 0.15~0.25mg/次，总量 0.05~0.5mg/（kg·d），精神症状控制后及时停用抗精神病药。

四、遗传代谢疾病所致精神障碍

肝豆状核变性（Wilson 病）是一种常染色体隐性遗传的铜代谢障碍性疾病，多发病于儿童和青少年期，男性多于女性。肝豆状核变性人群发病率为 1:（30000~100000），患者同胞患病风险为 1/4，致病变基因携带者约为 1/90，阳性家族史达 25%~50%。绝大多数限于一代同胞发病或隔代遗传，连续两代发病罕见。

（一）病因和发病机制

肝豆状核变性系常染色体隐性遗传性疾病，致病基因导致铜代谢紊乱。患者血清中铜蓝蛋白合成减少及铜离子增多，铜离子沉积于体内各组织，尤其是肝、脑、肾、角膜等处，导致组织损害和病变。

（二）临床表现

1. 神经系统症状

以锥体外系症状为主要表现，如舞蹈样动作、手足徐动、震颤、构音障碍、吞咽困难、肌张力增高、动作迟缓等。有的患者还会出现癫痫发作、腱反射亢进、病理征等。

2. 精神症状

注意力减退、神经认知障碍、反应迟钝、情绪不稳定、抑郁、焦虑、性格改变等。学习成绩常常会下降。

3. 其他器官病变

肝脏的损害可表现为肝功能异常、肝硬化。角膜 K-F 环是本病的重要体征，位于巩膜与角膜交界处，呈棕褐色，肉眼可见或在眼科行裂隙灯检查时可见。肾脏功能受损时可有微蛋白尿和氨基酸尿。

> **典型病例**
>
> 患者，男，15 岁。3 年前开始出现握笔姿势改变，书写困难，上课反应变慢，说话时吐词不清，走路动作变得不自然。同时，容易烦躁、易怒，情绪不稳定，经常无故心情不好、焦虑不安。学习成绩下降明显，性格也逐渐变得古怪。在当地医院按照"抑郁症"治疗，起初有一定疗效、情绪有所好转，但继续治疗后效果不再显现。近半年出现走路姿势明显异常，步态不稳、握笔困难。肝功检查发现转氨酶明显升高，查血清铜蓝蛋白降低、24 小时尿铜升高。头部 MRI 显示：基底节区有异常信号影，性质待定。
>
> 诊断：肝豆状核变性所致精神障碍。

（三）病程及预后

肝豆状核变性是终身性疾病，需要长期治疗。疾病的预后与患者的基因型（杂合子病情轻预后好）、治疗是否及时有关。如在疾病晚期才开始治疗则效果不佳，少数患者因治疗过晚或未经治疗可出现严重的肝脏损害、肝功能衰竭而死亡，或者因神经系统受累而影响智能发育及出现残疾。若早期诊断早期治疗，症状可得到控制、病情趋于稳定、避免多个器官系统的损害。肝豆状核变性患者出现自杀观念及行为的比例高于一般人群，需引起重视。疾病总体的死亡率较高，预后不佳。

（四）诊断

根据患者血浆铜蓝蛋白降低、尿铜升高、血清铜降低，角膜 K-F 色素环，肝脏及基底节损害基本可以诊断。伴有锥体外系症状及精神障碍的患者首先应该排除此病。对采用上述方法仍诊断困难或处于发病早期症状不典型的患者可进行基因检测。

（五）治疗与康复

采取驱铜治疗为主，限制饮食中的铜摄入，避免食用含铜高的食物如坚果、贝类虾蟹、动物肝脏、巧克力、菠菜等。使用锌剂阻止肠道对外源性铜的吸收，如硫酸锌、葡萄糖酸锌、甘草锌、醋酸锌。使用青霉胺、二巯基丙磺酸、三乙烯-羟化四甲胺等络合药物驱铜。使用青霉胺前需要做皮试，阴性才能使用。对有震颤、肌张力障碍的患者可使用苯海索、氯硝西泮、左旋多巴及局部注射 A 型肉毒素治疗。对精神症状明显时可使用利培酮、舍曲林治疗。使用保肝药改善肝功能。

五、躯体感染所致精神障碍

躯体感染所致精神障碍包括各种细菌、病毒、真菌、螺旋体、寄生虫等作为病原体造成中枢神经系统以外的全身感染，进而所产生的精神障碍。目前尚缺乏躯体感染所致精神障碍的流行病学数据。

（一）病因

精神障碍的发生与病原体进入机体发生的直接作用有关，但也与其产生的间接作用有关，如病原体产生的毒素对脑细胞的损害、由疾病引起的代谢亢进而造成中间产物在脑内产生蓄积毒性、感染造成的脑水肿和缺氧、感染继发的机体能量缺乏及水电解质失衡等。

（二）临床表现

躯体感染所致精神障碍，如流感、肺炎、痢疾等，可引起高热、意识障碍、谵妄状态，并出现幻觉妄想等，其中意识障碍非常常见。随着感染的控制，精神症状大多同步好转，部分患者感染后期可出现抑郁焦虑、疑病、性格改变等精神症状。

典型病例

患者，男，7 岁。2 周前感冒发热，继而出现咳嗽、咳黄色脓痰。经服用"感冒药、退烧药"治疗，病情无明显好转、体温时高时低。近 3 天体温上升达 39℃，神情淡漠，烦躁不安，晚间有四处摸索的动作、称看见鬼怪在天花板上。体温上升时有时不认识家人，把父母叫作老师，对着空中自言自语。双手到处舞动，试图抓住周围人的衣服，大喊"救命"。入院查体：双肺闻及较多湿啰音。胸片示：双肺片状实变影。痰培养查见大量金黄色葡萄球菌。给予头孢抗感染治疗、祛痰、平喘、对症支持治疗后，咳嗽咳痰减轻、体温下降。患者意识障碍未再出现，情绪逐渐平稳。

考虑诊断：①肺炎；②肺炎所致精神障碍。

（三）病程及预后

精神症状的预后取决于原发疾病的类型、严重程度及治疗是否及时。感染治愈后精神症状一般可完全消失，但如果治疗不及时、感染引起严重的、不可逆的脑损害后可残留精神症状、甚至是智能损害。

（四）诊断

根据躯体感染的病史、体征、实验室病原学检查、白细胞升高或淋巴细胞升高等确定躯体感染的诊断后，如精神症状出现的时间、程度与躯体感染具有明显的因果关系即可做出诊断。

（五）治疗与康复

根据病原体的种类进行相应的抗感染治疗是最重要的。同时积极进行对症支持治疗，稳定内环境、保持水电解质平衡十分重要。如患者精神症状明显可短期进行对症治疗，可口服利培酮，起始剂量 0.1~0.2mg/次，总量 0.2~2.0mg/d；对于兴奋激越者可短期肌注氟哌啶醇，起始剂量 0.15~0.25mg/次，总量 0.05~0.5mg/（kg·d）。后期要注意给予足够的营养，增强机体免疫力，进行适当的体育锻炼及康复训练。

六、内脏器官疾病所致精神障碍

肺性脑病、肝性脑病、肾性脑病、心脏病、免疫系统疾病、甲状腺疾病、垂体疾病、肾上腺疾病、性腺疾病、水电解质紊乱等均可引起精神障碍的发生，目前尚缺乏内脏器官疾病所致精神障碍的流行病学数据。

（一）病因和发病机制

躯体疾病导致发生精神障碍的机制是躯体疾病导致脑缺血缺氧、脑血流量改变、水电解质平衡紊乱、中间代谢产物集聚、毒素、高热、神经递质改变等，进而引起大脑结构或功能改变，最终发生精神障碍。

（二）临床表现

1. 肺性脑病

由于慢性肺部疾病引起肺功能不全或呼吸衰竭时产生的精神障碍。90% 以上的患者会出现意识障碍，可表现为嗜睡、昏睡、谵妄等。许多患者有易疲劳、记忆力下降、注意力不集中、睡眠差、情绪不稳定等症状。有的患者还会出现幻觉妄想、欣快、躁狂等精神症状。

典型病例

　　患者，男，3岁。1个月前在家中玩耍时自行吞食数粒瓜子，当时有呛咳并咳出几粒完整的瓜子。家人认为其吞下的瓜子已完全咳出故未引起重视。近1个月患者反复咳嗽且逐渐加重，家人予以服用各种抗生素，效果不佳。胸片显示：双肺散在感染灶，以右肺明显。近1周患者精神萎靡嗜睡，进食越来越差，夜间啼哭、言语紊乱。家人遂送至医院就诊，查血氧饱和度只有80%，氧分压下降、二氧化碳分压上升。呼吸科医师会诊后建议行支气管镜探查，取出完整瓜子壳2粒。

　　诊断：①异物所致重症肺炎；②肺性脑病。

2. 心脏疾病所致精神障碍

　　患先天性心脏病（如瓣膜病）的患者可出现类似急性焦虑发作的症状，如心悸、过度换气、紧张不安、害怕，多呈发作性出现。有的患者还会出现片段的幻觉妄想等，长期持续后可出现性格改变。

典型病例

　　患者，女，13岁。1个月前上体育课时突感心慌、气促、心悸、呼吸困难、过度换气，持续数分钟后自行缓解。当时至学校医务室行心电图检查，未见异常。家长未予以重视，患者继续上学。1周前在体育课上患者出现同样症状发作。此后又反复发作数次。当地医院行心电图均未发现明显异常。换医院行心脏彩超示：二尖瓣关闭不全。

　　诊断：①心脏瓣膜病；②心脏疾病所致精神障碍。

3. 肝性脑病

　　由于肝功能不全，肝脏不能有效执行解毒功能，引起各种代谢产物增多、血氨增高影响脑功能而引起精神症状。主要临床表现为以意识障碍和昏迷为主的精神症状、神经系统和躯体症状。前驱期以情绪和行为障碍为主要表现，如易激惹、情绪低落、退缩、反应慢、记忆力减退、乏力等。昏迷前期可有嗜睡、时间地点人物定向力障碍、认知功能下降、有的患者可出现幻觉妄想、谵妄不协调性精神运动性兴奋等表现。更严重的患者继续发展至昏迷状态。

4. 肾性脑病

　　肾脏疾病所致精神障碍主要出现在慢性肾功能不全的失代偿期、尿毒症期。约50%的尿毒症期患者出现精神症状。精神症状的出现与尿素氮等代谢产物的蓄积、肌酐的升高、水电解质紊乱和酸碱平衡紊乱有关。初期可表现为认知功能下降、睡眠障碍、抑郁焦虑、性格改变；病情严重时可以出现幻觉妄想、兴奋躁动、谵妄等精神症状。部分患者血透后出现"渗透性脑病"，这是由于脑脊液渗透压升高引起颅内压升高、脑细胞肿胀。

5. 免疫系统疾病所致精神障碍

免疫系统疾病患者中出现焦虑抑郁情绪的比例很大。免疫功能紊乱造成自身抗体生成，在补体的参与下造成微循环障碍、破坏血–脑屏障，直接损害中枢神经系统障碍、性格改变、智能障碍、躁狂状态、抑郁焦虑、幻觉妄想症状等。可表现为谵妄状态。

典型病例

患者，女，10岁。2年前开始出现易疲劳、关节红肿疼痛、双脸颊部发红。1年前开始出现情绪低落、学习动力减退、注意力不集中、记忆力下降，经常独自哭泣，社交活动减少。变得敏感多疑、怀疑别人故意使用一些方法把自己的成绩弄糟糕。由此对周围同学敌视、怀疑同学针对自己。在当地医院诊断"抑郁症"，予抗抑郁治疗后效果不佳。查免疫全套：抗核抗体多项阳性。

诊断：系统性红斑狼疮所致精神障碍。

6. 甲状腺疾病所致精神障碍

甲状腺功能亢进或减退引起抑郁、躁狂、焦虑，部分患者可以出现幻觉妄想等精神病性症状。幼儿患甲状腺功能减退还可造成智能发育障碍，即"呆小症"。

典型病例

患者，男，10岁。平时性格外向，喜欢说话接触人，遇事容易激动。近1年来出现心悸、情绪不稳定、睡眠差、多汗、食量增大。1周前因在学校受到老师批评，回家后表现得闷闷不乐，3天前开始突然转变为兴奋话多、语无伦次、见人就说老师批评自己的事。宣称自己能力超凡、躁动不安、情绪激动，稍有不顺其意之处便大发脾气。见到什么说什么，花钱买了很多不需要的东西，同一款衣服买了几件，向家人解释为多买几件以后换着穿、自己特别喜欢这几款衣服。体格检查：突眼、心率较快（120次/分），甲状腺Ⅰ度重大。实验室检查：T3、T4明显升高。

诊断：甲亢所致精神障碍。

（三）病程和预后

躯体疾病所致精神障碍的预后与躯体疾病的发生发展密切相关。如躯体疾病得到及时有效的控制，精神症状大多会得到及时缓解。

（四）诊断

存在脏器病变、精神症状随着原发躯体疾病的发生及发展而产生。对于某些既往无躯体疾病病史而以精神症状为首发症状的躯体疾病所致精神障碍的患者，需要进行详细的体格检查、实验室检查，以免误诊为功能性精神障碍。

（五）治疗与康复

躯体疾病所致精神障碍的治疗首先是治疗躯体疾病，如躯体疾病未得到有效治疗则精神症状也很难缓解。可小剂量对症使用精神药物控制精神症状，并注意与治疗躯体疾病的药物之间的相互作用。

七、中毒及药物所致精神障碍

某些毒物及药物可以引起精神症状。研究报道使用肾上腺皮质激素引起精神障碍的发生率为 5%~10%。尚缺乏关于药物毒物总体所致精神障碍的流行病学数据。

（一）病因

儿童容易误食有毒物质或药物，产生中毒或药物过量。中毒是由于在短期内摄入了可产生明显的有临床意义的精神和躯体损害的物质所致。有些药物即使在合理使用范围内也可能导致精神症状的产生。精神症状的产生与这些药物作用于中枢神经系统，引起脑细胞的直接或间接的损伤和功能异常有关。

（二）临床表现

某些药物的急性中毒可表现为精神症状。以苯妥英钠为代表的抗癫痫病药可引起易激惹、易怒、攻击行为，慢性中毒可以出现精神运动性迟滞、智能减退、性格改变等。抗帕金森病药物甲基多巴常引起幻觉妄想等精神病性症状。哌甲酯等中枢兴奋剂大剂量使用可造成幻觉、谵妄等。肾上腺皮质激素常被用于治疗儿童哮喘，长期使用可造成抑郁、兴奋、妄想等问题。抗结核药物如异烟肼可导致急性器质性综合征、躁狂状态。洋地黄中毒可出现定向障碍、意识模糊等。抗胆碱能药物如盐酸苯海索、阿托品、颠茄、山莨菪碱、东莨菪碱、曼陀罗花可引起定向障碍、激惹、意识模糊等。某些毒物如有机磷中毒可引起意识障碍、幻觉、谵妄、兴奋等。

（三）病程及预后

一般在停用或减量使用中毒药物后，精神症状会随之缓解。但如果中毒症状较重，时间较长，伴有昏迷、脑损伤严重者，预后较差。

　　患者，男，7岁。1年前因咳嗽反复不愈至当地医院就诊，诊断为"咳嗽变异型哮喘"，予以治疗哮喘的口服及喷雾剂药物治疗。其母亲因担心其停药后哮喘复发，故近1年坚持使用，未曾停药。3个月来，患者脾气越来越大，经常无故发怒，甚至在家中打骂父母，过后又向父母道歉认错。告诉父母动画片里的人物近期会到家中陪自己，并已经给患者发送了秘密消息，让父母不要对外泄露消息。经详细的体格检查及实验室检查，无特殊阳性发现。考虑患者出现的精神症状与其长期使用的抗哮喘药物中的激素成分有关。

　　考虑诊断：药物所致精神障碍。

（四）诊断

　　中毒及药物所致的精神障碍的诊断，首先必须有相关的毒物及药物接触史，还要求使用时间、使用剂量与相应的精神症状具有时间上的先后及因果关系，有些药物中毒具有特征性的症状体征更有助于鉴别，如洋地黄类中毒特征性的心电图为心律突然转变（突然减慢或加快、由规则变为不规则、由不规则变为规则）、多源性室性早搏二联律或房颤伴完全性房室传导阻滞与房室结心律。必要时进行相应的毒物及药物的筛查及血尿浓度检查。需注意与其他器质性精神障碍、精神分裂症等鉴别。

（五）治疗与康复

　　应立即停用或减量使用（皮质激素不可突然停药）相关药物，寻找导致中毒的毒物。采取相应的解毒药物或拮抗剂进行处理，如地西泮中毒采用氟马西尼，有机磷中毒给予阿托品等。

第三节　儿童器质性精神障碍的护理

　　器质性精神障碍是一组由器质性因素直接损害脑部所致的精神障碍，不包括全身性感染、中毒、躯体疾患或精神活性物质、非依赖性物质所致的精神障碍。患者精神症状表现为遗忘综合征、神经症状态、精神病性症状、人格改变等或感知觉障碍、意识障碍、情感障碍、智能障碍等行为障碍，包括脑病变性疾病、脑血管病、颅内感染、脑损伤、脑肿瘤等所致的精神障碍。目前对该类疾病尚无法根治，只能采取对症治疗、支持疗法等延缓病情进展、减轻病症和心理社会性不良后果，减少并发症及死亡率，并注重耐心和严密的临床护理。

　　按照整体护理，积极运用精神医学技能、心理学知识和心理学原理，参照各类器质性所致精神障碍的护理程序，制定以下护理方案。

一、安全和生活护理

仔细监测体温、脉搏、呼吸、血压。对动脉硬化或冠心病患者血压的突然增高，要警惕发生心力衰竭及脑血管意外；体温突然增高要警惕脑部炎症病变波动或躯体器官的交叉感染等。病房环境舒适安全，保持地面平坦、干燥，走廊、厕所、活动场所等均需有扶手架，防止患者滑倒或跌伤。

1. 高度注意痴呆患者、癫痫发作患者和卧床不起的患者，防止翻床、跌倒损伤、骨折等意外。

2. 提倡患者穿轻便、防滑、合脚的软底鞋，就餐座位和日常用品放在固定处，便于使用。癫痫患者应备有牙垫、舌钳、保护带等，便于一旦抽搐发作或发生冲动行为立即予以保护。

3. 安排有规律的作息生活，组织能活动的患者参加适宜的作业劳动和文化娱乐活动，促进人际交往，调节情绪。有幻觉妄想的患者，可转移其注意力，避免焦虑、孤独和退缩行为，不让患者擅离安全环境，以防意外。鼓励家属探视、陪同外出行走活动。

4. 对生活自理困难患者，应有专人陪伴照料。长期卧床患者要做到定时翻身、按摩，进行肢体功能活动，防止压疮及并发症。

5. 保证饮食数量和营养，进餐时要观察、督促患者多嚼慢咽，防止噎食和窒息，禁止吸烟、饮酒。

6. 尽量满足患者的兴趣爱好和合理要求，适当让患者外出走动，但需有人陪伴和几个患者组织起来相互照顾，为防止患者走失，给患者佩戴身份识别卡（姓名、地址、联系人、电话等），以利寻找。

二、心理护理

1. 尊重患者，和蔼可亲，认真做到四心（关心、耐心、热心、细心），倾听患者诉说，耐心反复地给记忆障碍患者提供正确的信息。与痴呆患者说话时，声音要大，速度要慢，措辞简短清晰，多重复，让患者知晓。

2. 帮助患者认识环境，给痴呆患者重复指引和告知住宿、铺位、厕所及生活作息制度。接触患者时，以姓名、头衔称呼，以增强自我记忆。

3. 对人格改变患者给予关心、爱护、耐心帮助，促进其认识自己的不足，鼓励、纠正行为不正；一旦有所改进就及时肯定、表扬。对偏瘫、震颤、失语等有自卑消极或因生活不能自理而性情急躁等患者，除主动关心外，应请家属配合，给患者精神和物质方面的支持。

4. 适当组织患者交流养病经验和体会，参加集体娱乐活动，转移和分散患者的局限情感和心理负荷，达到置换和升华的目的。

5. 定期对患者及家属实施健康教育，宣传、讲解防治器质性疾病所致精神障碍的有关知识。

（宇　虹）

第十四章　适应障碍和创伤后应激障碍

创伤及应激相关障碍指一组主要由心理社会（环境）因素引起异常心理反应而导致的精神障碍。引起这类精神异常的发生，影响临床表现和疾病过程的有关因素，大致可归纳为三个方面：一是应激性生活事件或不愉快的处境；二是患者个体的易感性；三是文化传统、教育水平及生活信仰等。应激性生活事件常引起情绪反应或某些精神异常，但其严重程度并未达到抑郁症或焦虑症的诊断标准。国外研究认为本病较常见，但无精确的统计数据。患者中男女两性无明显差异；也有报道在成年人中以女性多见，女男之比约为 2：1。

第一节　适应障碍概述

一、适应障碍的概念

适应障碍（Adjustment Disorder，AD）是指个体因某一明显的生活改变或应激事件（包括身患严重疾病）导致短暂的烦恼或情绪失调，并伴随某些行为改变，常影响个体的社会功能，但不出现精神病性症状。由于适应障碍的病程具有短暂性的特点，故不少学者将其视为一种早期或暂时性诊断。根据 2000 年美国精神病学会制定的修订版《精神障碍诊断和统计手册》（Diagnostic and Statistical Manual of Mental Disorders，DSM）的诊断标准，适应障碍被定义为"个体面对明确的应激时逐渐出现明显的、具有临床意义的情感或行为反应"。该定义更多体现了内在的原因而非外在的现象学。我国精神障碍分类标准，在 1984 年之前还未形成适应障碍这一诊断，临床上将类似表现称为"反应性精神病"。美国 DSM-Ⅲ出版后，中国参考其分类标准采纳了"适应障碍"这一诊断分类。

二、适应障碍的流行病学特征

由于各国沿用的诊断标准不一，导致所报道的儿童青少年适应障碍患病率均欠可靠。美国有关临床人群适应障碍的初期研究显示，该障碍的患病率较高（Newborn Strain，1992），适应障碍在儿童青少年中无明显性别差异。年龄越小，对环境的依赖性越大，产生适应障碍的概率明显增高。1975 年，Sowder 等报道美国儿童精神科住院及门诊的患儿中，分别有 30% 和 45% 被诊断为适应障碍；Ches 和 Thomas 以做儿童长期随访研究而著名，他们在 1984 年曾指出：

"儿童临床病例中，绝大多数（40/45）是适应障碍，以轻症为主"。1986 年，Faulstich 等根据 DSM-Ⅲ诊断标准发现，精神科青少年住院患者中符合适应障碍和品行问题的占 12.5%。1990 年，Schafer 发现，在精神卫生服务机构中，70% 的儿童患者可诊断为"适应障碍"。1989 年，美国一项针对郊区医院急诊科入院的所有精神障碍患者的回顾性研究显示，7.1% 的成人患者和 34.4% 的青少年患者符合适应障碍诊断标准。就诊于美国大学附属医院门诊的 11000 余例患者样本中，10% 的患者以及 16% 的 18 岁以下患者符合适应障碍的诊断标准。成人和青少年最常见的适应障碍亚型是抑郁情绪。

三、适应障碍的病因和发病机制

（一）应激因素

应激一直被认为是适应障碍的病因，针对不同类型应激源所产生的反应进行研究可用来确定预防与治疗干预策略。儿童所经历的两大类主要应激源是躯体疾病、家庭的破裂（父母分离或离婚）。

1. 躯体疾病应激

儿童期罹患躯体疾病是儿童的主要应激源之一。罹患慢性躯体疾病是儿童出现情绪和行为问题的一个危险因素。1987 年，Pgkn 等报道，在 68.6% 的来访者中，躯体疾病是主要的心理社会应激源，躯体疾病常导致患儿产生抑郁、运动过度、对立违抗行为、攻击行为等。罹患慢性关节炎的患儿常面临身体体像上的变化、因被人戏弄或担心不被社会接受而产生焦虑情绪，害怕疾病进展，担忧自己的未来；当症状恶化时，患儿难以完成日常的课堂活动。

2003 年，Lebovidge 等针对 21 个有关慢性关节炎患儿总体心理适应问题的元分析发现，与对照组相比，慢性关节炎青少年患适应问题（包括内化性症状，如焦虑、抑郁、社会退缩）的风险增高。

1995 年，Kovacs 等对 92 例因糖尿病急性发作住院患儿的适应状况的调查发现，在为期 6 个月的住院治疗中，最常见的精神障碍诊断为适应障碍，其中第 1 个月患儿最易出现适应问题，诊断为适应障碍者占 73%。研究还发现，在治疗早期阶段，患儿的血糖水平常不稳定，这可能是躯体因素导致患儿适应障碍诊断率高的原因之一。治疗早期阶段是患儿及其父母最需要支持的阶段，同时也是最关键的预防实施阶段，这些儿童的短期结局较好，所有患适应障碍的儿童均完全恢复，痊愈时间平均为 3 个月，但在随后的 5 年随访中，患儿此次出现的适应障碍却成为患其他精神障碍的一个危险因素。研究者讨论了应激源评估的重要性，尽管患儿的糖尿病令家庭和专业人员花费了大量注意力，但同时可能仍存在某些其他应激源，如那些既患糖尿病又有父母婚姻冲突的儿童患适应障碍的风险显著增高，由此可知这些应激对儿童情绪健康造成了更大的伤害。

2. 环境应激

环境应激是指一些"不寻常的"的心理社会刺激。这些应激源可以是很严重的（对几乎所有儿童而言，如父母离婚或去世），也可以是不太严重的（对某些儿童而言，如被同伴鄙视）。所谓的应激严重程度是相对的，对儿童的心理影响大小则视个体的适应能力高低而定。事实上，临床上可导致适应障碍的多种环境应激源对大多数人而言是可以适应的，仅小部分人出现适应障碍。

环境应激常见的是家庭破裂（父母离婚，父/母一方或双方远离患儿或丧亡等）；迁移异地（因言语不通、文化差异或遭同伴排斥等）；学习负担过重；家庭经济地位低下；父/母亲犯罪，被监禁；父母罹患重病，父母或祖父母去世；新学年开始等。青少年遭遇的环境应激源类型与成人有差异。

1980 年，Andreasen 和 Wasek 报道了青少年中 59% 的应激源持续存在于超过 1 年或更久；9% 的应激源持续存在 3 个月或更少，而在成人中这两者的比例分别为 35% 和 39%。童年经历在适应障碍发展中具有一定的作用，2002 年 Forney 等和 2005 年 Hansen Schwartz 等的报道显示，幼年的应激如受虐、父母过度保护或早年负性家庭事件，是今后罹患适应障碍的危险因素。

家庭破裂是儿童期最常见的主要环境应激之一。1998 年，Weitzman 和 Adair 概述了离婚的 3 个关键时期，包括：

（1）急性期，指从父母将要离婚到离婚之后的大约 2 年之内。由于该阶段所发生的家庭变化对儿童影响非常巨大，因此儿童与父母之间的适应不良极易出现。儿童将不得不去适应新的日常规则、家庭内部的多种变化以及与父亲/母亲相处时间上的中断。

（2）过渡期，指单亲家庭的建立阶段。由于儿童在单亲家庭中有更多的选择，以及与父亲/母亲相处时间上的中断，因此他们常体验到一种更强烈的控制感。例如，儿童可能会专心参与布置新家中的属于他/她自己的房间，或由他/她来选择什么时候去拜访他/她的无监护权的父亲/母亲；假如这个时期的父母继续卷入彼此的冲突中，儿童则更易产生适应不良。持久的婚姻冲突所导致的养育上的不一致和不确定性将给儿童带来困惑，阻碍其在优势感和环境掌控方面的能力发展。

（3）离婚后期，指能期待建立一种相对稳定的家庭环境的阶段。这个阶段通常已建立起一种分离的家庭环境，许多父母开始考虑新的人际关系甚至再婚。在这一阶段如果父/母对儿童与新家庭中的新姐妹或继母/继父之间的关系寄予不现实的期望，那么儿童很可能产生适应不良，很不情愿去接纳某种新的人际关系。然而，Newport 和 Strain 指出，适应障碍的诊断与父母离婚应激源之间很难在时间上协调一致。

知识链接

父母离婚所致儿童适应障碍

父母离婚对儿童的消极影响是多方面的，主要表现是离异家庭儿童爱哭、过分胆小或焦虑、对人冷漠、无动于衷、闷闷不乐、觉得低人一等、没脸见人、经常发呆、易烦躁、不愿与人交谈、发怒倾向等。对父母的离婚有不满和愤怒，常迁怒于学校中的同龄伙伴，极易演化成为攻击行为，进而影响到其结伴的容易程度，引起社会适应障碍。

离异儿童常见的严重自卑心理，也是导致社会适应障碍的因素之一。从个案调查中可以看出，良好的家庭条件可在一定程度上弥补儿童心灵的创伤。因此，父母离婚尽量少给子女心理留下创伤和冲突，尽量不要把大人情感生活的不幸转延及后代。

来源：孙昌识，卢植. 父母离婚所致儿童社会适应障碍 [J]. 中国心理卫生杂志，1991，5（5）：218-219.

（二）个体因素

1. 认知心理发展水平

Woolston 指出，个体的认知发展水平可影响其对应激性事件的理解和解释。与成人相比，儿童更易把那些毫不相干的、与己无关联的事件视为某种因果现象而加以联系，当儿童感觉到他涉及并引发了一件不受自己操纵的外来事件时，他可能产生很强的自罪感和痛苦验。1993年，Singer 等调查了 50 名 5~16 岁的特发性癫症儿童，询问他们导致其病发作的原因是什么，仅 41% 的儿童明确说出他们的这种发作性疾病是大脑的功能失调所致。有一名孩子甚至推测他的发作与吃得过多有关。此外，儿童的心理发展水平对应激性事件的反应也有调节作用。当一个外来的应激性事件加在儿童先前存在的问题（如自尊心低下）上，那么该事件可能会给儿童造成更大的心理痛苦。

2. 应对适应问题的防御能力

应对困难的防御能力与个体的既往经历、克服困难的经验与技巧、寻求他人帮助的能力等密切相关，应对适应的防御能力可以调节应激性事件对个体产生的影响。运用简单防御机制处理问题的儿童，可能面对自己的痛苦情绪没有很好的对策，由此更易出现临床症状。

知识链接

儿童创伤后应激障碍与认知模式的关系

在创伤性事件发生后早期，儿童对灾难类型的认知重构，对创伤后破碎记忆的重组，都会影响创伤后压力心理障碍症（Post-Traumatic Stress Disorder, PTSD）的发生。儿童对创伤事件夸大的负性评估，也会加大其创伤后应激障碍发生的危险性。Dunmore 等研究发现，创伤事件发生时的认知过程（精神崩溃、精神混乱），对所受攻击的后果（症状，他人的负性反应）的评估，对自己和外界的负性信念，对适应不良所采取的控制策略（寻求安全或回避）可作为预测 PTSD 的因素。此外，对创伤性事件的错误认知会导致二次创伤。

来源：Dunmore E, Clark D M, Ellers A. A prospective investigation of the role of cognitive factors in persistent posttraumatic stress disorder （PTSD） after physical or sexual assault [J]. Behavior Research and Therapy, 2001, 39 （9）: 1063-1084.

四、适应障碍的临床表现

（一）情绪障碍

情绪障碍以抑郁和焦虑情绪为两种主要表现形式，可单独存在也可混合出现。

1. 抑郁情绪

抑郁情绪主要表现为悲伤、愉快感下降、无望感、哭泣、沮丧、自我评价低、易激惹、对日常生活失去兴趣、自责、心境低落等，常伴有睡眠障碍、体重减轻以及激越行为等。严重者可伴自杀意念和自杀行为。

2. 焦虑情绪

主要表现为神经过敏、心烦、紧张、坐立不安、易发脾气、焦虑不安、注意力不集中、惶惑不知所措、胆小害怕、易激惹等，并伴有呼吸急促、心慌和震颤等躯体症状。

3. 焦虑和抑郁情绪共存

主要表现为同时伴有抑郁和焦虑情绪。青少年离开父母后出现抑郁、焦虑、发怒和高度依赖等症状，如一名青少年远离家庭和父母后表现出矛盾、抑郁、愤怒和依赖性增加。

（二）行为障碍

行为障碍以品行障碍（攻击或敌视社会行为）和退缩行为为两种主要表现形式。

1. 品行障碍

多见于青少年，主要表现为对他人权利的侵犯或对社会准则和规章的违反行为，如无故逃学、打架、说谎、离家出走、不履行法律责任、损坏公物、鲁莽驾驶以及物质滥用等。

2. 退缩行为

常见于儿童患者，主要表现为孤僻离群、言语幼稚、吸吮手指、经常尿床、不注意卫生、生活无规律等；幼儿可表现退化现象，如尿床、幼稚言语或吮指等。

3. 其他症状

部分患儿可有躯体不适感，主要包括躯体疲乏、头痛、背痛等躯体不适主诉，而这些症状并不是由某种躯体疾病所致。

知识链接

儿童退缩行为与父母婚姻质量的关系

　　婚姻质量主要通过影响亲子关系、家庭教养方式，进而影响儿童社会退缩行为。积极的亲子互动是一个保护因子，可减少社会退缩行为发生的可能性；不安全的依恋关系使儿童对周围环境感到无法预测、害怕、不敢进行探索行为，导致儿童社会退缩行为的发生率较高。婚姻关系较好的父母会对其子女表现出更多的接纳情感、态度和行为，对子女的需要也更加敏感，从而形成安全、亲密的亲子关系，但婚姻质量较差的父母，则会将更多精力集中在双方的争吵与情绪化行为上，较少关注其子女的需要，使得子女对父母产生疏离感与不信任，导致亲子关系的紧张，很难形成安全的依恋关系，导致儿童社会退缩行为的发生率较高。

来源：李晶，陈圆圆，刘国艳，等．儿童社会退缩行为与父母婚姻质量的关系[J]．中国健康心理学杂志，2016，24（8）：1261-1264.

五、适应障碍的诊断

（一）诊断原则

1. 严重的生活事件与患者的病前性格对发病均起重要作用。

2. 存在情绪和行为改变的症状。如忧虑、烦恼、焦虑、抑郁等情绪症状，或者品行障碍、行为退缩、生活无规律、不注意卫生等行为症状。可存在生理功能改变的症状，如睡眠欠佳、食欲减退、体重减轻、不自主震颤等表现。

3. 在生活事件发生后 1 个月内发病，但病程不超过 6 个月。

4. 排除抑郁障碍、其他应激相关障碍和品行障碍等。

（二）鉴别诊断

1. 抑郁障碍

适应障碍患者可表现为情绪不高、生活兴趣丧失、自责等抑郁症状，但其发病与严重的生活事件密切相关，症状未严重到可以诊断为抑郁症的程度，应激源消失后症状亦会逐渐减轻，并且没有抑郁障碍的那种晨重暮轻的表现。而抑郁障碍有反复发作倾向，故二者可相鉴别。

2. 其他应激相关障碍

急性应激性反应在应激性事件后数小时内发生，以精神运动性兴奋或抑制表现为主，历时短暂，通常 1 个月内症状缓解。PTSD 一般数日至数月内发病，有明显的闪回、回避与警觉性增高等症状，症状持续 3 个月以上。适应障碍的人格基础在发病过程中起重要作用，多表现为情绪障碍和行为改变，随时间推移，应激因素消除，症状可自行缓解，故可相鉴别。

3. 品行障碍

适应障碍患者可存在品行障碍症状，但其应在应激事件后 1 个月内发病，病程不超过 6 个月。而品行障碍的异常行为是逐渐发展起来的，病程应在 6 个月以上，故可相鉴别。

4. 儿童期焦虑障碍

主要是在儿童期常见的分离性焦虑障碍、广泛性焦虑障碍和特定恐惧障碍等。分离性焦虑障碍的核心症状是患儿与主要依恋人或家庭分离时出现明显焦虑情绪，伴情绪苦恼等各种躯体不适主诉（并无器质性病变），甚至拒绝上学等。与亲人分离是明确的诱因，症状与害怕和亲人分离有关。广泛性焦虑障碍患儿在病前往往未遭遇明显的应激源，症状常伴明显的自主神经系统失调、睡眠障碍较突出，病程常迁延，可相鉴别。

六、适应障碍的治疗

（一）治疗原则

主要是消除生活事件的影响，治疗目前存在的症状，并对预防提供必要的指导。治疗应采取心理治疗与药物治疗相结合的方法。

（二）心理治疗

常采用的心理治疗包括心理健康教育、支持性心理治疗及家庭治疗。

1. 心理健康教育

邀请患者及其家长共同参与，教育内容为适应障碍的有关知识，使他们了解疾病的特点、发病原因以及治疗方法。共同探讨消除应激事件及生活改变的有效途径，提高患者治疗的依从性。

2. 支持性心理治疗

运用简单明了、通俗易懂的语言对患者做适宜的解释与保证，给予患者鼓励和安慰，指导他们学会如何克服困难、适应环境。尤其是在学习遇到困难时，积极寻找适合自己克服困难的有效方法。帮助患者减轻症状和痛苦，使之建立治疗疾病的信心，促进康复。

3. 家庭治疗

分析患者及其家庭成员之间的相互影响关系，以及患者存在的症状与家庭之间的相互联系，指导家庭成员朝着有益于患者康复的方向发展，以达到缓解患者病症的目的，促进家庭成员关系和睦。

（三）药物治疗

药物只能作为对症治疗使用，根据具体情况应用镇静催眠药、抗焦虑药物和抗抑郁药物。以低剂量短程为宜，在药物治疗的同时进行心理治疗。治疗儿童少年适应障碍常用的药物有艾司唑仑、舍曲林等。常用剂量为艾司唑仑 0.5~2mg/d，舍曲林 25~100mg/d。

（四）疗程

目前尚无定论。一般认为，药物治疗只适合对症治疗，不宜长期应用，在症状好转后应逐渐减药至停药。心理治疗作为适应障碍的有效治疗方法，治疗时间应不低于 6 个月，以促进患者全面康复。

七、适应障碍的预后

DSM-Ⅳ-TR 诊断标准中提及"一旦应激源（或应激源产生的后果）停止，症状持续不超过 6 个月"，提示适应障碍的预后良好。尽管如此，其共病和死亡的风险仍然存在。

Andreasen 等的研究认为，青少年适应障碍者最终有可能演变成成年期精神障碍；伴品行障碍的适应障碍者不论年龄大小，其预后均不乐观，故应对所有适应障碍患者给予积极恰当的治疗；多项研究还发现，适应障碍常与自杀行为相关。Poritzky G.等探讨了适应障碍（伴抑郁情绪）与青少年自杀之间的关系，他们发现适应障碍自杀者的自杀过程明显缩短，其自杀想法很简单，且在先前不存在任何情绪或行为问题征象的情况下自杀意念进展极为迅速，毫无预测信号，这特点应引起高度警惕，并彰显出对适应障碍患者进行自杀风险评估的重要性。

适应障碍是介于正常与病态、亚临床障碍和重性精神障碍之间的一种障碍，儿童青少年适应障碍在临床表现、治疗和预后等方面有其独特性，儿童期适应障碍可能预示青春后期和成年期更为严重的精神障碍。临床工作中，恰当及时的治疗很有必要，应围绕患儿的现状（所遭遇的应激源和具体的临床症状）来进行。心理治疗是主要的治疗策略，既可单用，也可与药物治疗联用。药物治疗可有效缓解精神痛苦，治疗的目的是避免症状的恶化、保持生活和学习能力，维持积极的人际交往，促进心理康复，防止出现严重不良后果。尽管适应障碍的病程通常比较短暂，但对适应障碍患儿长期追踪随访将有利于了解不同干预方法的优劣。

八、适应障碍的健康教育

父亲的严厉惩罚对青少年人格发育的影响具体体现在以下几个方面：首先是病态人格，子女会在个人发展方面过分要求自己，给自己制定不符合实际情况的目标，因而过多的挫折经历导致负性情绪，进而造成狂躁不稳的情绪状态；其次是过分关注自我，最终会因疑病而纠缠于躯体症状导致不能很好地适应社会。究其原因，一方面从遗传角度，父亲采用严厉惩罚的教育方式往往也是其自身性格的一种体现，而这种性格能依其生物基础进一步遗传给下一代；另一方面，父亲对子女的严厉惩罚会让子女产生严重的对立情绪，且往往运用社会学习把对父亲的对立情绪转移到他人身上，甚至扩大到整个社会，进而出现社会适应不良现象。同样，母亲的严厉惩罚也会造成子女的暴躁情绪和疑病倾向。母亲对于子女依恋性格的形成固然重要，父亲的榜样学习的作用更不可忽视。父母教育不应该有主次之分，而是要根据子女的特点，实施科学的教养，以利于子女健全人格的形成。

第二节　儿童创伤后应激障碍

一、创伤后应激障碍的概念

创伤后应激障碍（Post-Traumatic Stress Disorder，PTSD）指在遭受异于寻常的威胁性或灾难性打击之后出现的延迟性和持续性精神障碍，主要表现为持续的警觉性增高、创伤性体验的反复重现和对刺激有关情境的持续性回避三大核心症状。

尽管人们对成人 PTSD 认识已有一个多世纪了，然而对儿童 PTSD 的认识只是近几十年的事情，对儿童 PTSD 的研究远不如成人研究深入。二战期间就曾有学者对战争引起儿童 PTSD 的发生作了散在的报道，但直到 20 世纪 70 年代，学者们才开始系统地研究儿童创伤后反应。

现实生活中，一些儿童和青少年经历的创伤性事件并不少见，如遭受性虐待、暴力袭击、身受疾病的困扰，自然界和人为的灾难性事件如地震、火灾、战争、交通事故等，特别是近年来随着突发灾难性事件增多，如美国 9·11 事件、"卡特里娜"飓风、全球性的 SARS 危机、恐怖主义的自杀性爆炸以及汶川大地震等突发事件的不断发生，这些创伤性事件特别是突如其来的重大灾难发生后，受灾难影响最深的往往是儿童与妇女，儿童目睹或经历创伤性事件后，较成人更显得手足无措。虽然这些事件只会使一部分儿童发展成 PTSD 疾病，但大部分儿童会出现一些 PTSD 症状和遭受相关的功能损害。

二、创伤后应激障碍的流行病学特征

近年来，随着儿童暴露于创伤性事件和情境中，PTSD 人群终身患病率为 1.3%~8%。美国一项对 1420 名儿童的随访研究表明，超过 2/3 的儿童在 16 岁以前至少遭受过一种创伤，其中 13.4% 出现 PTSD 症状，有 0.5% 的儿童症状持续存在被诊断为 PTSD。美国西南部农村儿童 PTSD 患病率较低为 0.6%，丹麦青少年 PTSD 患病率为 9%，可见患病率差异较大。一般女性创伤暴露率低于男性，然而荟萃分析显示女性患病率远高于男性，约为男性的 2 倍。

PTSD 的发生与所调查对象、创伤性事件的特点、暴露于此事件的情形、评估工具及其在事件发生状况持续的时间等多因素有关。不同类型导致的 PTSD 发病率也不同，应激强度越大，创伤后应激障碍的发病率越高，两者成正相关。即使在同一类型的事件中，受害者所受到的应激强度不同，其创伤后应激障碍的发生率也不同。

三、创伤后应激障碍的病因与发病机制

创伤后应激障碍的发生一般要有明确的应激源，应激源通常异常强烈，危及个体生命安全。但对于儿童而言，一些对于成人而言并非强烈的应激源也可引起 PTSD 的发生，特别是儿童经受慢性创伤比急性创伤更易于发展成 PTSD。慢性创伤主要包括持续遭受性虐待、家庭破裂、缺乏充分的社会支持系统（如饱受战争灾难或沦为难民的经历）等。然而，并不是所有儿童面临创伤都会发展成 PTSD，创伤只是必要条件，有了创伤之后不一定发展为 PTSD，PTSD 的发生与心理学、生物学和社会学等诸多因素相关。

（一）心理学因素

心理学因素在 PTSD 的发生发展过程起着很大的作用，这一点可用经典条件反射和操作性条件反射理论解释，当个体遭受对自己不利的强烈应激源，交感神经系统被激活，患者出现高度警觉性的生理反应和恐惧、愤怒和悲伤等负性情绪反应。而当个体经历创伤之后，往往会出现回避与创伤相关的事物或情境，以尽可能降低重演性事件或情境的发生。模仿是另一个促使 PTSD 症状产生的心理机制。越来越多的研究表明，父母的情感反应预示着儿童 PTSD 的反应水平和症状表现形式，适应不良的父母经受创伤后表现出来的各种不良反应（如回避、退缩、极度的恐惧等），往往潜移默化地影响或强化孩子的行为，使孩子的症状"固着"下来。

个体对事件的认知评价是决定应激反应的主要中介和直接动因。创伤性事件发生后，受害

者是否发展成创伤后应激障碍，与个体的认知模式有关。当儿童遭受创伤性事件后，多方面的认知会受到破坏或加强，受害者对创伤事件夸大的负性评估，往往会增加 PTSD 发生的风险。

另外，PTSD 患者个性方面存在敏感、多疑、胆怯、自卑心理严重、自尊心特强等特点，上述个性特点往往妨碍了个体良好的社会适应，甚至与环境格格不入，因而他们往往比同龄人受更多的社会心理应激，且难以有效地抵御这些应激，容易罹患 PTSD。

（二）生物学因素

目前认为 PTSD 的发生有其生物学的基础，也成为近年研究热点之一。

1. 神经内分泌

许多研究证实，PTSD 患者存在下丘脑-垂体-肾上腺轴（The hypothalamic-pituitary-adrenal axis，HPA 轴）及下丘脑-垂体-性腺轴（Hypophysis-pituitary-gonadal axis，HPG 轴）的紊乱，如 Bremner 等发现 PTSD 患者的脑脊液促肾上腺素释放因子含量明显高于正常对照组。

2. 神经生化

多种神经递质参与 PTSD 的发生。研究发现，PTSD 患者去甲肾上腺素、肾上腺素水平显著高于正常对照组，24 小时尿多巴胺浓度及肾上腺素浓度更高。选择性 5-羟色胺再摄取抑制药可提高神经突触间隙的五羟色胺（5-HydroxyTryptamine，5-HT）浓度，对改善 PTSD 症状有效，也提示五羟色胺可能参与了 PTSD 的致病过程。

3. 脑影像学研究

脑影像学研究发现 PTSD 患者大脑中某些区域与创伤的表达密切相关，如边缘系统中的海马体积持久性缩小，而海马功能与情绪调节密切相关。有的研究还发现，杏仁核和前扣带回体积缩小，且在复杂性 PTSD 儿童中右侧眶额叶皮质灰质密度减少（Thornes et al.，2010）。功能性磁共振研究表明，PTSD 患者的脑干、双侧岛叶、右侧豆状核和左侧海马等部位的脑血流与闪回发作症状强度呈正相关。因为缺乏较多的前瞻性研究，脑影像学的改变究竟是疾病发生的基础还是创伤对大脑的影响，目前尚无确切结论。

4. 遗传

遗传因素在该障碍发生中起一定作用。父母患有精神障碍如抑郁、自身先前患有焦虑障碍等是 PTSD 发生的高风险因素，具有一定遗传易感素质的个体即使遇到较低强度的应激事件也可能导致应激相关障碍。True 等调查了 4042 对患 PTSD 的男性双生子，结果表明，遗传因素对 PTSD 的所有症状均有影响，其中 13%~34% 的核心症状可由遗传因素解释。

（三）社会学因素

1. 缺乏充分的社会支持系统

缺乏充分的社会支持系统往往会使个体面临创伤性事件或情形时，PTSD 发生率增加。面对创伤社区的混乱状态，社区人群及父母对创伤事件的反应情况可能影响着儿童受创伤后的调节水平，一些家庭适应性差、经济水平差的群体是 PTSD 的高发人群。总之，PTSD 的发生是生物学、心理学、社会学等多因素共同参与的结果。

2. 不良亲子关系、家庭逆境

不良亲子关系、家庭逆境（父母患病、家庭破碎、经济条件恶劣、家庭暴力、父母离异）等家庭环境因素是引发 PTSD 的危险因素。此外，儿童与其父母的应激症状可相互影响，父母对儿童的创伤反应影响着儿童对创伤事件的判断，并且父母的应对方式为儿童所模仿。有人认为，对于灾后儿童 PTSD 症状的产生来说，灾后立即与父母分开、母亲持续专注于灾害事件或家庭支持作用发生改变，均比儿童本身遭受创伤或失去亲人所产生的破坏作用更大。

四、创伤后应激障碍的临床表现

创伤后应激障碍的核心症状有三组，即闯入性症状、回避症状和激惹性增高症状。但是，儿童与成人的临床表现不完全相同，且年龄愈大，重现创伤体验和易激惹症状也越明显。成人大多主诉与创伤有关的噩梦、梦魇；儿童因为大脑语言表达、词汇等功能发育尚不成熟的限制常常描述不清梦的内容，时常从睡梦中惊醒、在梦中尖叫，也可主诉头痛、胃肠不适等躯体症状。研究指出，儿童重复玩某种游戏是闪回或闯入性思维的表现之一。值得注意的是，PTSD会阻碍儿童日后独立性和自主性等健康心理的发展。

（一）闯入性症状

表现为无法控制地重复回忆创伤性的经历和体验。这种反复回忆使患者痛苦不堪。一方面，难以控制回忆的时间和次数；另一方面，引发患者的痛苦体验，就像再次经历创伤性事件一样。闯入性症状表现为以下几种形式：

1. 症状闪回

在无任何因素影响下，经常不由自主地回忆受打击的经历，重新表现出创伤性事件发生时所伴有的各种情绪反应和生理反应。

2. 错觉、幻觉

出现片段的错觉和幻觉，使患者又仿佛完全置身于创伤性事件发生时的情景。

3. 相关事件触景生情

患者接触与创伤性事件相关联或类似的事件、情境或线索时，出现强烈的心理痛苦和生理反应，如与事件有联系的活动、纪念日、各种相近似的场景等都会触景生情。有时会反复再扮演创伤性事件，玩与创伤有关的主题游戏。

4. 反复噩梦

患者常常出现与创伤性事件相关联的、内容非常清晰的梦境，常常从梦境中惊醒，醒后主动回忆梦中中断的情景，并产生强烈的情感体验。

（二）回避

表现为回避与创伤性事件有关的事情和场景，以及对一般事物的麻木反应，反映出患者努力想在情感上和生理上远离创伤。也有的儿童会表现为分离性焦虑、黏人、不愿意离开父母。

1. 回避相关事物和场景

避免谈及与创伤性事件有关的话题，回避能够引起恐惧回忆的事件和环境，不愿提及相关事件，避免相关交谈，出现相关的"选择性失忆"，似乎希望将这些痛苦的经历从记忆中抹去。

2. 缺乏情感体验

创伤性事件发生后，一些患者对周围环境的刺激反应迟钝，情感淡漠，与他人关系疏远，患者自己也感觉到难以对任何事物感兴趣，很少考虑计划未来，听天由命，甚至感觉度日如年、生不如死。

（三）警觉性增高

患者长时间处于对创伤性事件的警觉状态，做好随时"战斗"或"逃离"的准备，在创伤性事件发生后的第一个月最为明显。表现为：

1. 失眠

难以入睡或易醒，甚至从梦境中突然惊醒，欲继续去做事件发生时没有做完的事情。

2. 易惊吓

遇到与创伤性事件相似的环境或提及与创伤性事件有关的内容时很容易受到惊吓，出现惊恐反应，表现为表情紧张、面色苍白、手抖、出冷汗等，有的出现激越行为。

3. 注意力下降

患者似乎整日陷入沉思状态，不知道周围人在做什么，与其交谈常常前言不搭后语，心不在焉。做事情也难以集中注意力，做做停停，丢三落四。由于儿童言语表达以及思维逻辑的发展尚未成熟，有时无法清晰地表达自己的感受，症状不一定典型，如学龄前儿童常表现为目光呆滞、躁动不安、睡眠失调、害怕夜晚、发展退化、时时尾随成人等；学龄期儿童则表现为不愿上学、易激惹、冲动攻击行为、注意力下降、各种躯体不适、害怕夜晚、黏人等。少年患者的症状与成人相似，比较典型。

（四）共患疾病

共病现象在 PTSD 患者中十分常见。有研究显示，在儿童青少年的 PTSD 患者中，约 80%~90% 的患者同时共患有至少一种其他精神障碍。常见的共患病为抑郁障碍、焦虑障碍及物质滥用等。青少年共患病与成人患者接近，而儿童患者则以行为问题多见。

1. 抑郁障碍

PTSD 与抑郁障碍的共病率较高。心理和生理反应从不同途径引发抑郁症状，尤其是发生与神经系统有关的躯体创伤更容易产生抑郁症状。

2. 焦虑障碍

常见的焦虑障碍为惊恐发作和特殊恐惧。

3. 物质依赖

PTSD 与物质依赖的共病率很高。常见的依赖物质为镇静、催眠药物和酒精。最初这些物质可以为患者改善 PTSD 症状，促进睡眠，使患者摆脱病痛的折磨。随着这些物质的长期使用，患者安于现状，逃离现实，麻痹自己。一旦停止使用这些物质，导致患者警觉性增高，加重 PTSD 症状，为摆脱痛苦不得不继续使用，产生物质依赖。

典型病例

　　患者，男性，15 岁。父母早亡，自幼与弟弟相依为命。在一个烈日炎炎的夏日，患者与弟弟去河边洗澡。当他们在河边洗澡时，看到有许多人在河里戏水，患者很是向往，就告诉弟弟在河边玩，别往河里面走，自己便独自往河里面游。当他正游得起劲，忽然听到岸上有人喊："救人啊，有人落水了！"患者下意识抬头往岸边望去，没看到弟弟，再环顾四周，亦未见到弟弟的踪影。患者立刻紧张起来，马上意识到是不是弟弟出事了，奋力向岸边游去，边游边呼喊着弟弟的名字。等患者游到岸边，四下张望，弟弟的一点影子都没有。连忙问周围的人，落水的人长得什么样？当他得到周围人的证实是个十二三岁男孩时，像疯了一样，喊着弟弟的名字向河里跑去。周围人立刻拉住他，并告诉他已经有人去救过了，但是没救上来，落水的人已经被河水冲走了。患者听后号啕大哭，连说是自己不好，对不起去世的父母，没有照顾好弟弟。不肯离开河边，说是要等弟弟回来。亲属闻讯赶来，见到患者还坐在河边，呆呆地注视着河面，好像他弟弟随时会从河里走出来一样，便连拉带劝将其送回家中。回到家里患者不吃、不喝也不睡，呆呆地坐在床边。亲属劝他，他便喃喃自语说："是我不好，对不起弟弟，如果不带弟弟去河边，弟弟就不会出事，如果好好看管弟弟，弟弟也不会出事。"经常在睡梦中自语："是哥哥不好，是哥哥不好！"有时还突然惊醒喊道："弟弟回来了，快开门。"醒来后，发现弟弟没回来，就抱着弟弟的照片痛哭。家人劝其吃饭，就将筷子竖到桌子上发呆；让其收拾一下室内的物品，也心不在焉，丢三落四，做做停停。6周后患者上学，在教室无法专心听课，脑子里仍然反复出现当天在河边发生的情景，并且不断地责备自己，或者认为不如和弟弟一起去死为好。作业不完成，老师批评他也无动于衷。

诊断：创伤后应激障碍。

五、创伤后应激障碍的病程及预后

创伤后应激障碍一般在创伤性事件发生后不久即开始发病，有的经过一段时间间隔后才开始发病。如果受害者再次经历创伤性事件，即使事件不严重，也易复发。大部分患者在3个月内症状缓解，部分患者症状可持续数年。大约有半数的患者在一年中可完全康复，其他患者症状会持续更长的时间。患者发病时症状越严重，提示治疗难度就越大，症状缓解就越困难。

六、创伤后应激障碍的诊断

（一）诊断要点

1. 在异乎寻常的、严重的创伤性事件作用下发生，创伤性事件作为精神因素有足够的强度。

2. 在时间上与创伤性事件密切相关，症状出现于创伤性事件发生后，持续时间超过1个月。

3. 临床症状以反复重现创伤性体验为主，表现为不由自主地回忆受打击的经历，反复出现与创伤性事件有关的梦境，反复出现错觉或幻觉，患者接触、面临与创伤性事件相关联或类似的事件时出现强烈的心理痛苦和生理反应。持续的警觉性增高，睡眠浅或易醒，注意力下降，情绪易激惹，过分地担惊受怕等。与创伤性事件有关的事情极力回避，不去想有关的人和事，避免参加能引起痛苦回忆的活动，甚至出现"选择性"遗忘。

4.排除抑郁障碍、其他应激障碍。

（二）鉴别诊断

1.抑郁障碍

PTSD 常在严重的、具有威胁性的创伤性事件发生之后出现，可有闪回、回避及警觉性增高等症状，以焦虑、痛苦、易激惹为主，情绪波动性不大，症状亦无晨重暮轻的节律改变。抑郁障碍虽有促发的生活事件，但仍以抑郁心境为主要表现，并有晨重暮轻的节律改变，故可与抑郁障碍相鉴别。

2.急性应激障碍

急性应激障碍发病都是由于严重的应激性事件发生后出现，急性应激性反应在应激性事件发生后数分钟至数小时内发病，以精神运动性兴奋或抑制表现为主，症状历时短暂，通常在 1 个月内症状缓解。PTSD 一般在应激性事件发生后数日至数月内发病，多数患者症状持续存在 3 个月以上，完全缓解在 1 年以内。

3.适应障碍

适应障碍虽然是在一定的生活事件和环境变化时产生的，但其人格基础在发病过程中起重要作用，多表现为情绪症状，随时间推移，应激因素消除，症状可自行缓解。

七、创伤后应激障碍的治疗

对儿童 PTSD 治疗的相关性研究较为少见，即便如此，许多临床医生和研究者还是发现了一些有价值的治疗技术和方法。一般认为，对于儿童 PTSD 患者应首先考虑心理治疗，必要时才辅以药物治疗。

知识链接

创伤后应激障碍的简易筛选量表

Breslau 等人通过多元回归确定了预测 PTSD 的 7 个症状的最佳组合量表，这 7 个症状分别是：尽力回避与创伤有关的活动、地点及人物；对活动的兴趣减少；非现实感；情感约束；对未来失去憧憬；睡眠困难；过分的惊跳反应。这 7 个症状中的前 5 个源于回避和情感麻木症状群，后 2 个源于警觉性症状群。7 个症状量表中任何一个症状被确定后即可评为 1 分，累计总分 4 分为 PTSD 预测指标的最佳划界线。

来源：Breslau N, Davis GC, Andreski P. Risk factors for PTSD-related traumatic events: a prospective analysis [J]. The American Journal of Psychiatry, 1995, 152 (4): 529-535.

（一）心理治疗

1. 认知行为治疗

目前对 PTSD 症状最为有效的心理治疗技术是认知行为治疗，得到的实证性研究支持也最多。最近几项随机对照试验均表明，以创伤为基础的认知行为治疗可有效改善 PTSD 症状，对 PTSD 患者的认知行为治疗来自对其他焦虑障碍的治疗经验，认知理论结合学习理论可解释为什么感受的威胁比实际存在的威胁更容易触发 PTSD。创伤事件对个体的意义是认知行为治疗的重点，一般治疗周期为 12~16 周，最长可延至半年，如果半年仍然效果不明显，建议更换其他心理治疗方案，必要时加用药物治疗。

2. 游戏疗法

游戏就如同儿童的语言，运用游戏作为儿童治疗的互动媒介是最自然的一种方式。游戏能够满足儿童的愿望，掌握创伤事件和使受压抑的敌意冲动得到发泄，借助游戏的互动过程可以得到关于他们创伤记忆和经验的信息。游戏一方面能够满足儿童的愿望，使受压抑的敌意冲动得到发泄；另一方面，可以提供他们本身的创伤记忆和经验的信息。儿童游戏主要有象征性游戏，如洋娃娃、布偶、面具、电话和积木等玩具的应用；自然媒介游戏，如沙、水、泥土、食物等物品的应用；艺术游戏，如乱画游戏、指画游戏等的应用；必须借助言语完成的游戏，如说故事、角色扮演、放松想象等游戏技巧；规则游戏，如各种棋类游戏等。儿童常以色彩、图形等象征方式来呈现自己内心对哀伤、死亡的感受，并借助治疗师的引导技巧、治疗师与儿童的互动关系，来发现儿童的特殊问题，使儿童在现实世界中也能真正得以改变。

3. 远离应激源

远离危险因素是治疗的开始，如果患者仍然暴露于创伤性事件中，诸如家庭、周围的暴力、虐待、创伤性环境以及无家可归时，会遭受更大的创伤。

4. 心理教育

心理教育主要目的是教会患者应激处理技术。主要包括渐进的肌肉放松训练、思维控制、积极想象及深呼吸等。患者学习这些技术主要用于控制他们的焦虑情绪，这对其有效治疗是非常关键的。

5. 支持性心理治疗

支持性心理治疗为患者提供情绪上的支持，鼓励患者讲述受创伤的经历，使患者尽快度过与应激相关的情绪反应阶段，帮助患者建立治疗疾病的信心。

6. 集体治疗

通过患者之间相似经历的讲述，进行经验交流，促进相互理解，建立自信，达到温和的治疗效果。与遭遇相同或相似经历的同伴共同分享体验可消除儿童的疑虑，也为从帮助别人过程中获得满足提供了机会，同时也可识别出需要个体强化帮助的儿童。李磊琼选取九江震中地区小学的 6 名小学生进行 1 个半月的团体心理干预，结果表明通过团体咨询（我们在一起、地震重现、心情调色板、神奇音乐盒、我们的小主人翁、情绪垃圾箱、感动、笑迎未来等 8 个活动）可降低儿童焦虑和抑郁水平，震后儿童团体干预前后的心理重构经历了惊恐无助、儿童式早熟、摆脱负面情绪、心理转变和升华这 4 个阶段，团体心理辅导是积极有效的干预形式。但团体治疗可能通过对自己或别人经历的再次体验，有可能使儿童产生愤怒和攻击言行，存在再受创伤的潜在危险。

7. 眼动脱敏再加工

大多数学者认为这是认知行为疗法（Cognitive Behavior Therapy，CBT）的一种演变形式，是一种将暴露和认知治疗与眼动结合起来的干预形式。要求患者复述创伤事件的情景，同时视觉跟随治疗师手的运动而前后运动。有研究显示，与标准的 CBT 干预相比较，短期的眼动脱敏再加工（Eye Movement Desensitization and Reprocessing，EMDR）能较好地改善 PTSD 症状。

8. 危机干预

需要干预者利用评估、倾听和行动三项基本技术，根据不同的创伤事件，危机干预的开展可大概参照以下要点：

（1）建立和谐的关系。干预者通过主动接触、关怀、理解，从而与干预对象建立信任关系，这对干预进一步开展有意义。

（2）介绍自己和目的。进一步与干预对象沟通，促进他们的倾诉。

（3）倾听。干预者利用各种倾听技术，认真、投入地用当事人的感受去共情、理解干预对象。

（4）协助宣泄负面情绪。重在引导干预对象宣泄受压抑的情绪，使他们得到情绪上的支持，产生心理重构的认同，激发面对灾难的新思维。

（5）重塑认知与意义。重新认知危机事件（如死亡与生命意义教育），让儿童理解危机，分享讨论其感受，杜绝不切实际的担忧和幻想，发现生活的意义，引导儿童认识到危机后积极意义的一面，产生新的合理思维和信念，积极乐观地对待今后的学习和生活。

（6）建立正常的生活。帮助干预对象建立正常的活动，例如回到学校的学习生活当中。在心理干预的过程中，要求干预者要置身于干预对象的立场去理解他们，本着共情、真诚、接纳的基本素养，尊重他们，以"成人对成人"的方式与之交谈。

（7）暴露治疗。暴露治疗是让儿童面对令人害怕的情境，然后通过放松方法，使儿童逐渐适应这种情境。情境可以是想象的，也可以是真实的。目前常用的暴露治疗方法是延时暴露，主要包括 5 个步骤：① 资料收集；② 呼吸训练；③ 心理教育；④ 视觉暴露；⑤ 想象暴露。一些研究表明，视觉暴露治疗 PTSD 的效果可靠，如 Lamaro 等采用暴露疗法帮助战后索马里 PTSD 儿童重构创伤经历，经过 9 个月随访治疗，创伤后症状明显减少。

（二）药物治疗

尽管一些药物，特别是五羟色胺再摄取抑制剂（Selective Serotonin Reuptake Inhibitor，SSRI）类药物用于儿童 PTSD 的治疗呈增加趋势，然而对 PTSD 儿童进行的临床随机对照试验研究并不多见。对于 PTSD 儿童，特别是学龄前儿童，不推荐将药物治疗作为一线治疗方案，药物仅用于心理治疗无效或效果不明显，或患者存在共病、症状急需药物控制等情况，并需要与心理治疗合并使用。

1. 抗抑郁药

实际临床工作中常选择抗抑郁药，特别是 SSRI 来缓解 PTSD 症状或伴有的抑郁症状。舍曲林由美国食品药品监督管理局（FDA）批准治疗成人 PTSD 和 PTSD 导致的慢性疾病状态。随机对照试验研究证明，舍曲林也可有效缓解儿童 PTSD 的症状。曾有研究提示，丙咪嗪对儿童面对急性应激时发展成 PTSD 有预防作用，对闯入性回忆和梦疗效较好，但安全性和耐受性较差。

2. 抗焦虑药

主要是苯二氮䓬类抗焦虑药，如劳拉西泮和氯硝西泮能显著地缓解焦虑症状，降低警觉程度、抑制记忆的再现过程而短期用于控制 PTSD 的症状。该类药物因有成瘾性、停药易出现症状反弹，对于儿童应短期使用，不推荐作为常规药物使用。

3. 非典型抗精神病药

抗精神病药一般不作为治疗 PTSD 的常规药物。只有 PTSD 患者出现明显的精神病性症状，冲动伤人、暴怒、自伤等症状时才酌情使用。

（三）家庭、社会支持

良好的家庭和社会支持是预防 PTSD 发生的保护因素。特别是对于儿童，面对应激时往往感到无能为力，因此更需要家庭亲友的关心与支持、心理工作者的早期介入。应避免与父母或其他至亲分离，周围人要帮助他们理解发生的变故，不要阻止患儿谈发生的事情以及对事件的感受，鼓励患者谈论自己的不安和烦恼，尽量保持正常的生活。

八、创伤后应激障碍的护理措施

（一）家长的心理支持

大量心理学研究表明，儿童对事物的情绪反应方式和程度与家长的认知水准和情绪状态有关。做好患儿父母的心理支持，有助于唤起家庭的交流和行为控制功能。患儿的警觉性增高是向照看者发出寻求注意和帮助的信号，家长在患儿意外创伤后，面对患儿的恐惧，应控制住自己的情绪，不要把焦虑和不安带给患儿。对于表现出溺爱倾向的家长，提倡多给患儿鼓励和奖励。护理人员多与家长沟通，用通俗易懂的语言交代疾病的治疗护理，使家长有信心配合治疗，以乐观的精神面貌面对患儿有利于消除患儿紧张心理。

（二）分散注意力

尽量使患儿的注意力从疼痛或伴随的恶劣情绪转移到其他刺激上。骨折患儿由于长期卧床，生活不能自理，更加重心理障碍程度。对于患儿来说，在玩耍中有助于度过最无助的阶段，尽快忘却创伤。运用分散注意力的方法，在患儿刚入院或手术后由母亲搂住患儿，用手轻拍患儿在耳边说妈妈在身边，不要害怕，用母亲最温柔的声音安抚患儿，或者轻声哼唱患儿最喜欢的儿歌，使患儿平静。

（三）个性化指导

3~6 岁时期，儿童的认知能力和心理活动处在一个相对不成熟的阶段，对于创伤后都存在恐惧，个体的易感性和对应激的应对能力在发病中起着不容忽视的作用。有的患儿恐惧从语言中表达，总是哭着说害怕，鼓励家属多与患儿交流。有的患儿有分离恐惧，看到父母离开就哭闹，鼓励父母、祖父母多陪伴，使患儿感到安全。

（四）睡眠障碍

保证充足睡眠有助于伤口修复、体力恢复，促进机体康复。患儿意外伤害后常出现易醒、噩梦、昼夜颠倒。首先为患儿提供良好的睡眠环境，采用舒适体位，建议家长临睡前给患儿减少饮水量。对于夜间惊醒的患儿，家长可搂住患儿，轻拍肩部，使其安睡，对于夜间遗尿的患儿不训斥，告知家长这是患儿创伤后正常反应，待恐惧减轻后消失。

九、创伤后应激障碍的健康教育

（一）生命教育

生命教育鼓励儿童寻求有限生命的可贵，勇敢面对生命中的艰难困苦，赋予生命的意义。第一，要让儿童学习了解死亡，分享讨论其感受，杜绝不切实际的担忧和幻想，只有正视死亡，才能珍惜生命，更积极地生活下去。第二，让儿童理解危机并发现生活的意义，产生新的合理思维和信念，积极乐观地对待今后的学习和生活。

（二）积极的社会支持

对儿童来说，从家庭亲友的关心与支持、社区和学校的干预方案、心理学工作者的早期介入、社会各界的热心援助到政府全面推动灾后重建措施等，这些都能成为有力的社会支持。欧洲国家如德国、芬兰、意大利、挪威等建立了以社区为基础，联合家庭、学校、社区服务人员、儿科精神病医师、心理学者的儿童 PTSD 干预的合作模型。特别需要指出的是，学校是促使创伤儿童康复、将症状减少到最低程度且适应儿童发育水平的合适环境。学校的干预方案应该包括创伤事件、应激反应的课堂干预、倾诉和讨论的机会、小组活动、投射技术、正规和非正规地评估心理反应、纠正错误的感知和恐惧、促进康复等。

（苏红）

第十五章　进食障碍

儿童期内的进食障碍是一类颇受家长关注的问题。进食障碍主要是由于心理情绪因素所引起的非病理性进食行为障碍及心理紊乱，伴有显著的体重改变和（或）生理功能紊乱的一组综合征。儿童期进食障碍主要包括神经性厌食、神经性贪食及神经性呕吐，而儿童期拒食、偏食、暴食症及异食癖等亦归为儿童进食障碍的范畴。美国儿科学会（AAP）公布的数据显示，近 10 余年，儿童厌食症、食欲亢进等进食障碍的发病率增加 1 倍以上。AAP 建议将进食障碍相关检查纳入儿童年度体检或体育测验中，包括动态观察体重、身高、体重指数等指标变化，询问饮食习惯和对体型的看法，以及女童的月经情况等，从而根据病情严重程度确定干预策略，以保证儿童身体机能的健康发展。

第一节　进食障碍概述

一、进食障碍的概念

进食障碍（Eating Disorders，EDS）是一组以进食或与进食相关行为异常为主的精神障碍，伴有明显的生理及心理社会功能障碍，并非继发于躯体或其他精神障碍。临床类型主要包括神经性厌食症、神经性贪食症及暴食障碍。部分患者在病程中可表现为两种或三种类型的混合。除此之外，异食症亦是儿童期进食障碍的表现类型。

二、进食障碍的流行病学特征

儿童期是进食障碍的主要高发期。异食癖发病年龄在 1~2 岁或更早，异食癖在儿童期可复发或一直延续到青少年直至成人；神经性厌食症初发年龄多为 13~20 岁，发病高峰年龄是 14~19 岁；神经性贪食症的发病高峰是 15~19 岁；约有 10% 的青少年女性出现不同程度的进食障碍症状，其中 13~14 岁和 17~18 岁两个年龄段更为常见。近 20 多年来，有关进食障碍的报道陆续出现，发病率呈逐年增加趋势。

第二节　进食障碍发生的可能原因

虽然有些理论解释进食障碍的发病原因，但确切病因及发病机制尚未完全阐明，可能与下列因素有关。

一、进食障碍相关的遗传因素

研究显示，家族中有进食障碍的人群中，进食障碍发生的危险性明显增高。国外研究显示，单卵双生子的同病率为 56%，双卵双生子的同病率仅为 7%。亲属终身患病率是正常人群亲属患病率的 10 倍。一项双生子研究估计遗传因素对进食障碍的形成发挥了 50%~83% 的作用。遗传因素对进食障碍的具体作用仍然不清楚，可能还存在某些对体重和进食习惯的遗传性异常调节机制。

二、进食障碍相关的生物学因素

与进食行为有关的神经内分泌中枢功能失调可能是进食障碍的生物学基础，如下丘脑-垂体-性腺轴、下丘脑-垂体-肾上腺轴和下丘脑-垂体-甲状腺轴异常；各类激素包括生长激素、胆囊收缩素、瘦素等多种神经肽分泌及功能异常。对神经性厌食的神经递质方面研究发现，神经递质 5-羟色胺和去甲肾上腺素的功能失调，个别患者体内内源性 β-内啡肽较高。

三、进食障碍相关的环境因素

环境因素可能在妊娠期就开始产生影响。妊娠期胎儿头颅血肿、早产史女婴、孕母孕期感受过多压力及产妇经历产科综合征等情况均可能增加神经性厌食症的罹患风险。研究发现，某些成长环境有害经历（包括被忽视、躯体虐待、性虐待、父母丧失功能）及与食物、体重相关的有害经历（包括家庭节食、儿童期肥胖、父母肥胖及周围人对饮食、体型的批判性评论）以及来自职业、娱乐或发育过程中的形象压力与进食障碍，特别是神经性厌食症存在密切的联系。而神经症贪食症的家庭环境特征可包括混乱、过分保护、苛刻、冲突多、解决冲突能力差、缺乏信任、家庭成员之间亲密度差、父母的冲动性、家庭酗酒行为及对食物和进食附加特殊意义。同时，现代社会文化观念中，女性身材苗条作为自信和成功的代表，大量的媒体宣传也将追求苗条、减肥作为社会时尚，受到公众推崇。因此，特定的社会文化环境与进食障碍亦存在一定的关联性。

四、进食障碍相关的心理因素

（一）自我意识

进食障碍有时伴随着低自尊、自我贬低和社会拒绝。在消极自我意识的推动下，个体想要通过对身体的伤害来表达愤怒，或者达到自暴自弃的效果。当生活中充满无助感时，也会通过控制饮食来获得掌控感。

（二）人格因素

高度完美主义和自我批评的人更容易患进食障碍。这类个体更容易对自己的身材进行挑剔，并对自己体型上的不完美有较低程度的容忍能力，无法接纳个人缺陷，因此，更容易采取极端的节食或是催吐行为维持身材。

（三）其他心理障碍

患有抑郁症、焦虑症、强迫症的患者更容易患有进食障碍，这类患者通过进食以排解焦虑感。抑郁症患者缺乏食欲，更容易发生节食行为；强迫症的强迫行为中也包括强迫性进食。

五、其他因素

研究表明，异食癖可能与患儿体内缺乏某种特殊的营养物质（包括铁、锌和钙等元素）有关，以致企图从非营养物质中摄取，但效果甚微。亦有研究揭示了异食癖可能的家庭环境特征，包括较多的物质剥夺、父母分离、家庭破裂和父母对儿童的忽视等。因此，异食癖的发生多为心因性。

第三节　进食障碍的种类及临床表现

在 DSM-V 中，进食障碍归于"喂食及进食障碍"。该精神障碍分类包括：反刍障碍、异食癖、回避性/限制性摄食障碍、神经性厌食症、神经性贪食症、暴食障碍、其他特定的喂食或进食障碍、未特定的喂食或进食障碍。临床常见的类型包括异食癖、神经性厌食症、神经性贪食症及暴食障碍。

一、异食癖

（一）概念

异食癖（Pica）指儿童持续性的（超过 1 个月）进食非营养性、非食用性物质。这些异食行为与患者的发育水平不相称，不符合其所处的文化背景，且非其他精神障碍导致的一种进食障碍。随着年龄的增长，异食癖会逐渐缓解，多数患者持续数月，少数患者可持续到少年，甚至持续到成年。有的患者出现心理发育延迟，约有半数少年会出现抑郁症、人格障碍和物质滥用。异食癖的危险不在于其行为本身，而在于儿童吃下去后对身体造成各种危害的并发症。对于有严重并发症的患儿应及时治疗，否则可导致死亡。

典型病例

　　患者，男性，5岁，中班。自幼生长发育正常，3岁入园，语言发育正常。因经常食入烟头1年多来就诊。患者1年多前无明显原因出现好吃香烟头，一开始每天吃几个，后来发展到每天达数十个，如得不到就会哭闹。曾经到综合医院进行就诊，怀疑感染了寄生虫，多次化验大便，未发现异常虫卵，服驱虫药物，异食症状尚未见改善。饮食偏少，体型偏瘦，为求进一步治疗而入院。精神检查：意识清楚，接触被动，感知觉正常，思维反应尚可，未引出幻觉、妄想内容，情感显示焦虑，行为有序，定向力完整，无自知力，智商测定正常。

　　诊断：异食癖。

（二）临床表现

1. 进食非营养物质

　　异食癖患者进食一些非营养物质，如灰泥、纸张、油漆、衣服、头发、动物粪便、泥土、沙子、石头及污物等。一般年龄较小儿童多进食灰泥、油漆、绳子、衣服、头发，而年长的儿童多进食纸张、动物粪便、沙子、石头及污物。

2. 进食后并发症

　　异食癖患者常见的并发症包括贫血、腹泻、便秘、寄生虫感染、弓形体病、铅中毒、营养缺乏、肠梗阻等。由于吞食的异物不同可产生不同的并发症（见表15-1）。总之，异食癖的危害在于吞食物质的类型和数量。

表 15-1　异食癖患者吞食异物种类及对应的并发症

吞食异物类型	吞食异物并发症
灰泥	铅中毒
污物、动物的粪便	肠道寄生虫病
黏土	贫血及缺锌
淀粉	缺铁性贫血
头发、石头	肠梗阻

来源：郭兰婷，郑毅．儿童少年精神病学［M］．北京：人民卫生出版社，2016.

二、神经性厌食症

（一）概念

　　神经性厌食症（Anorexia Nervosa，AN）指患者通过主动拒食或其他手段（如过度运动、催吐、导泻等方法），以有意地造成或维持体重下降为特征的进食障碍。常引起严重的营养不良、代谢与内分泌障碍，可伴有间歇性发作性贪食。其主要特征是：极低的体重，低于标准体重 15% 或体重指数（Body Mass Index, BMI）小于 17.5；以强烈地害怕体重增加和发胖为特点，对体重和体型的极度关注，强烈地渴望苗条；女性出现闭经。

典型病例

患者，女性，高一学生，持续节食，伴频繁暴食并引吐、消瘦、频繁晕厥、闭经、成绩下降、社交退缩、情绪低落，持续 1 年余。患者性格内向，敏感，自尊心强。小学阶段患者体型较胖，曾被班里的男同学取笑，为此气恼，但从未向家人和老师提及。初二阶段，由于患者发育速度较快，体重和身高明显增加，出现第二性征、初潮，班里的男同学给起了"傻大个"的外号，为此经常哭泣，学习成绩开始下降。

患者上网搜索减肥方法，开始每日节食，早饭不吃，其间偶尔出现几次暴饮暴食，进食后自行催吐，每天坚持跑 5000m。持续一年后，体重降至 55kg，身高长到 172cm。进入初三后，学习压力开始增加，患者依旧节食并坚持长跑，体重降至 48kg。偶尔在上课时出现晕厥，出现闭经，记忆力下降，学习吃力，医生建议增加营养摄入，但患者认为再瘦一点更好，坚持自己的减肥计划。中考失利后，患者进入普通高中，情绪低落，拒绝进食。开学后，患者感觉到新同学都用异样的眼光在看自己，不愿意与自己交往，经常独自哭泣。家属一旦要求患者多吃点，患者就以死相逼，家属无奈只好放弃。入院时，患者在多人强制下步入病房，接触不合作，情绪激动，大呼"我没有病，你们别害我"。入院检查，体重指数为 13.03，生命体征：体温 35.8℃、脉搏 60 次/分、血压 90/50mmHg、血清总蛋白 50g/L。精神检查：意识清晰，接触被动，哭泣，害怕体重增加，未发现幻觉、妄想，智力正常。

诊断：进食障碍，神经性厌食。

神经性厌食症通常起病于青春期，呈慢性病程，有周期性缓解和复发，可持续到成年。约 50% 的患者可完全恢复，体重增加和月经周期正常；25% 以上的患者病情有明显改善；20%~25% 患者呈慢性病程，有明显的体重减轻，月经不调及严重的心理和社会功能缺陷。其中少数患者发展为神经性贪食症，5%~10% 死于并发症和自杀。预后较差的因素有：病史长、抑郁症状、单亲家庭、家庭矛盾冲突多，有暴食、催吐、导泻，有强迫症状。如果不及时治疗，神经性厌食症很容易发展为长期困扰患者及其家庭的慢性疾病。

（二）临床表现

神经性厌食症的核心症状为对体形和体重的超价观念、病理性怕胖和残酷地追求低体重；其病程可表现为轻微或一过性，也可表现为严重或持续性。

1. 对"肥胖"的强烈恐惧和对体形体重过度关注

该症状是患者临床症状的核心。患者存在对自身体像的歪曲认识，体重虽然已经降到明显低于正常的标准，仍然认为自己瘦得不够。有些患者即使已经骨瘦如柴，仍认为自己胖，或认为身体的某个部位胖，如胸部或臀部太大，这种现象称体像障碍。个别患者有一种"只要食物送入口中立即感到身体胖起来"的特殊感觉。多数患者为自己制定了明显低于正常的体重标准，所以患者担心发胖的心理转化为实际的对体重增加的害怕。部分患者否认有"怕胖"的心理，拒绝治疗也是这类患者的特征。

2. 对进食有特殊的态度和行为

患者故意限制饮食，此症状为本病的首发症状。由于对"肥胖"的恐惧和对体形体重的过度关注，患者有意限制食量，特别是不愿进食易于增肥的食物（如肉类、面包、糖、糕点及土豆等），每餐必须剩下部分食物。对食物有着浓厚的兴趣，甚至对各种食物的成分和热量了如指掌，严格选择低热量食物。进食速度缓慢，常常将食物分为很小分量，细嚼慢咽。有些患者热衷于为他人准备食品，或观看他人进餐。开始患者的行为通常是秘密进行，直至出现明显的体重下降或闭经等症状才被发现。在疾病早期患者并无食欲减退，30%~50% 的患者可出现周期性的贪吃发作或间歇性暴饮暴食，这类行为问题常常在发病后 10~18 个月内开始出现。暴食之后是懊悔和更加努力地减轻体重。患者的体重比正常平均体重减轻 15% 以上，或者 BMI <17.5。

知识链接

体重指数

体重指数（即身体质量指数，英文为 Body Mass Index，简称 BMI），是用体重公斤数除以身高米数平方得出的数字，是目前国际上常用的衡量人体胖瘦程度以及是否健康的一个标准。

正常值成人的 BMI 数值——过轻：低于 18.5；正常：18.5~23.9；过重：24~27；肥胖：28~32；非常肥胖：高于 32。检查时，先测量身高和体重，再通过计算得出体重指数。其中未满 18 岁、运动员、正在做重量训练、怀孕或哺乳中及身体虚弱或久坐不动的老人不适用体重指数作为参考指标。

来源：中华人民共和国卫生行业标准.成人体重判定 [S].

3. 采用各种方式消耗热量，增加排出，避免体重增加

某些患者每日强迫锻炼，做家务，减少坐、躺的时间等，其强度多与体力极不相称，他人看来犹如自虐。有的患者采用咀嚼后不吞咽、吐出食物、进食后催吐、服用导泻药、利尿及导泻等，这些行为多数情况是避开他人秘密进行的。

4. 神经内分泌的改变

如症状发生在青春期前，则第二性征发育延迟，此时患者生长发育停滞，女性乳房不发育，呈幼稚型及原发性闭经；男性生殖器呈幼稚状态。青春期以后患病的女孩，闭经可为起病后被发现的第一个症状，是诊断神经性厌食症的重要依据，可出现在体重减轻之前、之后或同

时出现。有 20% 的患者出现在体重减轻之前，所以有人认为闭经不是长期饥饿所致，而是疾病本身所产生的神经内分泌改变。

5. 营养不良及代谢紊乱

由于患者限制饮食，体重下降明显，常常会出现营养不良和代谢紊乱，如皮肤干燥、苍白、皮下脂肪少、失去弹性与光泽，毛发稀疏脱落，低血压，低体温，心动过缓，贫血，水肿及无症状性低血糖等。呕吐和滥用泻药可能导致各种电解质紊乱，如血脂、水电解质和酸碱平衡紊乱等症状，最严重的为低血钾。随着疾病的发展，将会出现严重的营养不良、消瘦、疲劳和肌肉无力，严重者可发展为恶病质，甚至导致死亡。当患者体重低于正常体重的 60% 以下时，病死率较高。长期的营养不良、雌激素分泌不足、闭经可导致骨质疏松症和不育症。严重时可出现各种器官系统功能障碍，以心脏功能障碍、酸碱平衡和水、电解质紊乱最为危险。

6. 精神症状

患者可伴有心境低落、情绪不稳定，尤其是在进食问题上情绪难以平静、社会退缩、易激惹、失眠、性欲减退或缺乏，30%~40% 的患者符合抑郁障碍的诊断标准。有些患者有强迫的特征，如一定要说服他人、做事刻板等。部分患者有自杀倾向。

（三）核心特征

1. 持续的、选择性的不正常进食（并非"不能"进食），影响了营养的吸收，导致显著的低体重。

2. 强烈担心体重增长，或持续出现妨碍体重增加的行为，如反复的清除行为（自我催吐、滥用泻药等）。

3. 对自我体重或体型的感知紊乱，如并非基于现实地认为自己的体型过胖。

4. 使用身体质量指数（BMI）这一客观指标衡量病情严重程度：BMI≥17 为轻度，BMI<15 为极重度。

5. 常与焦虑障碍、惊恐障碍、强迫思维或行为、物质使用障碍共病。

三、神经性贪食症

（一）概念

神经性贪食症（Bulimia Nervosa，BN）指反复发作和不可抗拒的摄食欲望及暴食行为为特征的进食障碍，进食后有因担心发胖而采用自我催吐、导泻和过度运动等措施以减轻体重，从而避免所吃食物的"发胖"效应；患者意识到这种进食模式不正常，但不能控制，暴食后出现抑郁情绪和自责心理。本病可与神经性厌食交替出现，约有 25%~30% 的贪食症患者曾有厌食症表现，患者体重正常或高于正常。

神经性贪食为慢性进食障碍，病程长，可持续数年或反复发作。大约有 25%~35% 的患者不经治疗可以自行缓解，50%~90% 患者经心理治疗和药物治疗后症状缓解。病程越长，预后越差。影响预后的因素有：病程长短、人格基础、应对方式、家庭环境、家族史和是否存在共患疾病等。

（二）临床表现

1. 反复发作性暴食

反复发作性暴食是本病的主要特征。暴食具有失控性，患者具有不可抗拒的摄食欲望，常在不愉快的情境中进食大量食物，进食量远远超过正常。患者一旦开始进食就很难自主停止，常因腹胀、腹痛而结束。暴食有时是有计划的，进行前有明显的兴奋和焦虑。患者常常隐蔽进食，而在公共场合不吃或少吃。进食的速度快，甚至来不及品尝味道或仔细咀嚼。暴食的频率从偶然到一天多次，进食后感到后悔。

2. 为控制体重出现的代偿性清除行为

为抵消暴食引起的体重增加，患者常用自我诱导呕吐、滥用泻药或利尿剂、两次暴食间禁食、过度运动等代偿清除。暴食与清除行为反复循环，且通常是秘密进行的。神经性贪食患者体重通常是正常的，部分出现体重轻度低于或高于正常。暴食障碍患者无代偿性清除行为。

3. 躯体症状

患者躯体症状常表现为一过性的疲乏、腹胀、便秘等。但滥用药物或长期自我诱导呕吐可引起与神经症厌食症相似的营养不良、内分泌失调、代谢紊乱和躯体并发症，如低钾血症所致的软弱无力、心律失常和肾功能损害。

4. 精神症状

神经性贪食症患者情绪障碍比神经性厌食症患者更为突出。患者平时情绪波动大，易产生不良情绪，如愤怒、焦虑不安、抑郁、孤独感等。患者常以暴食排解不良情绪，但大量进食后，很快又被自我放纵、发胖的恐惧及腹部胀满而出现更为严重的焦虑、抑郁情绪，而且物质滥用和人格障碍的风险也较高。

典型病例

患者，女性，17岁，高二学生，因暴食后即吐、消瘦、停经10个月就诊。过去一年，患者自失恋后一度情绪低沉，继而出现停经，进食无节制，喜食零食。3个月前，其母发现患者反复出现暴食而不能控制，常在家寻觅食物或买零食不止，且食量超常，甚至1次进食年糕达1.5kg、食咸菜1.0kg。患者食至胃部不适时，便避开家人将食物吐尽，有时用手抠挖咽部催吐。吐后对家人隐瞒并无故发脾气。发病期间月经停止，乳房缩小，形体渐瘦，对学业缺乏兴趣，并因失眠曾吞服数十片安眠药片。患者曾多次求诊于内科、妇产科、中医科、内分泌科，经实验室检查，排除上述各科疾患，建议去心理科门诊就诊。无特殊个人史及家族史。患者平素性格内向、急躁、任性。精神检查：患者由其母陪同来就诊，意识清晰，接触时对答被动，思维及内心体验暴露欠畅，情绪不稳，时有流泪并对其母发脾气，否认有精神障碍。体格检查：形体消瘦，其余无阳性体征。

诊断：神经性贪食症。

（三）核心特征

1. 反复发作的过量进食行为。

2. 反复出现不健康的代偿行为，以防止体重增加，如自我催吐、滥用泻药或利尿剂、禁食或极端锻炼等，因而此类患者的 BMI 通常在正常范围内。

3. 自我评价受到体型和体重的过度影响。

4. 根据不健康代偿行为的次数来衡量病情严重程度：平均每周 1~3 次为轻度，4~7 次为中度，8~13 次为重度，≥14 次为极重度。

四、暴食障碍

（一）概念

暴食障碍（Binge Eating Disorder，BED）是以反复发作性暴食为主要特征的一类疾病。主要表现为反复发作、不可控制、冲动性的暴食，而无规律地采用贪食症特征性的不恰当的代偿行为，BED 患者易肥胖。此类障碍对男性和女性影响的比例相近。在美国，每年约 1.6% 的女性和 0.8% 的男性有暴食行为，不同种族和民族之间的差异也不明显。暴食障碍有家族遗传倾向，标志了可能的遗传关联或习得行为。

（二）临床表现

此类障碍的个体不能抗拒进食的冲动，经常偷偷过度进食不同寻常的大量食物，一旦停下来就感到羞耻和内疚。此类障碍的个体暴食发作并不伴有通过呕吐或其他方法进行清除的行为，对体重没有过度的担心。

（三）核心特征

1. 在短期内进食大量食物，难以控制，每周至少一次暴食，持续至少 3 个月。

2. 暴食发作至少与下列 3 项有关：① 进食速度比正常情况快得多；② 持续进食直到感到不舒服的饱腹感出现；③ 在没有感到饥饿时大量进食；④ 因进食过多感到尴尬而单独进食；⑤ 进食之后感到厌恶自己、抑郁或非常内疚。

3. 此障碍的严重程度基于暴食的发作频率。每周有 1~3 次暴食发作为轻度，4~7 次为中度，8~13 次为重度，≥14 次为极重度。

4. 暴食必须出现在神经性贪食或神经性厌食的发作之外。

第四节　进食障碍的检查与诊断

进食障碍的临床评估与检查十分重要，通过详细的病史询问、全面的躯体检查（重点）和实验室检查，以及全面的精神检查，首先确定诊断和严重程度：是否存在躯体问题与精神问题的共存、多系统功能受损的共存、多种精神障碍共存，从而评估急缓、评估轻重、评估行为与动机、评估当前目标与终极目标，最终制定治疗方案。

一、进食障碍的检查

（一）进食障碍评估内容

1. 通过询问详细的病史，对进食障碍相关的症状及行为进行评估。

2. 通过病史、躯体检查及实验室检查，对患者的躯体状况进行全面评估。

3. 通过病史询问、精神检查及心理测评，对患者精神活动状况进行全面评估，包括人格特征、焦虑及抑郁等精神症状。

4. 安全性评估，主要针对躯体潜在并发症发生的风险及自杀的风险。

5. 通过病史及精神检查，对患者的社会功能进行全面的评估。

6. 通过病史及精神检查，对患者家庭支持系统及社会支持系统进行全面评估。

病史采集时，需要注意以下几点：① 病史采集应包括可能的信息来源、注意信息的全面性和客观性，如果患者主动求治，以患者汇报为主；② 如果患者对自身情况缺乏正确认知，应询问知情人；③ 当患者与知情人叙述不一致时，应注意知情人的心理状况（是否存在夸大描述），必要时请其他知情人补充；④ 注意搜集既往就诊病历及检查结果。

（二）进食障碍检查项目

1. 必要的辅助检查

血常规，全细胞贫血可能出现的检查结果包括血尿素氮高、总蛋白、白蛋白偏低、血胆固醇高、血电解质水平降低等；甲状腺功能检查，三碘甲腺原氨酸（T3）、四碘甲腺原氨酸（T4）水平将出现下降趋势，心电图检测存在心动过缓情况。

2. 可选的辅助检查

闭经者查黄体生成素（LH）、卵泡生成激素（FSH）、雄激素；水肿者可查肌酐清除率、腹部 B 超、盆部 B 超、心脏超声；其他检查项目（毒理学检查、磁共振成像）、大便隐血及骨质疏松检测。

3. 进食障碍患者自知力评定

自知力指对疾病性质和危害的认知以及对治疗的态度。可以分以下四个层次：① 承认躯体健康问题，如贫血、闭经、白细胞减少等，而否认存在精神问题；② 承认有进食障碍，但不需要治疗或认为自己可以调节；③ 自知力更好的患者主动要求治疗，但也可以分为只能接受一个低于正常体重上限/只要求治疗暴食行为，但不认为节食是问题，仍希望保持低体重甚至减肥；④ 愿意接受体重增加，以及饮食行为管理。

4. 进食障碍严重程度的量表评定

目前国际上使用最为广泛的进食障碍评估工具包括：进食障碍检查自评问卷（Eating Disorder Examination Questionnaire，EDE-Q）、进食障碍调查量表（Eating Disorder Inventory，EDI）和进食态度测试（Eating Attitudes Test，EAT）。其中中国学者已对 EDI、EAT 和 EDE 进行了评测与修订，并广泛应用于临床。访谈量表 EDE 被认为是评估进食障碍病理学特征的

"金标准"，测量过程对主试要求较为严格。EDE 主要评估过去 28 天进食障碍的核心心理病理特征及进食障碍行为，总计 28 个条目。其中 22 个条目是核心心理病理特征，包括饮食限制、进食顾虑、体形顾虑、体重顾虑。6 个条目是协助诊断，并对频率进行评估，包括过食、失控感、自我引吐、滥用药物、强迫性锻炼。进食障碍检查自评问卷 6.0 中文版（EDE-Q6.0）是国际上使用最广泛、最受到认可的版本。不仅能够区别进食障碍患者和健康人群，同时能够准确评估临床症状的严重程度。EDE-Q6.0 可在中国女性进食障碍患者及高危人群进食障碍症状的评估中进行应用。

二、进食障碍的诊断

目前，国内精神卫生专业人员在诊断进食障碍时，所参考的诊断分类系统主要有世界卫生组织颁布的 ICD-10、美国颁布的 DSM-V 和中国颁布的 CCMD-3。经确诊为进食障碍的患者，医生需要对其进行相应的躯体检查和实验室检查，评估 ED 对身体的影响程度。

（一）异食癖的诊断标准

依据 DSM-V 的诊断标准，满足以下 4 条者即可考虑诊断为异食癖。

1. 持续进食非营养性、非食用性的物质至少 1 个月。

2. 进食非营养性、非食用性的物质与个体的发育水平不相符。

3. 这种进食行为并非文化支持的或正常社会实践的一部分。

4. 如果进食行为出现在其他精神障碍（例如，智力障碍、孤独症谱系障碍、精神分裂症）或躯体疾病（包括怀孕）的背景下，则需要额外的临床关注，才能做出异食癖的诊断。

（二）神经性厌食症的诊断标准

依据 DSM-V 的诊断标准，满足以下 3 条者即可考虑诊断为神经性厌食症。

1. 限制能量摄入，需要将体质量保持在相对于其年龄、性别、发育水平及躯体健康状况而言明显低体质量的状态。明显低体质量定义为：体质量低于最低标准体质量，或对于儿童和青少年而言，体质量低于其年龄相应的最低预期体质量。

2. 即使体质量明显减轻，仍然强烈恐惧体质量增加或变胖，或者持续进行妨碍体质量增加的行为。

3. 患者对自己体质量或体形的体验紊乱，对体质量或体形的自我评价不恰当，或者对目前低体质量的严重性持续缺乏认识。

知识链接

神经性厌食症的两个特殊亚型

第 5 版《精神障碍诊断与统计手册》（DSM-V）明确了神经性厌食症 2 个特殊亚型：

（1）神经性厌食症限制型（AN-R）

在最近 3 个月中，无反复发作的暴饮暴食或清除行为（如自我诱导呕吐或滥用泻药、利尿剂或灌肠剂）发作。该亚型患者的体质量减轻主要是通过节食、禁食和/或过度运动实现。

（2）神经性厌食症暴食/清除型（AN-BP）

在最近 3 个月中，存在反复发作的暴饮暴食或清除行为（即自我诱导呕吐或滥用泻药、利尿剂或灌肠剂）。

来源：American Psychiatric Publishing. Diagnostic and statistical manual of mental disorders, fifth edition（DSM-V）［M］.United States：American Psychiatric Publishing, 2013.

（三）神经性贪食症的诊断标准

依据 DSM-V 的诊断标准，满足以下 5 条者即可考虑诊断神经性贪食症。

1. 反复发作的暴食，每次暴食发作同时具有以下两个特征：① 在一个不连续时间段内进食了比大多数人在相似时间段内、相似场合下能进食的食物量多得多的食物；② 发作时对进食缺乏控制感（例如，感觉无法停止进食，或感觉无法控制吃什么或吃多少量）。

2. 为防止体质量增加，反复出现不恰当的代偿行为，例如自我诱导呕吐，滥用泻药、利尿剂或其他药物，禁食，过量运动。

3. 暴食及不恰当的代偿行为同时发生，至少平均 1 次/周、持续 3 个月。

4. 受体形和体质量影响而自我评价不适当。

5. 该紊乱并不单独出现在神经性厌食症的发作中。

（四）暴食障碍的诊断标准

依据 DSM-V 的诊断标准，满足以下 5 条者即可考虑暴食障碍。

1. 反复发作的暴食，每次暴食发作同时具有以下两个特征：① 在一个不连续时间段内进食了比大多数人在相似时间段内、相似场合下能进食的食物量多得多的食物；② 发作时对进食缺乏控制感（例如，感觉无法停止进食，或感觉无法控制吃什么或吃多少量）。

2. 暴食发作与以下 3 项（或 3 项以上）有关：① 进食速度比正常快得多；② 持续进食直到感觉饱胀不舒服时才停止；③ 在身体并没感到饥饿时进食大量食物；④ 因对进食量感到尴尬而单独进食；⑤ 过度进食后对自己产生厌恶感、抑郁或罪恶感。

3. 对暴食存在显著的痛苦。

4. 暴食至少平均 1 次/周、持续 3 个月。

5. 暴食并不伴有反复采用不恰当的代偿行为，并且不会单独出现在神经性厌食或贪食症的病程中。

第五节　进食障碍的治疗与护理

进食障碍是一组涉及生理和心理紊乱的精神障碍，与其他精神障碍所不同的是，其生理紊乱所致的躯体并发症可累及全身各大系统、器官。因此，在确定治疗方案前有必要对患者进行全面评估：因进食障碍患者会有涉及生命安全和躯体健康的问题，因而躯体评估最为重要，需首先考虑；对无生命危险的患者，进行全面心理评估十分重要，内容包括患者个体评估、家庭评估和治疗动机评估，这些将有助于治疗团队更好地理解患者的心理行为问题并进行全面系统的治疗。

一、进食障碍治疗总原则

进食障碍患者的治疗是以疾病的严重程度及潜在的或共存的精神问题为基础。比如：进食障碍患者可能会有严重的躯体并发症，自杀或非自杀性自我伤害行为的风险高，所以可能需要精神科住院治疗。因此，进食障碍患者的治疗需要遵循以下原则：① 多学科协作治疗的原则：精神科医生和护士、内科医生或儿科医生、营养师、心理治疗师、心理咨询师和社会工作者等；② 全面评估：躯体状况、精神状况、进食相关的症状和行为的评估与监测；③ 综合治疗：营养治疗、躯体治疗、精神药物治疗和社会心理干预。

知识链接

进食障碍治疗的总体目标

虽然进食障碍可以有神经性厌食症、神经性贪食症、神经性呕吐及暴食障碍等不同的临床表现形式，但总体治疗目标是一致的。

1. 尽可能地去除严重影响躯体健康的异常进食相关行为，恢复躯体健康；

2. 治疗躯体并发症（营养不良和代谢紊乱）；

3. 提供关于健康营养和饮食模式的教育；

4. 帮助患者重新评估和改变关于进食障碍核心的歪曲认知、态度、动机、冲突及感受，促进患者主动配合和参与治疗；

5. 治疗相关的精神问题，包括情绪低落、情绪不稳、冲突控制力下降、强迫观念和行为、焦虑、自伤自杀等行为障碍，以及共病；

6. 通过提供照顾者指导和家庭治疗来争取家庭的支持；

7. 防止复发和恶化。

来源：王向群，王高华. 中国进食障碍防治指南［M］. 北京：中华医学电子音像出版社，2015.

二、异食癖的治疗

异食癖的治疗主要以病因治疗为主，结合心理治疗，指导患者正常饮食。

（一）病因治疗

依据病因采取有针对性的治疗，如驱虫、补充维生素及微量元素等。缺锌是异食症的病因，可引起味觉素分泌减少，发生食欲不振、厌食或异食症等临床表现。除药物治疗外，还可以从饮食方面进行补充，食用富含锌的食物，如瘦肉、猪肝、鱼类、蛋黄等，其中含锌量最高的食物是牡蛎等贝类食物。

（二）心理治疗

心理治疗以行为治疗为主，引导患者正确进食，而对于不良进食行为给予消退性抑制；厌恶疗法可采用中度电刺激、催吐药物。

（三）并发症的治疗

异食癖常并发有肠梗阻、贫血、肠道寄生虫病等躯体疾病，应给予相应治疗。

三、神经性厌食症的治疗

神经性厌食症的治疗主要包括营养康复、心理治疗及药物治疗。

（一）营养康复治疗

美国精神病协会、英国国家卫生医疗质量标准署、进食障碍学会的实践指南一致推荐营养康复（包括饮食监管及禁止暴食和呕吐行为）作为促进低体质量神经性厌食症患者体质量增加的一线治疗。通过体质量恢复可以纠正神经性厌食症导致的多种生理问题。在营养康复时需要监测患者的躯体并发症及再喂养综合征。再喂养如果过快或过迅猛可能会引起有潜在致命危险的再喂养综合征。再喂养综合征是一种临床上的并发症，表现为营养不良患者在营养康复过程中出现的水和电解质代谢变化。当神经性厌食症患者有严重躯体并发症却抗拒治疗时，可能需要住院治疗来增加体质量。

（二）心理治疗

神经性厌食症的标准化治疗中包括心理治疗，可选择的心理治疗有认知行为治疗、心理教育、家庭治疗、精神动力性心理治疗、专家支持的临床管理和动机访谈等。

1. 认知行为治疗（CBT）

进食障碍患者的认知具有明显的歪曲，而 CBT 正是对这种导致现有不良行为的认知进行矫正。因此，CBT 已经逐渐广泛应用于进食障碍的治疗，其主要作用是矫正自动消极思维以及食物、饮食、体重和体形相关的功能失调。一般来说，CBT 个体治疗的疗效优于集体治疗，在综合考虑副反应和疗效方面，CBT优于药物治疗。因此，CBT是目前治疗进食障碍最常用的方法。但CBT治疗神经性厌食症通常需要根据患者的特点进行设计，耗费时间较长，对治疗师专业水平要求较高，因而CBT花费较高、不易推广。

2. 心理教育

心理教育方法是通过教导的方法使患者的进食模式和对体像的关注正常化。让患者了解引起进食障碍的原因，改善对症状的误解。传统的心理教育模式只是简单地传授一些知识，提供控制体重的方案，但有可能起到反作用，甚至是弊大于利。目前的心理教育主要以网络为基础，代替课堂形式的教育，通过网络传输教育方案。

3. 家庭治疗

家庭治疗对象不只是患者本人，而是从整体出发，通过调节家庭关系，使每个家庭成员了解家庭中病态的情感结构，以纠正其共有的心理病态，改善家庭功能，产生治疗性的结果。治疗的短期目标是通过行为技术使患者在数星期内减轻症状，恢复进食并增加体重，长期目标是改善患者的家庭系统。家庭治疗需要其他成员的参与，由于有时得不到家庭其他成员的支持，或难以召集相关的成员，对整个治疗进展会有一定的影响。家庭治疗对青少年厌食症患者有益，可作为青少年厌食症的首选心理治疗。在治疗中，治疗师会协助家庭成员发现家庭互动中的沟通模式、冲突解决模式、消极情绪应对模式等，并且明确每个成员在家庭系统中起到的作用，进而分析进食障碍出现的原因和目的。如患者出现厌食症其实是为了抵抗父母的过度管教；孩子患有暴食症目的在于消解父母的离婚危机，把父母的注意力从婚姻关系转移到孩子的问题行为上去。家庭治疗主张任何一个个体的问题都需要从整体系统中寻找原因，孩子的很多行为是"功能性"的，因此，需要通过分析家庭结构和互动模式来找到发病根源并进行改变。

4. 自助技术

自助技术是将进食障碍的一些常识汇编成简单易懂的手册，神经性厌食症患者可以根据手册进行自我治疗。自助技术适用于治疗的初级阶段。与CBT相比，自助技术花费少，更易推广，并且给不愿去治疗机构接受治疗的神经性厌食症患者提供了另一种途径，减少与专业治疗师的接触时间。此外，自助技术也可以作为其他心理治疗和药物治疗的有益补充。但其不足之处在于需要较长的持续时间才能有效，患者自己往往很难坚持，但若能找到维持患者治疗动机的办法，将会提高其疗效。

5. 动机访谈（Motivational Interviewing, MI）

动机访谈是一种通过处理来访者行为改变过程中的内在矛盾冲突，以激发其动机、促进改变发生的技术，在物质滥用、促进健康行为以及改变不良行为等方面都有广泛应用。它融合了多种行为改变理论，在改变行为、改善躯体和心理状态等方面效果较好，并能提升患者自尊和自信水平，降低治疗退出率，促进主动参与强化治疗。

神经性厌食症治疗成功的核心指标是体质量增加。当体质量恢复到正常体质量（理想体质量）的90%~92%以上时，患者再次住院率更低、症状更少。因此，建议神经性贪食患者的住院目标尽可能恢复到正常体质量，住院期间，在体质量逐渐恢复的同时接受心理治疗，改变歪曲、不合理的认知，不仅有治疗作用，也可起到预防复发作用。

（三）药物治疗

在神经性厌食症的治疗中，抗抑郁药只是通过改善患者的焦虑、激越、强迫和抑郁情绪间接改善进食障碍，所以起效较慢，单用抗抑郁药的效果也并不理想，常常需联合其他药物治疗或心理治疗。抗精神病药物常用于担心体重增加和体像障碍可能达到妄想程度的神经性厌食症患者。抗精神病药中对奥氮平的研究相对较多，并发现奥氮平能够增加食欲，提高体质量，同时还有抗抑郁、抗焦虑和抗强迫的作用，因此，奥氮平常被用来治疗神经性厌食症，且只需较低剂量就能达到预期效果。目前，除了奥氮平和氟哌啶醇，其他的抗精神病药并不能影响神经性厌食症的核心症状，如畸形恐怖，对于患者简单地增加体重并不会带来根本的改变，而且抗精神病药似乎也不能持续促进体质量的增加，另外还会引起高血脂、糖尿病和锥体外系不良反应，需要定期检测随访。

四、神经性贪食症的治疗

神经性贪食症标准化治疗包括营养康复、心理治疗和药物治疗，也包括监测患者的躯体并发症。神经性贪食症患者通常会在门诊治疗，但是对于有自杀想法或行为、无法控制暴食和清除行为的患者住院治疗是必要的。控制暴食行为和不恰当的代偿行为（如清除行为）。神经性贪食症患者的心理治疗中，CBT 效果优于其他心理治疗而作为首选；近些年，人际心理治疗（IPT）和辩证行为治疗（DBT）也被证实对神经性贪食症是有效的。同时，药物治疗，如 5-羟色胺再摄取抑制剂（SSRIs）类药物结合营养康复及心理治疗，同样适用于并发焦虑、抑郁的神经性贪食症患者。

五、暴食障碍的治疗

暴食症的治疗有多种方法，根据治疗重点的不同，可以归为三类：行为疗法、认知疗法和伴随症状改善法。除这三类疗法外，还可以用药物治疗，如抗抑郁药和食欲抑制剂等，甚至补充蛋白质亦能有效改善暴食症状。但药物治疗效果不确定，且有很高的复发率。

（一）行为疗法

行为疗法认为暴食症的关键在于暴食行为，只要改善了暴食行为就可以有效治疗暴食症。行为疗法中最常用的疗法之一是行为减肥法。用小步渐进法帮助患者逐步学会如何在行为上控制体重。控制体重的方法包括改变饮食习惯（如有选择性地进食）和生活方式（如不单独进食）等。

（二）认知行为治疗（CBT）

暴食症患者另一个特点是对自己体型与体重的不正确评价，因此治疗的关键在于改变患者的错误认知，帮助患者正确认识自己、积极悦纳自我。CBT 将改变暴食行为和错误认知结合在一起，但重点仍在改变错误认知。CBT 主要通过会谈的方法帮助患者逐渐认识到自己认知上存在的问题并正视这些问题。但在整个过程中，若有必要也会结合相应的行为疗法，如控制饮食等。

（三）伴随症状改善法

除上述行为与认知特点外，暴食症者还会伴随其他一些心理与适应障碍，如社会适应不良、抑郁倾向等。因此，治疗暴食症也可从改善伴随症状下手。人际心理疗法（Interpersonal Therapy，IPT）正是基于这种观念而推行的一种疗法。它帮助患者学会把情绪与人际交往相联系，通过调整与改善人际关系以减轻抑郁情绪。这不仅能有效改善患者的社会适应不良，也能缓解患者的抑郁倾向。

知识链接

进食障碍的分类治疗

进食障碍的严重程度及其并发症是决定治疗方式的关键因素，因此治疗患者时，需要考虑分类治疗。

1. 门诊患者进食障碍治疗：这一类患者是患病的最轻等级，只需要每周咨询 2~3 次心理治疗师或营养专家即可，适用于发病程度较轻的患者。

2. 重度门诊患者进食障碍治疗：这类型治疗适用于比门诊患者更严重，但是仍未失去学习和工作能力的患者。治疗师需要每周对患者进行 2~5 次的治疗，集中于个体心理治疗、个人营养咨询、焦点小组和家庭治疗。

3. 进食失调治疗：这类患者需要 24 小时的医护照料，需要实时监控其健康状况，这类患者通常需要严格的结构化治疗，通常是医学治疗和心理治疗同时进行。

4. 医院进食障碍治疗：这类患者需要 24 小时的持续看护，需要医学治疗来维持体重在正常水平。

来源：http：//www.eatingdisorder.org/treatment-and-support/therapeutic-modalities/diale.

六、进食障碍的护理

（一）护理评估

对进食障碍患者需要进行全面的综合评估，包括生理、心理、社会、文化等各方面。体格检查需详细进行，尤其要重点注意生命体征、体重与身高年龄比例、皮肤、心血管系统以及利尿剂、导泄剂的滥用和呕吐的情况。其他方面还包括心理疾病史、药物滥用史、家庭情况评估等。具体评估要点包括：

1. 患者体重变化情况以及患者所认为的理想体重是多少；

2. 患者对自身身材和自我概念的看法；

3. 患者的饮食习惯和结构，包括种类、数量、偏好以及对食物的认识；

4. 节食情况，包括开始的时间等；

5. 催吐剂、导泻剂以及其他催吐方法的使用情况；

6. 为减轻体重所进行的活动种类和数量。

（二）护理措施

1. 生理护理：保证营养，维持正常体重

当患者出现营养不良、电解质紊乱，最首要的护理措施是保证患者的入量。维持水电解质平衡。

（1）评估。首先要评估患者的体重情况以及患者对限制自己体重所采取的措施，包括自我诱吐、使用导泻剂或利尿剂的情况。评估过程中使用就事论事、非判断性的方式。同时还要评估患者达到标准体重和正常营养状态所需的热量。

（2）制定计划。在此基础上，与营养师一起制订体重增长计划，鼓励患者按照计划进食。对于厌食严重者，进食进水要从小量开始，逐步缓慢增量，食物性质也应从液体、半流质、软食、普食的顺序过渡，使患者胃肠道能逐渐适应，同时能减轻饱胀感。如果患者严重缺乏营养又拒绝进食，在劝其进食的基础上可辅以胃管鼻饲或胃肠外营养。在体重恢复过程中要特别注意体重增加的速度，应以每周增加 0.5~1kg 为宜，过快易导致急性胃扩张和急性心衰。

（3）监测体重。使用固定体重计每日定时测量患者体重，密切观察和记录患者的生命体征、出入量、心电图、实验室检查结果（电解质、酸碱度、清蛋白等），直至以上项目指标趋于平稳为止，评估皮肤、黏膜的色泽、水分和完整性，如有异常，及时向其主管医生汇报。

2. 心理护理：改变错误认知，重建正常饮食习惯

（1）纠正体像障碍。对于有体像障碍的患者，应首先与其建立相互信任的关系，向患者表示关心和支持，使患者有被接纳感，并评估其对肥胖的感受和态度，鼓励患者表达对自己体像的看法，包括喜欢的和不喜欢的方面及对体像改变的感受，以及重要关系人物的看法和态度对自己的影响。其次，将患者实际的身体尺寸与其主观感受做比较，帮助患者认识其主观判断的错误。鼓励患者进行适当的自身修饰和打扮，鼓励患者总结自己的优点，尤其是身体形象方面的长处。帮助患者认识"完美"是不现实的，并帮助其认识自己对"完美"的理解。鼓励患者参与决策，以增加其对环境的控制感，并通过正向反馈如表扬、鼓励等，帮助患者学会接受现实的自己。

（2）重建正常进食行为模式。帮助患者正确理解身材与食物的关系，制订宣教计划帮助患者认识营养相关问题，例如减肥、节食是增加暴食发生的因素以及长期节食对认知功能的影响等，以帮助患者对自身经历的认识，向患者说明低体重对健康的危害，但不对患者的错误认识进行批评。对于厌食的患者，要提供安静、舒适的进食环境，鼓励患者自行选择食物种类，或提供适合患者口味的饮食。对患者进食时间加以限制，一般要求不超过 30 分钟，以保证其进食速度。患者进餐时，护士陪伴在旁，并至餐后至少 1 小时，以确保患者按量摄入食物，无催吐发生。对于患者餐后的异常行为，如长时间沐浴或过度活动等，要进行限制，当患者体重增加或主动进食时，应给予一定奖励。如果患者体重减少或拒绝进食、过度运动、催吐时，则取消奖励作为惩罚。利用正强化和负强化的方法，帮助患者恢复正常的饮食行为模式。对于贪食症患者，要制定限制饮食的计划，在符合患者以往饮食习惯的前提下，逐步限制高脂、高糖食物的摄入和减少进食量，使患者易于接受，逐渐建立规律、适量的饮食习惯。

（3）其他。注意评估患者的情绪反应，如有无抑郁、有无自杀的危险和滥用药物的情况，根据特殊情况进行相应的心理护理。对患者的家属进行宣教，指导家属关注患者的病情，并鼓励患者参与家庭治疗和集体治疗，这对于因家庭矛盾冲突而患病的患者具有更重要的意义。

第六节　健康教育

人们普遍认为，进食障碍是一种关于生活方式的选择。实际上，进食障碍可不同程度地干扰进食行为，从而对个体的身体及心理造成严重危害。同时，痴迷于食物、体重和体型，这些同样预示着可能存在进食障碍。因此，全面的健康教育对预防进食障碍的发生及发展显得尤为重要。

一、定期看医生

进食障碍需要一对一的专业治疗，医生会同患者讨论体重和营养的问题，并和患者一起制定适合的治疗方案。总体而言，神经性厌食症治疗的首要目的就是恢复个体的营养状态，因为长期进食不良而出现的脱水及电解质失衡会造成严重的问题，重者甚至可引起死亡。因此，对于病情严重，同时在家难于护理者，应建议尽早住院治疗。神经性贪食症患者的治疗动机常常强于厌食症患者，且营养不良的程度较轻，所以选择门诊治疗者居多，常以自我监督的自助式治疗结合门诊心理治疗、药物治疗来进行。住院治疗仅用于清除行为严重（呕吐、导泻、利尿、减肥药等）、门诊治疗无效或自伤、自杀倾向严重的患者。

二、重塑正确价值观

改变"瘦就等于一切""要么瘦，要么死"等不合理观念。这一点除了心理治疗能帮患者更快地做到，还需要患者学会爱自己、接受自己，从而提高对非正确价值观的抵抗力。

三、制定并遵守规律的进食计划

一日三餐最好要安排在固定的时间，养成定时进餐的习惯。吃饱了，就停下，阻止自己吃得过饱。

四、培养兴趣与技能

爱好和技能可以让患者注意力从食物上转移，并且增加自信。学习新技能、发展新爱好、做志愿者、养只小动物，等等，均能起到良好效果。

五、改善家庭关系

进食障碍基于家庭的治疗主张不能以对待普通青少年的标准来对待进食障碍青少年，而把其视作更小的孩子、需要得到父母大量帮助的孩子。进食障碍患者的父母常常因自责、害怕而丧失了对青少年进食障碍的控制，而家庭治疗则是通过改善父母对青少年进食障碍的控制来矫正患者当前的状况。因此，家庭治疗的治疗风格是采用"父母负责制"，早期让父母监管控制孩子的进食及暴食、催吐、过度运动、滥用减肥药、泻药等行为，随着孩子进食及相关行为的改善，逐步减少监管，最终放弃监管。为了提升父母的能量、更好地负起监管责任，治疗师需要积极调动父母的焦虑（主动性和责任感），并且尊重父母，同时也尊重青少年，将青少年的进食障碍视为其成长中的发展问题。

（王丽娜）

第十六章　排泄障碍

排泄障碍常发生在如厕困难（包括大小便）的儿童群体。虽然幼儿偶尔发生"事故"的情况很常见，但如果这种行为反复发生超过三个月，特别是发生于 5 岁以上的儿童，应该予以重视。

第一节　排泄障碍概述

一、排泄障碍的概念

排泄障碍是一种儿童行为障碍，表现为与年龄不相称的括约肌控制障碍，包括功能性遗尿症和功能性遗粪症，但以前者多见。功能性遗尿（Functional Enuresis）指儿童在 5 岁以后仍不能正常控制排尿，经常在日间或夜间出现不自主的排尿，男孩多于女孩。功能性遗粪症（Functional Encopresis）指儿童在 5 岁以后仍经常出现原因不明的不自主排出正常粪便的异常状态。

二、排泄障碍的流行病学特征

遗尿的患病率随着年龄的增加而减少。据相关研究统计，排泄障碍 5 岁时发生率为 16%、7 岁为 10%、9 岁为 5%，约 0.5%~2% 患儿的遗尿症可持续到成年。在 10~16 岁的孩子中，约 2% 的孩子存在功能性遗粪，10 岁患病率最高，约为 5.4%。随着年龄增长，患病率逐渐下降，男孩遗粪症的患病率是女孩的 5 倍。功能性遗尿症和功能性遗粪症会对患者造成诸多方面的影响，因此关注此类患者并进行有效干预和治疗有重要的意义。

第二节　排泄障碍的可能原因

一、功能性遗尿症发生的相关因素

儿童功能性遗尿症目前确切病因尚不明确，可能与以下因素有关。

（一）抗利尿激素分泌异常

部分遗尿患者抗利尿激素分泌失去昼夜节律性，夜间血浆抗利尿激素水平仍较低，以致夜间尿量多、渗透压低。遗尿症儿童无夜间抗利尿激素分泌高峰，致使尿量产生过多，膀胱在次日清晨清醒前易被尿液充满，从而激发排尿反射，产生遗尿。

（二）膀胱功能紊乱

膀胱功能紊乱主要是指逼尿肌不稳定、膀胱容量减小、低顺应性膀胱等，从而导致患儿出现尿频、尿急甚至出现急迫性尿失禁。

（三）睡眠觉醒障碍

在清醒状态下，仅有少数遗尿症患儿伴有尿失禁，这表明遗尿与睡眠觉醒功能存在着内在的联系。遗尿症患儿通常被认为是由于睡眠过深、觉醒功能障碍所致。

（四）遗传因素

遗尿症有明显的家族高发倾向。父母均患遗尿症者，子代遗尿率为77.3%；父母一方有遗尿症者，子代遗尿率为43%；而父母均无遗尿症者，子代遗尿率仅为15.2%。

（五）社会心理因素

相对于婴幼儿来说，属于强烈的精神刺激，这些应激因素（包括精神的、躯体的）都可以构成对婴幼儿的严重打击。特别是在3岁左右形成正常排尿习惯的关键时期，遇到父母离异或死亡，父母经常争吵，家庭生活环境不和睦，与母亲长时期分离，家庭搬迁，新添小弟弟或小妹妹，入托儿所，住院手术及受到意外的伤害，等等，均可使儿童学习控制排尿受到影响而引起遗尿症。

知识链接

尿道下裂

尿道下裂是男性儿童常见的下尿路及外生殖器先天性畸形，指尿道开口于阴茎的腹侧正常尿道口近端至会阴部的途径上，而不是阴茎头顶端。

按尿道口部位不同分为4型：①阴茎头型：尿道口位于包皮系带部；②阴茎型：尿道口位于阴茎体部；③阴囊型：尿道口位于阴茎根部与阴囊交界处；④会阴型：尿道口位于会阴部。

4种分型均有不同程度的阴茎下弯，腹侧无包皮，阴茎背侧如头巾样的包皮覆盖。阴囊型、会阴型常有阴囊对裂，形似阴唇，若合并隐睾则酷似女性外阴易被误认。因异位尿道口前方有阻碍，站立位排尿易湿裤，患儿多用蹲位排尿。

手术治疗是唯一的方法，手术的目的是矫正阴茎下弯，使尿道口尽量接近正常位置，小儿可站立位排尿。手术应在学龄前完成，如阴茎发育不良，可使用1~2疗程的绒毛膜促性腺激素治疗，待阴茎增大后再手术。

来源：崔焱．儿科护理学［M］．北京：人民卫生出版社，2017：210.

二、功能性遗粪症发生的相关因素

儿童功能性遗粪症的病因多种多样，涉及家庭、学校、环境及人际关系等方面，是多种因素相互作用的结果，其发生机制可能与遗传因素、神经系统发育成熟延迟、教育方法不当及心理社会因素等有关。

（一）便秘因素

许多调查资料显示，儿童功能性遗粪症与功能性便秘有密切关系。便秘是指粪便长时间潴留在直肠内，使直肠过度扩张和受体的感受性降低。直肠远端过度膨胀后，直肠运动感觉功能受损，引起肛门括约肌的自发松弛，当直肠内积满粪便，其压力超过括约肌收缩力时，则很可能会引起遗粪，形成便秘和遗粪症状同时存在的状况。这种大便失禁常以两种方式发生：一种是直肠近端，在肠内新形成的粪便从堵塞在远端结肠或直肠的粪块周围或中间漏出；一种是当粪块在直肠内蓄积到一定程度后，病儿对过度扩张的肠壁感觉迟钝，难以形成有效的排便反射，粪团就失控性地掉到裤裆中了，因而把这些伴有便秘症状的大便失禁称为大便沾染。所以便秘是导致遗粪症最常见的前期症状。

（二）社会心理因素

强烈的精神刺激、过度的情绪激动和严重的精神创伤对大脑皮质的排便中枢有抑制作用，可导致其不能完成正常的排便动作，结果肛门失去控制使大便溢出。如果在养成良好排便习惯的关键时期，有重大不良事件使儿童心理极度恐惧或精神抑制，将影响其掌握排便要领和养成规律的排便习惯，使之不会选择马桶或便盆，而引起遗粪症。多数 5 岁以上的遗粪症患儿易继发心理问题，有些学龄期儿童因学习负担沉重或学习成绩不良经常受到家长和老师的训斥、歧视，或由于粗暴的教育方式，产生心理矛盾而紧张焦虑，均可引起遗粪现象。

（三）神经系统功能不全

目前有学者认为肛门括约肌的去神经支配是功能性遗粪症发生的原因之一，即支配肛门括约肌的神经损伤，主要是支配肛门外括约肌的阴部神经损伤所致。研究发现，功能性遗粪症患者阴部神经末梢运动潜伏期较正常人明显延长，以致神经传导减慢，肛门括约肌不能及时舒缩导致遗粪发生。

（四）其他因素

儿童生活环境、遗传素质等在功能性遗粪症的发生中也起到一定作用。有学者调查了一群功能性排便障碍患者，将其分为有阳性家族史和无阳性家族史两组，结果发现有阳性家族史组排便障碍症状发生时间较早、持续时间较长、并发症较多且诱发因素较少。

第三节　排泄障碍的种类及临床表现

一、功能性遗尿症的临床表现

(一) 原发性遗尿症

一直持续到 5 岁从未间断过，并且没有器质方面或心理方面的问题，神经发育的局部迟缓被认为是主要病因，特发性遗尿及家庭性遗尿都被认为是属于这类疾病。

(二) 继发性遗尿症

这是指曾有过一段时间（一般 6 个月以上）患儿能够自主排尿，以后再次出现遗尿。

原发性遗尿症和继发性遗尿症均以遗尿为主要临床表现，遗尿又表现为夜间遗尿、昼间遗尿、昼夜间均遗尿。其中夜间遗尿最为常见，约占总数的 80%，以男孩多见，夜间遗尿患儿约有半数每晚都尿床，甚至每晚遗尿 2~3 次，白天活动过度、兴奋、疲劳或躯体疾病后，往往遗尿次数明显增多。白天遗尿者较少见，约占 5%，昼夜间均遗尿者约占 15%，约 2% 的 5 岁儿童每月至少夜间遗尿 1 次，遗尿可以发生于儿童睡眠的各个阶段，遗尿症患儿随着年龄的增长，遗尿的次数会逐渐减少，在 12 岁的儿童中仅有 1% 的人每月夜间尿床 1 次。大多数遗尿患儿到 7 岁时即能停止遗尿，少数持续到少年期后才停止。极少数患儿可以延续到少年期、直到成年期仍有遗尿现象。遗尿症患儿常常伴有夜间多梦、睡行症、睡惊、注意缺陷与多动障碍或其他情绪和行为的问题。

典型病例

患儿，男性 9 岁，由母亲带领来看儿科医生，主诉夜间尿床，自 3 个月前开始出现上述症状。之前的情况是，自其 4 岁后学会自己上厕所以来，平均每个月只有一次意外尿床情况。而且，患儿未见任何生理倒退和泌尿生殖系统异常症状。患儿没有生理、心理疾病史。其父母一年以前分居，半年以前办理了离婚。三个月前，患儿母亲的好朋友搬来和其母子一起居住，以便在其母出差时，照顾患儿。患儿父亲每隔一周来探望一次。据患儿母亲讲述，患儿最近一次尿失禁时，曾听其父亲的奶奶提起过，其父在大概 10 岁时也出现过类似症状。精神检查，当被问及尿床，患儿马上表现出明显不安。当其母亲被询问时，患儿马上转移注意力，去玩玩具，而且刚才的不安逐渐缓解。躯体检查，患儿身体发育正常且健康。没有被忽略或辱骂虐待的表现，也未见其他异常。

诊断：遗尿症。

二、功能性遗粪症的临床表现

（一）原发性遗粪

原发性遗粪指儿童五岁以后每月至少有一次遗粪。

（二）继发性遗粪

继发性遗粪指曾经至少 1 年的时间粪便排泄正常，以后再次出现遗粪。主要表现：反复随意或不随意地在社会风俗或文化背景不许可的地方解出正常形状的大便，一般多解于内裤里。接近 1/3 的患儿会伴有遗尿症状，约 1/4 的患儿遗粪与功能性便秘相关。遗粪症儿童较正常儿童多出现情绪、行为问题。患儿可能会变得自卑、内向、自我评价低、退缩、与同伴交往差、拼写和阅读障碍等，也可能出现焦虑和抑郁情绪，甚至会有反社会攻击行为。

典型病例

　　某男，12 岁。9 岁时第一次出现大便不能控制，此前患儿经常便秘，家长给予大剂量中成药口服治疗，结果正值上课时患儿急于大便，但不敢请假上厕所。有时下课后虽然上了厕所，但因厕所内同学多，患儿还没排队，上课铃就响了，匆匆跑回教室时深感难忍，有时便将大便拉在身上。以后每当情绪紧张，或无任何原因，也常将大便拉在身上，每周 1~2 次。近半年晚上作业做不出来时也会将大便解在房间里，自己想控制不解大便但控制不了。每次不自主地将大便解在身上时无腹痛腹泻，大便颜色、形状正常，严重时每周 2~4 次。患儿对此很害羞，不愿意让他人知道。病前无特殊疾病史，无重大精神创伤。曾到数家医院诊治检查，未发现任何躯体疾病。

　　患儿系第一胎，足月顺产，生长发育良好，1 岁半能走会说。3 岁入幼儿园，7 岁上小学。表现温顺，守纪律，听话，是老师喜欢的好孩子。近一年学习成绩下降。自尊心很强，害羞腼腆，不爱交朋友。父母健康，无特殊疾病史。多次进行全消化道钡透、钡灌肠拍片、直肠镜及肛门检查，结果均无异常。腰椎 X 线平片排除马尾部位占位性病变，亦排除肛门内外括约肌松弛性疾病。抗生素治疗无效。大便常规：有蛔虫卵。

　　体格检查：发育正常，营养一般，面色略白。心肺及腹部正常，肛门指检阴性。神经系统检查无异常发现。

　　精神状态：衣冠整，接触好，定向力好，情绪反应正常。

　　智力检查：一般常识、判断理解能力、计算能力等基本正常。对于自己排便不能自控很焦虑，自知力充分。没有发现其他精神病性障碍。

　　诊断：功能性遗粪症。

第四节　排泄障碍的检查与诊断

一、功能性遗尿症的检查与诊断

（一）诊断要点

1. 不管是否非自愿或有意识，反复在床上或衣服上排尿。

2. 此行为具有临床意义，表现为至少连续 3 个月每周 2 次的频率，或引起有临床意义的痛苦，或导致社交、学业（职业）或其他重要功能方面的损害。

3. 实际年龄至少 5 岁（或相当的发育水平）。

4. 此行为不能归因于某种物质（例如，利尿剂、抗精神病性药物）的生理效应或其他躯体疾病（例如，糖尿病、脊柱裂、抽搐障碍）。

（二）鉴别诊断

1. 泌尿系统器质性病变，如尿路梗阻、泌尿系统畸形及感染等也可出现遗尿现象，但是通过详细追问病史，体检，查尿常规、尿培养、尿流动力学、泌尿系超声、膀胱镜检查以及尿道造影等方法可资鉴别。

2. 神经系统器质性病变，如癫痫发作、脊髓炎症、脊椎发育不良等也可出现遗尿，但是根据各种疾病的临床表现特点，神经系统查体及相关辅助检查（脑电图、脊椎 X 线片、血常规等）可资鉴别。

3. 重度精神障碍、精神发育迟滞，通过详细询问病史可资鉴别。

二、功能性遗粪症的检查与诊断

（一）诊断要点

1. 不管是否非自愿或有意识，反复在不适当的地方排粪（例如，衣服上、地板上）。

2. 至少 3 个月内，每月至少发生 1 次这样的事件。

3. 实际年龄至少 4 岁（或相当的发育水平）。

4. 此行为不能归因于某种物质（例如，泻药）的生理效应或其他躯体疾病，除非涉及了便秘的调节机制。

（二）鉴别诊断

1. 先天性巨结肠患者也可有慢性便秘及遗粪等症状，但是患者还可伴有腹胀、呕吐及肠梗阻等表现，既往可能有不排胎便或胎便排出延迟病史。肛门指检拔出手指时常有大量粪便、气体流出，患者腹胀立即减轻。可以借助 X 线钡剂灌肠、直肠肛管测压、直肠活检等方法帮助鉴别。

2. 肠道感染性疾病患者有时也可有遗粪现象，但是该类疾病可能还会伴有发热、呕吐、腹痛等症状，大便常规或培养异常，且疾病好转后，遗粪症状也会消失。

3. 重度精神病、儿童发育迟滞患者也可能存在遗粪现象，但是通过详细询问病史以及精神科检查等可以进行鉴别。

第五节　排泄障碍的治疗与护理

一、功能性遗尿症的治疗与护理

（一）非药物治疗

1. 心理疏导和习惯培养

由于很多遗尿患儿具有羞愧自卑的心理倾向，家长应设法减轻患儿心理压力，避免批评和羞辱患儿，有研究报道惩罚患儿会对治疗产生负效果。诊断遗尿后，应首先告知患儿及家属遗尿的可能病因，并进行思想教育和心理安慰，使其树立遗尿是可以治愈的信心。如发现患儿伴有心理行为障碍如多动症，应同时给予积极治疗。心理治疗可提高治疗依从性，最好配合其他治疗同时进行。家长应该帮助患儿养成良好的生活习惯，做到夜间尽量少饮水，白天避免过度兴奋和疲劳，掌握其尿床的时间规律，定时唤醒，可采用闹钟提醒儿童夜间起床排尿，让患儿及时排尿，使之逐渐建立条件反射。

2. 报警器治疗

报警器治疗是利用经典条件反射的原理，通过反复训练，建立起膀胱胀满-觉醒并起床排尿之间的新的条件联系。临床上通过应用报警器的正确训练，遗尿症儿童逐渐出现夜间能够自行起床到厕所排尿，最终使遗尿不再发生，是目前治疗遗尿症安全有效的方法。操作如下：让患儿睡在特制的床垫上，床垫内有两个电极，两个电极分别与报警器和电池连接，当患儿遗尿时会弄湿床垫使电路接通，发出警报声而唤醒患儿起床排尿，经反复训练，最后当膀胱充盈时患儿会自动起床排尿。

3. 膀胱及排尿功能训练

鼓励患儿每次排尿过程中中断排尿几秒钟，再把尿液排尽，或者在患儿有尿意时，令其憋尿一段时间后再排尿。这样可以锻炼儿童对排尿的随意控制能力，增大膀胱容量。采取阶梯式序贯坚持训练，对功能性遗尿症控尿、排尿以及多方面功能增强均具有重要意义。

4. 饮食治疗

鼓励患儿食用润肠通便的食物，如蔬菜、香蕉等，避免食用易使大便干结的食物，无须限制饮食量，晚餐后如果无体育锻炼或社会活动应减少液体摄入，避免饮用含咖啡因的饮料，尤其是晚上。如遗尿患儿伴有慢性便秘病史，治疗便秘也可能减少遗尿发生。

（二）药物治疗

目前临床上用于治疗遗尿的药物有以下几种：① 去氨加压素；② 抗胆碱能药物；③ 肉毒素 A；④ 丙咪嗪等中枢神经系统兴奋药物；⑤ 其他药物。

1. 去氨加压素（Desmopressin）

去氨加压素被用于治疗遗尿已有 40 年历史，目前与遗尿警铃共同作为遗尿的首选治疗方法，并被国际尿失禁咨询委员会推荐为 Ia 级证据。其作用机制为减少夜尿产生量，使其低于功能性膀胱容量，对夜间多尿、膀胱容量正常、尿床次数不多的患儿最为有效。有研究发现对于夜间多尿患儿，睡前口服去氨加压素（200~400μg）治疗有效率达 70%，但停药后复发率较高，为 62%~82%。去氨加压素包括 3 种剂型：口服片剂（200~400μg，每晚 1 次）、喷鼻剂（20~80μg，每晚 1 次）和舌下含剂（60~240μg，每晚 1 次），药效可持续 8~12h，其不良反应很少且多轻微。舌下含剂和口服片剂相比，可提高治疗有效率和患儿依从性。目前已不推荐使用喷鼻剂，因其服药过量风险较大，更易发生低钠血症和水中毒。去氨加压素疗效和剂量呈正相关的循证医学证据尚不充分，为减少不良反应发生，应使用去氨加压素最低有效剂量。如按照初始剂量治疗 1~2 周后患儿仍遗尿，可考虑增加剂量。治疗 4 周后评价药物治疗效果，如存在改善迹象，继续治疗 3 个月；若无改善迹象，考虑停止用药。治疗改善迹象包括：① 遗尿量减少；② 每夜遗尿次数减少；③ 遗尿频率减少。关于停药时逐步减量是否降低复发率，目前尚存在争议。

2. 抗胆碱能药物（Anticholinergics）

抗胆碱能药物包括奥昔布宁、托特罗定和普鲁苯辛等，这些药物通过增加膀胱容量，抑制逼尿肌过度活动发挥药效作用，对伴有逼尿肌过度活动、膀胱容量较小或肠道功能治疗失败的遗尿患儿最为有效。此类药物常见副作用有口干、视力模糊、头痛、恶心、胃肠不适等。不可单独应用抗胆碱能药物治疗单症状遗尿，不可联合应用抗胆碱能药物和丙咪嗪治疗遗尿。对于伴有单症状的遗尿患儿，抗胆碱药物可作为首选治疗方法，同时联合警铃或去氨加压素。目前关于选用何种抗胆碱药物治疗遗尿尚无明确标准，托特罗定副作用发生率较奥昔布宁更低，而新一代抗胆碱药物索利那新治疗单症状遗尿比托特罗定具有更好的疗效和更高的安全性。总体来说，目前应用的各类抗胆碱药均具有良好的安全性，但治疗遗尿的疗效和耐受性尚需要更多临床研究验证。

3. 肉毒素 A

其治疗遗尿的安全有效性已被广泛证实，注射肉毒素 A 可以作为替代治疗方案。肉毒素 A 治疗机理可包括外周和中枢两个方面：外周通过抑制乙酰胆碱、ATP、P 物质的释放，减少轴突辣椒素及嘌呤受体的表达，从而减少遗尿发生；中枢则通过减少 P 物质、神经因子的摄取发挥中枢脱敏作用。此外有文献报道注射肉毒素 A 对治疗逼尿肌括约肌协同失调同样有效。目前，肉毒素 A 治疗遗尿在国内尚未普及。

4. 中枢神经系统兴奋类药物

对睡眠过深患儿治疗效果较佳。其中最广泛应用于遗尿的药物是丙咪嗪（一种三环类抗抑郁药物），其治疗确切机制尚不清楚，可能与其抗抑郁作用和改善睡眠使患儿易于觉醒有关。对于≥6 岁患儿，丙咪嗪初始剂量为 25mg，睡前 1h 服用，如治疗 1~2 周后效果不佳，7~12 岁患儿可增加剂量至 50mg，年龄更大患儿可增至最大剂量 75mg。20%~33% 的服药患儿连续 14d 无遗尿发生，但在停药 3 个月后约 2/3 患儿症状复发。丙咪嗪存在与剂量相关的潜在不良反应，如嗜睡、口干、恶心呕吐，严重者发生癫痫、心律失常以及服用过量导致的死亡，故推荐治疗前应行心电图检查，以确定患儿是否存在潜在的心律失常。三环类抗抑郁药物治疗遗尿的地位因其副作用和去氨加压素的应用而降低，目前仅用于≥6岁的难治性遗尿患儿。

甲氯芬酯又名健脑素，其治疗遗尿机制可能与大脑神经末梢合成和释放多巴胺增加、提高大脑皮层兴奋性、使患儿易于觉醒有关。

5. 其他药物

主要包括非甾体类抗炎药，如布洛芬、吲哚美辛、双氯芬酸，其原理为抑制前列腺素合成或拮抗其与膀胱的前列腺素受体结合，从而减少夜尿产生，增大膀胱容量。与安慰剂相比，这些药物可提高治疗效果，但疗效却不如去氨加压素等首选治疗措施，且药物副作用更多、停药后易复发，尚需更多研究证明其在遗尿治疗中的地位。

（三）中医疗法

中医治疗遗尿症（中医称之为遗溺）已有几千年的历史，积累了丰富的治疗经验和方法，治疗效果显著，并且无明显的毒副作用。中医四大经典著作之一《内经》中说："饮入于胃，游溢精气，上输于脾，脾气散精，上归于肺，通调水道，下输膀胱"，"膀胱者，州都之官，津液藏焉"。由此可知，尿的正常排泄，有赖于膀胱和三焦的气化功能，而三焦的气化，又与肺脾肾等脏有关，因此遗尿的发生，虽然主要在于膀胱不能约束，但引起膀胱功能失常的原因是多方面的。

1. 中药治疗

临床上将遗尿辨证分为3种证型。一是下元虚寒型，主要表现遗尿次数多、腰及下肢怕冷、软弱无力，治疗主方为菟丝子散，药物组成有菟丝子、肉苁蓉、附子、五味子、牡蛎；二是肺脾气虚型，主要表现夜间遗尿、全身疲乏无力、食欲差、自汗，治疗主方为补中益气汤合缩泉丸，药物组成有人参、黄芪、白术、陈皮、炙甘草、当归、升麻、柴胡、山药、乌药、益智仁；三是肝经湿热型，主要表现遗尿色黄味腥臊、急躁易怒、梦多磨牙，治疗主方为龙胆泻肝汤，药物组成有龙胆草、黄芩、栀子、泽泻、木通、车前子、当归、生地、柴胡、甘草。

2. 其他中医疗法

体针治疗穴位为中极、关元、三阴交、肾俞、膀胱俞，可以在针上联用脉冲治疗仪，能增强疗效。耳针穴位为肾、膀胱、脑点、皮质下，也可以在这些耳穴上用王不留行做耳压治疗也有效。埋线穴位为次髎、三阴交、肾俞、膀胱俞，每个穴位可埋0.5~1.0cm的羊肠线，每2~3周治疗1次，疗效持续时间长。头针主要是用电针或手捻针柄来刺激双侧足运感区。此外，还有外敷药物疗法、点穴按摩疗法、穴位磁疗，等等，对儿童遗尿症都具有一定的治疗效果。

（四）手术治疗

包括膀胱扩大术、尿道外口切开术、膀胱颈重建手术等，但手术治疗效果不确切且并发症较多，如尿失禁、附睾炎、无精症等，和其他治疗比较的结果尚鲜有文献报道。因此，手术治疗尚不认为是治疗遗尿的合适方法。

此外，还有催眠疗法、感应电流疗法、脊椎按摩疗法，但均缺乏治愈率报告。遗尿的预后多种多样，从治愈到对治疗完全无效，约1%患儿遗尿症状持续至成人。流行病学调查显示，在没有治疗的情况下，每年约15%患儿自愈，目前尚无随机对照试验证实治疗遗尿的最佳年龄。

二、功能性遗粪症的治疗与护理

（一）心理行为治疗

应详细查找发生的原因或诱因，有针对性地治疗。治疗需家庭、学校、社会、医生互相配合，并根据不同病因，有针对性地予以纠正及开导，进行心理治疗及良好的习惯训练。大多数患儿通过行为干预，症状可得到改善，且患儿也可同时接受更广泛的干预治疗。部分年龄较小的患儿拒绝排便训练、药物治疗时，可给予有效的社会心理干预，制定排便日记，但需要掌握严格的训练日记。此外，应该使父母认识到孩子的行为并不是自愿的，对于孩子不应该给予批评、责骂甚至是鞭打等。家长应该对于儿童的行为予以理解，为孩子创造一个温馨的家庭环境，减轻儿童的心理负担，培养儿童正确的解便习惯，对于儿童的进步应给予鼓励或奖励等。

知识链接

心理治疗

心理治疗指的是在独特关系的情境下，基于语言交流的任何类型的咨询，这种独特关系是在精神卫生专业工作者与寻求帮助的个体之间发展起来的。谈话和倾听的过程可带来新的自知力，减轻导致痛苦的症状，改变不健康或不适应的行为，带来应对世界的更有效的方式。

大多数精神卫生专业工作者被训练使用各种技术，并根据寻求帮助者的问题、人格和需求来调整方法。在治疗过程中，由于精神卫生专业工作者可将不同技术进行组合，各种方法之间的界线通常变得模糊。这种在个体和精神卫生专业工作者之间发展出的关系被称为"治疗同盟"。这种工作关系令他们以信任、合作的方式一起工作。在此过程中，与精神卫生专业工作者分享的任何事情都是私密的。精神卫生专业工作者受到职业伦理的约束，不经个体同意，不能泄露任何信息。

来源：夏雅俐，张道龙. 理解 DSM-5 精神障碍［M］. 北京：北京大学医学出版社，2016：263.

（二）药物治疗

给予针对病因或诱因的对症支持性治疗，如对于因为功能性便秘引起的遗粪，可以通过控制饮食，给予大便软化剂、导泻药、灌肠等治疗。对于伴有焦虑、抑郁、自卑等心理问题的儿童，可给予心理治疗，必要时也可给予小剂量抗焦虑药或抗抑郁药。

（三）中医疗法

对部分功能性遗粪症患者，可用一些中药加以纠正，如对便秘伴遗粪者，治疗原则通因通用，用大承气汤治疗，药物组成有大黄、芒硝、枳实、厚朴，应用中药口服后疗效明显。还可以选用足三里、长强、大椎等体穴进行针灸、电针及埋线治疗，往往能收到较好的效果。

知识链接

儿童日间尿频

某些5~6岁以下幼儿出现日间尿频、尿急现象，而尿常规检查和体格检查并未见任何异常征象。这就是儿童少年精神医学中所提的儿童日间尿频病症。该病多发生于幼小儿童。

病儿在白天意识清晰的情况下，频频感到尿意，不时上厕所解尿。但既不溺尿于衣裤，也非故意恶作剧所为。每当家长或管教老师对其施加心理压力，或病儿受到恐吓，感到紧张时，这种病症就出现或加剧。一般在轻松愉快的气氛中或专注于某种有兴趣的玩耍游戏时，上述现象就不复存在。家长为此非常担忧，赴医院做多方面检查，结果证实病儿无器质性病变。

儿童日间尿频的治疗与预防：①正确向家长和幼托教师解释病儿疾病的性质和防治方法。尿频是暂时的神经功能失调、发育不完善和不良心理社会因素所致，经过正确的调适和心理纠治，随着幼儿生长发育，此病会逐步消除，不必担忧和盲目投医。建议定期赴心理专科医疗机构诊治和随访。②为了消除病症，减少尿频次数，指导病儿保持正常生活规律，可以让病儿听故事、看电视、做游戏、玩玩具、画图画等以转移注意，培养某种兴趣使他们把注意力和精力集中到自己感兴趣的事情上。消除一切不良心理社会因素，减少心理刺激和纠治情绪障碍。③个别严重病儿，可试用阿托品等药物，减轻尿频病症。

来源：季丽娜，耿海云，晁爽. 儿童特异性日间尿频104例临床分析 [J]. 北京大学学报（医学版），2017，49（5）：927-929.

第六节 健康教育

从小训练孩子良好的排泄习惯，是预防该病的最为有效的方法。孩子18个月时，可培养其每日定时排便，鼓励小儿每日在便器上坐一会儿，教会孩子允许排便的地方和排便的程序，从小纠正儿童随地大小便的不良习惯，加强对患儿卫生习惯的训练和教育指导。对于家长需克服社会、情感、工作、疾病等多方面压力，而对患儿来说合理治疗对以后的性格、情感、行为发育有一定促进作用。还应注意小儿的生活管理及医生、患儿、家长的配合，建立合理的生活制度和饮食习惯。

知识链接

小儿泌尿道感染

泌尿道感染是指病原体直接侵入尿路而引起的炎症。有感染可累及尿道、膀胱、肾盂及肾实质，各种病原体如真菌、支原体、病毒等均可侵犯泌尿道，但较少见，故泌尿道感染一般指细菌性感染。临床以脓尿和/或菌尿为特征，可有尿路刺激症、发热及腰痛等症状。新生儿、婴幼儿泌尿道感染的局部症状往往不明显，全身症状较重，易漏诊而延误治疗，使感染持续或反复发作从而影响小儿的健康。泌尿道感染是小儿泌尿系统常见疾病之一，一般女孩发病率为3%~5%，男孩1%，具体因年龄、性别不同而有差异。此外，未做包皮环切术的男孩泌尿道感染是已做包皮环切术男孩的5~20倍。

临床表现：

1.急性尿路感染　病程6个月以内，不同年龄组症状不同。

（1）新生儿　多由血行感染引起。一般局部泌尿系症状不明显。以全身症状为主，症状轻重不一，可为无症状性细菌尿或呈严重的败血症表现，可有发热、体温不升、体重不增、拒奶、腹泻、黄疸、嗜睡和惊厥等。

（2）婴幼儿　仍以全身症状为主，局部症状轻微或缺如。主要表现为发热、呕吐、腹痛、腹泻等。部分患儿可有尿路刺激症状如尿线中断、排尿时哭闹、夜间遗尿等。

（3）年长儿　表现与成人相似，下尿路感染以膀胱刺激症状如尿频、尿急、尿痛为主，全身症状轻微。上尿路感染多有发热、寒战、腰痛、肾区叩痛，有时也伴有尿路刺激症状。

2.慢性尿路感染　病程多在6个月以上。

轻者可无明显症状，也可间断出现发热、脓尿或菌尿。反复发作者可有贫血、乏力、腰痛、生长发育迟缓，重症者肾实质损害，出现肾功能不全及高血压。急性尿路感染经合理抗生素治疗后多于数日内症状消失而治愈，但有近50%的患儿可有复发或再感染，如不及时纠正，易于频繁复发或慢性感染，最终发展为肾功能不全，预后不良。

来源：崔焱.儿科护理学［M］.北京：人民卫生出版社，2017：208.

（孙玉静）

第十七章　睡眠障碍

睡眠在人们生命过程中占三分之一的时间，是人类健康不可或缺的组成部分。睡眠障碍不只是成年人的"专利"，同样也会发生在 2~12 岁的儿童身上。睡眠在儿童的成长过程中起重要作用，特别是在儿童的大脑发育以及适应性情绪、认知和行为调节等方面起至关重要的作用。当然，儿童睡眠障碍不如成年人睡眠障碍那样，不是以入睡困难、早醒为主，而是以有效睡眠时间短、睡眠质量降低为主。研究显示睡眠障碍是儿科医师最常关注的问题之一，多达 40% 的儿童出现难以入睡和睡眠维持方面的问题。由于儿童常表现为兴奋好动，其睡眠障碍问题常被忽视。而足够的睡眠和良好的睡眠习惯对儿童身心健康有重要影响，因此，必须高度重视儿童期睡眠障碍问题，早发现、早诊断、早治疗，尽可能减少睡眠障碍对儿童生长发育以及大脑功能的影响。

第一节　睡眠障碍概述

一、睡眠障碍的概念

睡眠障碍（Sleep Disorder，SD）又名睡眠障碍性疾病，指睡眠质量不正常以及睡眠中出现异常行为的表现，也是睡眠和觉醒正常节律性紊乱的表现，包含睡眠觉醒节律障碍、睡眠启动及维持障碍、过度睡眠障碍及与特定睡眠阶段有关的各种睡眠障碍。

二、睡眠障碍的流行病学特征

流行病学研究显示，高达 50% 的儿童有睡眠问题，其中 4% 曾被确诊为明确的睡眠障碍。睡眠问题最常出现在生后第 1 年，发生率在 20%~30%。国际上对儿童人群进行睡眠医学研究认为，儿童睡眠障碍的发生率为 25% 左右。25%~50% 学龄前儿童、40% 青少年有不同程度的睡眠问题。国内调查显示，儿童睡眠障碍的总发生率为 27.11%。婴幼儿年龄越小，睡眠问题检出率越高。

在对儿童各种睡眠障碍调查中，1%~3% 为阻塞性睡眠呼吸暂停，2%~8% 为与睡眠有关的运动障碍，异态睡眠中的夜惊为 5%~35%，小儿失眠为 20%~30%。人的正常睡眠时长见表 17-1。

表 17-1　正常睡眠时长

年龄	推荐
新生儿（0~3 个月）	14~17 小时
婴儿（4~11 个月）	12~15 小时

续表

年龄	推荐
幼儿（1~2 岁）	11~14 小时
学龄前（3~5 岁）	10~13 小时
学龄儿童（6~13 岁）	9~11 小时
青少年（14~17 岁）	8~10 小时
年轻人（18~25 岁）	7~9 小时
成年人（26~64 岁）	7~9 小时
老年人（65 岁以上）	7~8 小时

来源：Hirshkowitz M, Whiton K, Albert S M, et al. National Sleep Foundation's sleep time duration recommendations: methodology and results summary[J]. Sleep Health, 2015, 1(1):40-43.

第二节　睡眠障碍发生的可能原因

儿童睡眠障碍的病因复杂繁多，可以涉及躯体疾病、饥饿、口渴或过饱、养育方式不当、睡眠习惯不良、精神因素和环境因素等影响。还会受社会心理因素，如家庭纠纷、父母亲抚养儿童观念的差别、经济状况、学校里老师的态度、与同学们的交往等因素的影响。儿童睡眠障碍是一个系列疾病，不同的疾病具体的病因并不相同。目前对儿童睡眠障碍的发病机理尚未清楚，但从疾病的发生来看，其病因主要有以下几个方面。

一、睡眠障碍相关的环境因素

目前，人造光和电子产品与人们生活联系的越发紧密，使机体昼夜节律受到影响，这些光照可抑制褪黑素的分泌，可导致儿童出现睡眠节律紊乱、睡眠质量下降，引起不良后果。

二、睡眠障碍相关的遗传因素

尽管有研究显示，儿童早期的睡眠时间受到环境因素的影响，但值得关注的是，儿童在18 个月内的睡眠模式、主导儿童夜间睡眠时间的长短在很大程度上受到基因因素的影响。同时研究证明，遗传因素在短期睡眠的持续时间中表现得尤为明显。

三、睡眠障碍相关的生化因素

由于下丘脑轴遵循与睡眠-觉醒周期相关的正常的昼夜节律，皮质醇的分泌可能与睡眠-觉醒问题密切相关，研究表明皮质醇可作为儿童睡眠障碍问题的预测因子。

四、其他因素

儿童的就寝习惯、社会心理因素、某些躯体疾病、不良的睡眠环境等均可能是引起儿童睡眠障碍的因素。此外，儿童睡眠障碍还与其性别、就读学校等级、个体的情绪状况、儿童期的行为问题等有关，而且睡眠问题与情绪、行为和躯体症状之间的关系复杂，孰因孰果目前尚无定论，也可能互为因果，交互作用。

第三节　睡眠障碍的种类及临床表现

一、根据发生原因与临床表现分类

目前常根据儿童睡眠障碍发生的原因及相关临床表现将儿童睡眠障碍分为三种类型。

（一）睡眠失调

睡眠失调（Dyssomnia）是指各种原因导致的睡眠量、质和时序方面的改变，以睡眠不安、减少和睡眠过多为主要特征。前者有入睡困难、频繁夜醒和早醒等表现；后者常见于阻塞性睡眠呼吸暂停综合征（Obstructive Sleep Apnea Syndrome，OSAS）、发作性睡病和原发性日间嗜睡症等疾病。

（二）异态睡眠

异态睡眠（Parasomnias）指在睡眠中出现异常发作性事件，如睡惊、梦魇、梦呓、睡行等。

（三）病态睡眠

病态睡眠（Pathosis Somus）是指由躯体疾病、精神障碍引发的睡眠障碍。目前研究发现其发病因素中包括有环境、遗传、心理行为异常和器质性疾病等。

知识链接

睡眠周期

睡眠存在一个生物节律，即大约在 90~100 分钟的时间内经历一个有 5 个不同阶段的周期。国际睡眠医学将睡眠阶段分为五期：入睡期、浅睡期、熟睡期、深睡期、快速动眼期。

入睡期：阶段 1 是睡眠的开始，昏昏欲睡的感觉就属于这一阶段。此时脑波开始变化，频率渐缓，振幅渐小。

浅睡期：阶段 2 开始正式睡眠，属于浅睡阶段。此时脑波渐呈不规律进行，频率与振幅忽大忽小，其中偶尔会出现被称为"睡眠锭"的高频、大波幅脑波，以及被称为"K 结"的低频、很大波幅脑波。

熟睡期和深睡期：阶段 3 和阶段 4 是沉睡阶段，被试不易被叫醒。此时脑波变化很大，频率只有每秒 1~2 周，但振幅增加较大，呈现变化缓慢的曲线。这四个阶段的睡眠共要经过约 60~90 分钟，而且均不出现眼球快速跳动现象，故统称为非快速眼动睡眠（Non-Rapid Eye Movement Sleep, NREMs）。

快速眼动期：阶段 5，脑波迅速改变，出现与清醒状态时的脑波相似的高频率、低波幅脑波，但其中会有特点鲜明的锯齿状波。睡眠者通常会有翻身的动作，并很容易惊醒，似乎又进入阶段 1 的睡眠，但实际是进入了一个被称为快速眼动睡眠（Rapid Eye Movement Sleep, REMs）的睡眠阶段。因为，此时除了脑波的改变之外，被试的眼球会呈现快速跳动现象。如果此时将其唤醒，大部分人报告说正在做梦。因此，REM 就成为睡眠第五个阶段的重要特征，也成为心理学家研究做梦的重要根据。

来源：1. 刘双艳. 睡眠呼吸暂停病人 HRV 和 PRV 的相关性研究［D］. 济南：山东大学，2017.

2. 付晓华，李鸿培. 睡眠与健康［J］. 中国医刊，2003，38（8）：25-26.

二、根据国际疾病分类标准

ICD-10 中将睡眠障碍分为器质性睡眠障碍和非器质性睡眠障碍，通常人们所说的睡眠障碍是指非器质性睡眠障碍。非器质性睡眠障碍包括：非器质性失眠症、非器质性嗜睡症、非器质性睡眠-觉醒节律障碍、睡行症（夜游症）、睡惊症（夜惊症）、梦魇、其他非器质性睡眠障碍、未特定的非器质性睡眠障碍。

（一）非器质性失眠症

1. 概念

非器质性失眠症（Insomnia）是指睡眠始发和维持障碍导致有效睡眠量减少。失眠可引起患者焦虑、抑郁或恐惧心理，并导致精神活动效率下降，妨碍社会功能。本病儿童少见，青少年相对多见。

儿童失眠患病率为 20%~30%，在 11~12 岁的女孩中患病率最高，可达 30%，可能与青春期激素水平改变有关。美国 13~16 岁青少年失眠患病率约为 10.7%，欧洲 15~18 岁青少年患病率为 25%，国内青少年的患病率为 18.06%。

患者，男，17岁，因"睡眠差1年余"就诊。患者1年前无明显诱因出现睡眠差，一般11：00上床，困倦来临在床上翻来覆去，需要1~2小时才能睡着，入睡后，眠浅，容易醒来，醒来后难再睡着，自觉睡了跟没睡一样。白天感到困倦、眼涩、头晕，没有精神，注意力难以集中，影响学习。否认白天猝倒发作、情绪高涨、精力充沛等不适。上述症状反复发作，几乎隔天发作。躯体检查无阳性体征，头颅磁共振及脑电图未见异常。精神检查：接触尚可，面容困倦，因睡不着感到烦恼。

诊断：失眠症。

2. 临床表现

失眠可表现为入睡困难，夜间辗转反侧，睡眠浅，夜间多梦，易醒及醒后不易再入睡，早醒、醒后不适、疲乏等。失眠可以表现为上述任何一种形式，也可以几种情况共存。患者白天精神差疲乏、困倦，伴头痛、头晕、注意力不集中。也可因为失眠引起焦虑、抑郁等情感障碍。

（二）非器质性嗜睡症

1. 概念

非器质性嗜睡症（Hypersomnia）是指白天睡眠过多，但不是由于药物、酒精、躯体疾病或睡眠不足所致，亦非某种精神障碍（如抑郁症、焦虑症）症状的一部分。

儿童因白天睡眠过多而来医院就诊较多，该病在儿童中的发病率为0.01%~0.2%。

2. 临床表现

主要临床表现为白天打瞌睡，特别在安静的场所更易酣然入睡，而此前患者夜间睡眠往往并没有减少。睡眠过多可使患者记忆力下降，损害认知功能和社会功能，也可能会伴有情绪低落等。

患者，男，10岁，因"白天思睡2年"就诊。患者2年前无明显诱因出现白天思睡，在上课、看电视等情况下睡着，自觉白天精力不足、记忆力下降、注意力难集中，学习成绩明显下降，无打鼾、突然猝倒症状发作。夜间入睡快，期间无反复醒来，早上按时起床，无憋醒和呼吸困难，无入睡、睡眠中及醒来时肢体感觉异常及活动受限，睡眠时间为9小时以上。上述症状每周发作约4次，2年来反复发作无缓解倾向。体格检查无阳性体征，实验室检查及影像检查在正常范围。精神检查：意识清，面容困倦，无精打采。自诉白天会控制不住地睡觉。

诊断：非器质性嗜睡症。

（三）非器质性睡眠-觉醒节律障碍

1. 概念

非器质性睡眠-觉醒节律障碍（Sleep-wake Rhythm Disorders）是指睡眠-觉醒节律与常规不符，从而导致失眠和（或）睡眠过度，并非躯体疾病或精神障碍（如抑郁症）症状的一部分。本病儿童及青少年少见。

典型病例

> 患者，女，11岁，因"睡眠差2个月"就诊。患者2个月前因备战语文竞赛每晚复习到12点，赛后患者恢复正常作息时间（22：00上床睡觉，6：00起床），1个半小时后仍无法睡着，睡着后觉得睡眠浅，容易醒，早上7：00仍不愿起床，对睡眠质量感到很不满意。白天感到困倦，注意力、记忆力下降，影响学习。体格检查无殊。精神检查：意识清，交流可，对睡眠问题感到苦恼。
>
> 诊断：非器质性睡眠-觉醒节律障碍。

2. 临床表现

患者的睡眠-觉醒节律与所在环境的社会要求或周围大部分人遵循的节律不相符，在主要的睡眠时段失眠，而在应该清醒的时段反而嗜睡。患者可有如下临床表现：入睡困难、睡眠维持困难或频繁醒来、早醒或醒后再难入睡或自觉睡眠质量差。患者常伴有焦虑或恐惧心理，影响社会功能。

（四）睡行症（夜游症）

1. 概念

睡行症（Sleepwalking Disorder）又称梦游症，是指儿童夜间于睡眠中突然起床，下地行走。是一种在睡眠过程中尚未清醒而起床在室内或户外行走，或做一些简单活动的睡眠和清醒的混合状态。一般不说话，询问也不回答，多能自动回到床上继续睡觉。本病特点：① 此种情况多在无意识状态下发生；② 发作时患者很难被唤醒，且对发作过程不能回忆；③ 睡行症一般发生于睡眠的前1/3阶段，入睡后1~2小时以后，多开始于非快速眼球运动（Non-Rapid Eye Movement，NREM）睡眠第3、4期；④ 虽然可称为梦游症，但患者发作时并未做梦；⑤ 本病多起病于4~8岁儿童，无男女的差异，常有家族史。

本病儿童较成人常见。加拿大2.5岁儿童发病率为14.5%，上海学龄前为1.93%，北京2~12岁为0.6%。

典型病例

　　患者，男，13 岁，因"间断睡眠中起床行走 1 年"就诊。1 年前父母发现患者在夜间睡眠时起床在卧室行走，目光呆滞，家属与其说话患者无反应，约 3 分钟后患者自行返回床上继续睡觉。第二天父母追问夜间的事情，患者表示不知情。约 1~2 月发作一次，症状同前，无摔倒、磕碰及受伤。体格检查无异常。精神检查：意识清，交流可，患者对夜间起床行走一事毫不知情。

　　诊断：睡行症。

2. 临床表现

　　本病以睡眠中行走为特征。可从床上坐起，并不下地，目光呆滞，做一些刻板而无目的动作，持续数分钟后自行躺下，继续睡眠。有些下床在室内外走动，有时也做些似有目的性的活动，如开窗户、搬东西等，有时喃喃自语，甚至回答问题但常答非所问。发作中很难唤醒，强行唤醒常出现精神错乱，事后完全遗忘。患者的活动可自行终止，重新回到床上躺下，也可无目的地游走到较远的地方次日醒来对于自己身处异地惊诧不已；可有一些不当的行为。多导睡眠图（Polysomnography，PSG）表现为开始于 NREM 睡眠第 3、4 期，最常见于睡眠结构的第 1 或第 2 周期的 NREM 睡眠期结束时；脑电图（Electroencephalography）可见发作起始前出现极高波幅慢波节律（δ 波爆发）；肌电图（Electromyography，EMG）波幅也突然增高；睡行症发作时则表现为睡眠波（δ 波）和觉醒波（α 波）的混合。

知识链接

多导睡眠图

　　多导睡眠图（Polysomnography，PSG）又称睡眠脑电图。主要用于诊断睡眠呼吸障碍，包括睡眠呼吸暂停综合征、鼾症、上气道阻力综合征，也用于其他睡眠障碍的辅助诊断，如：发作性睡病、不宁腿综合征、失眠分类等。包含：脑电（分析睡眠结构）、眼电、下颌肌电、口鼻气流和呼吸动度、心电、血氧、鼾声、肢动、体位等多个参数。在监测过程中，专业技术人员进行整夜监控，并对监测结果完全采用手动分析，准确、翔实，可匹配个性化治疗方案。多导睡眠监测是国际公认的睡眠呼吸暂停综合征诊断金标准，为患者提供科学准确的临床诊断，为下一步开展必要的治疗做好准备。

　　1. 监测主要由三部分组成：

　　（1）分析睡眠结构、进程和监测异常脑电。（2）监测睡眠呼吸功能，以发现睡眠呼吸障碍，分析其类型和严重程度。（3）监测睡眠心血管功能。此外还可根据需要，记录肢体活动或阴茎勃起情况等，以了解失眠的某些原因和阳痿的性质等。

　　2. 多导睡眠图检查前需要注意以下几个方面：

　　（1）洗澡、洗头，男士剃胡须，不要使用化妆品。干净的头发和皮肤使传感器比较敏感，也不易脱落。（2）禁服镇静催眠的药，因镇静催眠药可加重打鼾或睡眠呼吸暂停，但有此习惯者也可以不改变。（3）禁饮咖啡、茶水及酒类，以免兴奋不能入睡或入睡后打鼾加重。（4）避免剧烈运动，并保持精神情绪稳定，以免影响睡眠。（5）保持鼻部通畅，如患有感冒，应提前与医生联系，另约检查时间。（6）为了保证夜间睡眠，白天尽量少睡。（7）为避免夜间起夜，白天尽量少进流食和水。（8）可以带上牙刷、睡衣等。

来源：1. 陈兴时，张明岛. 精神病多导睡眠图（PSG）研究及评价［J］. 国外医学，精神病学分册，1990，17（2）：65-69.

2. 段莹，高和. 标准多导睡眠监测的技术规范和应用范围［J］. 世界睡眠医学杂志，2014，1（1）：30-33.

（五）睡惊症（夜惊症）

1. 概念

睡惊症（Sleep Terror Disorder）又称夜惊症，指一种常见于幼儿的睡眠障碍，主要为睡眠中突然惊叫、哭喊，伴有惊恐表情和动作，以及心率增快、呼吸急促、出汗、瞳孔扩大等自主神经兴奋症状。通常在夜间睡眠后较短时间内发作，每次发作约持续 1~10 分钟。发作后对发作时的体验完全遗忘。通常发生于睡眠的前 1/3 阶段，多开始于 NREM 睡眠的第 3、4 期，4~7 岁儿童多见。

睡惊症的发病率相当少，在儿童中比较常见，多发生于 4~12 岁的孩子。

> **典型病例**
>
> 患者，7 岁，男性。因"反复夜间突然哭叫伴惊恐半年余"就诊。患者半年余前于夜间睡眠中突然哭叫、从床上坐起来，伴出汗、呼吸急促、面色苍白等，表情十分惊恐，患者家长大声呼喊其名字及问其有何不适等，患者均无反应，上述症状持续约 5 分钟左右后患者再次入睡，次日患者根本不记得昨天晚上哭叫过。以后上述症状反复发生，平均每个月发作 1~2 次，且多发于入睡后 1 小时左右，间歇期正常。查体：生长发育正常，体格检查无殊。精神检查：接触可，否认夜间有哭叫行为，认为自己是冤枉的，余未发现其他精神症状。
>
> 诊断：睡惊症。

2. 临床表现

儿童从晚上前 1/3（入睡后 0.5~2 小时）的深度睡眠期突然惊醒，常伴着尖叫、哭闹、躁动，并满身大汗，瞳孔放大，脉搏及呼吸加快等，坐于床上或下地行走，表情惊恐。不管父母如何拥抱安抚，仍然持续在不加理会的状态，依旧哭闹躁动约 10~15 分钟，肌肉张力呈现增加的状态，并且对任何身体上的接触有抗拒的行为举动。被强迫叫醒，意识可能显得混乱，语无伦次，但不久又睡着，隔天早晨对昨晚发生的事毫无所知。患者企图下床或挣扎，可能会导致自伤或伤及他人。有的患者一夜可发作数次。PSG 表现为开始于 NREM 睡眠第 3、4 期，通常发生于睡眠的前 1/3 阶段，但也可发生于 NREM 睡眠期的任何时候，不伴极度恐惧地从 NREM 睡眠中的部分性觉醒较极端的睡惊症多见。

（六）梦魇

1. 概念

梦魇（Nightmares）即做噩梦，又称梦中焦虑发作，以恐怖不安或焦虑为主要特征的梦境体验，在睡眠中被恶梦突然惊醒，事后患者能够详细回忆，通常发生在快速眼动阶段。特点：① 多发于 3~6 岁；② 被恐怖性的梦境唤醒；③ 有时可仅表现为呻吟或惊叫，并引起呼吸与心率加快，直至惊醒；④ 恐怖或焦虑是梦魇的主要构成部分；⑤ 患者可出现恐惧睡眠，白天睡眠时间增多。

梦魇一般开始于 3~6 岁的儿童，10 岁以后发病逐渐减少，13 岁以前男女患者患病率差不多。13 岁时患病率女性多于男性，有关梦魇的流行病学很少，75% 的儿童至少有一次梦魇发作，上海地区 5 岁以下儿童梦魇患病率为 12.14%。

典型病例

患者，9 岁，男性。因"反复夜间哭喊 1 年"就诊。患者 1 年前凌晨 4 点左右于夜间睡眠中突然哭喊，此时患者家长问其有何不适，患者从睡眠中醒来，诉说"有个怪兽一直朝自己跑来，想把自己吃掉，自己感觉想跑却跑不动，怪兽越来越近，感到很害怕"，醒后患者很难再次入睡。上述症状反复发生，一般多发生于白天情绪紧张或听恐怖故事等情况下，且多见于后半夜，白天患者能够对噩梦回忆。躯体检查正常。精神检查：接触主动，患者对夜间做噩梦感到很害怕也很苦恼，余未发现其他精神症状。

诊断：梦魇。

2. 临床表现

儿童在梦中见到可怕的或危及生命的景象或事件，如从悬崖上掉下来，被怪兽追赶等，梦中情景使患儿紧张、焦虑、心跳加快、出汗、面色苍白、肌张力松弛等，梦境能够清楚回忆。梦魇多发生于 REM 睡眠，多于后半夜发生。梦魇的发作频率不同，有的每周发作 1~2 次，有的一夜可发作好几次。PSG 无明显的特征性改变，主要表现为 REM 睡眠潜伏期比其他类型睡眠障碍者有所缩短，有时创伤后噩梦发作可以发生于 NREM 睡眠期，特别是 NREM 睡眠第 2 期。

（七）发作性睡病

1. 概念

发作性睡病（Narcolepsy）是一种病因不明的综合征，以具有发生异常睡眠的倾向为特征，包括白天嗜睡和经常夜间睡眠异常，出现病理性眼快动睡眠表现。眼快动睡眠异常涉及睡眠–觉醒调节的脑干功能紊乱，包括睡眠一开始就进入眼快动睡眠期，与眼快动抑制无关的猝倒和睡眠瘫痪。

患病率为 0.04%~0.07%。男女发病率相同，欧洲 5 岁至 19 岁的孩子发作性睡病的发病率为 0.83/100000 人年。

> **典型病例**
>
> 患儿，女，12 岁，因"白天嗜睡 2 年余"就诊。患者 2 年前无明显诱因开始出现白天学习、写作业时入睡，约 10~20 分钟后自行醒来，白天清醒时精力可，无突然猝倒发作。夜间睡眠可，有多梦，偶有大喊大叫，无坐起夜行。否认情绪低落、兴趣减退。外院脑电图及头颅 MRI 检查未见明显异常。经 PSG 检查：多次睡眠潜伏期试验（MSLT）显示平均睡眠潜伏期为 2.5 分钟；异常 REM 睡眠现象（SOREMP）为 2 次。
>
> 诊断：发作性睡病。

2. 临床表现

典型的发作性睡病主要表现为以下 4 种临床综合征：

（1）睡眠发作。在清醒状态下突然出现难以抑制的睡意，而患儿本身不存在睡眠缺乏与剥夺。

（2）猝倒。患儿常在强烈的情绪影响与诱发下，突然出现全身迟缓性瘫痪继而跌倒。但患儿的意识清晰，常在数分钟后恢复肌力，可自行起立行走。较轻型的发作有时仅表现为双腿发软以及低头等。

（3）睡眠瘫痪。在刚入睡或将醒未醒时出现肌肉麻痹，肢体无法运动，不能发音，数分钟后可恢复。

（4）入睡前幻觉。患儿即将进入睡眠状态时，出现生动的幻觉体验，常为恐怖性内容，幻视居多，常导致患儿极度的精神紧张和恐惧，害怕睡觉。

这些问题常常在学校和社交场合发生，患儿自己很难调整症状，所以非常容易遭受嘲笑、奚落，从而出现焦虑、抑郁、情绪低落、自我封闭等心理障碍和物质滥用。发作性睡病患者中常见的其他表现包括片段化睡眠、其他睡眠障碍、抑郁和肥胖。PSG 呈现出 REM 睡眠潜伏期不超过 15 分钟，或多次小睡潜伏时间试验显示平均睡眠潜伏期小于或等于 8 分钟，以及至少 2 次的睡眠起始的快速眼动期。

（八）睡眠呼吸暂停综合征

1. 概念

睡眠呼吸暂停综合征（Sleep Apnea Syndrome）又称睡眠无呼吸综合征，指在睡眠中多次出现呼吸暂停、打鼾、白天过度嗜睡。打鼾的原因多是入睡后口咽部位的软组织松弛，使呼吸道部分受阻，因而随着呼吸发出呼噜声。当软组织过分松弛而完全堵塞呼吸道时，出现短暂性不能呼吸的情况，医学上称梗阻性睡眠呼吸暂停。

典型病例

患者，男，年龄 15 岁，主诉打鼾、睡觉不能恢复精力、日间极度嗜睡、频繁清晨头痛、注意力和记忆力差、血压升高至 140/90mmHg。在体格检查中发现，腺样体肥大，下颌骨发育不全。体重指数为 28.7kg/cm^2。医院 PSG 分析结果显示，存在中等强度鼾症（鼾症指数为 106.4 次/h），以及随之而来的呼吸暂停/低通气发作〔呼吸暂停/低通气指数（AHI），16.5 次/h〕和去饱和。初始最大去饱和为 89%，而正常呼吸时为 98%~100%。呼吸暂停/低通气发作最长可持续 30 秒。

诊断：睡眠呼吸暂停综合征。

2. 临床表现

典型的症状是睡眠时出现的大声鼾音，呼吸暂停（可长达 20 秒以上）。有些还可出现意识状态的改变，被动唤醒时出现时间、空间、定向障碍或者感知觉障碍，有些儿童会出现恐怖性幻觉以及梦魇、遗尿。肢体异常动作也不鲜见，如手臂的震颤或四肢大范围的动作。而由于夜间睡眠不足出现的白天睡眠过多以及呼吸暂停引发的头痛也是本病的常见特点，常为寻求治疗的原因。

小儿夜间睡眠打鼾特别是重度打鼾，睡眠常因此而中断。夜间得不到很好的休息，白天精神、食欲差，以至摄入的食物热量不足，久而久之，导致小儿生长停滞，身高、体重均会低于同龄的正常儿童。而且，身体抵抗力降低，易患慢性呼吸系统疾病。由于常处于呼吸困难的状态，可导致鸡胸、漏斗胸，甚至肺源性心脏病，个别小儿还表现为眼球突出。有人认为这些睡眠打鼾小儿在夜间有酸中毒现象，会导致孩子生长停滞。重度打鼾时因呼吸不畅或呼吸暂停所致的缺氧，使身体发生低氧血症与高碳酸血症，后两者会使肺动脉和全身动脉压力升高、心脏负担过重。

（九）Kleine-Levin 综合征

1. 概念

Kleine-Levin 综合征又称周期性嗜睡贪食综合征。其临床以反复发作性嗜睡、病理性贪食、情绪和行为异常为主要表现，发生率极低，通常发生在青少年男性，呈周期性发作（间隔数周或数月），每次持续 3~10 天，表现为嗜睡、贪食和行为异常。

患者，男，16岁，因"反复发作性头晕、精神不振、嗜睡1年，再发2d"入院。患者于2016年6月3日因头晕、精神不振、嗜睡2d入院就诊，当时查体示咽红，嗜睡状态，余神经系统查体无异常。行腰穿测压75mmH$_2$O，脑脊液蛋白0.71g/L，头颅MRI示：胼胝体病变，考虑脱髓鞘病变可能性大，给予激素、营养神经、抗抑郁等药物治疗，患者头晕消失，睡眠正常，住院13d治愈出院。2017年4月10日患者因头晕、精神不振、思睡4d再次入院，体检同入院，脑电图示广泛异常，腰穿示脑压、脑脊液常规及生化无异常，给予激素、营养神经等药物治疗10d症状完全消失似正常儿，2017年6月1日患者再次出现上述症状，入院后各项检查指标均在正常范围。

诊断：Kleine-Levin综合征。

2. 临床表现

发作期患者出现夜以继日的嗜睡，常伴有肌张力与腱反射减弱、痛觉缺失、内分泌和自主神经功能紊乱，睡眠易醒，可自行大小便后再入睡。醒后有难以抑制的贪食，并伴有精神行为情绪变化，常见有烦躁不安，情绪不稳，抑郁，主动性差，呆滞或兴奋，性欲亢进，严重的可有错觉、幻觉、攻击性行为，每次发作持续数日或数周不等，间隔数周或数月一次，间歇期一般正常，少数患者在间歇期仍有精神情绪和行为的异常。

第四节　睡眠障碍的检查与诊断

一、非器质性失眠症

（一）诊断要点

1. 几乎以失眠为唯一的症状，包括难以入睡、睡眠不深、多梦、早醒，或醒后不易再睡，醒后不适感、疲乏，或白天困倦等。

2. 过分关注失眠，过度担心失眠引起的不良后果。

3. 对睡眠质量和（或）睡眠量的不满意引起患者烦恼，甚至导致社会功能受损。

4. 每周至少失眠3晚，症状持续至少3个月。

5. 排除某种物质、器质性疾病和精神障碍导致的失眠。

（二）鉴别诊断

1. 躯体疾病

躯体疾病引起的疼痛以及其他不适可影响睡眠，如风湿性关节炎、甲状腺功能亢进等。但是，一般都能找到病变部位，且躯体疾病好转后，失眠症状也会随之消失，通过相应辅助检查有助鉴别。

2. 精神障碍

如抑郁症、焦虑症、躁狂症、精神分裂症等均可出现失眠，通过详细追问病史及其独特的临床表现以及相应量表评估等有助于鉴别。

二、非器质性嗜睡症

（一）诊断要点

1. 睡眠时间充足的情况下，仍出现白天睡眠过多或睡眠发作，睡眠周期超过 9 小时仍感到睡眠不足，突然觉醒后感到难完全清醒。

2. 不存在从唤醒到完全清醒的时间延长或睡眠中呼吸暂停。

3. 上述症状几乎每天发生，并至少已 1 个月。

4. 患者为此感到很苦恼或影响社会功能。

5. 缺乏发作性睡病的附加症状（如猝倒、睡眠瘫痪、入睡前幻觉、醒前幻觉等）或睡眠呼吸暂停的临床证据。

6. 不是由于睡眠不足、药物、酒精、躯体疾病所致，也不是某种精神障碍的症状组成部分。

（二）鉴别诊断

本病主要与发作性睡病（Narcolepsy）相鉴别。发作性睡病的睡眠发作多在正常人不易入睡的情况下发生，往往是无法抗拒的，而且常伴有附加症状如猝倒发作、睡眠瘫痪及入睡前幻觉。

三、非器质性睡眠-觉醒节律障碍

（一）诊断要点

1. 患者的睡眠-觉醒节律与所要求的（即与患者所在环境的社会要求和大多数人遵循的节律）不符。

2. 在主要的睡眠相时失眠，在应该清醒时嗜睡节律不一致。；

3. 上述症状几乎每天发生并且至少持续 1 个月以上，或在短时间内反复出现。

4. 患者对睡眠质、量及时序的不满意状态深感苦恼，或影响了社会或职业功能。

（二）鉴别诊断

本病主要与躯体疾病或精神障碍（如抑郁症、躁狂症）等导致的继发性睡眠-觉醒障碍相鉴别。

四、睡行症（夜游症）

（一）诊断要点

1. 突出症状是一次或多次睡眠中突然起床，下地活动，通常发生于夜间睡眠的前三分之一阶段，反复发作的睡眠中起床行走数分钟至半小时。

2. 发作时患者表情茫然，目光凝滞，如果他人试图加以干涉或同其交谈，则相对无反应，并且患者很难被唤醒。

3. 无论是在发作中还是在次日清晨，患者清醒后对发作过程都不能回忆。

4. 从发作中醒来的几分钟之内，患者会有一段短时间的茫然及定向力障碍，但对精神活动及行为并没有任何损害。

5. 不明显影响日常生活和社会功能。

6. 缺乏器质性精神障碍（如痴呆）或躯体障碍（如癫痫）的证据。

（二）鉴别诊断

1. 癫痫

癫痫可表现入睡后起床活动且事后不能回忆，但是癫痫发作时患者常呼之不应，可有搓手、吞咽等持续性动作，脑电图检查可见癫痫样放电。

2. 睡惊症

睡惊症可表现入睡后起床活动，但是其发作时常伴惊恐和明显的自主神经症状（如心率加快、大汗淋漓、呼吸急促、瞳孔扩大、面色苍白等）。

3. 分离性神游症

分离性神游症（Dissociative Fugue）应与睡行症相鉴别。但是分离性神游症属于分离性障碍，其发作持续时间要长得多，可以历时几十分钟到几天，患者可以离家出走到外地旅游，但是患者警觉程度更高，能够完成复杂的、有目的的行为，而且分离性障碍在儿童中罕见，其典型发作大多开始于清醒状态。

五、睡惊症（夜惊症）

（一）诊断要点

1. 患者主诉或家属发现其睡眠期间有突然的强烈恐惧发作。

2. 反复发作的在一声惊恐性尖叫后从睡眠中醒来，不能与环境保持适当接触，并伴有强烈的焦虑、躯体运动，及自主神经功能亢进（如心动过速、呼吸急促及出汗等），约持续 1~10 分钟。

3. 通常发生在夜眠的前 1/3 阶段。

4. PSG 显示发作开始于 NREM 睡眠第 3、4 期，通常伴有心动过速。

5. 可部分或全部遗忘发作过程。

6. 缺乏躯体障碍如脑肿瘤或癫痫的证据。

（二）鉴别诊断

1. 梦魇

梦魇的患者常从噩梦中惊醒，很容易被叫醒，醒后意识很快清醒，对刚才做的梦能够清楚地回忆，一般不会很快入睡，且多发生于 REM 睡眠，多见于夜间。

2. 癫痫

癫痫患者还可出现牙关紧闭、眼睑上翻、四肢抽搐、大小便失禁等表现，患者不仅仅在夜间发作，而且在白天也可发作，发作时脑电图有典型表现。

3. 睡行症

主要表现为夜间起床行走，但惊恐及自主神经系统亢进症状不明显。但需要注意的是有时睡惊症和睡行症可同时存在。

六、梦魇

（一）诊断要点

1. 至少有一次从睡眠中突然惊醒，伴有强烈的恐怖、焦虑与将要受到伤害感。

2. 患者能立即回忆起恐怖的梦境内容。

3. 从梦中惊醒后立即清醒，能够迅速恢复定向和警觉。

4. 至少伴有下列症状中的一项：

（1）发作后不易迅速入睡；

（2）通常发生于习惯性睡眠的后半段。

5. PSG 显示如下特征：

（1）在 REM 睡眠开始后 10 分钟左右突然惊醒；

（2）发作过程中出现心率和呼吸轻度加快；

（3）不存在与睡眠相关的癫痫活动。

6. 可以与其他类型睡眠障碍并存（如睡惊症和睡行症），共存的躯体或精神障碍不能充分地解释梦境。

7. 不能归因于某种物质的生理效应，如毒品、药物。

（二）鉴别诊断

将梦魇和夜惊相鉴别十分重要，后者常发生于上半夜，NREM 睡眠第 3、4 期，常伴有明显的自主神经兴奋症状，患者发作时一般并未做梦，且不容易被唤醒，即使被唤醒常有定向力障碍，且无论是刚发作过还是早晨醒来时，患者对发作过程都不能回忆。

七、发作性睡病

（一）诊断要点

1. 有嗜睡主诉或突发肌无力。

2. 几乎每日反复发生白天小睡或进入睡眠，至少3个月。

3. 情绪诱发的突然双侧姿势性肌张力丧失（Cataplexy）。

4. 伴随特征：睡眠麻痹、睡前幻觉、自动行为、夜间频繁觉醒。

5. 多导睡眠图（PSG）显示下面1个或多个特征：睡眠潜伏期<10min；REM睡眠潜伏期<20min；多次睡眠潜伏期试验（MSLT）平均潜伏期<5min；出现≥2次的睡眠始发的REM睡眠。

6. 人类白细胞抗原（Human Leukocyte Antigen，HLA）分型显示 DQBI*0602 或 DR2 阳性。

7. 临床症状不能用其他躯体疾病、精神障碍所解释。

8. 可能存在其他睡眠障碍，如周期性肢体运动障碍（Periodic Limb movement Disorder，PLMD）或中枢性睡眠呼吸暂停，但不是症状的主要原因。

上述8项中符合第2、3项或符合1、4、5、7项，均可诊断。

（二）鉴别诊断

本病主要与可引起白天嗜睡、猝倒、睡眠瘫痪及入睡时幻觉的疾病相鉴别。很多疾病可导致日间嗜睡，如失眠症、阻塞性睡眠呼吸暂停、睡眠-觉醒节律障碍、特发性嗜睡、周期性肢体运动障碍和抑郁发作等。猝倒可以伴发于下丘脑或脑干病变以及癫痫等疾病。刚入睡时幻觉和睡眠瘫痪常出现在发作性睡病中，但也可以出现在失眠症、睡眠-觉醒节律障碍、阻塞性睡眠呼吸暂停和焦虑中。

八、睡眠呼吸暂停综合征

（一）诊断要点

1. 临床诊断

根据患者睡眠时打鼾伴呼吸暂停、白天嗜睡、身体肥胖、颈围粗及其他临床症状，可做出临床初步诊断。

2. 多导睡眠图监测

多导睡眠图监测是确诊睡眠呼吸暂停综合征的金标准，并能确定其类型及病情轻重。其诊断标准为每晚7小时的睡眠中呼吸暂停反复发作在30次以上，每次呼吸暂停10秒以上或呼吸暂停低通气指数≥5次/小时以上。

3. 病因诊断

对确诊的睡眠呼吸暂停综合征做耳鼻咽喉及口腔检查，了解有无局部解剖和发育异常、增生和肿瘤。头颅及颈部 X 线照片、CT 和磁共振测定口咽横断面积，可作明显狭窄的定位等。

（二）鉴别诊断

1. 原发性鼾症

原发性鼾症指单纯性打鼾或良性打鼾，鼾声比较均匀或偶尔打鼾，多见于饮酒后或感冒后，对人体无明显不良影响，多导睡眠图监测无气道阻力增加、无呼吸暂停和低通气、无低氧血症。

2. 上气道阻力综合征

上气道阻力综合征气道阻力增加，多导睡眠图监测反复出现 α 醒觉波，夜间醒觉 > 10 次/小时，睡眠连续性中断，有疲倦及白天嗜睡，可有或无明显鼾声，无呼吸暂停和低氧血症。

3. 发作性睡病

发作性睡病是一种原因不明的综合征，好发于青少年，男性多见，以具有异常睡眠的倾向为特征，临床主要表现为白天嗜睡、猝倒、睡眠瘫痪和睡眠幻觉。多次小睡潜伏时间试验检测显示异常的快动眼睡眠。值得注意的是该病也可能与睡眠呼吸暂停综合征合并发生。

九、Kleine-Levin 综合征

（一）诊断要点

先要满足复发性嗜眠症标准，且发作期必须至少有以下症状之一：强迫性进食、不适当或伴异常行为的性欲亢进、认知或情绪障碍、其他行为异常。

复发性嗜眠症诊断标准为：持续 2~4 周的反复嗜睡；每年至少发作一次；间歇期警觉性、认知功能和行为正常；排除其他睡眠障碍、内科或精神神经疾病以及药物物质使用等所致的嗜睡。

（二）鉴别诊断

1. 发作性睡病

以不可抵抗的睡眠发作、猝倒发作、睡眠、瘫痪和睡眠幻觉为主征。睡眠发作不分场合和时间，甚至在危险的环境下也可出现，持续时间一般不超过 1h，短时小睡即可使精神振作。猝倒发作和睡眠瘫痪为本病所特有。患者虽然可有自动行为，但精神行为异常并不突出。

2. 癫痫复杂部分性发作

临床亦呈反复发作性意识障碍，伴或不伴自动症。患者在意识障碍基础上发生的自动症易误判为睡眠后未完全觉醒状态。可有遗尿。症状通常持续数分钟，超过数天者极少。发作期脑电图可见痫样放电。

3. 原发性精神障碍

Kleine-Levin 综合征患者精神行为异常可类似精神分裂症、癔症或双向情感障碍表现，心境稳定剂治疗可能有效，加之间歇性病程，易诊为原发性精神障碍。后者往往伴随睡眠减少或

无眠，可与典型 Kleine-Levin 综合征鉴别。

4. 特发性睡眠增多症

患者多于 30 岁前起病。以夜间睡眠增多（>7h）为主，晨起时苏醒困难而缓慢，但睡眠觉醒周期及夜间多导睡眠图均正常。无缓解与发作交替的特征。与 Kleine-Levin 综合征不同，本病不伴强迫进食、性欲亢进和特征性睡眠结构改变（睡眠起始即进入快速动眼睡眠）。该病的诊断是排他性的，治疗亦以兴奋性药物为主。

第五节 睡眠障碍的治疗与护理

一、非器质性失眠症的治疗与护理

对儿童失眠应该积极去除病因，以改变生活方式、心理治疗、睡眠卫生治疗为主。对于严重失眠儿童可短期给予镇静催眠药物。

（一）行为调整

培养良好的作息习惯，合理安排孩子的睡眠时间，避免白天过度兴奋、激动，避免夜间过度熬夜，尽量为患者创造一个良好的生活环境，使患者逐渐养成良好的生活习惯。完成 2 周的记录或日记，以评估睡眠问题（包括就寝时间、起床时间、就餐时间及数量、锻炼、用药情况，每天的睡眠持续时间和质量等）。

（二）药物治疗

药物治疗除了偶尔用于治疗儿童夜惊和梦游症、癫痫以外，儿童尽量不要使用催眠药。如果应用药物治疗，可选用非苯二氮䓬类药物，或者中、短效苯二氮䓬类药物，并从小剂量开始。催眠药只能帮助改善睡眠，而不能治疗引起失眠的疾病，如果在 2~3 周催眠药治疗后，失眠仍存在，则应对患者重新做出诊断分类。

（三）支持和心理治疗

应尽量确定失眠的原因，必须进行详细的体格检查和精神检查。填写睡眠量表，以评估失眠的性质和种类。治疗失眠的原发疾病和其他原因，重视睡眠卫生、心理行为的改善。

二、非器质性嗜睡症的治疗与护理

（一）行为调整

从生活习惯的行为方面来改变，建议患者不要从事危险性活动，白天增加活动，也可培养定时小睡（15~30 分钟）的习惯。

（二）药物治疗

可给予小剂量中枢兴奋剂，如哌甲酯莫达非尼、托莫西汀、安非它明等，使用时应注意药物不良反应，一般只能短期服用。该类患者要避免使用咖啡因及酒精。

（三）支持和心理治疗

各种心理治疗方法都可以试用，其中认知疗法、行为疗法、森田疗法比较适合。

三、非器质性睡眠-觉醒节律障碍的治疗与护理

（一）行为调整

首先作息时间要规律，改变不良的生活方式，了解睡眠卫生知识，合理安排工作、社交时间，调整入睡和觉醒时间，使之与正常人的睡眠-觉醒节律相一致。

（二）药物治疗

对于很难在早上预定时间醒来或者傍晚困倦、晚上睡得早的患者可给予强光治疗。此外，褪黑素目前也广泛用于治疗该类疾病。对于伴有明显焦虑、抑郁的患者，可给予抗焦虑药、抗抑郁药治疗。

四、睡行症（夜游症）的治疗与护理

（一）行为调整

轻症患者一般不需要治疗，入睡前应关好门窗，防止患者受伤，发作时父母不要叫醒患者，应尽量引导患者回到床上睡觉，隔天早上也不要告诉或责备患者，否则会造成患者挫折感及焦虑感。要注意患者的卧室及其活动线路上勿放危险物品，以防意外。

（二）药物治疗

药物治疗有地西泮、氯硝西泮、苯妥英钠、丙米嗪、氯丙咪嗪等。对于反复发作的患者可短期服用地西泮治疗。

五、睡惊症（夜惊症）的治疗与护理

（一）行为调整

首先避免减少患者的总睡眠时间。其次解除发病诱因，睡前不要看恐怖电影、听惊险的故

事，不要饱食、饥饿等。

（二）药物治疗

对于夜惊症的患者，特别是儿童患者，药物不常规使用。对于发作频繁的患者可短期给予苯二氮草类药物治疗。

六、梦魇的治疗与护理

梦魇治疗取决于患者是否要求治疗、梦魇是否为其他需要治疗的疾病的一部分，偶尔发生的梦魇不需要特殊治疗。

（一）行为调整

家长发现患者梦魇发作时，可唤醒儿童，给予安慰，待情绪平静后再使之入睡。对于频繁发作的患者，首先应该寻找发病病因，去除病因或诱因，如睡前避免看恐怖刺激的小说、电影，避免饱食，注意睡姿等。

（二）药物治疗

对于发作频繁者可短期给予氯丙咪嗪 12.5~25mg，以抑制快速动眼睡眠。

（三）支持与心理治疗

对于由生活事件或精神刺激引起的梦魇可给予心理治疗，如意象复述技术：可选择经常出现的噩梦内容，通过回忆和叙述，将梦境演示或画出来然后加以讨论、解释，常可使症状明显改善和消失，大大减少对梦魇的恐惧感。需要注意的是如果患者反复梦见相同症状的噩梦，如腹痛、头痛等，应警惕躯体疾病的可能。

七、发作性睡病的治疗与护理

（一）行为调整

行为方式的调整包括夜间睡眠节律纠正、白天适当小睡、控制情绪和增加运动等。

（二）药物治疗

主要是中枢兴奋剂，如苯丙胺类哌甲酯，以及抗抑郁剂，包括三环类抗抑郁药、5-羟色胺再摄取抑制剂，可减少或根治猝倒发作的次数。

（三）支持和心理治疗

1. 对于学龄期儿童，首先应通过不断地摸索帮助他们建立一个非常详细的日常作息、睡眠时间表，要求患儿遵守规律的就寝和起床时间，日间可以有 2~3 次小憩时间，每次持续 20~

30 分钟，使他们能在学习时段保持最佳精神状态。

2. 必须尽可能避免来自社会的压力，要向学校的教师和同学说明本病的症状和性质，消除对患儿的偏见，多予以精神鼓励。学习和工作安排也要符合这些患儿的需要。另外，告之患儿平时在饮食上避免高糖饮食，定时就餐。

八、睡眠呼吸暂停综合征的治疗与护理

（一）行为调整

在对症治疗方面，最简单的方法是让小儿侧睡，可在背部垫软的物品，防止孩子仰睡。侧睡时打鼾现象会明显减轻。增强体育锻炼，控制体重，使患者保持良好的生活习惯。

（二）药物、手术治疗

咽部组织松弛，腭垂、扁桃体肥大导致呼吸道梗阻者，需经耳鼻喉科医生检查，一旦明确诊断，应及时施行手术切除。中枢型患者，在积极治疗基础疾病的前提下，可予氨茶碱、醋酸甲羟孕酮、普罗替林等以提高呼吸中枢驱动力。

九、Kleine-Levin 综合征的治疗与护理

（一）行为调整

对患儿的嗜睡、食欲亢进做好调整，防止意外发生。

（二）药物治疗

1. 抗精神病药：碳酸锂、卡马西平等。其作用机制考虑为 Kleine-Levin 综合征发作与双相情感障碍的发作有一定的相似性。但疗效有限。

2. 中枢神经兴奋药：哌甲酯、苯丙胺、莫达非尼都可以治疗嗜睡，但不能改善认知和其他心理症状。

3. 雌激素拮抗剂：主要用于与月经周期有关的女性病例。

（三）支持与心理治疗

做好心理工作，使患者认识到此病的表现、预后以及与精神障碍的区别，对缓解患者及家属精神压力，促进患者恢复有积极作用。

第六节　健康教育

儿童睡眠问题是家庭环境、睡眠习惯、疾病等多因素综合作用的结果。睡眠问题会影响儿童的生长发育和认知功能，因此，要加强睡眠卫生教育，对医务工作者和家长进行相应的、正确的睡眠健康教育，提高家长的保健意识，从小培养儿童规律的睡眠作息，养成良好的睡眠习惯；同时，为其营造良好的睡眠环境。

一、医护人员的职责

医护人员在帮助患儿及其家属理解正常和不正常睡眠觉醒周期、干预和减少睡眠障碍的发生方面具有重要的作用。因此要不断完善健康睡眠和睡眠障碍方面的知识，在促进儿童健康睡眠中发挥重要作用。

（一）向家属讲解建立儿童固定睡眠习惯，限制睡眠前不良行为的重要性

帮助家庭建立正常规律的作息时间，告知患儿平时和周末作息时间要规律，不能相差超 1h。

（二）对存在睡眠障碍的儿童，可进行饮食调理

例如陈颖智将小米粥用于治疗学龄儿童睡眠障碍，发现睡前 30min 服用小米粥的患儿，与睡前服用地西泮者相比，1 个月后前者治愈率（91.7%）高于后者（66.7%），早醒、睡眠不安等症状均消失。使用药物治疗儿童睡眠障碍必须有医嘱，并作为其他治疗方法无效后的选择。护士应熟记各种药物的治疗作用，如苯海拉明治疗夜惊，地西泮治疗梦行症，褪黑素治疗昼夜节律性睡眠障碍、失眠等。告知患儿家属每种药物的副作用及最佳服用时间，嘱咐家长遵医嘱给患儿服用，以提高药物的治疗效果和安全性。

（三）家庭访视中健康教育

护士在做家庭访视时，与家属讨论健康睡眠习惯和睡眠不足对儿童认知、行为、情绪、注意力等方面的不良影响。要认真负责并发现每例患儿的症状，给予不同的建议。如阻塞性呼吸暂停综合征可导致心血管系统和神经行为方面的疾病。影响患儿身体发育，常见原因是扁桃体、腺样体肥大，应建议积极寻求手术治疗。对于因精神紧张而影响睡眠的患儿要进行心理疏导和必要的认知行为治疗。频繁夜醒患儿还可给予中医穴位推拿。对于各种病态睡眠障碍要指导家属积极寻求治疗。

二、家长的职责

（一）记录睡眠日记

家长记录患儿睡眠日记，可有利于对患儿睡眠障碍的恢复。要求记录患儿的睡眠日记，包括睡眠持续时间、夜醒时间、夜醒时家属行为等，并用远红外线摄像机拍摄过程，交由医护人员评价与指导。

（二）改变睡眠信念和放松想象训练

树立正确睡眠观念，睡前放松训练可减少对儿童睡眠障碍的关注、树立积极的睡眠观。想象有趣放松场景和想象水果、沙漏等可视物品可帮助入眠。

（三）睡眠限制和刺激控制

限制和控制儿童的睡前行为、床上除睡眠外的其他行为、睡眠时间，可帮助患儿建立规律的睡眠觉醒周期。

（四）建立良好的睡眠环境

为患儿提供一个良好的睡眠环境。儿童晚上睡眠时，卧室内应保持安静、无灯光及舒适的温湿度。儿童卧室内最好不要摆放电脑、电视及电话等可能影响睡眠的物品。有梦行症患儿的家庭应注意睡前锁好门窗。

（周媛媛）

第十八章　儿童其他精神医学相关问题

第一节　儿童依赖与依赖障碍

一、依赖型人格障碍的概念

依赖型人格障碍（Dependent Personality Disorder）以过分依赖为特征，表现为缺乏独立性，感到无助、无能和缺乏精力，生怕被人遗弃。患者将自己的需求依附于别人，过分顺从于别人意志。要求和容忍他人安排自己的生活，当亲密关系终结时，则有被毁灭和无助的体验，有一种将责任推给他人来对付逆境的倾向。

二、依赖型人格障碍的临床表现

表现为请求或愿意他人为自己生活中大多数重要事情做决定；将自己的需求附属于所依赖的人，过分顺从他人的意志；宁愿放弃自己的个人趣味、人生观，只要他能找到一座靠山，时刻得到别人对他的温情就心满意足了；不愿意对所依赖的人提出要求，即使是合理的要求，也处处委曲求全；由于过分害怕不能照顾自己，在独处时总感到不舒服或无助；沉陷于被关系亲密的人所抛弃的恐惧之中，害怕孤立无援；没有别人的建议和保证时，做出日常决定的能力很有限，总把自己看作无依无靠、无能的、缺乏精力的个体。

三、依赖型人格障碍的诊断

以过分依赖为特征，并至少有下列 3 项：请求或同意让他人为自己生活中大多数重要事情做决定；将自己的需求附属于所依赖的人，过分顺从他人的意愿；不愿意对所依赖的人提出请求（即便是合理的要求）；由于过分害怕不能照顾自己，在独处时感到不舒服或无聊；沉陷于被关系密切的人所抛弃的恐惧中，害怕只剩下他自己一人来照顾自己。

四、依赖型人格障碍的治疗与预防

（一）药物治疗

总的来说，没有一种药物对人格障碍的治疗有效。但出现异常应激与情绪反应时，临时少量对症用药是很有帮助的，某些药物可用以减轻某些症状。这种方法并非一劳永逸，并且对于改善其他症状疗效不佳，因为与人格障碍有关的问题本来就很顽固，所以对药物治疗有效的症状通常在停药后复发。

（二）心理治疗

人格障碍者一般是通过自我协调缓解症状，他们一般不会主动求医，常常是在环境及社会地位改变后不能适应感到痛苦，或出现情绪睡眠方面的症状危机时才到医院寻求治疗。由于社会化问题是人格障碍的最关键和最重要的因素，所以心理干预首先是重建他们的心理和社会环境，创造关心、爱护和不受歧视的氛围。另一方面帮助其认识个性缺陷，鼓励他们改变自己的行为模式，矫正其不良习惯，改善社会适应能力，通过加强自我调节和进行各种治疗（包括环境适应能力训练、就业及行为方式指导、人际关系调整等），人格障碍可以在一定程度上得到纠正，动员其多参加一些公益活动，控制和纠正偏离行为与习惯，逐渐改造不良人格，重建健全的行为模式。

（三）教育训练安排

多数学者指出惩罚对这类人是无效的，需要多方面紧密配合对他们提供长期而稳定的服务和管理，特别是卫生部门和教育系统的配合。以精神科医生为媒介组织各种服务措施。丹麦有处理此类人的特殊中心，由精神科医生、社会工作者和律师组成，由 1 名全日工作的管理人员组织日常工作，并经常与精神病福利官员、社会治安部官员、职业介绍所官员等取得密切联系。管理人员根据不同情况召开会议请部分相关人员参加。这类中心提供全日性门诊咨询服务，给这类人以持续的关照和支持。在那里管理人员与宿舍、监护车间、工业复原部门、综合医院、急诊室等机构取得密切配合，实践证明这种做法对于慢性人格障碍是有益的。

（四）预防

一个人的人格障碍在早年就开始形成了，所以强调儿童早期教育。在幼年时期培养健全的人格，对预防人格障碍的发生、发展至关重要。当儿童出现行为问题时，父母及老师绝不能疏忽大意、听之任之，而应及时设法矫正，看心理医生或精神科医生。有的父母对孩子过度宠爱、放纵孩子的个性任其发展，则容易使孩子的个性形成偏离正常，贻误终身。年轻父母尤其是独生子女的父母，懂得这一点是十分重要的。家庭、幼儿园和学校要对孩子予以良好教育，及时纠正孩子的不良行为。减少家庭纠纷，避免父母离异，应创造良好的人际关系和生活环境，对人格障碍的预防亦大有裨益。

第二节 儿童虐待和忽视

儿童虐待（Child Abuse）的问题比我们想象的要普遍得多，它发生在不同肤色、不同社会阶层、不同种族以及宗教信仰的儿童中，涉及婴幼儿、儿童以及青少年所有年龄段的孩子。发现被虐待的儿童或做出正确诊断的率值通常因施虐者普遍性的否认而大打折扣，受虐的儿童有时也会否认这些不幸的经历。我国的文化传统中，对孩子的打骂往往被视为"管教"孩子的必要手段，因此比较难以界定正常管教与虐待之间的界限。

虐待不仅影响少年儿童的身体健康和发育，还会影响其心理健康。儿童期被虐待史与成年期的各种精神障碍、人格或行为问题有紧密联系。无论何种形式的虐待，对儿童来说都是一种应激。有证据表明，虽然儿童期受虐待并没有在当时出现精神问题，但此时受虐儿童的神经回路的代偿能力已经受损，处于不可逆的应激超敏化状态。日后生活中遇到并不很严重的生活事件，也会诱发神经回路的过度激活，表现出非特异性的临床症状。反复多次地过度激活，进而发展为各种精神障碍、人格或行为问题。脑电、核磁共振研究发现，受虐儿童大脑左半球的额叶、颞叶、海马、杏仁核都存在异常。

一、儿童虐待的概念

儿童虐待指危害或损害儿童身心健康发展的任何行为。

二、儿童虐待的分类

（一）忽视

忽视是儿童虐待中最常见的形式，即不为儿童提供足够的关心和保护，包括情感忽视和躯体忽视两种形式。忽视表现为不让孩子吃饱饭、不尽看护的责任，对孩子没有足够的监督，将孩子赶出家门，忽视孩子的幸福感和安全感，不给予孩子足够的情感支持等；也包括拒绝、拖延为孩子提供医疗及服务，不让孩子上学校，不允许孩子接受长期培训等。

（二）身体虐待

身体虐待即为任何可以导致非意外性质躯体损伤的行为，例如殴打、咬、火烧、冰冻以及圈禁，无原则严酷体罚也归于此。身体虐待也可以用受伤的部位来描述，如皮肤和表面组织的损伤、头部损伤、内部器官的损伤、骨骼损伤等。

（三）情感虐待

施虐者言语或表情传达给儿童这样的意思：他们是没用的、有缺点的、不可爱的、没人想要的、危险的。施虐者或是使用刺激，贬低、恐吓、鄙视、孤立、威胁、谴责，或冷嘲热讽语言；或是为孩子设定过分美好的或无法企及的目标，给孩子巨大的压力。情感或心理虐待的严重程度首先要看施虐者是不是故意的，其次要看施虐者的虐待行为是否对儿童造成伤害。一些专家认为情感或心理虐待这个词汇不应使用，而言语虐待似乎更能贴切地描述出监护者的病理性行为。

（四）性虐待

性虐待指成人或同伴使用暴力对儿童实施性行为。施虐者与受害者之间可以是同性，也可以是异性。性虐待涉及可能是长期存在的，也可能是仅有一次的事件。在评定两个儿童之间的性活动是虐待还是性游戏，主要看两个儿童之间的性别、年龄、体力、智力差距。此外，性虐待也包括那些诱惑儿童性行为的做法，例如，对未成年人描述有关色情的活动，以及促进或参与幼妓的非法性交易。

知识链接

虐待对儿童行为的影响

人类生命初期的弱能及弱小决定儿童对抚养人和抚养行为的高度依赖。天然抚养本应基于血亲的爱来完成，因诸种因素，许多抚养却缺乏足够的爱。隔代抚养、单亲抚养、非亲缘的个人或机构替代抚养造就了抚养中情感元素的缺失，进而引发虐童行为。虐童行为不仅会伤害儿童的身体，还可能对儿童的一生产生心理影响。成年后的人格扭曲、性情暴躁、性变态等大多与早年的被虐待经历有关。虐童行为的成因除了环境因素外，还包括人格、性格、个人的能力与应对力、情绪及其控制力、生活的压力等个人因素，虐童行为的发生是多种因素相互作用的结果。

来源：谢玲，李玫瑾．虐待对儿童的影响及行为成因分析［J］．中国青年社会科学，2018，37（2）：22-30.

三、儿童虐待的评估及处理

评估或处理儿童虐待需要许多不同专业组织的协作配合，包括儿科医生和其他基层医务人员、急诊工作者、放射科医生、病理学家、法律援助人员、律师、社区服务部门，以及各种从事精神卫生的专业人员。精神病学家和其他精神卫生专业人员可以从不同的途径介入儿童虐待的问题。他们可以本着学术或法律目的来评价受虐儿童，也可以个人参与或是作为学科间协作的一员。他们可能会有助于法庭做出裁决，而且会推荐有关的治疗方法或观点。

精神科医生可以评估施虐者以澄清其是否为精神病患者，是否有出庭的能力，是否能清醒保护自己，是否有治疗的可能性，以及是否应该适当终止其家长的监护权。在法律规定的范围内，精神科医生也可以判定儿童心理创伤的原因、特点以及程度。对于某些虐待情况，如由监护者人为造成的，精神科评估对于确定受害者及施虐者的治疗方法显得尤为重要。心理健康专家可以在公共道德的范围内处理这类事情，可以通过分享信息，培训律师、法官和立法者使他们具有相关专业知识。另外，除了帮助制定正规的管理条例外，精神病学家以及其他心理健康专业人员还可以在临床工作中提供治疗。他们可以提供给因为受虐待而出现情绪或行为问题的儿童个人或家庭进行治疗。家庭治疗、游戏治疗都是比较常用的方法。

知识链接

《未成年人保护法》

《未成年人保护法》被誉为我国儿童权利保护宪章。该法对于如何防范儿童虐待做出了较全面的规定。第一，规定了儿童虐待的举报主体。如第6条第2款规定："对侵犯未成年人合法权益的行为，任何组织和个人都有权予以劝阻、制止或者向有关部门提出检举或者控告。"第二，明令禁止父母或其他监护人虐待儿童。如第10条第2款规定："禁止对未成年人实施家庭暴力，禁止虐待、遗弃未成年人。禁止溺婴和其他残害婴儿的行为，不得歧视女性未成年人或者有残疾的未成年人。"第三，禁止教师虐待、体罚儿童。如第21条规定："学校、幼儿园、托管所的教职员工应当尊重未成年人的人格尊严，不得对未成年人实施体罚、变相体罚或者其他侮辱人格尊严的行为。"第四，禁止儿童救助机构、儿童福利机构等社会团体或个人虐待儿童。如第41条第1款规定："禁止拐卖、绑架、虐待未成年人，禁止对未成年人实施性侵害。"

来源：吴鹏飞.我国儿童虐待防止法律制度的完善［J］.法学杂志，2012，10：56-60.

第三节　自杀及危机干预

一、自杀的相关概念

（一）自杀

自杀（Suicide）又称自杀死亡，是指自己实施的意在结束自己生命的行为，并导致了死亡的结局。

（二）自杀未遂

自杀未遂（Attempted Suicide）指实施了意在结束自己生命的行为，但未导致死亡。也有学者称之为非致命性自杀行为或准（类）自杀。

（三）蓄意自伤

蓄意自伤（Deliberate Self-harm）指自己故意实施的、未导致死亡结局的自我伤害行为。从理论上来说，自杀行为都必须具有结束自己生命的意图。然而实践中很难清晰界定某个人的自我伤害行为是否有结束自己生命的想法，甚至有些人会故意否认。在未成年人中，这种意图模糊的自伤行为比较常见。为了避免概念上的纠缠，有学者使用蓄意自伤一词，多数情况下和自杀未遂等同。

（四）自杀意念

自杀意念（Suicide Ideation）是指认真地考虑结束自己生命的想法，但未付诸行动，可以有或者无相应的计划。

典型病例

期末考试，小可在班上的名次一下子落到了 40 多名，而且开天辟地两门功课没及格，也第一次未能获得家长的奖励，反而遭到父母一顿责备。小可的情绪降到了冰点，2015 年的春节，他躲在家里哪里也不去，整天闷闷不乐。

"爸爸妈妈只关心我的学习，看我玩一会儿电子游戏就骂人，奶奶管着我吃的，少吃几口就唠叨个没完。我连一点自由时间和空间都没有了，活着还有什么乐趣？"为了发泄，小可在家里经常用拳头砸墙壁，有时手背被砸破皮，鲜血直流，父母看了心痛不已。有一天，他听同学说男人的烦恼都是"命根子"惹的祸，于是产生了自宫的念头，幸亏被他父亲发现，及时制止了。但父亲仍然没有意识到事态的严重性，只是狠狠地骂了他一顿，这让小可更加灰心丧气。他一次次想到了死，当这个念头最强烈的时候，他甚至做出了结束自己生命的计划。

诊断：自杀意念。

二、自杀的流行病学特征

在世界各国，自杀率均有随着年龄增长而升高的趋势，儿童少年期的自杀率比其他年龄段都低。我国的情况也是如此，公开的数据显示，我国儿童少年期的年自杀人数为 10 万左右，男女大致相当，城市农村差别也不如成年期明显。虽然儿童少年期的自杀率相对不高，但自杀在该年龄段的死因排序中名列前三。儿童少年的自杀未遂约为该年龄段自杀率的 10~20 倍；其中女孩的自杀未遂率是男孩的 2 倍左右。相对其他年龄段，儿童少年期自杀行为致死率较低。

自杀意念缺乏可靠的监测指标且不稳定，是否有过自杀意念基本依靠自我报告，因此没有可靠的数据。各研究报道中学生的近期自杀意念发生率在 10%~20% 左右。

知识链接

家庭环境与大学生自杀的关系

重大创伤史、家庭气氛不和谐及与母亲关系紧张是危险因素。良好的家庭氛围能够避免自杀意念的产生，而在不和谐的家庭长大的孩子，遇到挫折时较容易产生消极情绪和过激行为，严重的甚至会走上自杀的绝路。在家庭环境中，子女与母亲的关系尤为关键，是自杀意念产生的重要影响因素。母亲的敏感和爱护能减轻个体的抑郁情绪和自杀风险。但与母亲关系紧张的大学生遇到负性事件无法与母亲交流和倾诉，消极情绪得不到缓解，长期得不到关心和支持，容易产生自杀意念。其次，躯体化、抑郁、敌对、精神病性及其他症状容易导致自杀意念的产生。在面对危机时，心理健康水平低的学生更容易出现紧张、抑郁、无望等应激反应，进而产生自杀意念。

来源：李旭，郑涵予，卢勤.大学生自杀意念及其影响因素分析［J］.中国公共卫生，2016，32（3）：359-362.

三、自杀行为的影响因素

儿童少年期自杀行为的影响因素与其他年龄段大致相同，此外，具有该年龄段特色的影响因素有被欺凌、不良家庭关系等。

（一）心理因素

1. 生活事件

生活事件是儿童少年期自杀行为的主要危险因素。父和（或）母离世、父母离异学业问题、与同龄人的纠纷等都是常见的生活事件。由于年龄尚幼，他们还没有掌握良好的应对技巧，往往用自杀行为来解脱、"自证清白"报复等。

2. 冲动

儿童少年的行为大多有易冲动的特点，他们对自己行为的后果预判往往不够充分，即使是伤及生命的行为也是如此。

3. 精神障碍

精神障碍是儿童少年期自杀行为的主要危险因素。抑郁、焦虑、多动症、精神分裂症是导致自杀行为的常见精神障碍。

4. 无望和低自尊

无望感往往发生于面临重大生活事件或者罹患精神障碍之后，但也是自杀行为的独立危险因素。低自尊是一种稳定的心理特征。低自尊的孩子倾向于把不好的事情归结于自身的缺陷或不足，容易因此产生自杀意念甚至实施自杀行为。

（二）社会因素

1. 人口学因素

女性是儿童少年期自杀未遂的危险因素。儿童自杀率的性别差异不大。我国农村地区儿童少年的自杀行为略高于城市地区，但不明显。经济困难、失学也是儿童少年自杀行为的危险因素。

2. 生命价值取向

对心理尚不成熟的儿童少年而言，灌输什么样的生命价值取向就会产生什么样的效果。我国的文化传统对自杀并无禁忌，甚至有些自杀行为，如舍生取义、维护贞节而实施自杀行为，还会受到赞许。

3. 家庭因素

家庭关系不和是儿童少年期自杀行为的重要危险因素。家庭成员关系不和、父母方或双方有精神障碍史、犯罪史、酗酒或药物滥用史等，可以造成儿童少年适应困难，导致自杀。

4. 欺凌

欺凌是儿童少年期比较常见的现象。年长学生、校外青少年对中小学生的欺凌方式有语言威胁或殴打、索要财物、逼迫从事某些危险或犯罪行为等。受欺凌的少年儿童因受到威胁不敢求助，自身又无应对能力，最终不堪忍受而实施自杀行为。

5. 虐待

儿童期虐待与自杀行为的关系也非常密切。有研究表明，儿童期遭受虐待容易引发无望、低自尊、各种精神障碍。这些都是自杀行为的重要危险因素。

6. 亲友自杀行为史

亲友既往的自杀行为也是儿童少年自杀行为的危险因素之一，特别是同龄伙伴的自杀行为影响更明显。模仿或认同可能是其中的主要机制。

7. 媒体影响

媒体特别是网络中充斥的血腥暴力和自杀的内容，对自杀经过和各种细节的详细描述，对少年儿童来说非常新奇。可能由于对后果的预计不足，出于好奇或者模仿，一些儿童少年在自杀意图并不强烈的情况下实施自杀行为。

8. 自杀工具或场所的可及性

与成年人一样，自杀工具或场所是否容易获得，在儿童少年从自杀意念到最终实施相关行为的过程中，起到关键作用。

（三）生物学因素

1. 遗传

单卵孪生自杀行为的共病率是双卵孪生的 6 倍，自杀寄养儿的血缘亲属自杀风险高。Wender 等发现，患情感性障碍寄养人的血缘亲属自杀者为 3.7%，而无情感性障碍寄养人的血缘亲属为 0.3%。目前认为，自杀行为的遗传可能与冲动、攻击、抑郁等自杀行为易感素质的遗传有关。

2. 神经内分泌和免疫学

中枢神经、神经内分泌、中枢神经递质以及免疫四大系统是人类大脑中相互作用、相互调节的复杂系统。由于先天性缺陷和（或）后天负性应激，四个系统无论哪方面异常都会引起一系列功能障碍，构成自杀者重要的生物学病因。

3. 其他

对自杀死亡者大脑解剖发现，死者一些脑区 5-HT1 受体数目增加，且前额叶皮质最明显。不论精神障碍诊断为何，自杀死亡者均显示 5HT 神经元向腹前额区特殊投射的缺乏。正电子投射扫描（PET）研究发现，攻击者前额区休息时葡萄糖代谢显著降低，提示这一脑区在行为调节中的重要性，即腹前额皮质对内在的破坏行为具有约束作用，如果弱化，可导致较多的冲动行为。

四、自杀的评估技术

自杀行为是众多危险因素综合甚至相互作用的结果，识别乃至预测个体的自杀风险有助于开展针对性的预防。一个人在实施自杀行为之前，通常会频频发出各种信号，准确地捕捉到这些信号至关重要。Kalafat 等人认为有四个方面内容是儿童少年可能要实施自杀行为的信号或者高风险，如表 18-1 所示。

表 18-1　儿童少年自杀危险信号

情绪	无望："事情不可能变好了""已经没有什么好做了""我永远都是觉得没有希望"； 害怕：害怕失控、害怕疯狂、担心伤害自己和别人； 无助、无价值感："没有人在意我""没有我别人会更好"； 罪恶感和羞耻感：痛恨自己； 悲伤； 焦虑与愤怒
行为或生活事件	药物或酒精滥用； 谈论或撰写有关死亡或毁灭的情节； 噩梦； 最近经历不良事件，如亲人死亡、分离、关系的破裂，失去自尊； 冲动、攻击行为
改变	人格：变得退缩、厌倦、冷漠、犹豫不决，或变得喧闹、多话、外向； 行为：无法专心做事； 睡眠：睡得太多或失眠，早醒； 饮食习惯：食欲下降、体重减轻，或吃得过量； 其他：对于朋友、嗜好、个人清洁、性或以往喜欢的活动失去兴趣
先兆	言语暗示：诉"流血流多久才会死""没多久我就不会在这里了"； 计划：安排事务、送走喜欢的东西、研究药物、获取武器； 自杀未遂：服药过量、割腕

来源：郭兰婷,郑毅．儿童少年精神病学[M]．北京：人民卫生出版社，2016．

1. 根据国内自杀行为特征，自杀预防专家认为，以下迹象可视作自杀线索与呼救信号：
（1）在日记中流露对人生的悲观情绪。

（2）直接说"我想死"，或用隐喻语言说"你再也见不到我了""我欠你的下辈子再还帮我照顾好父母（或密友、宠物等）""我对任何人都没有用"。

（3）长期有严重抑郁症情绪突然好转。

（4）已经形成一个特别的自杀计划。

（5）和人讨论自杀的方法，开自杀的玩笑，搜集有关自杀的资料，或徘徊于江河、大海、高楼、悬崖大桥等处。

（6）处理个人物品，向亲人好友赠送心爱之物，还清所有借来的东西或清理债务。当今儿童青少年有上网表达自己内心情绪体验的习惯，国内外一些自杀预防专家开始提炼这些自杀信号高频词，而后通过机器学习的方法构造识别模型，期望用机器自动识别上网发出自杀信号的用户，实现预防自杀的目的。

2. 如果要更准确地预测一个人是否会在一个期间内实施自杀行为，还要收集如下信息，加以综合判断：

（1）是否有精神障碍，特别是是否有自责、自罪、命令性幻听、强制性思维等症状。

（2）近期是否发生重大生活事件，如亲人去世等。

（3）痛苦感和无望感。

（4）是否曾有过自我伤害或自杀未遂史。

（5）是否有亲友自杀行为史。

（6）是否有家庭关系不和、经济困难、失学等状况。

（7）有无受欺凌、被虐待史。

（8）身边有无容易获得的自杀工具（刀片、有毒物品、绳子）或场所（住高楼且窗户无护栏）。

同时具有的自杀危险因素越多，实施自杀行为的可能性越大。

五、自杀的预防与干预

通过对压力–素质模型的研究，许多学者认为，自杀的遗传易感性是自杀行为的重要决定因素，而应激环境和精神障碍发作是自杀行为出现的"扳机"点。因此，对自杀易感性儿童少年应充分重视，采取有针对性的预防措施，注意从小培养良好的心理防御机制，制订出适当的生活目标，预防躯体疾病，杜绝物质滥用，及早发现和治疗精神障碍，从而减少或规避自杀的可能。自杀的预防与精神障碍的预防一样，可分为三级。

（一）一级预防

一级预防是全人群的预防策略，旨在降低全人群的自杀行为危险因素水平或者暴露比例，从而降低自杀行为风险。儿童少年的自杀行为一级预防，除了成年人自杀一级预防的常规内容如限制自杀手段可及性、经济发展与社会公平、增加卫生服务等内容之外，还要重点注意以下内容：

1. 家庭预防

良好的家庭关系和健全的人格是人在应激状态下尽快恢复的关键，所以家长应该注意：

（1）营造亲密、互尊、平等的家庭气氛，给孩子以安全感、幸福感。如果父母准备离婚，要尽量减少对孩子的心理影响。

（2）培养开朗的性格，学习掌握积极的应对方法。

（3）建立良好的人际关系，为心理危机和应激状态储备充足的社会支持资源。

（4）消除家庭虐待、父母和其他成年家庭成员的物质滥用等现象。

2. 社会预防

（1）改善社会风气，增强生命价值观教育，培养尊重生命的意识。

（2）立法保护未成年人，保障每个少年儿童受教育的机会。

（3）清除网络或其他媒体对儿童少年心理健康有伤害的内容。宣传报道时注意对生命珍爱的引导，减少或缓和可能刺激自杀的报道。

（4）严格有毒物品和药品的管理，使用低毒农药和家用杀虫剂，煤气、汽车尾气无害化处理。

（5）为贫困精神障碍儿童少年提供免费或补助性医疗服务。

3. 学校预防措施

对于少年儿童而言，同龄伙伴的言行影响巨大。在校园里开展各种活动，增强同龄伙伴间的密切联系，有助于提高应对困难的能力。另一方面，同龄伙伴之间的交流有助于及早识别自杀行为的风险。

（1）守门员培训（Gatekeeper Training）。守门员培训是有循证依据的校园自杀预防措施。该措施的目的是有效识别自杀高危学生，及时转介到专业机构诊治。学校老师、辅导员、同学可以起到自杀预防专业人员"延伸出去的手"的作用。通过培训让患儿及家属掌握有关自杀和精神障碍的基本知识，改变他们对自杀行为的态度，掌握沟通技巧和转介方法等。培训的核心内容可以概括为提问、说服和转介。培训合格的"守门员"不仅仅是具备了知识而有效识别高自杀风险的学生，更重要的是"守门员"与学生之间建立了良好的信任关系以及良好的沟通技巧，这才是识别并转介的关键。

（2）力量之源（Source Of Strength）。力量之源是另一个有效的自杀预防措施，其核心是增加保护因素的作用从而降低学生的自杀风险。该措施的要点是：① 大家推选出若干值得信任的人（老师及同龄伙伴各若干）并加强与之联系沟通；② 被选出来的人通过各种形式的活动告诉学生们都有哪些可获得的资源，并强化大家"有困难去找他/她"的意识；③ 通过培训让学生们掌握应对问题的技能。在这个预防措施中，老师的作用主要是取得学生的信赖，和学生们"打成一片"。被推选出来的同龄人主要起到了向同学们传递希望、帮助和力量的作用。通过这些活动，让全体学生，还有老师知道哪些支持资源可以利用，并且如何加以运用。

上述两种措施的真正落实，需要一些核心人员作为一个个的"点"，带动全体学生这个"面"，增加人们之间的凝聚力。这些核心人员一般由学生们提名选出，他们往往是乐于助人、受到大家的喜欢和信赖的老师或同伴。良好的人际互动关系有利于有自杀意念的学生吐露心声，从而有效地被识别出来；也有利于学生们寻求有效的支持和帮助。

（二）二级预防

二级预防即选择性的自杀预防措施，是针对高自杀风险的学生群体开展的相对广泛的措施，不是针对具体某个学生的预防措施。

1. 向自杀高危儿童少年提供相应的帮助

高危指有自杀未遂史、有精神障碍或精神障碍家族史、有品行障碍或违法经历、父母为酗酒者或刑事犯、残疾和慢性躯体疾病、艾滋病或自然灾害的孤儿、同性恋者、高智商或精神发育迟滞儿童、被虐待、特别是受过性侵犯的孩子等。

2. 早发现、早诊断、早治疗

精神障碍是导致儿童少年自杀的重要原因。对所有罹患精神障碍的少年儿童，及早诊断并有效治疗，有助于降低自杀风险。

3. 提供网络或热线电话等方式的干预服务

有些高自杀风险的学生，因为耻辱感或者隐私问题不愿意主动寻求老师或同学的帮助；而网络或热线电话等可以匿名的求助方式可以为这些孩子提供必要的支持。

（三）三级预防

三级预防即"针对性"的自杀预防措施，是针对已经识别出来的高危个体的干预，如有明确自杀意念的精神障碍患者、自杀未遂者等。

1. 精神科药物的使用。命令性幻听、被害妄想、抑郁、焦虑等精神症状与自杀意念和行为关系密切，及早针对性治疗可以降低患者的自杀行为风险。氯氮平、碳酸锂是有循证依据的降低自杀行为风险的精神科药物。

2. 对有自杀意念者的干预过程中，担心询问自杀相关问题会诱发自杀意念是没有依据的。有技巧地询问有无自杀意念并评估自杀行为风险，反而会让对方觉得终于有人理解其痛苦感受，感到有人关心自己，从而降低自杀行为的风险。经过适当的沟通，循序渐进地谈论有关自杀意念和相应计划，是自杀个别干预的重要环节。

对于自杀意念强烈者，有人 24 小时陪护劝其远离自杀工具或场所至关重要。除此之外，如下措施也是必要的：① 利用想自杀者的矛盾心理，增强其活下去的意愿；② 指出自杀不是解决问题的唯一方式，探讨其他的解决问题途径，以此打破其思维的低硬性；必要时和其协商不自杀协议，即便极度痛苦，也要先寻找热线电话或其他求助方式，减少冲动之下的自杀行为。

3. 自杀未遂者的干预随访。对于自杀未遂的儿童少年，进行出院后各种形式的随访，如简单的心理支持、热线电话、随访定期、邮寄问候卡片等也是有效的预防再次实施自杀行为的措施。

第四节　性心理障碍

一、性心理障碍的概念

性心理障碍（Psychosexual Disorder）泛指在两性行为方面的心理和行为明显偏离正常，并以这类偏离为性兴奋、性满足的主要或唯一方式，从而不同程度地影响干扰和破坏了正常的性生活的一组心理障碍。

性心理障碍又称性变态（Perversion）。由于 perversion 来源于拉丁文 perversus，有贬义，现代精病学建议废用这个词，改用性偏好（Sexual Deviation）。后者非但无贬义，还有主动偏爱的意思。广义的性偏好障碍等同于性心理障碍，狭义的性偏好障碍特指除性身份障碍、性取向障碍以外的其他各种性心理障碍。

二、性心理障碍的病因及发病机制

性心理障碍发病机制至今不明。精神分析学派强调早期影响，行为学派强调后天习得。但是，人类任何疾病或者是任何行为都必定有遗传和生理生化的基础，外因只能起到诱发、修饰和病理塑型的作用。

（一）遗传

赫希费尔德发现 25% 的性欲倒错有遗传因素的参与，40% 性欲倒错者的家人中存在病态或者心理异常。新近人们对同性恋的基因位点的变化和同性恋的脑性别研究正在阐明，同性恋有其遗传和生理的基础，睾酮含量与性冲动或者性暴力的关系也早有关注。

（二）脑损害

一项 150 例恋物癖、露阴癖患者情况调查发现，15 例有脑器质性改变，占 9.7%。其中恋物癖占 8.3%，露阴癖占 13%；既往有产伤 3 人，3 岁前颅外伤 2 人，早产 1 人，先天脑发育畸形（胼胝体发育不全）1 人，脑炎 3 人，梦游症 2 人，XXY 染色体异常 1 人，另 2 例情况不详。临床工作发现，在神经系统疾病和精神障碍患者中，常发生或者伴有各种性障碍、少年期其他精神医学相关问题行为，说明脑器质性损害是性心理障碍的直接病因，特别是额叶、杏仁核伏核及边缘系统的皮层下等部位病变与发病密切相关。

（三）感觉刺激与愉悦中枢

大脑皮层接到感觉信息后会立即引起边缘系统的兴奋，分泌内啡肽类物质，带来愉悦感受。如果非愉悦（痛苦、耻辱等）的感受信息，偶尔与愉悦或者性快感体验并存，或者经历多次无关的重复，可形成导致愉悦或性快感体验的条件反射，形成受虐、恋排泄物等特殊的性心理障碍表现。

（四）儿童早期性教育的失误

在影响儿童性心理发育的后天因素中，尤以家庭环境的影响最大。家庭的文化结构、父母的观念、角色行为、养育方式和养育条件，对孩子的性心理发育、性观念的形成影响很大。南京对 94 例恋物癖调查发现，患者家庭不健全的（单亲）占 52%，92 例均缺乏早期教育，儿童期对异性物品有神秘感占 94.3%，青春期常有性幻想的占 98.4%，有手淫习惯的占 100%。男性易性癖与母亲抑郁性精神状态有关；受父亲影响少的男孩，成年后容易有性虐待行为；错误的性别角色规范教育与异性癖、异装癖有明显相关性；对异性的厌恶教育，对性器官性行为和恋物癖亦可始于偶然，多数在儿童或少年早期开始，在日后的漫长过程中没有得到正确的环境和教育影响，使其得以反复操作的机会，便逐渐培养成一种兴趣和嗜好，实际上是一种条件反射。

（五）个性特征

人的个性特征主要来自遗传及家庭早期教育。一项 92 例恋物癖调查，全部患者都属内向性格，胆小、易紧张者占 91.3%，怕与异性交往者占 85.8%，宽厚老实者占 94.5%，表现好的占 95.3%。

（六）谱系概念

根据性别谱系和性行为谱系学说，性别本身就是个模糊的概念，性行为也就自然会呈现谱系现象。除了雌雄交配外，还存在同性恋和各种性（变态）行为的亚文化群体。常由于内外因素的矛盾使发育出现偏异，从而导致不同程度的中间类型。

（七）社会道德教化

现代社会性伦理道德制约着人们的性观念，儿童少年性心理发展成熟的过程也就是性社会伦理道德的教化过程，与主流性观念相悖的教育和影响，可以诱发性偏好障碍，导致成年后的性行为与多数人相左，继而适应不良。

三、性心理障碍的临床表现

（一）性识别障碍

性识别障碍主要表现为性的认同障碍，对自身性别的认识、行为与自己真实的性别特征相反，即自己的着装与行为完全像异性，而坚决否认自己所具有的性特征。多见于 3~7 岁的儿童。

（二）露阴癖

露阴癖主要表现为在公众场合和异性面前突然地暴露自己的生殖器，常反复出现，明知不合适但不能克制。多见于男性少年儿童。

（三）恋物癖

恋物癖表现为对某些物品的特殊依恋，同时伴有强烈的性冲动和性幻想。多见于男性儿童，依恋的对象常为女性的内衣、头巾、丝袜等，亦可为母亲的睡衣等物品。

（四）摩擦癖

摩擦癖表现为反复出现接触和摩擦未经同意的异性身体，并伴有强烈的性冲动和性兴奋。

知识链接

不同性别大学生被试对同性恋态度

男性被试对同性恋的态度相对于女性被试对同性恋的态度要更为消极。一个对 636 例成人的调查表明，68% 的人"强烈"或"非常"同意"两个男人之间的性关系是明显错误的"；64% 的人"强烈"或"非常"同意"两个女人之间的性关系是明显错误的"。Whitley 和 Kite 指出性别观念系统是导致被试对同性恋态度存在性别差异的原因。由于与性别相关的规范准则对男性的要求高于对女性的要求，同时女性有较少的社会压力去保持她们的女性化，所以与男性相比，女性在评价男同性恋与女同性恋时有着较小表现出差异的动机；而由于既存的社会期望，要求男性避免表现出女性特征及女性行为，因此男同性恋通常被认为是具有不合适的性别角色，故在社会压力下大众普遍对同性恋，尤其是男同性恋抱有更多的消极态度。

来源：刘璟璇，孙琳．在校大学生对同性恋群体的态度相关研究 [J]．中国健康心理学杂志，2015，23（11）：1700-1704.

四、性心理障碍的治疗

对性心理障碍的儿童预防是关键。对儿童应从小培养其对自己性别的辨认与定位，对儿童有关性的提问，应正面回答，过分回避反而会造成儿童的性神秘感和性行为偏异。对已经存在性心理障碍者可采取行为治疗、认知治疗和精神分析治疗。

对患儿及患儿家庭的支持性心理治疗也非常重要。一般而言，年龄越小、治疗越早，则恢复越好。无特殊治疗药物，对伴有明显焦虑行为的儿童可使用抗焦虑药。另外，对违反社会法则的性心理障碍行为，依法惩处不但有警戒作用，还有促进康复的作用。

第五节　精神活性物质所致的精神及行为障碍

精神活性物质所致的精神和行为障碍指使用来自体外的、且显著影响精神活动的各种物质所引起行为障碍。这类精神或行为障碍涉及的精神活性物质很广，表现的严重程度和临床类型不同，可以是主动使用，如饮酒和吸食毒品，也可以是被动使用，如苯中毒；可以是医疗目的使用，如杜冷丁（哌替啶）镇痛，也可以是非医疗目的使用，如滥用联邦止咳露引起的精神行为障碍。引起精神行为障碍的物质可以为处方药物（prescription drug），如苯二氮䓬类，也可以是非处方药物，如阿司匹林；可以是一种，也可以是多种精神活性物质共同使用引起精神行为障碍，如酒依赖和药物成瘾共存。

精神活性物质所致的精神和行为障碍大致可分为两类，即物质使用障碍和物质引起的障碍。前者包括物质依赖和物质滥用或有害使用，后者包括物质中毒、物质戒断、物质引起的谵妄、物质引起的精神病性障碍、物质引起的双相及相关障碍、物质引起的抑郁障碍、物质引起的焦虑障碍等。美国的 DSM-V 中，已不再区分物质滥用和物质依赖，将两者合并称为物质使用障碍。

一、基本概念

（一）有害使用

有害使用（Harmful Use）指一种可以导致健康损害的精神活性物质使用方式。这种损害可以是躯体性的（如自我注射药物导致肝炎，长期吸烟导致咽炎），也可以是精神性的（如大量饮酒引起抑郁发作）。它包括因不健康地反复使用某种精神活性物质影响了工作质量、人际关系、学习效果或已经产生过相关的法律问题（如酒后滋事）仍继续使用。

（二）依赖综合征

依赖综合征（Dependence Syndrome）指在反复使用某种精神活性物质后产生的一组行为、认知和生理学现象。主要包括对使用的强烈欲望，难以控制地使用，坚持使用而不顾其有害的后果，使用物质比其他活动和义务更有优先权等依赖综合征。可以分为躯体依赖和精神或心理依赖两类。前者指反复使用某种精神活性物质，使中枢神经系统发生了某些生理、生化改变，以致需要该物质持续地存在于体内，以免发生特殊的、称之为戒断综合征的反应。后者指不择手段地获取和使用。所有有躯体依赖性的物质都有强烈的精神依赖，比如吗啡、巴比妥，虽然认识物质使用对个人的身体、家庭、社会的危害性，但仍然不由自主；但是，有精神依赖的物质不一定有强烈的躯体依赖，比如挥发性溶剂。

（三）耐受

耐受（Tolerance）是依赖综合征的一个主要指征，指重复使用某种精神活性物质后其效应逐渐减低，为了获取与使用初期一样的效应就必须增加剂量。比如镇静催眠药成瘾者一般会不断地增加剂量，否则就不能获得初始用药时的睡眠质量。

（四）急性中毒

急性中毒（Acute Intoxication）指使用精神活性物质后，意识水平、定向力、认知、情感、行为或其他心理生理功能和反应短暂的紊乱。只要没有发生组织器官的进一步损害或并发症，一般停止继续使用该物质，随着时间的推移，症状可自然减轻或完全消失，比如普通醉酒状态等。

（五）戒断状态

戒断状态（Withdrawal State）是物质引起的障碍，同时也是依赖综合征的一个主要指征，指在反复和（或）高剂量地使用某种有躯体依赖性的精神活性物质后绝对或相对戒断（停用或降低用量）时出现的一组不同表现、不同程度的症状。其起病和病程均有时间限制，并与禁用前所使用物质的种类和剂量有关。

（六）其他

伴有谵妄的戒断状态又称震颤谵妄、精神病性障碍、遗忘综合征、残留性和迟发性精神障碍等,都属于长期使用精神活性物质后出现的慢性精神和行为障碍,在儿童少年较罕见,本章不再赘述,可参见有关教材的相关章节。

二、常见精神活性物质使用种类

根据精神活性物质的药理特性,将之分为以下种类:

(1)中枢神经系统抑制剂。能抑制中枢神经系统,如巴比妥类、苯二氮卓类、酒精等。

(2)中枢神经系统兴奋剂。能兴奋中枢神经系统,如咖啡因、苯丙胺、可卡因等。

(3)大麻。大麻是世界上最古老、最有名的致幻剂,适量吸入或食用可使人欣快,增加剂量可使人进入梦幻,陷入深沉而爽快的睡眠之中,主要成分为四氢大麻酚。

(4)致幻剂。能改变意识状态或感知觉,如麦角酸二乙酰胺、仙人掌毒素等。

(5)阿片类。包括天然、人工合成或半合成的阿片类物质,如海洛因、吗啡、阿片、美沙酮、二氢埃托啡、哌替啶、丁丙诺啡等。

(6)挥发性溶剂。如丙酮、苯环己哌啶等。

(7)烟草。

三、各类精神活性物质所致精神和行为障碍

(一)酒精

1. 流行病学

2001 年,全国五地区饮酒情况调查中,15~20 岁被调查人群 3 个月内有饮酒行为的男性、女性及总体分别为 15.4%、6.7% 及 11.2%,一年之内有饮酒行为的分别为 29.9%、15.5%、22.9%。一项北京地区中学生的调查显示,初中男生、女生饮酒行为发生率分别为 48.3%、37.0%,高中男生、女生饮酒行为发生率分别为 72.8%、56.3%。上海市对 115 所初中、高中、职业中学 9308 名学生调查发现,45.7% 有饮酒行为,17.8% 在 30 天内有饮酒行为。以上数据说明我国青少年饮酒情况令人担忧。

2. 发病机制

(1)基因差异。酒的化学成分是乙醇,10% 由呼吸道、尿液和汗液以原形排出,其余 90% 经由肝脏代谢。乙醇首先被肝脏的乙醇脱氢酶转化成乙醛,再经乙醛脱氢酶转化为乙酸,最后氧化成二氧化碳和水排出体外,同时放出大量的热能。乙醇脱氢酶活性高和乙醛脱氢酶活性低都可以造成乙醛堆积。乙醛促进儿茶酚胺类分泌,可出现烦躁不安、心动过速、面部潮红等,这种"快速红脸反应"对人体可起到一定的被动保护作用。

(2)神经生化研究。乙醛促进儿茶酚胺类分泌,导致神经精神症状的发生;同时,乙醛与儿茶酚胺结合可以生成阿片类受体激动剂,间接兴奋阿片类受体,使摄入酒精能产生吗啡样效应,而且酒精还能提高阿片类受体对内源性阿片物质的敏感性。酒精还可以引起多巴胺释放的非自然奖赏效应,多巴胺 D2 受体活性增加时酒精的强化作用随之增强。

(3)遗传证据。酒依赖个体易感性的 50%~60% 是遗传决定的。酒依赖者的一级亲属发生

酒依赖的危险性是一般人群的 4~7 倍。虽然共同的生活习惯也可以增加酒依赖的危险性，但双生子研究可以证明，父亲或母亲是酒依赖患者，子女无论生活在什么样的家庭中，其患酒依赖的危险度至少增加 2.5 倍。

（4）神经电生理改变。Begleiter H. 等对 25 名酒依赖患者 7~14 岁的儿子做事件相关电位（Event Related Potential，ERP）P300（P3），并与父亲不饮酒的男孩比对，发现酒依赖高危男孩 P3 波幅明显降低，因而提出这可能是酒依赖的生物学标志。

（5）社会习俗影响。有禁酒宗教信仰的人群中与酒相关的精神障碍患病率低，如佛教、伊斯兰教信徒就极少有酒依赖问题。相反，即使有生物学保护作用，也会被鼓励酗酒的文化大大抵消。

（6）心理因素影响。酒精可以使人克服羞怯、自卑、焦虑，做一些不饮酒时难以做到的事情；饮酒能体验到躯体的放松与温暖，获得主观上的力量感，使人愿意重复或间断地饮用。虽有研究认为某些人格特质与饮酒成瘾有关，但尚不确定。

3. 临床表现和诊断

（1）急性中毒。

① 普通醉酒。指一次大量饮酒后多数人都会产生的对酒精的正常反应，即从兴奋期过渡到麻痹期。饮酒者随着饮酒量增加进入兴奋期，开始话多、情绪亢奋，同时颜面潮红，称为"微醉"。如果继续饮酒就会进入麻痹期，达到普通醉酒状态。此时患者意识逐渐浑浊、行为轻率、言语不清、步态不稳、眼震或呕吐，最后渐渐入睡。醒后大部分患者能够回忆起饮酒的过程，也有极少数人对意识浑浊后发生的事情失去记忆。

② 异常（病理性）醉酒（Abnormal Alcoholic Intoxication）。这是酒精急性作用于异常个体的结果。饮酒后出现非常强烈、持久的精神兴奋和严重的意识障碍，行为失去礼仪，出现了人格的异质性行为，在儿童少年罕见。

（2）有害使用。定义见前述。从少年开始的有害使用者，一般进入青春期后就可能达到酒依赖。

（3）胎儿酒精综合征（Fetal Alcoholic Syndrome，FAS）。因为母亲常年酗酒或即使没有酗酒史但在妊娠早期多次、大量饮酒，会生出患有称之为 FAS 的胎儿。这类胎儿生长迟缓，容易流产。新生儿体重低，身高比正常婴儿低两个标准差，小头畸形，有着特殊的面容：眼裂小、下颌后缩、上颌发育不良鼻唇沟扁平、鼻孔上翻、上唇薄，并有轻到中度的精神发育迟滞。部分婴儿可有心脏畸形、泌尿生殖系统畸形。

知识链接

酒依赖者的人格特征

酒依赖者具有"嗜酒前人格"，其特征为被动依赖、好奇心强、孤僻、冷淡、对人疏远、易激惹、自我为中心、自制力差、对奖赏的依赖性低、回避伤害的能力差、反社会行为等。这样的人格特征在酒依赖形成以前就存在了，是形成酒依赖的一种危险因素。它使酒依赖患者在现实社会中适应能力较差，当遇到某些现实刺激时不能正确地应对，常常怨天尤人，觉得现实太不公平，因而采取攻击、退缩、酗酒等消极方式。久而久之，饮酒便成为其麻醉自己最好的方式，但这毕竟是暂时的，于是酒依赖患者重复饮酒行为，最后饮酒行为便成为其应对现实刺激的方式，变成嗜酒者。

来源：金圭星，王学义，刘小玉，等.酒依赖者的人格特征及其治疗策略［J］.中国健康心理学杂志，2008（10）：1170-1173.

（4）急性酒中毒。治疗原则与其他中毒治疗相同。普通醉酒一般经过数小时睡眠，即可自愈。有异常醉酒表现者，应随时监测生命体征，给予 24 小时看护。如中毒较深，应给予适当的补液、利尿、促进排泄，注意水和电解质平衡，必要时使用纳洛酮催醒。酒精主要靠肝代谢后解毒，无特效解毒药。

（二）阿片类

1. 流行病学

阿片药理作用有镇痛、止咳、麻醉等，但长期使用会产生依赖，一次性过量使用或频繁应用可引起中毒。阿片类成瘾人群主要特征有：青年（<30 岁），男性（占 60%~70%），未婚（>60%），低学历、无业游民。2000 年以后的吸毒方式主要以静脉注射（50%~70%）和烫吸（25%~50%）居多，静脉注射毒品成为艾滋病传播最主要的途径（51.2%）。

2. 病因和发病机制

人脑内存在阿片受体。当外源性阿片类物质进入体内后，会与内源性阿片类物质中的内啡肽竞争和阿片受体结合，使内源性阿片肽的生理过程发生改变。人体不得不持续让外源性阿片类物进入来维持生理平衡，否则就会出现戒断综合征。阿片依赖还与心理、社会、文化多因素相关，其依赖及戒断症状的机制十分复杂，目前还没有得出确切的结论。

3. 临床表现和诊断

（1）急性中毒。一般认为吗啡中毒量成人为 0.06g，致死量为 0.25g；可待因毒性为吗啡的 1/4；与酒精饮料同时服用，即使治疗剂量吗啡也可发生中毒；巴比妥类及其他催眠药物与阿片类药物均有协同作用。轻度急性中毒患者表现为头晕、恶心、呕吐、兴奋或抑郁，或有幻觉、失去时间和空间感觉，还可伴皮肤瘙痒、便秘、尿潴留及血糖增高。重度中毒时有昏迷、针尖样瞳孔、高度呼吸抑制等三大特征。急性重度中毒者从发病到死亡不超过 12 小时，主要死于呼吸衰竭。

（2）成瘾。只要规则地服用治疗量 2~3 天就会成瘾。阿片类戒断状态表现分五个方面：

① 自主神经功能紊乱症状，如流泪、流涕、打哈欠、出汗、瞳孔扩大、起鸡皮；

② 精神运动性激动，焦虑、惊恐、激越、自残睡眠障碍等，偶有幻觉错觉；

③ 发烧、心慌、血压升高、胸闷、气短；

④ 厌食、恶心、呕吐、腹泻；

⑤ 广泛性疼痛，涉及肌肉、骨骼、内脏。

　　周某，16 岁，初中文化。八岁时父母离异，其父又为他找了后妈，后妈有个比他小四岁的儿子。由于其父常年在外跑车，对他缺乏关爱与教育，当他出现错误时不能及时批评让他纠正。周某在家经常辱骂后妈，欺负后妈带来的弟弟，后妈根本管不了他。2008 年 7 月，周某毕业于乡村小学，由于无所事事，他很快结交了一些社会上的不良青年，2009 年 9 月作为初三年级的他，在校不好好学习经常逃课，不完成作业，一个星期六的晚上，周某和朋友在一家网吧上完网后，经其中有吸毒朋友怂恿，周某开始吸毒，从此便开始了瘾君子的生活。周某供述，他第一次吸毒完全是因为盲从，看见自己的朋友吸，自己觉得好玩跟着吸，谁知从此便上瘾。为了得到毒品，他先是谎称自己要交这样、那样的费用，从父亲那里要钱，随着毒瘾的加大，骗来的钱也不够用了，他先是把家里值钱的东西拿去卖，后来经常小偷小摸，2010 年 9 月，周某在一所职业中学附近抢劫一名学生，持刀杀人，被警方当场抓获。

　　诊断：阿片类物质依赖。

4. 治疗

（1）急性中毒的治疗。口服中毒者应立即彻底洗胃导泻；皮下注射者应迅速用止血带扎紧注射部位上方，局部冷敷以延缓吸收。若吸氧后呼吸无显著改善，宜早做气管插管或切开，应用呼吸兴奋剂。应用特效解毒剂烯丙吗啡（纳洛芬）。

（2）成瘾的治疗。成瘾治疗相当困难，主要是复吸率很高，目前主要有三种方法。

① 自然戒断法，又称冻火鸡法，指强制中断吸毒者的毒品供给，使其戒断症状自然消退而达到脱毒。

② 药物戒断法，又称药物脱毒法，指给吸毒者服用戒断药物，以替代、递减毒品的方法。

③ 非药物戒断法。1）物理疗法：使用针灸、理疗仪等减轻吸毒者戒断症状反应；2）治疗社区：又称戴托普，这是由国外兴起的一种由戒毒康复者通过自我管理到达降低复吸率的集体治疗方法。其理念是相信人是可以改变的，相信集体的力量可以促进这种改变。

（3）美沙酮维持门诊。美沙酮是一种合成的麻醉性镇痛药，为中枢神经系统 μ 受体激动剂，化学结构与吗啡相差甚远，但基本骨架（功能团）相同，故药理作用与吗啡相似。美沙酮维持门诊治疗是应用合法、方便、安全、有效的药物美沙酮来替代海洛因等阿片类物质，通过在门诊的长期、持续性治疗减少患者对阿片类物质的滥用，降低共用注射针具吸毒的艾滋病病毒感染高危行为，恢复个人功能、家庭功能和社会功能。

5. 预防

阿片类物质成瘾是儿童少年精神活性物质所致精神和行为障碍中最严重的一种，戒除十分困难，常言道"一朝吸毒，终生戒毒"，所以预防是关键。预防可以从三个方面入手：一是降低阿片类物质的可及性，二是针对滥用倾向青少年人群的干预，三是消除阿片类物质使用的社会环境。

（三）大麻

1. 流行病学

大麻是全世界第一位的滥用物质。12~17 岁的青少年使用者近十年增加了一倍。在美国每天有 60 万青少年在吸食大麻；加拿大 15 岁以上人群中 7.4% 在最近一年中至少使用过一次大麻。我国台湾地区 18 岁以下的青少年中，0.9% 有吸食大麻经历。何倩等对武汉市的 5677 名在校大学生进行调查，结果显示有 113 人曾经至少使用过 1 次毒品，而使用频率最多的就是大麻。

2. 临床表现和诊断

（1）临床表现

① 急性期精神症状。

吸食大麻后数小时内可以出现典型的四期精神症状：1）陶醉兴奋期：半个小时内，可产生一种自得其乐的欣快感，然后产生梦样体验，会激动、傻笑；2）发展期：视、嗅、听等感官敏感，伴有栩栩如生幻象，即使有微小的刺激也可通过自身的想象而扩大；3）深度幻觉期：通过想象进入一种虚无缥缈的境界，虽然有一定的自知力，但身体已陷入无能为力状态，思维变得混乱和崩溃，焦虑、惊慌代替欣快感；4）沉睡期：经过几小时的"颠倒迷离"后进入沉睡，醒后可有疲劳感。

② 中毒性精神病状态。

1）中毒性谵妄：一次大量使用时可出现意识不清，同时伴发错觉、幻觉思维障碍、恐惧和冲动行为；2）急性焦虑发作：吸食过量时产生严重的焦虑恐惧，伴有灾难或濒死感，还可产生偏执观念；3）急性抑郁反应：有些患者可产生一过性的抑郁状态，悲观厌世，有自杀意念。

③ 长期吸食后的精神症状。

随着时间迁延，吸食者可以完全不顾个人卫生，饮食不佳，人格扭曲，对任何事物缺乏兴趣，注意力、计算力和判断力减退，思维迟钝，记忆混乱，呈精神衰退状态。长期使用大麻是否可以促发精神分裂症尚有争议。

（2）诊断

① 吸食史。

② 症状。急性期主要有四期变化，似醉酒样症状，伴有结膜充血和心动过速。

③ 尿检。即使停药数天或数周后尿检仍呈阳性。

（四）镇静催眠剂

医疗上对儿童少年使用镇静催眠剂的机会不多，主要是抗癫痫及夜惊、梦游症的短期对症治疗。镇静催眠剂成瘾母亲所生育的新生儿可以出现类似成年人戒断样反应，如睡眠不安、哭闹拒奶、抽搐；如果哺乳，母乳中的药物成分也可以使婴儿成瘾。年龄较大的儿童少年可有镇静催眠剂依赖，其表现与成年人近似。

（五）其他

1. 新型毒品

近年，在青少年中使用频率最高的是称之为"舞会药""街头药"或"俱乐部毒品"的新型毒品。新型毒品由于能迎合在社会生活高节奏状况下当代年轻人的需求，所以造成全球滥用的局面。2000 年与 1997 年相比，美国十大城市的甲基苯丙胺中毒急诊例数上升 3.3%，与"冰毒"有关的死亡人数三年中增加了 1.3 倍。2002 年，国内对物质滥用人员调查发现，新型毒品滥用场所以歌舞厅、迪厅（66.5%）为主，但有约 1/3 主要在家中。

（1）苯丙胺类兴奋剂主要有甲基苯丙胺（又称"冰毒"）和 3，4-亚甲基二氧甲基苯丙胺（又称"摇头丸"）。此类毒品属于交感胺类中枢神经兴奋剂，易通过血-脑屏障，吸食后选择性作用脑干以上的中枢神经系统部位，提高大脑皮层兴奋性，增强中枢神经系统活动。

（2）氯胺酮即"K 粉"，主要在娱乐场所被滥用。使用者会疯狂摇头，很容易致颈椎骨折或造成心力、呼吸衰竭，过量可致死。"K 粉"有一定的精神依赖性，对中枢神经的损伤比冰毒更严重。

（3）联邦止咳露含磷酸可待因，强度大概为吗啡的 1/4。大量服用可以产生快感和幻觉，心率加快、眩晕、低钾无力，长期服用可以成瘾。一次使用超过 800mg 可待因可致死。

（4）咖啡因适度地使用有祛除疲劳、兴奋神经的作用，大剂量或长期使用会成瘾，一旦停用会出现精神萎靡、浑身困乏疲软等戒断症状。咖啡因不仅作用于大脑皮层，还能直接兴奋延髓，引起阵发性惊厥和骨骼肌震颤，损害肝、胃、肾等重要内脏器官，诱发呼吸道炎症、妇女乳腺瘤等疾病，甚至导致成瘾者下一代智能低下，肢体畸形。

2. 致幻剂

麦角酸二乙基酰胺（Lysergide，LSD）为最强烈的致幻药，使用该药 30~60 分钟后就有心跳加速、血压升高、高热、高血糖、瞳孔放大等反应，2~3 小时左右产生感觉过敏、幻觉，判断力和控制力下降或消失，情绪起伏无常，注意力不集中，常会出现突发的、危险的、荒谬的强迫行为；常伴有眩晕、头痛、恶心呕吐共济失调、痉挛性瘫痪等症状。

3. 可卡因（Cocaine）

可卡因的药物效应类似苯丙胺，一次适量使用可引起欣快、脸红、脉速、随扩大。欣快消失后，出现抑郁恐惧、乏力。为了避免这种不快，不得不反复使用。鼻吸者可造成鼻中隔穿孔，静注者可造成皮肤溃疡。反复使用或一次大剂量使用会产生情感高涨、短暂幻觉、身体失重感、敏感多疑等精神症状，类似偏执型精神分裂症。严重者可出现谵妄，常有伤人、物、自杀行为，而似小虫或蚂蚁在皮肤内爬行的幻触是可卡因精神障碍的特征性症状，以致患者不惜用刀子切开皮肤。多数症状于停药后数日消失，妄想消失比较慢，需要数周。

（苏　红）

参考文献

1. 蔡红霞. 现代精神疾病护理学 [M]. 北京：人民军医出版社，2004.
2. 陈鸿. 沙盘游戏治疗儿童注意缺陷多动障碍的对照分析 [J]. 中国卫生产业，2015，12（14）：175-176.
3. 陈静，陈贵海. Kleine-Levin 综合征 [J]. 中华神经医学杂志，2011，10（6）：646-648.
4. 陈珏. 进食障碍诊疗新进展及其对全科医生的启示 [J]. 中国全科医学，2019，22（8）：873-881.
5. 陈俊，汪作为，方贻儒. 破坏性心境失调障碍的诊断与治疗的思考 [J]. 上海精神医学，2016，28（5）：289-292.
6. 陈丽娟，张静辉，谢佩卿. 儿童青少年心境障碍患者的预见性护理 [J]. 广东医学，2010，31（4）：529-530.
7. 陈瑞健，上官芳芳，闫欣欣，等. 儿童分离性焦虑障碍的认知行为治疗效果及影响因素 [J]. 中国神经精神疾病杂志，2018，44（7）：436-440.
8. 陈晓鸥. 神经性厌食症的治疗进展 [J]. 四川精神卫生，2017，30（1）：93-97.
9. 陈秀洁. 儿童运动障碍和精神障碍的诊断与治疗 [M]. 北京：人民卫生出版社，2009.
10. 陈秀洁. 儿童运动障碍和精神障碍的诊断与治疗 [M].2 版. 北京：人民卫生出版社，2017.
11. 陈颖，刘桂花，初凤艳. 注意缺陷多动障碍患儿的护理 [J]. 中国继续医学教育，2015，7（14）：248-249.
12. 陈仲庚. 艾森克人格问卷的项目分析 [J]. 心理学报，1983（2）：211-218.
13. 崔喜红，尚清. 引导式教育对 28 例小儿精神发育迟滞康复治的作用 [J]. 中国实用神经疾病杂志，2016（2）：100-101.
14. 崔焱. 儿科护理学 [M]. 北京：人民卫生出版社，2017.
15. 丁玉，徐改玲，甄龙，等. 儿童焦虑症状与性别、年龄的关系 [J]. 精神医学杂志，2014，27（2）：104-106.
16. 杜亚松. 儿童青少年情绪障碍 [M]. 北京：人民卫生出版社，2013.
17. 杜亚松. 儿童心理障碍诊疗学 [M]. 北京：人民卫生出版社，2013.
18. 方乐，张新卫. 动机性访谈的理论与实践 [J]. 现代实用医学，2011，23（9）：1078-1080.
19. 房萌，王刚，冯媛，等. 基于 DSM-5 的单双相抑郁住院患者的临床特征比较 [J]. 四川精神卫生，2016，29（1）：6-9.
20. 郭敬华，郭素芹，郭芳，等. 丙戊酸镁缓释片和碳酸锂治疗少年儿童急性躁狂发作的对照研究 [J]. 中国健康心理学杂志，2010，18（12）：1428-1429.
21. 郭兰婷. 儿童少年精神病学 [M]. 北京：北京大学出版社，2009.
22. 郭兰婷，郑毅. 儿童少年精神病学 [M]. 北京：北京大学医学出版社，2016.
23. 郭林桦. 青少年自杀防治对策研究 [D]. 贵阳：贵州大学，2009.
24. 韩颖，张月华，肖农，等. 儿童癫痫共患注意缺陷多动障碍诊断治疗的中国专家共识 [J]. 癫痫杂志，2018（4）：281-289.
25. 郝伟，于欣. 精神病学 [M].7 版. 北京：人民卫生出版社，2015.
26. 何珊，左泽兰. 镇静镇痛状态下危重症患者谵妄评估研究进展 [J]. 中华危重症医学杂志，2018，11（2）：55-59.
27. 季卫东，张瑞岭. 儿童青少年精神障碍诊疗指南 [M]. 北京：人民卫生出版社，2012.
28. 金星明，静进. 发育与行为儿科学 [M]. 北京：人民卫生出版社，2014.
29. 金星明. 语音和语言障碍临床解析 [J]. 中国实用儿科杂志，2014，29（7）：496-501.
30. 金煜. 科学分析美国枪击案：自闭症不一定引发暴力倾向 [J]. 民主与法制时报，2013，B（8）：

1-3.

31. 精神发育迟滞的康复治疗 [EB/OL]. (2018-01-25) [2019-12-05] https：//www. sohu. com/a/ 218839275_267951.

32. 雷丽君，吴至凤，李骁，等.儿童睡眠障碍的常见症状及其发病机制 [J].中国儿童保健杂志，2018, 26 (2)：167-170.

33. 李培培.青少年家庭创伤后应激障碍的焦点解决短期疗法干预效应研究 [D].陕西师范大学，2015.

34. 李仁军，史高岩，刘金同，等.儿童青少年首发精神分裂症患者认知功能损害与童年创伤的关系 [J].精神医学杂志，2017, 30 (1)：20-22.

35. 李淑芬，李素水，王克强，等.国外儿童青少年精神分裂症治疗研究进展 [J].中国健康心理学杂志，2011, 19 (5)：626-628.

36. 李水凤，赵莹，巩毓刚，等.拔毛癖的临床表现、组织病理及皮肤镜特征 [J].中国麻风皮肤病杂志，2014, 30 (6)：352-355.

37. 李甜甜，曹建琴，路文婷，等.青少年社交焦虑障碍心理干预研究进展 [J].中国学校卫生，2016, 37 (10)：1590-1593.

38. 李雪荣.儿童精神医学 [M].长沙：湖南科学技术出版社，2014.

39. 李玉玲，张海三，梁颖慧，等.强迫症首次发病儿童认知功能调查 [J].中国学校卫生，2016, 37 (11)：1641-1643.

40. 栗克清，郝伟.精神科案例集 [M].北京：人民卫生出版社，2017.

41. 林桂秀，陈珊，陈达光，等.儿童学习困难综合干预疗效研究 [J].中国心理卫生杂志，2004, 1 (2)：830-832.

42. 刘娟，刘雪花，刘娅.孤独症患者临床护理干预的研究进展 [J].护理学报，2017, 24 (14)：36-38.

43. 刘小梅，申慧贞，廖鸣慧，等.儿童遗尿症中西医治疗情况调查 [J].北京医学，2016, 38 (8)：789-791.

44. 刘毅玮，闫广芬.中小学生学源性心理障碍与学习心理辅导 [J].教育研究，2004 (7)：49-54.

45. 刘永翼，郑毅，韩书文，等.北京市大兴区 6～16 岁中小学生抽动障碍的现况调查 [J].中华精神科杂志，2009, 42 (4)：231-234.

46. 刘哲宁，杨芳宇.精神科护理 [M].4 版.北京：人民卫生出版社，2017.

47. 刘智胜.儿童抽动障碍 [M].北京：人民卫生出版社，2014.

48. 刘智胜.儿童心理行为及其发育障碍 [J].中国实用儿科杂志，2002, 17 (1)：55-58.

49. 刘智胜.婴儿智力低下的早期表现与干预 [J].中华实用儿科临床杂志，1999, 14 (6)：353.

50. 卢大力，苏林雁.儿童抽动障碍心理评估及心理治疗 [J].中国实用儿科杂志，2012, 27 (7)：494-499.

51. 陆林，沈渔邨.精神病学 [M].6 版.北京：人民卫生出版社，2018.

52. 栾雅淞，曹建琴，周郁秋.青少年社交焦虑障碍的病因及发病机制研究现状 [J].中国学校卫生，2014, 35 (7)：1115-1118.

53. 罗艳，张道立.儿童注意缺陷多动障碍的健康教育及心理治疗 [J].中国实用神经疾病杂志，2007 (3)：128-129.

54. 马骏，金星明.发育行为儿科中的功能性遗尿症 [J].中国儿童保健杂志，2017, 25 (9)：865-875.

55. 马亚婷，黄悦勤，李恒，等.我国归因于精神活性物质所致精神和行为障碍的残疾现况调查 [J].中国心理卫生杂志，2013, 27 (11)：820-824.

56. 毛雪琴，韩杰，刘民瑛，等.适应障碍青少年人格特点与父母教养方式关系研究 [J].山东大学学报 (医学版)，2006 (11)：1132-1134.

57. 美国精神病学会.《精神障碍诊断和统计手册》第 4 版（DSM-Ⅳ）[S].

58. 美国精神医学学会.精神障碍诊断与统计手册 [M].5 版.北京：北京大学医学出版社，2013.

59. 倪翠萍，李文涛，安力彬.儿童睡眠障碍的原因及护理现状 [J].中华护理杂志，2010, 45 (11)：1036-1038.

60. 宁艳花，张琳，王儒林，等.危重症患者发生重症监护病房谵妄的危险因素分析 [J].中国全科医学，2013, 16 (20)：2358-2361.

61. 潘雯．辽宁省儿童青少年精神障碍的流行病学调查分析［D］．沈阳：中国医科大学，2008．

62. 戚小兵，陈强，於娟娟，等．珠海市学龄前儿童睡眠障碍发生现况及其影响因素分析［J］．中国社会医学杂志，2015（2）：121-124．

63. 钱铭怡，武国城，朱荣春，等．艾森克人格问卷简式量表中国版（EPQ-RSC）的修订［J］．心理学报，2000（3）：317-323．

64. 秦虹云，季建林．PTSD 及其危机干预［J］．中国心理卫生杂志，2003，17（9）：614-616．

65. 饶延华，古天明，章顺悦，等．儿童青少年注意力缺陷障碍合并品行障碍的流行病学研究［J］．中国社会医学杂志，2010（6）：360-362．

66. 邵红敏，徐改玲，甄龙，等．儿童焦虑障碍诊断和症状变化特征［J］．中国公共卫生，2016，32（4）：440-443．

67. 沈渔邨．精神病学［M］．5 版．北京：人民卫生出版社，2010．

68. 石秋霞，吴国连，魏晓娟，等．学龄前儿童广泛性焦虑与家庭养育环境和社会生活能力的关系探讨［J］．中国儿童保健杂志，2016，24（9）：920-923．

69. 苏林雁．儿童精神医学［M］．长沙：湖南科学技术出版社，2014．

70. 苏林雁．儿童期经历和精神疾病［J］．中国神经精神疾病杂志，2014，40（10）：577-579．

71. 陶国泰．儿童少年精神医学［M］．2 版．南京：江苏科学技术出版社，2008．

72. 田玲玲．儿童遗尿症的相关因素调查及分析［D］．银川：宁夏医科大学，2016．

73. 万国斌．儿童语言发育障碍的筛查和鉴别［J］．中国实用儿科杂志，2016，31（10）：748-751．

74. 王洁英，郭向阳，李宏艳，等．盐酸哌甲酯辅助行为矫正治疗儿童注意缺陷多动障碍疗效评价［J］．创伤与急危重病医学，2018，6（3）：147-148．

75. 王萍，朱孔美，李平．儿童少年期精神分裂症的临床特点及护理干预措施［J］．中国民康医学杂志．2004，16（9）：586-587．

76. 王倩，陈洁，贾继超，等．儿童青少年精神分裂症药物治疗研究进展［J］．精神医学杂志，2017，30（6）：475-477．

77. 王倩．儿童虐待研究述评［J］．中国特殊教育，2015（5）：74-79．

78. 王卫平，孙锟，常立文．儿科学［M］．9 版．北京：人民卫生出版社，2018．

79. 王向群，王高华．中国进食障碍防治指南［M］．北京：中华医学电子音像出版社，2015．

80. 王燕红．感觉统合功能训练可有效治疗儿童注意缺陷多动障碍［J］．基因组学与应用生物学，2018，37（1）：199-204．

81. 魏彦照，何凡，王帅，等．破坏性心境失调障碍的病因和治疗新进展［J］．临床精神医学杂志，2018，28（2）：137-139．

82. 文建国，贾智明，吴军卫，等．儿童遗尿的评估和研究进展［J］．现代泌尿外科杂志，2015，20（1）：4-9．

83. 吴歆，刘芳．儿童、青少年抑郁症的诊断和治疗进展［J］．中国儿童保健杂志，2008，（2）：194-196．

84. 夏雅俐，张道龙．理解 DSM-5 精神障碍［M］．北京：北京大学医学出版社，2016．

85. 向莉，陈伟．器质性精神障碍的护理［J］．现代医药卫生杂志，2013，29（13）：2039-2040．

86. 谢兴伟，张心怡，张道龙．喂养及进食障碍的核心特征与治疗［J］．四川精神卫生，2018，31（4）：370-372．

87. 熊超，金迪，刘娜，等．孕产期及新生儿期危险因素与儿童孤独症关系的 meta 分析［J］．中国妇幼卫生杂志，2011，2（5）：205-209．

88. 徐改玲，甄龙，徐灵敏．儿童注意缺陷多动障碍的发生因素［J］．中国临床医生杂志，2016，44（9）：12-14．

89. 徐佩茹，艾比拜．儿童常见睡眠障碍性疾病诊治现状［J］．中华实用儿科临床杂志，2014，29（4）：241-245．

90. 徐通．儿童注意缺陷多动障碍的诊断与功能评估［J］．中国儿童保健杂志，2013，21（9）：897-898．

91. 许东升，耿德勤，董瑞国．少年儿童精神卫生指南［M］．徐州：中国矿业大学出版社，1997．

92. 许冬梅．精神科护理学［M］．北京：北京大学医学出版社，2015．

93. 严春华，于秀娟，张淑红，等．儿童注意缺陷多动障碍的护理［J］．中外医疗，2011，30（15）：169-170．

94. 杨超，张莉，傅岳文，等．不同年龄抑郁症患者转录组数据挖掘分析与儿童青少年发病基因的关系 [J]．中国全科医学，2019，22（S1）：23-27．

95. 杨世昌，徐亚辉，杨卫卫．儿童睡眠障碍研究现状 [J]．中华实用儿科临床杂志，2018（5）：397-400．

96. 杨文先．儿童精神卫生学 [M]．合肥：中国科学技术大学出版社，1996．

97. 殷道根，何珍，段学燕，等．中国人群儿童孤独症危险因素的 Meta 分析 [J]．中国妇幼保健，2018，33（12）：3877-3880．

98. 尹显贵，孙巍，尹葛子煦．儿童注意缺陷多动障碍研究进展 [J]．吉林医学，2013，34（31）：6555-6557．

99. 余雨枫．精神科护理学 [M]．北京：人民卫生出版社，2012．

100. 岳莉莉，杨彦春．脑器质性精神障碍患者认知功能障碍的研究进展 [J]．医学综述，2016.22（6）：1138-1140．

101. 张道龙．精神障碍诊断与统计手册 [M]．北京：北京大学出版社，2014．

102. 张道龙．精神障碍诊断与统计手册 [M]．北京：北京大学医学出版社，2016．

103. 张建军，杨光远，徐汉明，等．青少年双相情感障碍患者的家庭功能过程和结果 [J]．中国心理卫生杂志，2016，30（8）：588-592．

104. 张劲松．儿童青少年精神病性障碍的早期诊断与预防 [J]．中国儿童保健杂志，2012，20（7）：579-581．

105. 张丽莉．选择性缄默症研究综述 [J]．山西师大学报（社会科学版），2009，36（S2）：98-99．

106. 张荣，聂绍发．儿童注意缺陷多动障碍的流行病学特征及病因研究进展 [J]．海南医学院学报，2015，21（1）：140-144．

107. 张衍，席居哲．暴食症的诊断、治疗及其疗效 [J]．心理科学，2011，34（6）：1508-1511．

108. 张又文，章秀明，钟杰，等．DSM-5 儿童少年焦虑量表中文版的初步修订 [J]．中国心理卫生杂志，2018，32（7）：552-557．

109. 章晓云，钱铭怡．进食障碍的心理干预 [J]．中国心理卫生杂志，2004，18（1）：31-34．

110. 赵学良．儿童注意缺陷多动障碍 [M]．北京：人民卫生出版社，2010．

111. 赵永鑫，徐淑云，何绘敏．沙盘游戏治疗学龄前儿童注意缺陷多动障碍的研究 [J]．医学与哲学（B），2017，38（2）：84-86．

112. 诊断标准：非器质性睡眠障碍．中国精神障碍分类与诊断标准第 3 版（CCMD-3）[S]．

113. 郑梦慧．目的论指导下的科普类文本的翻译——《阿斯伯格综合征与您的孩子》的翻译实践报告 [D]．唐山：华北理工大学，2015．

114. 钟新．儿童早期表达性语言障碍的临床干预研究 [J]．中外医疗，2016，35（17）：107-109．

115. 周宵，伍新春，王文超，等．社会支持、创伤后应激障碍与创伤后成长之间的关系：来自雅安地震后小学生的追踪研究 [J]．心理学报，2017，49（11）：1428-1438．

116. 朱新，张晨．神经性厌食症的心理治疗 [J]．精神医学杂志，2011，24（3）：232-234．

117. 邹秋艳，姜艳蕊，马希瑞，等．语言发育异常儿童的行为问题探究 [J]．中国儿童保健杂志，2018，26（4）：368-371．

118. American Psychiatric Association. Diagnostic and statistical manual of mental disorders, text revision[M]. 4th ed. Washington, DC: American Psychiatric Association, 2000.

119. American Psychiatric Association. Diagnostic and statistical manual of mental disorders, fifth edition(DSM-V)[M]. United States: American Psychiatric Publishing, 2013.

120. Atladottir H, Brink T, Schendel DE, et al. Autism after infection, febrile episodes, and antibiotic use during pregnancy:an exploratory study[J]. Pediatrics, 2012, 130(6): 1447-1454.

121. Beebe D W, Ris M D, Kramer M E, et al. The association between sleep disordered breathing, academic grades, and cognitive and behavioral functioning among overweight subjects during middle to late childhood [J]. Sleep, 2010, 33(11): 1447-1456.

122. Brown A S. Epidemiologic studies of exposure to prenatal infection and risk of schizophrenia and autism [J]. Developmental Neurobiology, 2012, 72(10): 1272-1276.

123. Bulgari V, Iozzino L, Ferrari C, et al. Clinical and neuropsychological features of violence in schizophrenia: A

prospective cohort study[J]. Schizophrenia Research, 2017, 181: 124−130.

124. Carter F A, Jordan J, Mcintosh V V, et al. The long−term efficacy of three psychotherapies for anorexia nervosa: a randomized, controlled trial [J]. International Journal of Eating Disorders, 2011, 44(7): 647−654.

125. Couturier J, Kimber M, Szatmari P. Efficacy of family−based treatment for adolescents with eating disorders: a systematic review and meta−analysis [J]. International Journal of Eating Disorders, 2013, 46(1): 3−11.

126. Di Brina C, Averna R, Rampoldi P, et al. Reading and writing skills in children with specific learning disabilities with and without developmental coordination disorder [J]. Motor Control, 2018, 22(4): 391−405.

127. Ebert M H, loosen P T, Nurcombe B. 现代精神疾病诊断与治疗[M]. 孙学礼, 译 . 北京: 人民卫生出版, 2002.

128. Erskine H E, Ferrari A J, Nelson P, et al. Epidemiological modelling of attention−deficit/hyperactivity disorder and conduct disorder for the Global Burden of Disease Study 2010 [J]. Journal of Child Psychology and Psychiatry, 2013, 54(12): 1263−1274.

129. Faraone S V, Biederman J, Monuteaux M, et al. Long−term effects of extended−Release mixed amphetamine salts treatment of attention−deficit/ hyperactivity disorder on growth [J]. Journal of Child and Adolescent Psychopharmacology, 2005, 15(2): 191−202.

130. Faraone S V, Mick E. Molecular genetics of attention deficit hyperactivity disorder [J]. Psychiatric Clinics of North America, 2010, 33(1): 159−180.

131. Furnham A, Carter Leno V. Psychiatric literacy and the conduct disorders[J]. Research in Developmental Disabilities, 2012, 33(1): 24−31.

132. Gainetdinov R R. Role of Serotonin in the paradoxical calming effect of psychostimulants on hyperactivity [J]. Science, 1999, 283(5400): 397−401.

133. Gates B, Newell R, Wray J. Behaviour modification and gentle teaching workshops: management of children with learning disabilities exhibiting challenging behaviour and implications for learning disability nursing [J]. Journal of Advanced Nursing, 2001, 34(1): 86−95.

134. Goldstein BI, Birmaher B, Carlson GA, et al. The International society for bipolar disorders task force report on pediatric bipolar disorder: knowledge to date and directions for future research [J]. Bipolar Disorders, 2017, 19(7): 524−543.

135. Hong J S, Tillman R, Luby JL. Disruptive behavior in preschool children: distinguishing normal misbehavior from markers of current and later childhood conduct disorder [J]. The Journal of Pediatrics, 2015, 166(3): 723−30.

136. Iuculano T, Rosenberg−Lee M, Richardson J, et al. Cognitive tutoring induces widespread neuroplasticity and remediates brain function in children with mathematical learning disabilities[J]. Nature Communication, 2015, 30(6): 8453.

137. Johnson V A, Kemp AH, Heard R, et al. Childhood−versus adolescent−onset antisocial youth with conduct disorder: psychiatric illness, neuropsychological and psychosocial function [J]. PLoS One, 2015, 10(4): e0121627.

138. Jun CHEN, Zuowei WANG, Yiru FANG. The history, diagnosis and treatment of disruptive mood dysregulation disorder [J]. Shanghai Archives of Psychiatry, 2016, 28(5): 289−292.

139. Kazdin A E, Wassell G. Therapeutic changes in children, parents, and families resulting from treatment of children with conduct problems [J]. Journal of the American Academy of Child & Adolescent Psychiatry, 2000, 39(4): 414−420.

140. Lock J, La Via M C. Practice parameter for the assessment and treatment of children and adolescents with eating disorders [J]. Journal of the American Academy of Child & Adolescent Psychiatry, 2015, 54(5): 412−425.

141. Meltzer L J, Johnson C, Crosette J, et al. Prevalence of diagnosed sleep disorders in pediatric primary care practices [J]. Pediatrics, 2010, 125(6): e1410−e1418.

142. Moll K, Kunze S, Neuhoff N, et al. Specific learning disorder: prevalence and gender differences [J]. PLoS One, 2014, 29, 9(7): e103537.

143. Morsanyi K, van Bers BMCW, McCormack T, et al. The prevalence of specific learning disorder in

mathematics and comorbidity with other developmental disorders in primary school-age children [J]. British Journal of Psychology, 2018, 109(4): 917–940.

144. Mroczkowski MM, McReynolds LS, Fisher P, et al. Disruptive mood dysregulation disorder in juvenile justice [J]. Journal of American Academy of Psychiatry and the Law, 2018, 46(3): 329–338.

145. Parmar R, Gingell K, Hawi Z, et al. Evidence that variation at the serotonin transporter gene influences susceptibility to attention deficit hyperactivity disorder (ADHD): analysis and pooled analysis [J]. Molecular Psychiatry, 2002, 7(8): 908–912.

146. Perich T, Frankland A, Roberts G, et al. Disruptive mood dysregulation disorder, severe mood dysregulation and chronic irritability in youth at high familial risk of bipolar disorder [J]. Australian and New Zealand Journal of Psychiatry, 2017, 51(12): 1220–1226.

147. Puumala T, Sirvio J. Changes in activities of dopamine and serotonin systems in the frontal cortex underlie poor choice accuracy and impulsivity of rats in an attention task [J]. Neuroscience, 1998, 83(2): 489–499.

148. Saarikoski A, Koppeli R, Salantera S, et al. Voiding school as a treatment of daytime incontinence or enuresis: Children's experiences of the intervention [J]. Journal of Pediatric Urology, 2018, 14(1): 56.e1–56.e7.

149. Scoles D, Tapino PJ. Separation anxiety [J]. Ophthalmology Retina, 2019, 3(6): 499.

150. Scott S, Spender Q, Doolan M, et al. Multicentre controlled trial of parenting groups for childhood antisocial behaviour in clinical practice[J]. British Medical Journal, 2001, 323(7306): 194–198.

151. Searight H R, Rottnek F, Abby SL. Conduct disorder: diagnosis and treatment in primary care[J]. American Family Physician, 2001, 63(8): 1579–1588.

152. Seymour C W, Pandharipande PP, Koestner T, et al. Diurnal sedative changes during intensive car: impact on liberation from mechanical ventilation and delirium [J]. Critical Care Medicine, 2012, 40(10): 2788–2796.

153. Smith H A, Gangopadhyay M, Goben CM, et al. The preschool confusion assessment method for the ICU: valid and reliable delirium monitoring for critically ill infants and children [J]. Critical Care Medicine, 2016, 44(3): 592–600.

154. U.S. Office of Education. Definition and Criteria for defining students as learning disabled. Federal Register, 1997, 42(250): 65082–65085.

155. Veiga D, Luis C, Parente D, et al. Postoperative delirium in intensive care patients: risk factors and outcome [J]. Revista Brasileira de Anestesiologia, 2012, 62(4): 469–483.

156. Walczak M, Esbjørn B H, Breinholst S, et al. Parental involvement in cognitive behavior therapy for children with anxiety disorders: 3-year follow-up[J]. Child Psychiatry & Human Development, 2017, 48(3): 444–454.

157. Wang J, Chang C, Geng N, et al. Treatment of intractable anorexia nervosa with inactivation of the nucleus accumbent using stereotactic surgery [J]. Stereotactic and Functional Neurosurgery, 2013, 91(6): 364–372.

158. Wassenaar A, van den Boogaard M, van Achterberg T, et al. Multinational development and validation of an early prediction model for delirium in ICU patients [J]. Intensive Care Medicine, 2015, 41(6): 1048–1056.

159. Whiteford H A, Degenhardt L, Rehm J, et al. Global burden of disease attributable to mental and substance use disorders: findings from the Global Burden of Disease Study 2010 [J]. The Lancet, 2013, 382(9904): 1575–1586.

160. Wymbs B T, McCarty C A, Mason W A, et al. Early adolescent substance use as a risk factor for developing conduct disorder and depression symptoms [J]. Journal of Studies on Alcohol and Drugs, 2014, 75(2): 279–289.